高等学校"十四五"医学规划新形态教材

"十二五"普通高等教育本科国家级规划教材

普通高等教育精品教材

（供临床·基础·预防·护理·口腔·检验·药学等专业用）

系统解剖学

Xitong Jiepouxue

U0393651

第 5 版

名誉主编　钟世镇　徐达传
主　　编　廖　华
副主编　姚柏春　孙　俊　高　艳

编　者（以姓氏笔画为序）

马　泉	承德医学院	付升旗	新乡医学院
朱俊德	贵州医科大学	刘　靖	广东药科大学
孙　俊	昆明医科大学	严小新	中南大学
李鉴轶	南方医科大学	李筱贺	内蒙古医科大学
李新华	湖南中医药大学	杨　美	重庆医科大学
杨　琳	中国科学院深圳先进技术研究院	张本斯	大理大学
张海英	海南医学院	宣爱国	广州医科大学
姚柏春	湖北医药学院	高　艳	首都医科大学
黄绍明	广西医科大学	崔怀瑞	温州医科大学
崔晓军	广东医科大学	景玉宏	兰州大学
廖　华	南方医科大学		

绘　图
朱丽萍　山东大学

中国教育出版传媒集团

高等教育出版社·北京

内容简介

《系统解剖学》第5版由中国工程院院士、南方医科大学钟世镇教授和本教材第3版主编、南方医科大学徐达传教授任名誉主编，南方医科大学廖华教授担任主编，全国20所高校21位教授共同编写完成。

本教材按人体的器官功能系统阐述，包括绪论、运动系统、内脏学、脉管学、感觉器官、神经系统和内分泌系统。本教材特色鲜明：①重点突出、编排新颖、适用性强：在每章开头列出"学习目标"，明确学习重点。各章后附有复习思考题和Summary。②紧密结合临床：以"临床意义"介绍解剖学与临床的关系及有关新进展。③形态学特点突出：特别重视图的表达效果，配有大量精美的彩色图，还选用了部分形态逼真精美的铸型标本图。④配套数字课程（基础版）出版，内容包括教学PPT和自测题，部分章节还提供了教学视频、动画、解剖标本图和拓展知识等。

本书主要供高等学校医学本科各专业使用，也可作为国家执业医师资格考试和研究生入学考试的参考用书。

图书在版编目（CIP）数据

系统解剖学 / 廖华主编 . --5 版 . -- 北京：高等教育出版社，2023.6（2024.9重印）

供临床、基础、预防、护理、口腔、检验、药学等专业用

ISBN 978-7-04-060377-4

Ⅰ. ①系… Ⅱ. ①廖… Ⅲ. ①系统解剖学 – 高等学校 – 教材 Ⅳ. ① R322

中国国家版本馆 CIP 数据核字（2023）第 066225 号

策划编辑 瞿德竑　　责任编辑 瞿德竑　　封面设计 张 志　　责任印制 刘思涵

出版发行	高等教育出版社	网　　址	http://www.hep.edu.cn
社　　址	北京市西城区德外大街4号		http://www.hep.com.cn
邮政编码	100120	网上订购	http://www.hepmall.com.cn
印　　刷	高教社（天津）印务有限公司		http://www.hepmall.com
开　　本	889mm×1194mm　1/16		http://www.hepmall.cn
印　　张	23	版　　次	2003年9月第1版
字　　数	680 千字		2023年6月第5版
购书热线	010-58581118	印　　次	2024年9月第3次印刷
咨询电话	400-810-0598	定　　价	86.00元

数字课程（基础版）

系统解剖学

（第5版）

主编　廖　华

登录方法:

1. 电脑访问 http://abook.hep.com.cn/60377，或手机扫描下方二维码、下载并安装 Abook 应用。
2. 注册并登录，进入"我的课程"。
3. 输入封底数字课程账号（20位密码，刮开涂层可见），或通过 Abook 应用扫描封底数字课程账号二维码，完成课程绑定。
4. 点击"进入学习"，开始本数字课程的学习。

课程绑定后一年为数字课程使用有效期。如有使用问题，请点击页面右下角的"自动答疑"按钮。

 Abook

系统解剖学（第5版）

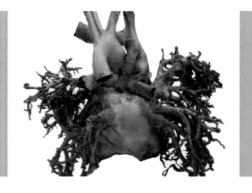

系统解剖学（第5版）数字课程与纸质教材一体化设计，紧密配合。数字课程资源包括各章教学 PPT、自测题，部分章节还提供了教学视频、动画、解剖标本图和拓展知识等，在提升课程教学效果的同时，为学生学习提供思维与探索的空间。

用户名：　　　密码：　　　验证码：　　　`0400` 忘记密码？ **登录** 注册 □

http://abook.hep.com.cn/60377

扫描二维码，下载 Abook 应用

序

教材的建设要把握新时代的新特点,明确新任务,落实新要求。正值《系统解剖学》第5版出版之际,要求新教材要有新气象、新作为。

"温故而知新",这部教材要在传承的基础上,继往开来,跟上时代发展的步伐。弹指一挥间,《系统解剖学》自第1版面世以来,已近20个年头,经历了4次修订,不断完善、逐渐成熟、精益求精,不断适应教学改革发展的需求,并被多所高校选用,曾被评为"十二五"普通高等教育本科国家级规划教材,表明该教材能开拓创新、与时俱进。

"致天下之治者在人才,成天下之才者在教化"。新时代国家为着力培养高水平的医药卫生人才下达了新任务,以"5+3"为主体的临床医学人才培养体系日臻成熟。《系统解剖学》第5版编者们在编写教材时,在注重扎实的基本理论、基础知识、基本技能基础上,强化了系统解剖学与临床紧密结合的意识,突出启发性、实用性,让学生们在学习的过程中,潜移默化地养成针对临床应用的系统解剖学学习模式。

"东风露消息,万物有精神"。在本版教材出版之时,各行各业都朝着数字化、智能化前进。《系统解剖学》教材的修订也不例外,在立足医学教育"三基""五性"的前提下,本版教材充实、丰富了数字化资源,包括微课视频、教学课件、实物标本、自测题、拓展知识等。

"百闻不如一见"。系统解剖学属于医学形态学学科,在揭示万物之灵、结构最为复杂的人体奥秘时,教材所选取的图片质量十分重要,也是第5版教材浓墨重彩的着力部分,以期达到"万点落花舟一叶,载将春色过江南"的效果。

"桐花万里丹山路,雏凤清于老凤声"。我和徐达传教授等人,是系统解剖学这片学术园地里的老园丁,珍视所培育过的一花、一草、一树、一木。欢迎以廖华教授为主编的新园丁们,接替我们老园丁们的工作。当我看到由他们编写完成的《系统解剖学》第5版书稿时,甚感"人才辈出,后生可敬",有道是:"芳林新叶催陈叶,流水前波让后波"。仔细阅览全书后,欣为之序。

2023 年 3 月

前　言

高等教育出版社出版的普通高等教育本科国家级规划教材《系统解剖学》自 2003 年问世,至今已近 20 年。在参编教授们倾力合作下,本教材经历了 4 次修订、再版,秉承"人体解剖学要服务于临床应用"的理念,教材编写在广度和深度、编排、插图、数字化等方面不断完善,教材体例逐渐成熟,教材内容更趋实用。全国多所高等医学院校评价本教材定位准确,完全适用于临床医学专业本科生。

在吸纳第 4 版教材的实践和应用经验的基础上,在医学教学体制改革和教材建设的进程中,在立足医学教育"三基"和"五性"前提下,经过再次打磨,《系统解剖学》第 5 版终于面世了。第 5 版教材以精益求精、减轻学生负担、激发学生学习热情、提高学习主动性为出发点,进一步完善教材的基础理论、基本知识、基本技能:① 对文字、语法、语句字斟句酌,去粗取精,提炼内容;② 强调解剖学与临床结合,突出实用性,体现解剖学新进展;③ 图文结合,清晰直观。为便于师生间的信息交流、自学和资源共享,在保证纸质版教材质量的基础上,第 5 版教材丰富了数字资源内容,完善了多样立体的解剖素材,包括与新教材同步的教学 PPT 课件、解剖学微课视频、符合国家执业医师考试题型模式的自测题、结合临床应用的解剖学拓展知识,以及部分解剖标本图。

名誉主编钟世镇院士和徐达传教授对第 5 版教材寄予厚望,新版教材一如既往地得到了全体专家编委、高等教育出版社编辑老师的大力支持和辛勤付出,在此向他们表示诚挚的谢意。由于时代和认识的局限性及编者水平所限,不妥之处在所难免,恳请广大师生和读者批评指正,为教材进一步的修订和再版提供宝贵意见和建议。

廖　华

2023 年 1 月于广州

目 录

运 动 系 统

内　脏　学

脉　管　学

感 觉 器 官

神 经 系 统

绪　　论

一、系统解剖学在医学规划教材中的定位

教材建设,有明确的培养目标与对象。按"十四五"期间医学教材建设的要求,临床医学专业教材,定位为"执业医师"应具备的知识。执业医师的教育又由学校教育、毕业后教育和继续教育3部分组成,体现出医师教育是终身教育的内涵。列入临床医学专业学校教育阶段与**人体解剖学** human anatomy 有关的教材共有3部,即**系统解剖学** systematic anatomy、**局部解剖学** regional anatomy 和**断层解剖学** sectional anatomy。既然有3部教材的设置,就应有不同的学习内容和区分,当然三者之间也会有必要的重叠和联系。在学校教育阶段的系统解剖学教材中,要求学习的内容包括人体各器官系统的正常形态结构知识,为学习其他基础医学和临床医学课程,奠定必要的大体形态学基础。

二、系统解剖学在医学中的地位

系统解剖学,是按人体器官功能系统阐述形态结构的科学,是医学科学中一门重要的基础课程。医学研究的对象是人,医学生在学习过程中,首先要熟悉人体的正常形态结构,才有可能认识人体的生理功能和病理变化,然后进一步学习有关疾病预防、诊断、治疗和康复的对策,逐渐成长为医德高尚、技术精湛、救死扶伤的医师。

随着科学技术的发展,临床医学有高度分工的趋势,在综合型医师的基础上,不断衍生分化为专科型医师。这些后续的专科化发展内容,尚不属执业医师学校教育阶段的学习内容,但目前所学习的系统解剖学,仍是后续发展研究的必需基础。由于解剖学的研究角度、方法和目的不同,结合临床学科发展需要的称为**临床解剖学** clinical anatomy,密切联系外科手术的称为**外科解剖学** surgical anatomy,专门配合显微外科的称为**显微外科解剖学** microsurgical anatomy,运用 X 线技术研究人体结构的称为 **X 线解剖学** X-ray anatomy。

三、解剖学发展概况

人体解剖学,早期见于原始人类生活生产中同疾病作斗争的零星记述。随着医学的发展,解剖学得到了相应的发展。

国外较早记载人体解剖学的是 Hippocrates(公元前 460—前 377 年),他已对头骨部分有正确的描述。由于受宗教统治影响,中世纪的西方禁止解剖人体,只能以动物解剖所得结果移用于人体,故该阶段的解剖学记述错误较多。欧洲文艺复兴时期(15—16 世纪),宗教统治被摧毁,科学艺术得到蓬勃发展,出现了 Leonardo da Vinci(1452—1519)的人体解剖学图谱,其描绘相当精细,堪称伟大的科学和艺术的时代巨著。Andreas Vesalius(1514—1564)曾冒着遭受迫害的危险,亲自从事人的尸体解剖,出版了《人体的构造》这部解剖学巨著,纠正了许多以动物解剖代替人体解剖而产生的错误观点,奠定了现代人体解剖学的基础。Charles Robert Darwin(1809—1882)的《物种起源》提出了人类起源和进化的理论,为探索人体形态结构的发展规律

提供了理论武器。"他山之石,可以攻玉",19—20世纪,通过传教士和医士带入我国的许多西方解剖学译著,为我国现代解剖学的形成起到良好的促进作用。

我国现存最早的医学典籍《黄帝内经》中就有人体解剖学的相关记载:"若夫八尺之士,皮肉在此,外可度量切循而得之,其死可解剖而视之。其脏之坚脆,腑之大小,谷之多少,脉之长短,血之清浊……皆有大数。"名医华佗(约145—208)的高超医术,说明他是熟悉解剖学的外科专家;宋慈(1186—1249)所著《洗冤录》(约1247年)已绘制了精美的检骨图像;王清任(1768—1831)撰著《医林改错》的丰富内容,是亲自解剖尸体的观察结果。近百年来,随着西方医学传入我国,大量国外的解剖学成就,对我国人体解剖学向现代化发展,起到很好的推动作用。在发展现代解剖学工作中,我国有一批优秀的学者做出了令人瞩目的重大贡献,如马文昭(1886—1965)的《磷脂类对组织的作用》,张鋆(1890—1977)创办了《解剖学报》和《解剖学通报》,臧玉淦(1901—1964)在神经解剖学上的杰出成就。现阶段,我国解剖学界在古人类学、医学人类学、胚胎生物学、组织化学、免疫组织化学、分子细胞学、神经生物学、中国人体质调查、临床解剖学、显微外科解剖学、组织工程学、解剖生物力学、影像解剖学、运动解剖学、数字人和数字解剖学等领域,均取得新的建树。

四、人体的器官系统和分部

人体由许多器官构成。这些器官按其功能特点,分别组合为不同的系统。组成人体的系统包括:运动系统、消化系统、呼吸系统、泌尿系统、生殖系统、脉管系统、感觉器系统、神经系统和内分泌系统。上述的消化、呼吸、泌尿、生殖系统又可综合称为**内脏学**。各个系统及组成系统的各个器官,有其特定的功能,在神经系统和体液的调节下,相互联系,密切配合,构成完整统一的人体。系统解剖学将按人体各个系统阐述其形态结构。

按照人体的部位,可分为:头部、颈部、胸部、腹部、盆部与会阴、上肢、下肢和脊柱区。局部解剖学,将按人体各个局部描述形态结构,但其侧重研究不同层次结构、器官的位置、毗邻和连属等关系,更接近外科手术有关的基础知识。

五、人体解剖学标准姿势和基本术语

"没有规矩,不成方圆"。正确描述人体的形态结构,需要科学的统一标准和术语,包括:解剖学姿势、轴和面的概念、方位术语。

(一)解剖学姿势

描述人体任何结构时,都应以标准的姿势为依据,称之为**解剖学姿势** anatomical position。解剖学姿势以"立正"姿势为基础,在手和足两处有所修正,即手掌向前和两足并立、足尖朝前。无论被观察的标本、模型、尸体是仰卧位、俯卧位、横位或倒置,或者只是身体的一部分,都应依照标准姿势进行描述(绪图–1)。

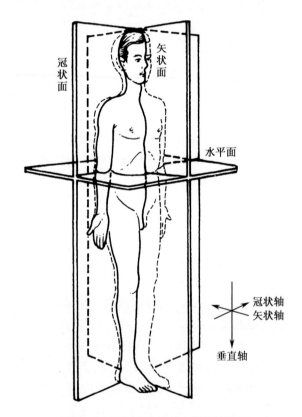

绪图–1 解剖学姿势及人体的轴和面

(二)人体的轴和面

1. 轴 是叙述关节运动时常用的术语,可在解剖学姿势条件下,作出相互垂直的3个轴。

垂直轴 为上下方向并与地平面垂直的轴。

矢状轴 为前后方向并与地平面平行的轴。

冠状轴 或称**额状轴**,为左右方向并与地平面平行的轴。

2. 面 人体或其任何一个局部,均可在解剖学姿势条件下,作出互相垂直的 3 个切面。

矢状面:为按前后方向将人体纵行切开的剖面。通过人体正中的矢状面称为**正中矢状面**,将人体分为左右相等的两半。

冠状面:又称**额状面**,为按左右方向将人体纵行切开的剖面。这种切面将人体分为前后两部。

水平面:或称**横切面**,为按水平方向将人体横行切开的剖面。

在描述器官切面时,则以器官的长轴为准,与其长轴平行的切面称**纵切面**,与长轴垂直的切面称**横切面**。

(三)方位术语

以解剖学姿势为标准,规定了一些标准的方位术语,用以描述人体结构的相互关系(绪图 –2)。这些术语通常都是相应成对的。常用的有:

上 superior 和**下 inferior**:是描述部位高低的术语。按照解剖学姿势,头在上足在下,故头侧为上,远离头侧的为下。如眼位于鼻的上方,而口则位于鼻的下方。

前 anterior(或**腹侧 ventral**)和**后 posterior**(或**背侧 dorsal**):凡距身体腹侧面近者为前,距背侧面近者为后。

内侧 medial 和**外侧 lateral**:是描述各部位与正中矢状面相对距离的位置关系术语,如眼位于鼻的外侧,而在耳的内侧。

内 internal 和**外 external**:是描述空腔器官相互位置关系的术语,近内腔者为内,远离内腔者为外。内、外与内侧、外侧两者是有区别的,初学者一定要加以注意。

浅 superficial 和**深 profundal**:是描述与皮肤表面相对距离关系的术语,距皮肤近者为浅,远者为深。

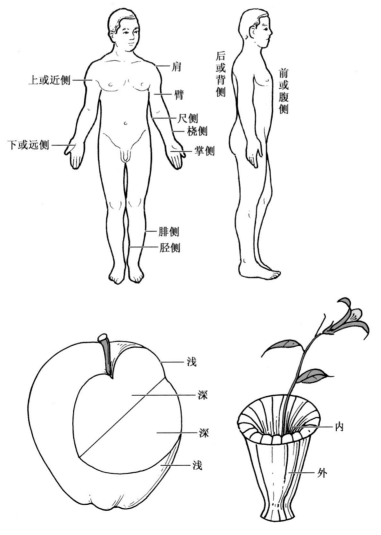

绪图 –2　人体方位术语示意图

另外,在四肢,上又称为**近侧** proximal,指距肢体的根部较近;下称为**远侧** distal,指距肢体的根部较远。由于前臂内侧有尺骨,外侧有桡骨,小腿内侧有胫骨,外侧有腓骨,故上肢的内侧与**尺侧** ulnar 相当,外侧与**桡侧** radial 相当;下肢的内侧与**胫侧** tibial 相当,外侧与**腓侧** fibular 相当。还有一些术语,如**左** left 和**右** right,**垂直** vertical 和**水平** horizontal 等。

六、人体器官的变异、异常与畸形

根据中国人体质调查资料,通常把统计学上占优势的结构,称之为**正常** normal。有些人某些器官的形态、构造、位置、大小可能与正常形态不完全相同,但与正常值比较接近,相差并不显著,且不影响其正常生理功能者,称之为**变异** variation。若超出一般变异范围,统计学上出现率极低甚至影响其正常生理功能者,则称之为**异常** abnormal 或**畸形** malformation。

七、解剖学的学习方法

学习科学技术必须树立正确的学习目标,也必须掌握科学的思维方法。这里介绍的是学习人体解剖学的基本观点和方法。

学习解剖学的主要观点是:①进化发展的观点。②形态与功能相互联系的观点。③局部与整体统一的观点。④理论联系实际的观点。人类经亿万年由低等动物进化而来,人类的形态结构形成后,仍在不断变化和发展,社会因素、自然因素也深刻地影响人体形态的发展和变化。人为万物之灵,人体精巧的结构与其灵巧的功能相一致。人体虽由不同器官和系统组成,但通过神经系统和体液的调节,彼此互相协调、互相联系。人体解剖学是形态科学,“百闻不如一见”,学习时要特别重视实物标本、模型、图表、电化教具和联系活体等实践性手段以加深印象。

学习解剖学的过程中,需要记忆的名词很多,这也是学习形态科学的重要特点。解剖学命名有很强的规律性,通常是由名词与形状、大小、作用、方位等形容词组合而成的。如果不求甚解、囫囵吞枣,死背一长串枯燥乏味的名词,容易混淆,难于记忆;只有顾名思义,理解体会,每个名词都有生动鲜明的个性,才可以触类旁通,举一反三,便于牢固记忆。因此,在理解基础上加强记忆是学好解剖学的重要方法之一。

（南方医科大学　廖　华）

运动系统

运动系统包括骨、骨连结和骨骼肌 3 部分,占成人体重的 60%~70%。运动系统具有支持、保护和运动的功能。全身各骨借骨连结形成骨骼,构成人体的支架,支持体重,保护内脏,并赋予人体基本形态。如颅保护脑,胸廓保护心、肺,骨盆保护膀胱、直肠等器官。在运动中,骨起杠杆作用,骨连结是运动的枢纽,骨骼肌附着于骨,是运动的动力部分,在神经系统支配下收缩与舒张,牵拉骨产生运动。

骨　学

第一节　概　述

骨 bone 具有一定的位置、形态和功能，坚硬而富有弹性，有丰富的血液供应和神经支配，并能不断进行新陈代谢和生长发育，还具有改建、修复和再生能力，所以每一块骨都是一个活的器官。骨外被骨膜，内容骨髓，骨基质中有大量的钙盐和磷酸盐沉积，是人体钙、磷的天然仓库；骨髓有造血功能。经常锻炼可促进骨骼系统的良好发育和生长，长期失用则可致骨质疏松和萎缩。

一、骨的分类

成人有 206 块骨(图 1-1)，其中 6 块听小骨属

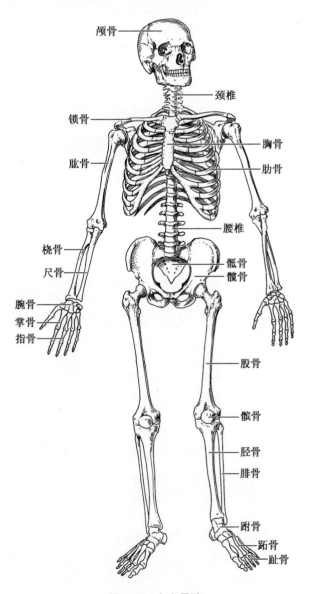

图 1-1　全身骨骼

于感觉器。骨按部位可分为颅骨、躯干骨和四肢骨,前两者合称中轴骨。按形态,骨可分为4类(图1-2)。

1. **长骨** long bone 分布于四肢,呈长管状,分一体两端。体又称**骨干** diaphysis,为中间较细部分,骨质致密,内部的空腔称**骨髓腔** medullary cavity,容纳骨髓。体的表面有1~2个血管出入的孔,称**滋养孔** nutrient foramen。两端膨大部分称**骺** epiphysis,上有被覆关节软骨的光滑**关节面** articular surface,与相邻关节面构成关节。骨干与骺相邻接的部分称**干骺端** metaphysis,幼年时有**骺软骨** epiphysial cartilage存在。

2. **短骨** short bone 一般呈立方体形,多成群分布于连结牢固且较灵活的部位,如腕骨和跗骨。短骨能承受较大的压力,常有多个关节面。

3. **扁骨** flat bone 呈板状,主要构成颅腔、胸腔和盆腔,起支持、保护作用,如颅盖骨、胸骨和肋骨。

4. **不规则骨** irregular bone 形状不规则,如椎骨。有些不规则骨内有含气的腔,称**含气骨** pneumatic bone,如上颌骨。位于某些肌腱内的不规则骨,称**籽骨** sesamoid bone,如位于髌韧带内的髌骨。籽骨体积较小,在运动中有减少摩擦和改变肌牵引方向的作用。

骨的表面由于受肌肉的牵拉,血管、神经的经过和附近器官的影响,可形成突起、凹陷、孔和裂等结构。

【临床意义】

> 幼年时骺与骨干之间借由透明软骨形成的骺软骨相连,骺软骨细胞不断分裂繁殖,使骨不断加长;骺软骨损伤可影响骨的生长。成年后,骺软骨骨化,骺和骨干融为一体,遗留下**骺线** epiphysial line。在进行X线检查时,骺线不显影,可借此推断骨龄。

二、骨的构造

骨主要由骨质、骨膜和骨髓构成(图1-3)。

1. **骨质** 由骨组织构成,分为骨密质和骨松质(图1-4)。**骨密质** compact bone,质地致密,耐压

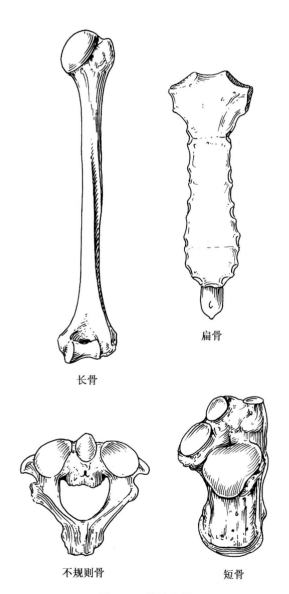

长骨

扁骨

不规则骨

短骨

图1-2 骨的分类

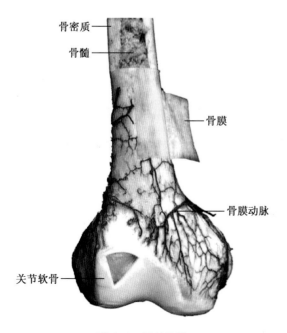

骨密质

骨髓

骨膜

骨膜动脉

关节软骨

图1-3 骨的构造

性较强,配布于骨的表层。**骨松质** spongy bone,呈海绵状,由许多片状的**骨小梁** bone trabecula 交织排列而成,配布于骨的内部,骨小梁的排列方向与骨所承受的压力及相应的张力方向一致,能承受较大的重量。颅盖骨外层和内层的骨密质,分别称**外板**和**内板**(图 1-5),外板厚而坚韧,富有弹性,内板薄而松脆,故颅盖骨骨折多发生于内板。两板之间的骨松质称**板障** diploë,有板障静脉通过。

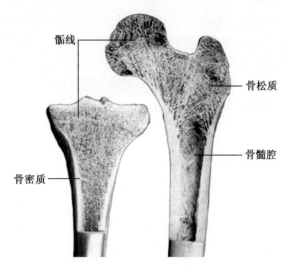

图 1-4 骨质

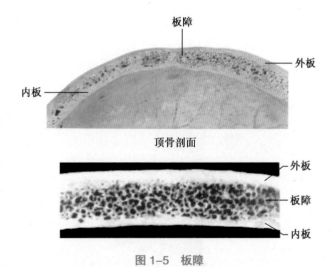

图 1-5 板障

2. **骨膜** periosteum 由纤维结缔组织构成,被覆于关节面以外的骨表面,含有丰富的血管、神经和淋巴管,对骨的营养、生长和感觉有重要作用。骨膜分内、外两层,外层厚而致密,为纤维层,由结缔组织构成,形成许多胶原纤维束穿入骨质,固着于骨面;内层疏松,为细胞层,含有成骨细胞和破骨细胞,有产生新骨质和破坏旧骨质的功能。幼年期

成骨细胞功能活跃,促进骨的生长;成年时转为静息状态。一旦发生骨折,骨膜可重新恢复到功能状态,参与骨折处的修复愈合。衬在骨髓腔内面和骨松质间隙内的膜称**骨内膜** endosteum,是一层薄的结缔组织膜,也含有成骨细胞和破骨细胞,功能与骨膜相同。

3. **骨髓** bone marrow 填充于长骨骨髓腔和骨松质的间隙内,有红骨髓和黄骨髓。**红骨髓** red bone marrow 含有大量不同发育阶段的红细胞和其他幼稚型的血细胞,有造血功能。胎儿和幼儿的骨髓全是红骨髓,5 岁以后,长骨骨干内的红骨髓逐渐被脂肪组织所代替,呈黄色,称**黄骨髓** yellow bone marrow,失去造血功能。在失血过多或重度贫血时,黄骨髓可在一定程度上转化为红骨髓,恢复造血功能。

【临床意义】

骨膜含有丰富的血管、神经和淋巴管,对骨的再生有重要的意义,故在手术中应尽量保留骨膜,以免发生骨的坏死或延迟愈合。

在椎骨、髂骨、肋骨、胸骨、肱骨和股骨的近侧端骨松质内的骨髓,终身都是红骨髓。临床上常在髂骨和胸骨进行骨髓穿刺,检查骨髓内血细胞的形态和数量,用于诊断血液系统疾病。

4. **骨的血管、神经和淋巴管**

(1) 血管:骨的血管营养骨质、骨膜、骨髓和骺软骨。长骨的动脉包括滋养动脉、干骺端动脉、骺动脉和骨膜动脉。滋养动脉是长骨的主要动脉,一般有 1~2 支,多在骨干中段斜穿滋养孔进入骨髓腔,分为升支和降支,分布于骨髓、干骺端和骨密质的内层,分别与干骺端动脉及骺动脉的分支吻合。干骺端动脉和骺动脉均发自邻近动脉,从骺软骨附近穿入骨质。幼儿期,骨膜动脉尤为丰富。上述各动脉均有静脉伴行。不规则骨、扁骨和短骨的动脉来自骨膜动脉和滋养动脉。

(2) 淋巴管:骨膜的淋巴管十分丰富,骨质内是否存在淋巴管尚有争议。

(3) 神经:骨的神经主要有内脏运动纤维和躯体感觉纤维两种。内脏运动纤维伴滋养血管进入骨质内,分布到骨单位(又称哈弗斯系统)的血管壁上;躯体感觉纤维多分布于骨膜,对张力或撕扯的刺激较为敏感,故骨折和骨脓肿常引起剧痛。

三、骨的化学成分和物理特性

骨含有有机质和无机质。有机质主要包含骨胶原纤维束和黏多糖蛋白,构成骨的形态,赋予骨以弹性和韧性。无机质主要是碱性磷酸钙为主的无机盐类,赋予骨硬度和脆性。用酸脱去骨的无机质,骨保持原来形状,且柔软有弹性,称**脱钙骨**;通过煅烧可去掉骨的有机质,虽形状不变,但脆而易碎,称**煅烧骨**。

骨的物理特性决定于骨的化学成分。两种成分的比例,在人的一生中随年龄的增长而发生变化。幼年时期,有机质和无机质各占一半,故骨的弹性较大而柔韧,在外力作用下易发生形态改变,但不易发生骨折。成年期,骨的有机质和无机质的比例约为 3:7,骨具有较大硬度和一定弹性,坚韧有力。老年期,骨的无机质所占比例变大,脆性较大,易发生骨折。

四、骨的发生发育和可塑性

骨发生于中胚层的间充质,有膜化骨和软骨化骨。

1. **膜化骨** 多见于扁骨。中胚层的间充质细胞分化为成骨细胞,产生骨胶原纤维和基质,基质中逐渐沉积钙而形成骨质。开始化骨的部位称为**骨化中心**,由中心向周围放射状增生。新生骨质周围的间充质膜发育成骨膜,骨膜下的成骨细胞不断产生新骨,使骨不断增厚;骨化点边缘不断产生新骨质,骨面积不断增大。破骨细胞将已形成的骨质破坏吸收,成骨细胞再将其改造并重建,此过程反复进行,使骨发育为成体骨的形态。

2. **软骨化骨** 间充质内先形成软骨性骨雏形,软骨外周的间充质形成软骨膜,膜下的细胞分化为成骨细胞。软骨体中部产生的骨质,称**骨领**,其周围的软骨膜发育成骨膜。骨领生成的同时,血管侵入软骨体,间充质也伴其进入形成红骨髓。红骨髓内的间充质细胞发育为成骨细胞和破骨细胞,行使造骨功能。中心被破骨细胞吸收而形成骨髓腔。外周的骨膜不断造骨,骨加粗;骨髓腔内不断破骨、吸收和重建,骨髓腔不断扩大。骺软骨也不断增长、骨化,骨增长。形成关节面的软骨终身不骨化。

骨的基本形态由遗传决定,但受个体生长发育过程中内、外环境的影响,其形态构造也会不断发生变化。骨的生长发育受神经、内分泌、营养、疾病、物理和化学等因素的影响。神经系统调节骨的营养过程,功能加强时,可促进骨质增生,使骨坚韧粗壮;相反,骨质变得疏松。神经损伤的患者骨出现脱钙、疏松和骨质吸收,甚至发生自发性骨折。内

分泌在骨的生长发育过程中作用较大,若成年之前垂体生长激素分泌亢进,骨可过快过度生长,形成巨人症;若分泌不足,则骨的发育停滞,成为侏儒。成年人垂体生长激素分泌亢进,可出现肢端肥大症。维生素 A 对成骨细胞和破骨细胞的功能进行调节和平衡,保持骨的正常生长。维生素 D 可促进胃肠道对钙和磷的吸收,儿童期维生素 D 缺乏时,体内钙、磷减少,影响骨的钙化,可造成佝偻病;在成年人可导致骨质软化。机械因素的作用也不容忽视,正确的锻炼可使骨得到良好发育。骨长期承受不当压迫,如童工负重、儿童不正确的学习姿势、网迷们长期在电脑前趴坐及肿瘤压迫,都会引起骨的形态改变。

骨折后,折断处有骨痂形成。骨折愈合的初期,骨痂不规则,经过一定时间的吸收和改建,可基本恢复骨原来的形态结构。

第二节 中 轴 骨

中轴骨包括躯干骨和颅骨。

一、躯干骨

躯干骨共 51 块,包括 24 块椎骨、12 对肋、1 块胸骨、1 块骶骨和 1 块尾骨。

(一)椎骨

幼年时 32 或 33 块,即颈椎 7 块,胸椎 12 块,腰椎 5 块,骶椎 5 块,尾椎 3~4 块。随年龄增长,5 块骶椎融合成 1 块骶骨,3~4 块尾椎融合成 1 块尾骨。

1. **椎骨的一般形态** 椎骨 vertebrae 由前方的椎体和后方的椎弓组成。

椎体 vertebral body:呈短圆柱状,是椎骨承重的主要部分,表面的骨密质较薄,内部充满骨松质,上、下面粗糙,借椎间盘与邻近椎骨相连。椎体与后方的椎弓共同围成**椎孔** vertebral foramen(图 1-6)。所有椎孔贯通,构成容纳脊髓的**椎管** vertebral canal。

椎弓 vertebral arch:是椎体后方的弓形骨板。与椎体相连的缩窄部分,称**椎弓根** pedicle of vertebra arch,根的上、下缘分别有椎弓根上、下切迹;相邻椎弓根的上、下切迹共同围成**椎间孔** intervertebral foramina,内有脊神经和血管通过。两侧椎弓根向后内扩展变宽,称**椎弓板**,在中线汇合。

椎弓上发出 7 个突起:椎弓后面正中向后或后下方发出一个**棘突** spinous process,末端可在体表扪到;椎弓向两外侧发出的横行突起,称**横突**

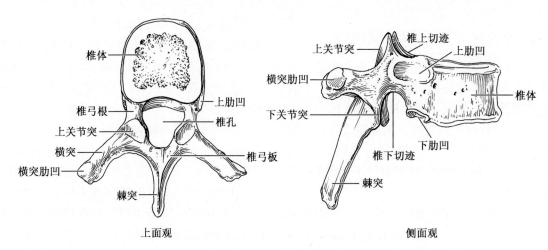

上面观　　　　　　　　　　　侧面观

图 1-6　胸椎

transverse process。棘突和横突是肌和韧带的附着处。椎弓向上、下各发出一对突起,分别称**上关节突** superior articular process 和**下关节突** inferior articular process,相邻关节突构成关节突关节。

2. 各部椎骨的形态

(1) 颈椎 cervical vertebrae(图 1-7):横突孔 transverse foramen 是颈椎的特征性结构,内有椎动脉和椎静脉通过。颈椎椎体较小,横断面呈椭圆形,椎孔呈三角形。上、下关节突的关节面几乎呈水平位。第 3~7 颈椎椎体上面侧缘向上突起称**椎体钩**,与上位椎体下面的两侧唇缘相接,形成**钩椎关节**,又称 Luschka 关节。若椎体钩过度增生肥大,可使椎间孔狭窄,压迫脊神经,产生颈椎病的一系列症状。第 6 颈椎横突末端前方的结节特别隆起,称**颈动脉结节**,有颈总动脉经其前方。当头面部大出血时,可将颈总动脉压迫于此结节,进行暂时性止血。第 2~6 颈椎的棘突较短,末端分叉。第 7 颈椎棘突较长且末端不分叉。

第 1 颈椎又名**寰椎** atlas(图 1-8),呈环状,由前弓、后弓和侧块 3 部分组成。无椎体、棘突和关节突。**前弓**较短,后面正中有**齿突凹**,与枢椎的齿突相关节。**侧块**连接前后两弓,上面各有一椭圆形关节面,与枕髁相关节;下面有圆形关节面与枢椎上关节面相关节。**后弓**较长,上面有横行的**椎动脉沟**,沟内有椎动脉通过。

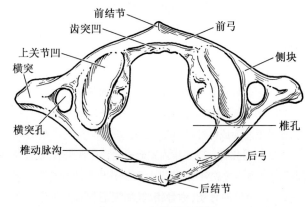

图 1-8　寰椎(上面观)

第 2 颈椎又名**枢椎** axis(图 1-9),椎体向上伸出指状的突起,称**齿突**,与寰椎齿突凹相关节。齿突原为寰椎椎体,发育过程中脱离寰椎而与枢椎椎体融合。

第 7 颈椎又名**隆椎** vertebrae prominens(图 1-10),其形态、大小与胸椎相似。棘突较长,末端不分叉,称为**隆突**。活体易扣及,常作为计数椎骨的标志。

(2) 胸椎 thoracic vertebrae(图 1-6):上位胸椎近似颈椎,下位胸椎近似腰椎。椎体自上而下逐渐

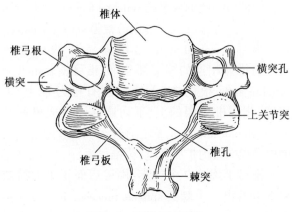

图 1-7　颈椎(上面观)

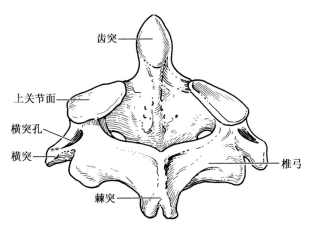

图 1-9 枢椎(后面观)

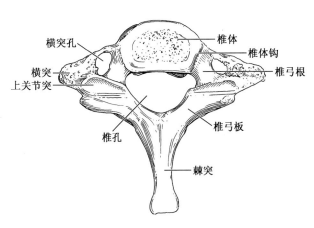

图 1-10 隆椎(上面观)

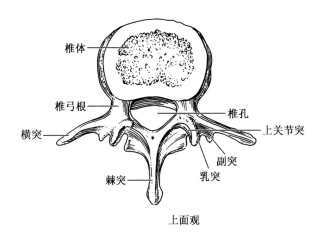

上面观

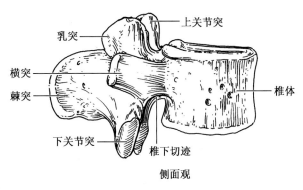

侧面观

图 1-11 腰椎

增大,横断面呈心形。在椎体侧面的后份,椎体与椎弓根交接部的上缘和下缘处,各有一呈半圆形的浅凹,称上、**下肋凹**,与肋头相关节。在横突末端的前面,有圆形的**横突肋凹**,与肋结节相关节。关节突的关节面几乎呈冠状位,上关节突关节面朝向后,下关节突关节面朝向前。棘突较长,向后下方倾斜,呈叠瓦状排列。

(3) **腰椎** lumbar vertebrae(图 1-11):椎体粗壮,横断面呈肾形,椎孔呈三角形;上、下关节突粗大,关节面呈矢状位;棘突宽而短,呈板状水平向后,棘突间隙较宽,临床上可在此处行腰椎穿刺术。

(4) **骶骨** sacrum(图 1-12,图 1-13):由 5 块骶椎融合而成,呈底朝上、尖向下的三角形。前面凹陷,上缘中份向前隆凸,称**骶岬** promontory of sacrum;中部有 4 条横线,是椎体融合的痕迹;横线两端有4 对**骶前孔**。背面粗糙隆凸,正中线上有骶正中嵴,嵴外侧有 4 对**骶后孔**。骶前、后孔均与骶管相通,

有骶神经前、后支通过。**骶管**上连椎管,下端的裂孔称**骶管裂孔** sacral hiatus,裂孔两侧有向下突起的**骶角** sacral cornu,是骶管麻醉的体表标志。骶骨外侧部上宽下窄,上份有**耳状面**与髂骨的耳状面构成骶髂关节。耳状面后方的骨面凹凸不平,称**骶粗隆**。

(5) **尾骨** coccyx(图 1-12,图 1-13):由 3~4 块退化的尾椎融合而成。上接骶骨,下端游离为尾骨尖。

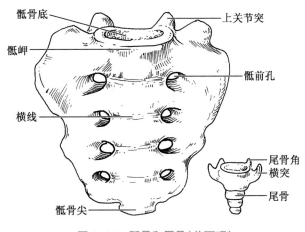

图 1-12 骶骨和尾骨(前面观)

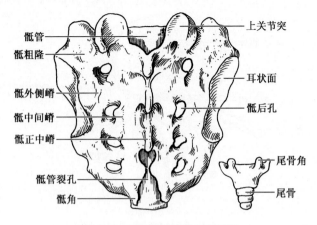

图 1-13 骶骨和尾骨（后面观）

【椎骨的变异】

椎骨的变异较常见。两侧椎弓板的后端融合不全则形成脊柱裂，多发生于腰骶部。椎骨的数目也可发生变异，如第 1 骶椎不与其他骶椎融合，则形成第 6 腰椎，称为**骶椎腰化**；第 5 腰椎与骶骨融合，则称**腰椎骶化**。

【临床意义】

骶岬是产科检查产道的常用标志。骶角是

骶管麻醉时的体表标志，医生嘱患者侧卧位，身体屈曲，即可在体表扪到骶角，两骶角之间为骶管裂孔，麻醉药物由此注入骶管。

（二）肋

肋 ribs 共 12 对，由肋骨与肋软骨组成。上 7 对肋前端与胸骨连接，称**真肋**；第 8~10 对肋前端借肋软骨与上位肋软骨连接，形成**肋弓** costal arch，称**假肋**；第 11~12 对肋前端游离于腹壁肌层中，称**浮肋**。

1. **肋骨** costal bone（图 1-14） 属扁骨，分体和前、后两端。**肋体** shaft of rib 长而扁，分内、外两面和上、下两缘。内面近下缘处有**肋沟** costal groove，内有肋间神经和肋间后血管经过。体的后份急转处称**肋角** costal angle。肋的前端稍宽，与肋软骨相接；后端膨大，称**肋头** costal head，有关节面与椎体肋凹相关节。外侧稍细部分称**肋颈** costal neck。肋颈外侧的粗糙突起，称**肋结节** costal tubercle，有关节面与相应胸椎的横突肋凹相关节。

第 1 肋骨扁宽而短，分上、下两面和内、外两

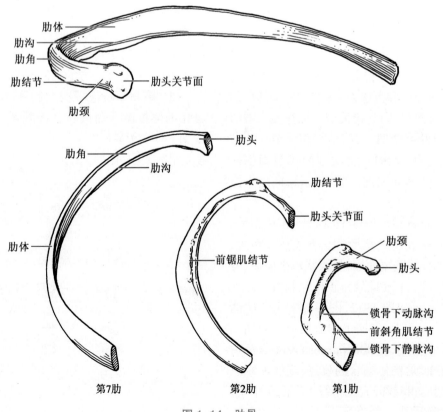

图 1-14 肋骨

缘,无肋角和肋沟。内缘前份有前斜角肌结节,为前斜角肌肌腱附着处;其前、后方分别有锁骨下静脉和锁骨下动脉经过的压迹。第11、12肋骨无肋结节、肋颈和肋角。

2. **肋软骨** costal cartilage　由透明软骨构成,位于肋骨的前端,呈扁圆形。上7对肋软骨与胸骨相连,第8~10对肋软骨依次连接于上位肋软骨,第11、12对肋软骨末端游离于腹壁肌中。

（三）胸骨

胸骨 sternum（图1-15）为长方形扁骨,位于胸前壁正中,前凸后凹,分为胸骨柄、胸骨体和剑突3部分。**胸骨柄** manubrium sterni 上宽下窄,上缘中份凹陷为**颈静脉切迹** jugular notch,切迹外侧两端有**锁切迹**与锁骨相连接。胸骨柄外侧缘上份接第1肋软骨。**胸骨体** body of sternum 呈长方形,外侧缘接第2~7肋软骨。胸骨柄与胸骨体结合处微向前突,称**胸骨角** sternal angle,两侧平对第2肋,可在体表扪到,是计数肋的重要标志。胸骨角向后平对第4胸椎椎体下缘。**剑突** xiphoid process 扁而薄,多为软骨,形状变化较大,下端游离,也可在体表扪到。

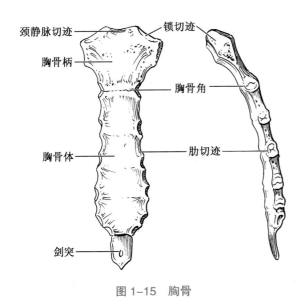

图 1-15　胸骨

二、颅骨

颅骨23块（中耳内3对听小骨未计）,彼此连接成**颅** skull,对脑、感觉器、消化和呼吸系统起始部分（即口腔和骨）有支持和保护的作用。以眉弓、颧弓、外耳门上缘和枕外隆凸连线为界,将颅分为后上部的**脑颅**和前下部的**面颅**。

（一）脑颅骨

脑颅骨8块,包括成对的颞骨和顶骨,不成对的额骨、筛骨、蝶骨和枕骨。它们共同围成颅腔。颅腔的顶是穹隆形的**颅盖** calvaria,由额骨、枕骨和顶骨构成。颅腔的底由前方的额骨、筛骨,中部的蝶骨,后方的枕骨和两侧的颞骨构成。

1. **额骨** frontal bone（图1-16）位于颅的前上份,分3部:**额鳞**是额骨向上伸的部分,与两侧顶骨连接,内含额窦;**眶部**为后伸的水平位骨板,构成眶上壁,与颅前窝相邻;**鼻部**位于两侧眶部之间,呈马蹄铁形,缺口处为筛切迹,与鼻骨和上颌骨连接。

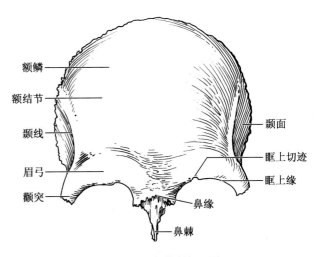

图 1-16　额骨（前面观）

2. **顶骨** parietal bone　呈四边形,为外凸内凹的扁骨,位于颅顶中部,额骨的后方,左右各一。

3. **枕骨** occipital bone（图1-17）位于颅后下部的勺状扁骨。前下部有**枕骨大孔** foramen magnum,借此孔枕骨分为4部:前为基底部,后为枕鳞,两侧为侧部。侧部的下方有椭圆形关节面,称**枕髁**,与第1颈椎相关节。

4. **筛骨** ethmoid bone（图1-18）位于两眶之间,蝶骨体的前方,构成鼻腔的上壁和外侧壁。筛骨在冠状面上呈"巾"字形,分3部:**筛板**是多孔的水平骨板,构成鼻腔的顶,板的前份有向上突起的骨嵴称**鸡冠**;**垂直板**自筛板中线下垂,居正中矢状位,构成骨性鼻中隔上部;**筛骨迷路**位于垂直板两侧,由菲薄骨片围成,内含许多小腔称**筛窦**。迷路内侧壁上有两个卷曲的小骨片,即**上鼻甲**和**中鼻甲**。迷路外侧壁骨质极薄,构成眶的内侧壁,称**眶板**。筛骨为最脆弱的含气骨。

5. **蝶骨** sphenoid bone（图1-19）位于颅底中央,形似展翅飞翔的蝴蝶,分蝶骨体、大翼、小翼和翼突4部。**蝶骨体**为中间部的立方形骨块,内含**蝶窦**,向前开口于鼻腔。

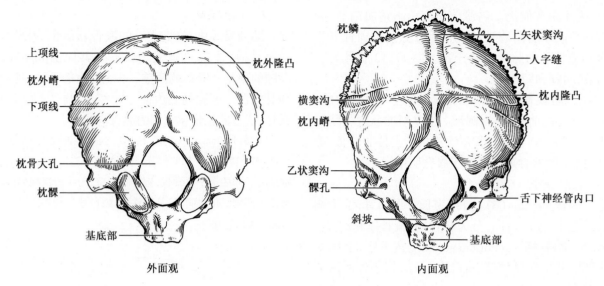

外面观   内面观

图 1-17 枕骨

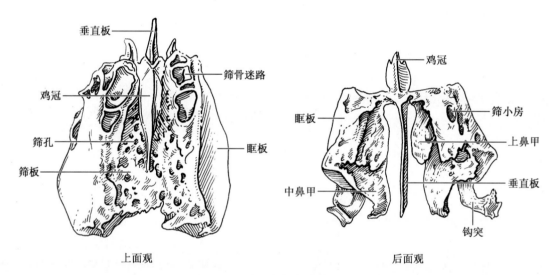

上面观   后面观

图 1-18 筛骨

蝶骨体上面的马鞍状结构,称**蝶鞍**。蝶鞍中央凹陷为**垂体窝** hypophysial fossa。**蝶骨大翼** greater wing of sphenoid bone 由蝶骨体两侧发出,向外上扩展,分为凹陷的大脑面、前内侧的眶面和外下方的颞面。颞面可分上、下两部,上部是颞窝的一部分,下部构成颞下窝的顶。大翼根部由前内向后外有**圆孔**、**卵圆孔**和**棘孔**,分别有三叉神经第 2 支(上颌支)、第 3 支(下颌支)和脑膜中动脉通过。**蝶骨小翼** lesser wing of sphenoid bone 为三角形薄板,位于大翼前上方,前邻颅前窝,下面构成眶上壁的后部。小翼与体的交界处有**视神经管** optic canal,内有视神经穿过;小翼与大翼间的裂隙为**眶上裂** superior orbital fissure,内通过动眼神经、滑车神经、三叉神经第 1 支(眼支)、展神经及血管。**翼突** pterygoid process 从体与大翼连接处发出,向后敞开分为内侧板和外

侧板,根部贯通一矢状方向的翼管,向前与翼腭窝相交通。

6. **颞骨** temporal bone(图 1-20) 参与颅底和颅腔侧壁的构成,形状不规则,以外耳门为中心分 3 部。

(1) **鳞部** squamous part:位于外耳门的前上方,呈鳞片状。内面有脑回和脑膜中动脉的压迹,称脑膜中动脉沟;外面光滑,有颧突伸向前下方,与颧骨的颞突相接构成颧弓。颧突根部下方的深窝即**下颌窝** mandibular fossa,窝前方有一突起,称**关节结节** articular tubercle。

(2) **鼓部** tympanic part:位于下颌窝后方,为弯曲的骨片,从前、下、后三面包绕外耳道。

(3) **岩部** petrous part:呈三棱锥形,尖指向前内,底与颞鳞、乳突部相接。前邻颅中窝,中央有**弓状隆起**,隆起外侧较薄的部分,称**鼓室盖**。近尖端处有光滑的**三叉神经压**

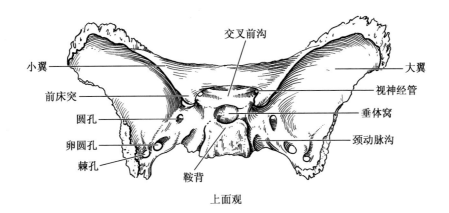

上面观

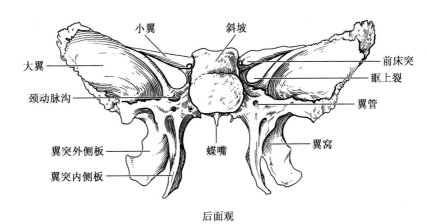

后面观

图 1-19　蝶骨

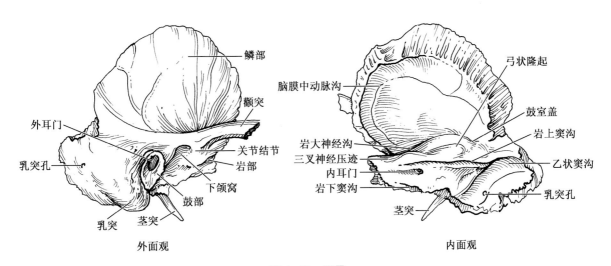

外面观　　　　　　　　　　　　　　内面观

图 1-20　颞骨

迹。后面中央部有**内耳门** internal acoustic pore，通内耳道。下面凹凸不平，中央有**颈动脉管外口**，向前内通**颈动脉管** carotid canal。此管先垂直上行，继而折向前内，开口于岩部尖端，称**颈动脉管内口**。颈动脉管外口后方的深窝是**颈静脉窝**，后外侧的"象牙状"骨突起，为**茎突** styloid process。外耳门后方的骨性突起，称**乳突** mastoid process，内有**乳突小房**。茎突根部后方的孔为**茎乳孔** stylomastoid foramen。

（二）面颅骨

　　面颅骨 15 块。成对的有上颌骨、腭骨、颧骨、鼻骨、泪骨和下鼻甲，不成对的有犁骨、下颌骨和舌骨。

　　1. **下颌骨** mandible（图 1-21）　位于面部的前下份，为最大的面颅骨，似马蹄铁形，分一体两支。

　　（1）**下颌体**：呈弓形，凸向前。上缘容纳下颌各

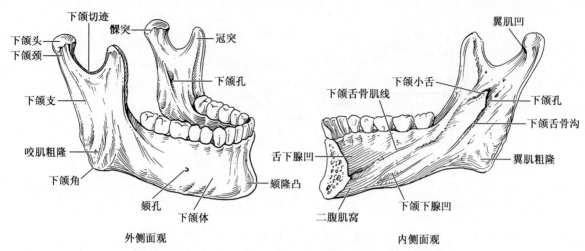

图 1-21　下颌骨

牙,构成**牙槽弓**。下缘坚厚,称**下颌底**。体前外侧面有**颏孔** mental foramen,内通过颏神经、血管。内面正中有两对小棘,称**颏棘**,有肌肉附着。

(2) **下颌支** ramus of mandible:是体伸向后上方的方形骨板,上端有两个突起,前方的称**冠突**,后方的称**髁突**,两突间的凹陷为**下颌切迹**。髁突的上端膨大为**下颌头** head of mandible,与颞骨的下颌窝相关节,头下方较细处是**下颌颈** neck of mandible。下颌支后缘与下颌底相交处,称**下颌角** angle of mandible,是重要的体表标志。下颌支内面中央有**下颌孔** mandibular foramen,内有下牙槽神经、血管通过。孔的前缘有伸向上后的骨突,称**下颌小舌**。

2. **舌骨** hyoid bone(图 1-22)　居喉上方,下颌骨后下方,呈马蹄铁形。中间部为**体**,向后外延伸的长突为**大角**,向上的短突为**小角**。大角和体均可在体表扪及。

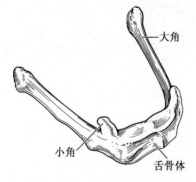

图 1-22　舌骨

3. **犁骨** vomer　为斜方形骨板,构成骨性鼻中隔后下份。

4. **鼻骨** nasal bone　位于鼻背,呈长方形,上窄下宽,构成鼻背的基础。

5. **泪骨** lacrimal bone　为菲薄的小骨片,位于眶内侧壁的前份,前接上颌骨,后连筛骨迷路眶板。

6. **下鼻甲** inferior nasal concha　骨质薄而卷曲,附着于上颌骨的内面,即骨性鼻腔外侧壁上。

7. **颧骨** zygomatic bone　位于眶的外下方,呈菱形,形成面颊部的骨性突起。

8. **腭骨** palatine bone(图 1-23)　位于上颌骨腭突与蝶骨翼突之间,呈 "L" 形,分水平板和垂直板两部,水平板组成骨腭的后份,垂直板构成鼻腔外侧壁的后份。

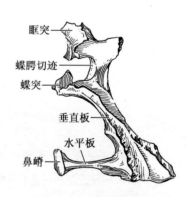

图 1-23　腭骨(后面观)

9. **上颌骨** maxilla　成对,构成面颅的中央,几乎与全部面颅骨相接,分一体四突(图 1-24)。

上颌体内含上颌窦,分前面、颞下面、眶面和鼻面。前面上份有**眶下孔** infraorbital foramen,内有眶下神经、血管通过;孔下方的凹陷,称**尖牙窝**。颞下面朝向后外。眶面构成眶的下壁,有矢状方向的眶下沟,向前下连于眶下管。鼻面构成鼻腔外侧壁,后份有**上颌窦裂孔**,通上颌窦,前份有纵行的泪沟。**额突** frontal process 突向上方,与额骨、鼻骨和泪骨相毗邻。**颧突** zygomatic process 伸向外侧,接颧骨。**牙槽突** alveolar process 向下伸出,下缘有牙槽窝,容纳上颌牙根。**腭**

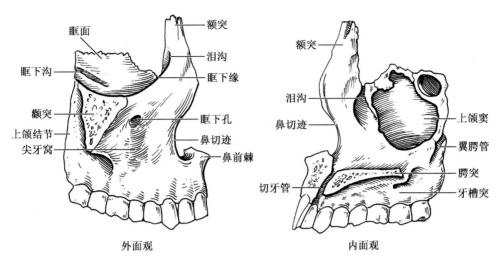

图 1-24 上颌骨

突 palatine process 由上颌体向内水平伸出,于中线与对侧腭突相连,组成骨腭的前份。

（三）颅的整体观

1. **颅顶面观** 颅顶外面呈卵圆形,前窄后宽,光滑隆凸。顶骨中央最隆凸处,称**顶结节**,是骨化中心。额骨与两侧顶骨连接构成**冠状缝** coronal suture,两侧顶骨连接为**矢状缝** sagittal suture,两侧

顶骨与枕骨连接成**人字缝** lambdoid suture。矢状缝后份两侧常有一小孔,称**顶孔**,内有导静脉穿过。

颅顶内面凹陷,有许多与脑的沟回对应的压迹和突起。两侧有树枝状动脉压迹;正中线上有上矢状窦沟,沟两侧的颗粒小凹为蛛网膜粒的压迹。

2. **颅底内面观** 颅底内面凹凸不平,呈阶梯状,由前向后分别为颅前窝、颅中窝、颅后窝(图 1-25)。

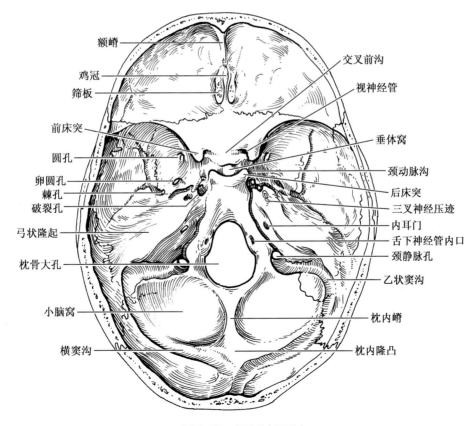

图 1-25 颅底（内面观）

（1）**颅前窝** anterior cranial fossa：位置最高，由额骨眶部、筛板和蝶骨小翼围成。正中线上由前向后有**额嵴、盲孔、鸡冠**等结构。筛板上有**筛孔**，向下通鼻腔，内有嗅神经通过。

（2）**颅中窝** middle cranial fossa：位于颅前窝后方，由蝶骨、颞骨、顶骨等围成，中间狭窄，两侧宽广。颅中窝的中央是**蝶骨体**，上面有**垂体窝**，容纳垂体；垂体窝的前外侧有**视神经管**，通入眶腔，视神经管口外侧有突向后方的**前床突**。其外侧，蝶骨大、小翼之间的裂隙为**眶上裂**，内有动眼神经、滑车神经、三叉神经第 1 支和展神经通过。垂体窝后方横位的骨隆起为**鞍背**。鞍背两侧向上突起为**后床突**。垂体窝和鞍背统称**蝶鞍**，其两侧的浅沟为**颈动脉沟**。沟后端有不规则的**破裂孔** foramen lacerum，此孔向外续于颈动脉管内口。在蝶骨大翼上，由前内向后外依次有**圆孔、卵圆孔和棘孔**，分别有三叉神经第 2 支、第 3 支和脑膜中动脉通过。自棘孔向外上方走行着脑膜中动脉沟。颞骨的弓状隆起与颞鳞之间的薄骨板为**鼓室盖**，其深方为**鼓室**。岩部尖端的浅窝为**三叉神经压迹**。

（3）**颅后窝** posterior cranial fossa：位置最深，主要由枕骨和颞骨构成。窝中央有**枕骨大孔**。孔前上方的斜行骨面称为**斜坡** clivus；孔前外缘上有**舌下神经管内口**，内通过舌下神经；孔后上方的十字形隆起交汇处称**枕内隆凸** internal occipital protuberance，由此向后上延续为**上矢状窦沟**，向前下续于枕内嵴，向两侧续于**横窦沟**。横窦沟向前下内续于**乙状窦沟**，末端终于**颈静脉孔** jugular foramen。颞骨岩部后面有向前内开口的**内耳门**，通内耳道。

【临床意义】

　　颅前窝的筛板和颅中窝的鼓室盖是颅底较薄弱的部位，颅底骨折多发生在这两处。若伤及硬脑膜和蛛网膜，脑脊液通过筛板和鼓室盖分别进入鼻腔和鼓室，则形成脑脊液鼻漏和脑脊液耳漏。

　　3. **颅底外面观**　高低不平，神经、血管通过的孔裂甚多（图 1-26）。前部可见由两侧牙槽突合成的**牙槽弓**，由上颌骨腭突与腭骨水平板构成的**骨腭**。骨腭正中有**腭中缝**，其前端有切牙孔，通**切牙管**；近后缘两侧有**腭大孔**，通翼腭管。在骨腭上方，**鼻后孔**被鼻中隔分成左右两半。鼻后孔两侧的垂直骨板为翼突内侧板，其外侧为翼突外侧板，外侧板根部后外方可见较大的卵圆孔和较小的棘孔。鼻后孔后方中央可见枕骨大孔，孔前方为枕骨基底

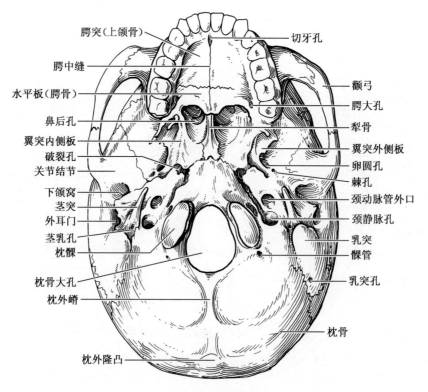

图 1-26　颅底（外面观）

（左侧标注，从上到下）
腭突（上颌骨）
腭中缝
水平板（腭骨）
鼻后孔
翼突内侧板
破裂孔
关节结节
下颌窝
茎突
外耳门
茎乳孔
枕髁
枕骨大孔
枕外嵴
枕外隆凸

（右侧标注，从上到下）
切牙孔
颧弓
腭大孔
犁骨
翼突外侧板
卵圆孔
棘孔
颈动脉管外口
颈静脉孔
乳突
髁管
乳突孔
枕骨

部,与蝶骨体直接结合(25岁以前借软骨结合);孔两侧有椭圆形的**枕髁**,与寰椎相关节。枕髁前外侧稍上有**舌下神经管外口**,髁后方有不恒定的**髁管**开口。在枕髁外侧,枕骨与颞骨岩部交界处的不规则孔为**颈静脉孔**,其前方的圆形孔为**颈动脉管外口**。颈静脉孔的后外侧有细长的**茎突**,茎突根部后方有**茎乳孔**,内有面神经穿过。颧弓根部后方有下颌窝,与下颌头相关节。下颌窝前缘的隆起,称**关节结节**。蝶骨、枕骨基底部和颞骨岩部会合处,围成不规则的**破裂孔**,被软骨组织所封闭。

后部可见人字缝。枕骨鳞部中央最突出处为**枕外隆凸 external occipital protuberance**。隆凸向两侧的弓形骨嵴称**上项线**,下方有与其平行的**下项线**。

4. **颅侧面观**　可见额骨、蝶骨、顶骨、颞骨和枕骨,也可见属于面颅的颧骨、上颌骨和下颌骨(图1-27)。侧面中部可见**外耳门**。外耳门前方有横行的**颧弓**,后下方为**乳突**,两者均可在体表扪到。颧弓将颅侧面分为上方的**颞窝**和下方的**颞下窝**。颞窝的上界为颞线,起自额骨与颧骨相接处,弯向上后,经额骨、顶骨,后转向下达乳突根部。在颞窝前下部,额骨、顶骨、颞骨、蝶骨会合处,形成"H"形的缝结构,称**翼点 pterion**。翼点处骨质薄弱,深面有脑膜中动脉前支通过,骨折时易伤及该动脉,引起硬膜外血肿。

颞下窝 infratemporal fossa 是上颌骨体和颧骨后方的不规则间隙,容纳咀嚼肌和血管、神经等,向上与颞窝相通。窝前壁为上颌骨体和颧骨,内壁为翼突外侧板,外壁为下颌支,下壁和后壁缺如。此窝向上借卵圆孔和棘孔与颅中窝相交通,向前借眶下裂通眶,向内借上颌骨与蝶骨翼突之间的翼上颌裂通翼腭窝。

翼腭窝 pterygopalatine fossa 为上颌骨体、蝶骨翼突和腭骨之间的狭窄间隙,深藏于颞下窝内侧,有血管、神经穿过。此窝向外通颞下窝,向前借眶下裂通眶,向内借腭骨与蝶骨围成的蝶腭孔通鼻腔,向后借圆孔通颅中窝,借翼管通颅底外面,向下移行于翼腭管,经腭大孔通口腔。

5. **颅前面观**　可见额骨和面颅诸骨,分为额区、眶、骨性鼻腔和骨性口腔(图1-28)。

(1) **额区**:为眶以上的部分,由**额鳞 frontal squama** 组成。两侧可见隆起的额结节,是胚胎时期的骨化中心。结节下方有与眶上缘平行的弓形隆起,称**眉弓**,深方为额窦。左、右眉弓间的平坦部,称**眉间**。眉弓和眉间都是重要的体表标志。

(2) **眶 orbit**(图1-29):为一对四棱锥体形的腔,容纳眼球及眼附器,有上、下、内侧和外侧4个壁。**眶底**朝前外,略呈方形,向前下外倾斜;眶上缘中、内1/3交界处有**眶上孔**或**眶上切迹**,眶下缘下方有**眶下孔**,内有同名神经、血管穿过。**眶尖**指向后内,尖端的圆形孔为**视神经管**,有视神经通过,

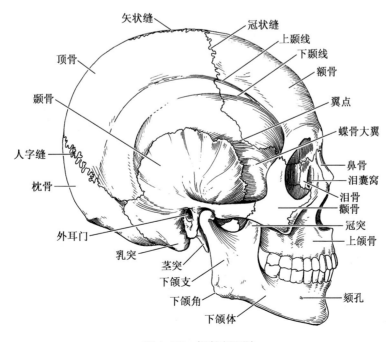

图1-27　颅(侧面观)

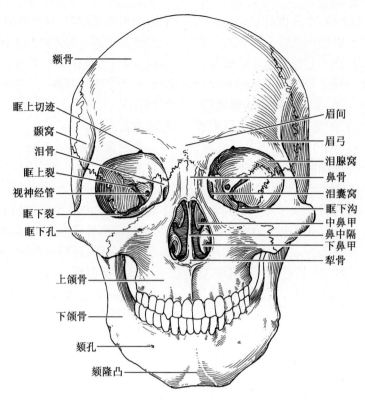

图 1-28　颅（前面观）

额骨

眶上切迹
颞窝
泪骨
眶上裂
视神经管
眶下裂
眶下孔

眉间
眉弓
泪腺窝
鼻骨
泪囊窝
眶下沟
中鼻甲
鼻中隔
下鼻甲
犁骨

上颌骨

下颌骨

颏孔

颏隆凸

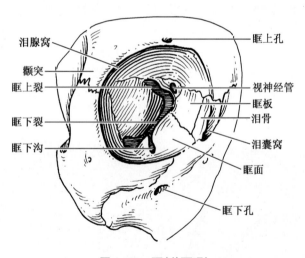

泪腺窝

额突

眶上裂

眶下裂

眶下沟

眶上孔

视神经管
眶板
泪骨

泪囊窝

眶面

眶下孔

图 1-29　眶（前面观）

向后通颅中窝。上壁由额骨眶部和蝶骨小翼组成，与颅前窝相邻，前外侧份的深窝称**泪腺窝**，容纳泪腺。内侧壁薄弱，由前向后分别为上颌骨额突、泪骨、筛骨眶板和蝶骨体，与筛窦和鼻腔相邻。前下份有一长圆形窝，容纳泪囊，称**泪囊窝**，向下经**鼻泪管** nasolacrimal canal 通鼻腔。下壁主要由上颌骨构成，下邻上颌窦。下壁与外侧壁交界处后份，有**眶下裂** inferior orbital fissure 向后通入颞下窝和翼腭窝。眶下裂中部有前行的眶下沟，沟向前移行为**眶下管**，

管开口于眶下孔。外侧壁较厚，由颧骨和蝶骨构成。外侧壁与上壁交界处后份有眶上裂，向后通颅中窝。

（3）**骨性鼻腔** bony nasal cavity：位于面部中央，由上颌骨、筛骨、犁骨和下鼻甲围成。前方开口于梨状孔，后方的开口为鼻后孔，与消化系统的咽相通。外上方为眶，下方是骨性口腔。骨性鼻中隔将鼻腔分为左右两半。鼻腔顶为筛板，上有筛孔通颅前窝；底由骨腭构成，前端有切牙管通口腔。外侧壁（图 1-30）上有 3 个弯曲的骨片，自上而下为**上鼻甲、中鼻甲**和**下鼻甲**，鼻甲下方为相应的**鼻道** nasal meatus，分别为**上鼻道、中鼻道**和**下鼻道**。上鼻甲后上方与蝶骨之间的间隙称**蝶筛隐窝**。

（4）**鼻旁窦** paranasal sinus（图 1-31）：是上颌骨、额骨、蝶骨和筛骨内的含气空腔，均开口于鼻腔。鼻旁窦的存在减轻了颅骨的重量，发音时可产生共鸣作用。

额窦 frontal sinus 位于额骨内，左右各一，居眉弓深方，向后下开口于中鼻道前部。

筛窦 ethmoid sinus 位于筛骨迷路内，呈蜂窝状，分前、中、后 3 群。前、中群开口于中鼻道，后群开口于上鼻道。

蝶窦 sphenoid sinus 位于蝶骨体内，被薄骨板

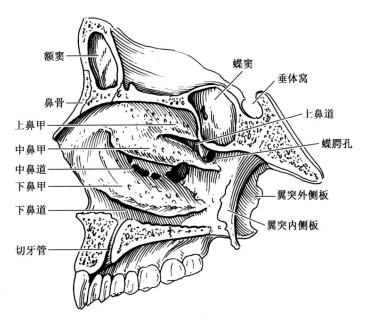

图 1-30 鼻腔外侧壁

额窦
蝶窦
垂体窝
鼻骨
上鼻甲
上鼻道
中鼻甲
蝶腭孔
中鼻道
下鼻甲
下鼻道
翼突外侧板
翼突内侧板
切牙管

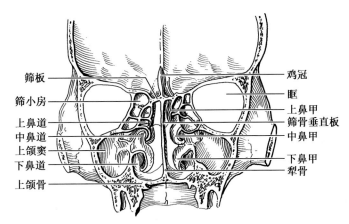

筛板
鸡冠
筛小房
眶
上鼻道
上鼻甲
中鼻道
筛骨垂直板
上颌窦
中鼻甲
下鼻道
下鼻甲
上颌骨
犁骨

颅骨冠状切面（示筛小房）

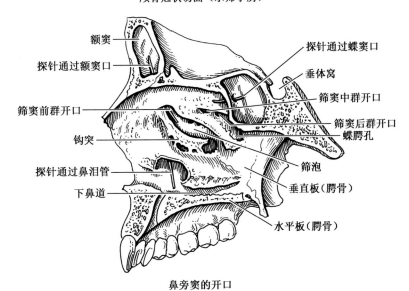

额窦
探针通过蝶窦口
探针通过额窦口
垂体窝
筛窦中群开口
筛窦前群开口
筛窦后群开口
钩突
蝶腭孔
探针通过鼻泪管
筛泡
垂直板（腭骨）
下鼻道
水平板（腭骨）

鼻旁窦的开口

图 1-31 鼻旁窦

分隔成左右两腔,向前开口于蝶筛隐窝。

上颌窦 maxillary sinus 最大,位于上颌骨体内,开口于中鼻道。由于窦口高于窦底,直立或坐位时分泌物不易引流。上颌窦的底壁为牙槽突,仅以薄骨板与牙槽窝相隔,牙根疾病易殃及上颌窦,继发上颌窦感染。

(5) **骨性口腔** bony oral cavity:由上颌骨、腭骨和下颌骨围成。后通咽部,上壁为骨腭,前壁为上、下牙槽突,底缺如,由软组织封闭。

【临床意义】

　　颅骨的沟、管、孔、裂较多,特别是眶、骨性鼻腔和骨性口腔毗邻关系密切,交通发达。某一部位的感染、肿瘤等,可通过这些交通蔓延到多个相邻部位;同样,其他部位的疾病,也可影响到某一局部。临床上进行诊断、治疗时,要注意检查相毗邻的器官。

（四）新生儿颅的特征

由于胎儿咀嚼装置的发育迟于脑和感觉器的发育,鼻旁窦也不发达,所以脑颅远大于面颅。新生儿脑颅与面颅之比例约为 8:1,而成人为 4:1。额结节、顶结节和枕鳞是骨化中心,发育明显。从颅顶观察,新生儿颅呈五角形。额缝尚未愈合,额窦尚未发育,眉弓及眉间不明显。

新生儿颅各骨尚未发育完全,骨与骨之间的较大间隙由结缔组织膜封闭,称**颅囟** cranial fontanelles(图 1-32)。**前囟**(额囟)anterior fontanelle 最大,呈菱形,位于矢状缝与冠状缝相接处。**后囟**(枕囟)posterior fontanelle 呈三角形,位于矢状缝与人字缝会合处。此外,还有顶骨前下角的**蝶囟**和顶骨后下角的**乳突囟**。前囟在出生后 1~2 岁闭合,其余各囟均在出生后 2~3 个月闭合。新生儿颅的上、下颌骨不发达,下颌角圆钝;鼻旁窦尚未发育,乳突不明显,口鼻显得较小。

第三节　附　肢　骨

附肢骨包括上肢骨和下肢骨。上、下肢骨分别由与躯干相连接的肢带骨和能自由活动的自由肢骨组成。上肢骨每侧 32 块,共 64 块;下肢骨每侧 31 块,共 62 块。由于人体的直立,上肢从支持承重中解放出来,成为灵活运动的劳动器官,上肢骨形体轻巧,利于劳动;而下肢骨强壮粗大,起支持体重和移动身体的作用。

一、上肢骨

（一）上肢带骨

上肢带骨包括锁骨和肩胛骨。

1. **锁骨** clavicle　略呈"S"形弯曲(图 1-33),横架于胸廓前上方,全长可在体表扪到。内侧端粗大,为**胸骨端**,有关节面与胸骨柄相关节。外侧端扁平,为**肩峰端**,有小关节面与肩胛骨肩峰相关节。内侧 2/3 呈三棱形,凸向前;外侧 1/3 扁平,凸向后。锁骨上面光滑,下面粗糙。锁骨像一个杠杆,使上肢远离胸壁,保证上肢的灵活运动。同时又把作用力从上肢传给躯干。锁骨骨折多发生在中、外 1/3 交界处。

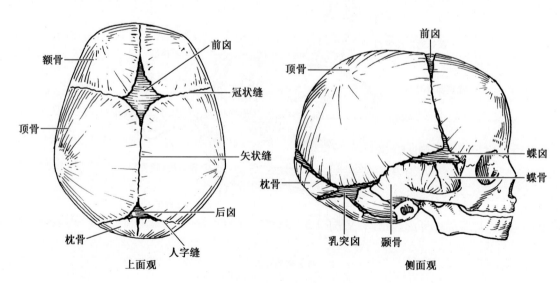

额骨　　前囟　　冠状缝　　顶骨　　矢状缝　　后囟　　枕骨　　人字缝

上面观

顶骨　　前囟　　蝶囟　　蝶骨　　枕骨　　乳突囟　　颞骨

侧面观

图 1-32　新生儿颅

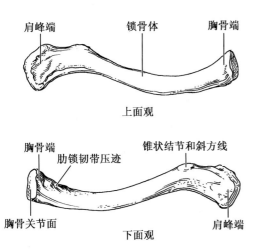

图 1-33 锁骨

2. **肩胛骨** scapula 为三角形扁骨,位于胸廓后外侧的上份,介于第2~7肋骨之间。有2面、3缘和3角(图1-34)。肩胛骨前面的浅窝,称**肩胛下窝** subscapular fossa。后面的横行骨隆起为**肩胛冈** spine of scapula。肩胛冈上、下方分别有**冈上窝** supraspinous fossa和**冈下窝** infraspinous fossa。肩胛冈的前外侧端向前外伸展的骨突起称**肩峰** acromion,与锁骨外侧端相连接。上缘短而薄,外侧份有肩胛切迹或肩胛上孔,内有肩胛上神经通过。切迹的外侧有一向前弯曲的指状骨性突起,称**喙突** coracoid process。**外侧缘**肥厚,邻近腋窝,又称**腋缘**。**内侧缘**薄而锐利,邻近脊柱,又称**脊柱缘**。**上角**为上缘与脊柱缘会合处,平对第2肋上缘。**下角**为脊

柱缘与腋缘会合处,平对第7肋或第7肋间隙,是计数肋的标志。**外侧角**为腋缘与上缘会合处,最肥厚,有朝向外侧的梨形**关节盂** glenoid cavity,与肱骨头相关节。关节盂的上、下方,各有一粗糙骨隆起,分别称**盂上结节和盂下结节**。肩胛冈、肩峰、肩胛下角和喙突都可在体表扪到,均为重要的体表标志。

(二)自由上肢骨

自由上肢骨包括肱骨、桡骨、尺骨和手骨。

1. **肱骨** humerus 是上肢中最长的长骨,分一体两端(图1-35)。**上端**膨大,有朝向上后内的**肱骨头** head of humerus,呈半球形,与肩胛骨的关节盂相关节。头周围的环形浅沟,称**解剖颈** anatomical neck。肱骨头的外侧和前方有隆起的**肱骨大结节** greater tubercle和**肱骨小结节** lesser tubercle。两者均向下延伸形成**大结节嵴**和**小结节嵴**。两结节间有一纵行的**结节间沟**,内有肱二头肌长头腱通过。上端与体交界处稍细,称**外科颈** surgical neck,易发生骨折。

肱骨体上段呈圆柱形,下段呈三棱柱形。中部外侧有粗糙的**三角肌粗隆** deltoid tuberosity,三角肌附着于此。中段后面,有一自内上斜向外下的浅沟,称**桡神经沟** sulcus for radial nerve,桡神经和肱深动脉行于此沟内。肱骨中段骨折易伤及桡神经,引起感觉和运动障碍。下端较扁,外侧有半球状的**肱骨小头** capitulum of humerus,与桡骨相关节;其前面上方的浅窝为**桡窝**。内侧有滑车状的**肱骨滑车**

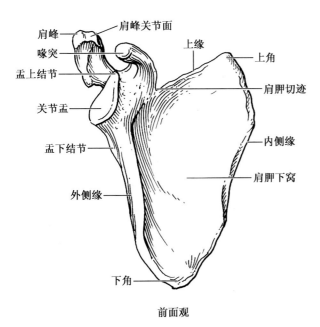

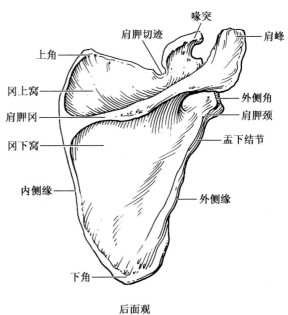

图 1-34 肩胛骨

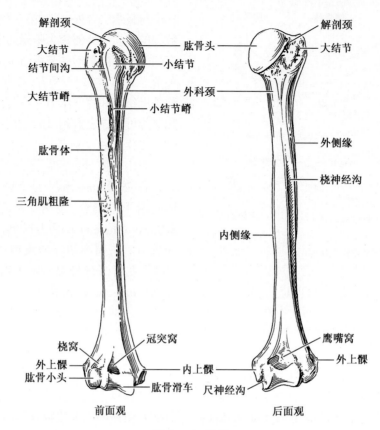

解剖颈
大结节
结节间沟
大结节嵴
肱骨头
小结节
外科颈
小结节嵴
肱骨体
三角肌粗隆
桡窝
冠突窝
外上髁
肱骨小头
内上髁
肱骨滑车

解剖颈
大结节
外侧缘
桡神经沟
内侧缘
鹰嘴窝
外上髁
尺神经沟

前面观　　　　　　　后面观

图 1-35　肱骨

trochlea of humerus，与尺骨形成关节。滑车前上方有一浅窝，称**冠突窝**；滑车后上方有一较大的**鹰嘴窝**，伸肘关节时容纳尺骨鹰嘴。肱骨小头外侧和肱骨滑车内侧的骨突起称**外上髁** lateral epicondyle 和**内上髁** medial epicondyle。内上髁后下方的浅沟为**尺神经沟**，尺神经由此经过。下端与体交界处，骨质较薄弱，易发生肱骨髁上骨折。肱骨大结节、内上髁、外上髁和尺神经沟均可在体表扪到。

2. **桡骨** radius　位于前臂外侧，分一体两端（图 1-36）。上端较细小，稍膨大处称**桡骨头** head of radius，头上面的凹陷关节面与肱骨小头相关节；头的周围有环状关节面与尺骨相关节；头下方略细部分为**桡骨颈** neck of radius。颈的内下方有突起的**桡骨粗隆** radial tuberosity。桡骨体呈三棱柱形，内侧缘为薄锐的骨间缘。下端前凹后凸，有向外下突起的**桡骨茎突** styloid process of radius。下端较粗大，内侧的关节面与尺骨头相关节，称**尺切迹**；下面有腕关节面与腕骨相关节。桡骨茎突和桡骨头可在体表扪到，是重要的体表标志。

3. **尺骨** ulna　居前臂内侧，分一体两端（图 1-36）。上端较粗大，前面的半圆形深凹称**滑车切迹** trochlear notch，与肱骨滑车相关节。在切迹的下方和上方各有一突起，分别为**冠突** coronoid process 和**鹰嘴** olecranon。冠突外侧有**桡切迹**，与桡骨头相关节；冠突前下方为粗糙的**尺骨粗隆** ulnar tuberosity。**尺骨体**上段较粗，下段细呈圆柱形，外缘锐利为**骨间缘**，与桡骨骨间缘相对。下端为**尺骨头** head of ulna，其前、外、后有环状关节面与桡骨的尺切迹相关节；下面光滑，借三角形的关节盘与腕骨形成关节。尺骨头后内侧的锥状突起称**尺骨茎突** styloid process of ulna。尺骨茎突比桡骨茎突约高 1 cm。尺骨鹰嘴、尺骨头和茎突都可在体表扪到。

4. **手骨**　包括腕骨、掌骨和指骨 3 部分（图 1-37）。

（1）**腕骨** carpal bone：共 8 块，属短骨，排成两列。由外侧向内侧，近侧列为**手舟骨** scaphoid bone、**月骨** lunate bone、**三角骨** triquetral bone 和**豌豆骨** pisiform bone，远侧列为**大多角骨** trapezium bone、**小多角骨** trapezoid bone、**头状骨** capitate bone 和**钩骨** hamate bone。在冠状面上，8 块腕骨构成一掌面凹陷的**腕骨沟**。各骨相邻的关节面，形成腕骨

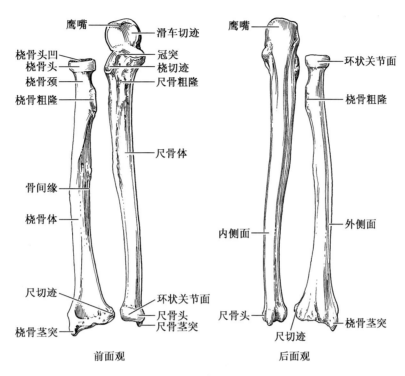

图 1-36 桡骨和尺骨

前面观   后面观

鹰嘴 滑车切迹 冠突 桡切迹 尺骨粗隆
桡骨头凹 桡骨头 桡骨颈 桡骨粗隆
尺骨体
骨间缘
桡骨体
尺切迹 环状关节面 尺骨头 尺骨茎突
桡骨茎突

鹰嘴 环状关节面 桡骨粗隆
内侧面 外侧面
尺骨头 尺切迹 桡骨茎突

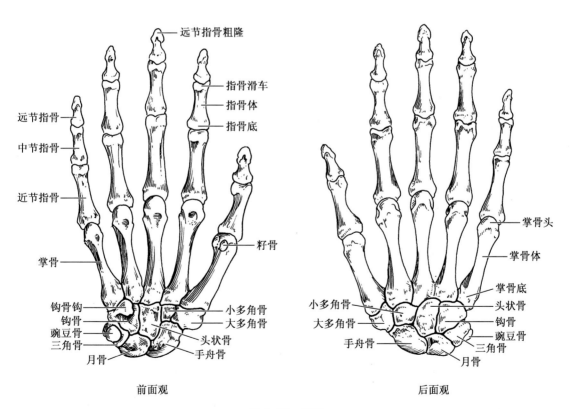

图 1-37 手骨

前面观   后面观

远节指骨粗隆 指骨滑车 指骨体 指骨底
远节指骨 中节指骨 近节指骨 掌骨 籽骨
钩骨钩 钩骨 豌豆骨 三角骨 月骨 小多角骨 大多角骨 头状骨 手舟骨

掌骨头 掌骨体 掌骨底 头状骨 钩骨 豌豆骨 三角骨 月骨
小多角骨 大多角骨 手舟骨

25

间关节。手舟骨、月骨和三角骨近侧端形成的椭圆形关节面，与桡骨腕关节面和尺骨下端的关节盘构成桡腕关节。

（2）**掌骨** metacarpal bone：5 块，属长骨。由桡侧向尺侧分别为第 1~5 掌骨。近侧端为**底**，与腕骨相关节；远侧端为**头**，与指骨形成关节；中间为**体**。第 1 掌骨短而粗，其底有鞍状关节面，与大多角骨相关节。

（3）**指骨** phalanges of fingers：14 块，属长骨。拇指 2 块，其余各指为 3 块，分别为**近节指骨**、**中节指骨**和**远节指骨**。每节指骨的近侧端为**底**，中间部为**体**，远侧端为**滑车**。远节指骨远侧端掌面粗糙，称**远节指骨粗隆**。

二、下肢骨

（一）下肢带骨

髋骨 hip bone 属于不规则骨，上部扁阔，中部窄厚，有朝向下外的**髋臼**；下部有一大孔，称**闭孔**。左、右髋骨与骶骨、尾骨共同组成骨盆。髋骨由位于上方的髂骨、前下方的耻骨和后下方的坐骨组成，3 块骨的骨体融合成髋臼，约 16 岁时 3 块骨完全融合（图 1-38）。

1. **髂骨** ilium　由肥厚的体和扁阔的髂骨翼构成。髂骨体构成髋臼的上 2/5，髂骨翼上缘肥厚，形成"~"形的**髂嵴** iliac crest。髂嵴前端和后端分别为**髂前上棘** anterior superior iliac spine 和**髂后上棘** posterior superior iliac spine。髂前上棘后方 5~7 cm 处，髂嵴外

唇向外突起为**髂结节** tubercle of iliac crest。在髂前、髂后上棘的下方各有**髂前下棘**和**髂后下棘**。髂骨翼内面为浅阔的**髂窝** iliac fossa，髂窝下界的圆钝骨嵴称**弓状线** arcuate line。髂骨翼后下方粗糙的耳状面与骶骨相关节。耳状面后上方有**髂粗隆**借韧带与骶骨相连接。髂骨翼的外面为臀面，有臀肌附着。髂前上棘、髂后上棘和髂结节都是重要的体表标志。

2. **坐骨** ischium　分为**坐骨体**和**坐骨支**。坐骨体组成髋臼的后下 2/5，后缘有三角形的**坐骨棘** ischial spine 突起，其下方的骨凹陷为**坐骨小切迹** lesser sciatic notch。坐骨棘与髂后下棘之间为**坐骨大切迹** greater sciatic notch。坐骨体与坐骨支移行处的后部是粗糙的**坐骨结节** ischial tuberosity，可在体表扪到，是重要的体表标志。坐骨体下部向前、上延伸为较细的坐骨支，其末端与耻骨下支融合。

3. **耻骨** pubis　分一**体**和**上**、**下两支**。耻骨体组成髋臼的前下 1/5，其与髂骨体的结合处，骨面粗糙隆起，称**髂耻隆起**。隆起向前延续为耻骨上支，上面的锐利骨嵴为**耻骨梳** pecten pubis。耻骨梳向后与弓状线相移行，向前终于**耻骨结节** pubic tubercle，其末端急转向下为耻骨下支，下支延伸向后外与坐骨支结合。耻骨结节到中线的粗钝上缘为**耻骨嵴**。耻骨上、下支相互移行处的椭圆形骨面为**耻骨联合面** symphysial surface，两侧耻骨联合面借软骨相连接。耻骨支与坐骨支共同围成**闭孔** obturator foramen，出生时闭孔被肌肉组织所封闭，

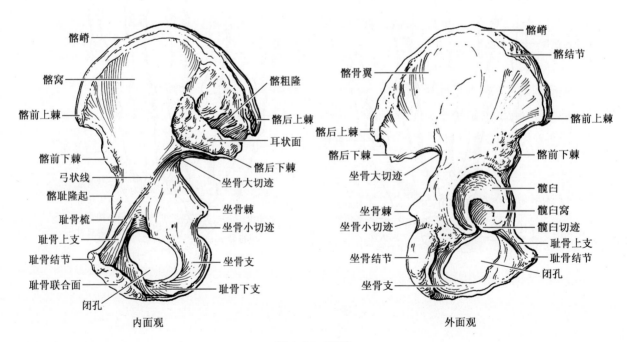

内面观　　　　　　　　　　　　　外面观

图 1-38　髋骨

内有闭孔神经、血管穿过。耻骨结节可在体表扪到，是重要的体表标志。

髋臼 acetabulum 由髂骨、坐骨和耻骨的体共同围成。内有半月形的**月状面** lunate surface，窝的中央未形成关节面的部分称**髋臼窝**，髋臼边缘下部的缺口称**髋臼切迹**。髋臼与股骨头形成髋关节。

（二）自由下肢骨

自由下肢骨包括股骨、髌骨、胫骨、腓骨和足骨。

1. **股骨** femur　是人体最长的长骨，约占身高的 1/4，分一体两端（图 1-39）。

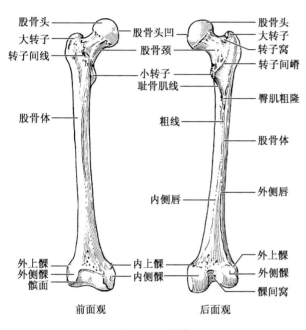

图 1-39　股骨

股骨上端包括股骨头、股骨颈、大转子和小转子。球形的**股骨头** femoral head 朝向前内上，近关节面中心处，有一小的凹陷称**股骨头凹**。头外下方的缩细部分为**股骨颈** neck of femur，与体相交形成的角为颈干角，约 130°。颈与体的交界处有两个隆起，外上方较大的骨隆起为**大转子** greater trochanter，内下方的小突起为**小转子** lesser trochanter。大、小转子之间，在后方有隆起的**转子间嵴**，在前方**转子间线**。大转子是重要的体表标志。

股骨体略弓向前，上段呈圆柱形，中段呈三棱形，下段前后略扁。体后面的纵行骨嵴为**粗线** linea aspera。此线上端向外侧延续于粗糙的**臀肌粗隆** gluteal tuberosity，向内侧延续为**耻骨肌线**。粗线下端分为内、外两线，两线间的骨面为**腘面**。

股骨下端有两个突向下后的膨大，为**内侧髁** medial condyle 和**外侧髁** lateral condyle，内、外侧髁的前面、下面和后面都有光滑的关节面，与胫骨相关节。两髁前方的关节面彼此相连，形成髌面，与髌骨相接。两髁后份之间的深窝为**髁间窝** intercondylar fossa。两髁侧面最突起处，分别为**内上髁** medial epicondyle 和**外上髁** lateral epicondyle，内上髁上方有小的**收肌结节** adductor tubercle 突起。大转子、内上髁、外上髁、收肌结节都是重要的体表标志，可在体表扪到。

2. **髌骨** patella　是人体最大的籽骨，位于股四头肌肌腱内，上宽下窄，前面粗糙，后面为关节面（图 1-40），与股骨髌面相关节。髌骨可在体表扪到。

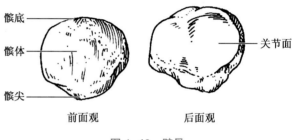

图 1-40　髌骨

3. **胫骨** tibia　属长骨，位于小腿内侧，分一体两端（图 1-41）。上端膨大，稍向后倾，形成**内侧髁**和**外侧髁**。两髁上面各有一关节面，与股骨髁相关节。两关节面之间的粗糙小隆起为**髁间隆起** intercondylar eminence。外侧髁后下方有腓关节面与腓骨头相关节。上端前面的"V"形隆起称**胫骨粗隆** tibial tuberosity。胫骨体呈三棱柱形，较锐的前缘和内侧面位于皮下，外侧缘有小腿骨间膜附着，称**骨间缘**。后面上份有斜向内下的**比目鱼肌线**。**下端**稍膨大，其内下有一突起，称**内踝** medial malleolus。下端下面和内踝外侧面有关节面与距骨滑车相关节。下端的外侧面有腓切迹与腓骨相接。内、外侧髁，胫骨粗隆和内踝均可在体表扪到。

4. **腓骨** fibula　居小腿外侧，细长，分一体两端（图 1-41）。上端稍膨大，为**腓骨头** fibular head，有腓骨头关节面与胫骨相关节。头下方缩窄，称**腓骨颈** neck of fibula。**体**内侧缘锐利，称**骨间缘**，有小腿骨间膜附着；体内侧中部有开口向上的滋养孔。**下端**膨大，形成**外踝** lateral malleolus，其内侧有外踝关节面与距骨相关节。腓骨头和外踝都可在体表扪到。

5. 足骨　包括跗骨、跖骨和趾骨(图 1-42)。

(1) **跗骨** tarsal bones：7 块，属短骨。分前、中、后

3 列。后列上方为**距骨** talus，下方为**跟骨** calcaneus；中列为距骨前方的**足舟骨** navicular bone；前列从内向外为**内侧楔骨** cuneiform bone、**中间楔骨**、**外侧楔**

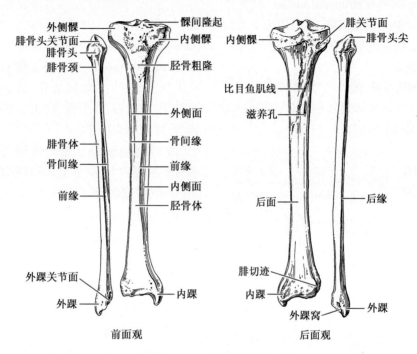

图 1-41　胫骨和腓骨

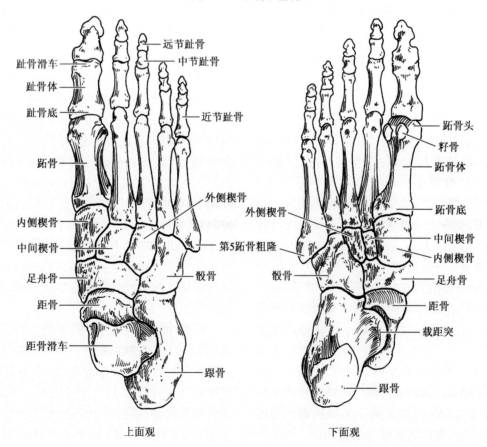

图 1-42　足骨

骨和骰骨 cuboid bone。由于下肢的支持和承重功能，跗骨几乎占据全足的一半。距骨上面有前宽后窄的关节面，称**距骨滑车**，与内、外踝和胫骨的下关节面相关节。距骨下方与跟骨相关节，跟骨后端的粗大隆突为**跟骨结节**，在体表可以扪到。距骨前方与足舟骨相邻，其内下方的骨隆起为**舟骨粗隆**，是临床截肢手术的重要体表标志。足舟骨前方与3块楔骨相关节，外侧的骰骨与跟骨相接。

（2）**跖骨** metatarsal bones：5块，由内向外分别为第1~5跖骨，形状和排列与掌骨一致，但比掌骨粗大。每一跖骨的近侧端为**底**，与跗骨相接，中间为**体**，远侧端称**头**，与近节趾骨相接。第5跖骨底向后突出，称**第5跖骨粗隆**，在体表可扪到。

（3）**趾骨** phalanges of toes：14块。䟓趾为2块，其余各趾均为3块。形态和命名与指骨相同。䟓趾骨粗壮，其余趾骨细小。

三、附肢骨的常见变异和畸形

锁骨：先天性锁骨缺如。肱骨：冠突窝与鹰嘴窝穿孔。桡骨：部分或全部缺如。尺骨：鹰嘴与尺骨干不融合。腕骨：手舟骨分裂成两块。掌骨和指骨：多指或并指。髋骨：髂窝穿孔，坐骨支与耻骨支不愈合。股骨：臀肌粗隆异常粗大。髌骨：增加或缺如。距骨：可出现距上骨。楔骨：可增多为4块楔骨。跖骨和趾骨：多趾或并趾。

【临床意义】

　　股骨骨折临床上较多见。股骨上端骨折多发生在老年人，根据骨折的部位分为头下骨折、经颈骨折、基底骨折和转子间骨折等。股骨干的骨折分为股骨干上1/3骨折、中1/3骨折和下1/3骨折等。

　　胫骨干前内面全长位于皮下，无肌肉保护。胫骨干下1/3较细，外力作用易发生骨折，骨折端易穿破皮肤形成开放性骨折。

　　股骨和胫骨是骨髓炎的好发部位。

［复习思考题］

1. 举例说明骨的功能。

2. 画图说明骨的构造。

3. 画出长骨、短骨、扁骨和不规则骨的形态。

4. 试述椎骨的基本形态，画出颈椎、胸椎和腰椎的形态并标注其主要结构。

5. 简述颅中窝的孔裂及通过的主要结构。

6. 试述骨性鼻腔的交通，画出鼻腔外侧壁的构成并标注其主要结构。

7. 试述眶的毗邻和交通。

8. 试述翼点的围成，此处骨折有可能引发何种严重后果？

9. 某患者肋骨骨折，作为医学生，你如何确定骨折肋骨的序数？

10. 新生儿颅有何形态特征？试画一新生儿颅。

11. 在自己体表找到下列骨性标志：隆突，乳突，颧弓，下颌角，肩胛下角，胸骨角，眉弓，髂前上棘，髂后上棘，髂结节，坐骨结节，胫骨粗隆，内踝，外踝，舟骨粗隆，豌豆骨。

Osteology

【**Summary**】As the framework of the body, skeleton is the important element of locomotor system, which includes skeletons, joints or articulations and skeletal muscles.The human skeletal system is composed of 206 individual bones and each bone possesses invariable location, plastic shape and specified function.It is hard and elastic, and possesses considerable blood vessels and nerves, and keeps on metabolism and growth and development.The bone is a complex and dynamic living organ that consists of bone cells, collagen fibers and matrix.Bone cells are constantly renewed, collagen fibers make bones elasticity and toughness so that they can undergo the stresses generated by walking, lifting, and other activities.The osteoblast can secrete mineral salts formed from calcium and phosphorus, which impart hardness so that the bones are not broken easily.

Bone is composed of two kinds of hard tissue, one is dense in texture, and is termed compact bone; the other consisting of slender fibers and lying internal to the compact bone is spongy bone.The soft core tissue of bone is bone marrow, which can create blood cells. Surrounding both compact and spongy bone is a thin membrane, the periosteum.The outer layer of this membrane contains nerves and blood vessels that branch and travel into the bone.

The bone matrix consists of organic and inorganic components.If we treat a bone with various solvents we can remove the inorganic matrix and leave the flexible collagen, then a long bone can easily be tied in a knot. If a bone is completely burnt out and the organic matrix can be removed, the bone will still retain its original form.The proper combination of organic and inorganic makes bone to be exceedingly durable and strong without being brittle.

The bone can be classified according to their shape into long, short, flat and irregular bones.The individual bones are linked together by articulations to form the skeleton.Except for furnishing framework to our body, the skeleton also has other functions: movement, protection, storage of minerals, and development of blood cells.

On the basis of their location, bones can be grouped into axial and appendicular skeleton.The axial skeleton consists of skull, vertebrae and thorax. They support the body and protect the central nervous system and internal organs.The appendicular skeleton includes the bones of the upper and lower limbs and the bones by which these limbs articulate with the axial skeleton, that is, the pectoral girdle and the pelvic girdle.

（南方医科大学　李鉴轶）

数字课程学习……

 教学PPT | 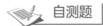 自测题 | 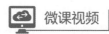 微课视频 | 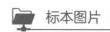 标本图片 | 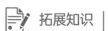 拓展知识

关 节 学

学习目标

一、掌握

1. 关节的基本结构、辅助结构、分类及运动形式。

2. 椎骨的连结,脊柱的整体观及其运动。

3. 胸廓的组成、形态和特点。

4. 颞下颌关节的组成、结构特点及运动。

5. 肩关节和肘关节的组成、结构特点、分类及运动。

6. 拇指腕掌关节的结构特点、分类及运动。

7. 骨盆的组成、分部和结构特点。

8. 髋关节、膝关节和踝关节的组成、结构特点、分类及运动。

二、了解

1. 直接连结的特点及分类。

2. 颅骨的连结形式及作用。

3. 胸廓的连结与运动。

4. 腕关节的组成、结构特点和运动。

5. 手骨的连结及运动。

6. 足骨的连结及运动。

第一节 概 述

骨与骨之间借纤维结缔组织、软骨和骨相连结,称**骨连结**(articulation junction)。按骨连结的连结形式的不同,可分为**直接连结**和**间接连结**两种(图2-1)。

一、直接连结

骨与骨之间借纤维结缔组织、软骨或骨直接相连,连结之间无间隙,称**直接连结**,这类连结运动范围极小或完全不能活动,连结较牢固。根据连结组织不同,可分为纤维连结、软骨连结和骨性结合 3 种类型。

（一）纤维连结

骨与骨之间借纤维结缔组织相连,形成**纤维连结** fibrous joint。其间无间隙,连结比较牢固,一般无活动性或仅有少许活动,常有 2 种连结形式。

1. **韧带连结** 连结两骨的纤维结缔组织比较长,呈条索状或膜状,富有弹性,称为**韧带** ligament或**膜**。如椎骨棘突之间的棘间韧带,胫腓骨下端的胫腓骨间韧带,前臂尺桡骨之间的骨间膜等。

2. **缝** 骨与骨之间借很薄的纤维结缔组织(缝

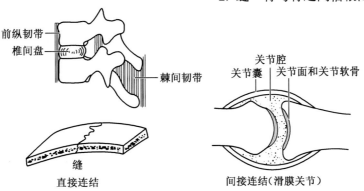

图2-1 骨连结的类型

前纵韧带
椎间盘
棘间韧带
缝
直接连结

关节腔
关节囊
关节面和关节软骨
间接连结(滑膜关节)

韧带)相连,称之为**缝** suture,如颅的冠状缝、矢状缝等。这种连结往往随年龄的增加,可出现纤维组织骨化,成为骨性结合。

(二)软骨连结

骨与骨之间借软骨相连,可缓冲震荡。软骨是一种特殊分化的结缔组织,由软骨细胞、软骨基质及埋藏于基质中的纤维共同组成,按基质中纤维成分的含量和性质可分为透明软骨、弹性软骨和纤维软骨。软骨连结可分为以下 2 种。

1. **透明软骨结合** 两骨间借透明软骨连结,形成**透明软骨结合** synchondrosis。如长骨骨干与骺之间的骺软骨、幼儿蝶骨与枕骨之间的蝶枕结合等。此种连结到一定年龄即骨化形成骨性结合。

2. **纤维软骨联合** 两骨间借纤维软骨连结,形成**纤维软骨联合** symphysis。多位于人体中轴承受压力之处,坚固性大而弹性低,如椎间盘、耻骨联合等,纤维软骨一般不骨化。

(三)骨性结合

两骨之间借骨组织相连,形成**骨性结合** synostosis。一般由纤维连结或透明软骨结合骨化而成。骨性结合使两骨融合为一块,如长骨的干与骺的结合,各骶椎之间的结合等。

二、间接连结

间接连结又称**关节** joint(articulation)或**滑膜关节** synovial joint,是骨连结的最高分化形式,骨与骨之间借结缔组织相连成"袖套状"结构,此连结间有明显的间隙,充以滑液,一般具有较大的活动性。关节的结构有基本结构和辅助结构(图 2-2)。

(一)关节的基本结构

关节的基本结构包括关节面、关节囊和关节

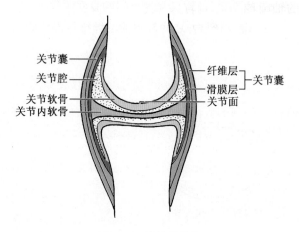

关节囊
关节腔
关节软骨
关节内软骨

纤维层 ⎫
滑膜层 ⎭ 关节囊
关节面

图 2-2 关节的结构

腔,这些结构为每个关节都具有的结构。

1. **关节面** articular surface 是构成关节各相关骨的接触面,每一关节至少包括两个关节面,一般为一凸一凹,凸的称**关节头**,凹者称**关节窝**。关节面上覆有**关节软骨** articular cartilage。关节软骨多数由透明软骨构成,表面光滑,深部与关节面紧密相连,关节软骨厚度为 2~7 mm,其厚薄因不同的关节和不同的年龄而异,即使在同一关节中,不同部位的厚薄亦不相同,使之与对应的关节面更加适应。关节软骨具有弹性,能承受压力和吸收震荡,减轻运动时的震荡和冲击,关节软骨表面光滑,覆以少量滑液,可减小摩擦,有利于活动。关节软骨无血管、神经和淋巴管,其营养由滑液和关节囊滑膜层的血管供应。

2. **关节囊** articular capsule 由致密纤维结缔组织构成,附于关节面周围的骨面并与骨膜融合,像"袖套"把构成关节的各骨连结起来,密闭关节腔。关节囊的松紧和厚薄因关节的不同而异,活动度较大的关节,关节囊较松弛而薄,反之亦然。关节囊可分为内、外两层。

外层为**纤维层** fibrous layer,由致密纤维结缔组织构成,富有血管、淋巴管和神经。在某些部位,纤维层增厚形成韧带,可增强骨与骨之间的连结,并限制关节的过度运动,纤维层的厚薄和韧带强弱与关节的运动和负重大小有关。如下肢关节负重较大,其关节囊的纤维层厚而紧张;上肢关节负重较小,则纤维层薄而松弛。

内层为**滑膜层** synovial layer,由平滑光亮、薄而柔润的疏松结缔组织膜构成,衬贴于纤维层的内面,其边缘附着于关节软骨的周缘,包被着关节内除关节软骨、关节唇和关节盘以外的所有结构。滑膜层内表面常有微小突起的皱襞,称**滑膜绒毛** synovial villi。滑膜富含血管、淋巴和神经,能产生**滑液** synovial fluid,并为关节软骨提供营养。滑液是透明的蛋清样液体,呈弱碱性,正常情况下只有 0.13~2 mL,由于含有较多的透明质酸,故黏稠度较高。滑液不但为关节提供了液态环境,而且保持了一定的酸碱度,保证关节软骨的新陈代谢,并增加滑润,减少摩擦,降低软骨的蚀损,促进关节的运动效能。

3. **关节腔** articular cavity 是由关节软骨和关节囊滑膜层共同围成的密闭腔隙,腔内有少量滑液,关节腔内呈负压,对维持关节的稳定性有一定的作用。

（二）关节的辅助结构

关节除具备上述基本结构外，某些关节为适应特殊功能的需要而分化出一些特殊结构，以增加关节的灵活性或增强关节的稳固性。

1. **韧带** ligament 是连于相邻两骨之间的致密纤维结缔组织束，可加强关节的稳固性。位于关节囊外的称**囊外韧带** extracapsular ligament，有的囊外韧带为关节囊的局部增厚，如髋关节的髂股韧带；有的独立于关节囊，不与囊相连，如膝关节的腓侧副韧带；有的是关节周围肌腱的延续，如膝关节的髌韧带。位于关节囊内的称**囊内韧带** intracapsular ligament，被滑膜包裹，如膝关节的交叉韧带。韧带和关节囊有丰富的感觉神经分布，故关节疾患极为疼痛。

2. **关节内软骨** 为存在于关节内的纤维软骨（图 2-2），有关节盘、关节唇两种。

（1）**关节盘** articular disc：是位于两关节面之间的纤维软骨板，其周缘附着于关节囊内面，将关节腔分为两部。关节盘多呈圆形，中央稍薄，周缘略厚，膝关节中的关节盘呈半月形，称**关节半月板** articular meniscus。关节盘使两关节面更为适合，以减少冲击和震荡，并可增加关节的稳固性。此外，两个腔可产生不同的运动，从而增加运动的形式和范围。

（2）**关节唇** articular labrum：是附着于关节窝周缘的纤维软骨环，它加深关节窝，增大关节面，有增加关节稳固性的作用，如肩关节的盂唇和髋关节的髋臼唇。

3. **滑膜襞和滑膜囊** 有些关节的滑膜层面积大于纤维层，以致滑膜重叠卷摺，并突向关节腔而形成**滑膜襞** synovial fold，有的其内含有脂肪和血管，则形成滑膜脂垫。在关节运动时，关节腔的形态、容积、压力发生改变，滑膜脂垫可起到调节或充填作用，同时也扩大了滑膜的面积，有利于滑液的分泌和吸收。在有些关节，滑膜从纤维层缺如或薄弱处膨出，充填于肌腱与骨面之间，形成**滑膜囊** synovial bursa，可减少肌肉活动时与骨面之间的摩擦。

关节的形态结构与其生理功能相适应，关节的功能表现为灵活性与稳固性的对立统一，灵活与稳固的程度则因身体各部的功能不同而异。因此，与其相适应的各关节的形态结构也不相同。决定关节的灵活性与稳固性的因素主要有关节面的形态，关节面的面差，关节囊的厚薄和松紧，

囊内外韧带的多少和强弱，有无关节盘的介入，以及关节周围肌肉的强弱和收缩幅度等。例如，上肢肩关节，关节头大，盂浅，面差大，关节囊薄弱、松弛，运动灵活；但关节周围肌肉的静力收缩又保持关节面相贴而防止脱位。相反，髋关节头大，臼深，面差小，关节囊厚而紧张，韧带多而强，周围有强大的肌肉收缩，故运动幅度小，关节稳固性好。

（三）关节的运动

关节面的形态决定运动轴的多少和方向，决定着关节的运动形式和范围，其运动形式基本上可依照关节的 3 个轴分为 3 组拮抗性运动。

1. **屈和伸** 是关节沿冠状轴进行的一组运动。运动时，组成关节的两骨相互靠拢，角度减小称为**屈** flexion；相反，角度增大称为**伸** extension。一般情况下，关节的屈是指向腹侧面靠拢或成角，但膝关节则相反，小腿向后贴近大腿的运动为屈，反之为伸。在手部，由于拇指几乎与其他四指垂直，拇指背面朝向外侧，故拇指腕掌关节的屈伸是围绕矢状轴进行的，拇指与手掌面的角度减小为屈，反之为伸。在踝关节，足尖上抬，足背向小腿前面靠拢为踝关节的**伸**，亦称**背屈**；足尖下垂为踝关节的**屈**，亦称**跖屈**。

2. **内收和外展** 是关节沿矢状轴进行的运动。运动时，骨向正中矢状面靠拢，称为**内收**或**收** adduction；反之，远离正中矢状面，称为**外展**或**展** abduction。手指的收展是以中指为准的靠拢、散开运动，而拇指的收展是围绕冠状轴进行的，拇指向示指靠拢称收，反之称展。足趾则是以第 2 趾为准的靠拢、散开运动。

3. **旋内和旋外** 是关节沿垂直轴进行的运动，统称**旋转** rotation。骨向前内侧旋转，称为**旋内** medial rotation；反之，向后外旋转，称**旋外** lateral rotation。在前臂，桡骨围绕通过桡骨头和尺骨头的轴旋转，将手背转向前的运动，称**旋前** pronation；将手掌恢复到向前或手背转向后的运动，称**旋后** supination。有些关节还可进行**环转运动** circumduction，即关节头在原位转动，骨的远侧端作圆周运动，运动时全骨描绘出一圆锥形的轨迹。它不同于旋转运动构成一圆柱形的轨迹，环转运动实为屈、伸、展、收的依次连续运动。只要能作屈、伸、展、收的二轴关节和三轴关节均可完成环转运动。

（四）关节的分类

关节有多种分类。根据构成关节的骨数分为单关节和复关节：单关节仅由两块骨参与构成，如肩关节；复关节由两块以上的骨构成，如肘关节。

依据关节的运动形式,可分为单动关节和联合关节:一个关节单独运动的称单动关节,如肩关节;有多个关节同时运动的称联合关节,如颞下颌关节。常用的关节分类则是按关节面的形态、运动轴的数目进行分类(图2-3)。

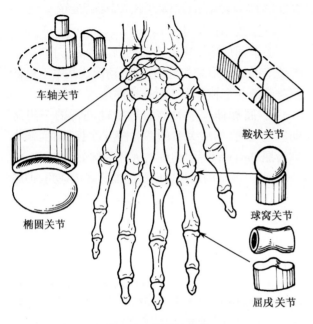

图2-3 关节的分类

1. **单轴关节** 具有1个运动轴,关节只能绕一个轴作一组运动,包括两种形式。

(1) **屈戌关节** hinge joint:又称滑车关节,关节头呈滑车状,另一骨有与其相适应的关节窝,通常只能在冠状轴上作屈、伸运动,如指骨间关节。

(2) **车轴关节** trochoid joint:关节头的关节面呈圆柱状,关节窝常由骨和韧带连成的环构成,可沿垂直轴作旋转运动,如桡尺近侧关节。

2. **双轴关节** 关节有2个互相垂直的运动轴,关节可沿此两轴作两组运动,包括两种形式。

(1) **椭圆关节** ellipsoid joint:关节头呈椭圆形,关节窝呈相应凹面,可沿冠状轴作屈、伸运动,沿矢状轴作收、展运动,并可作环转运动,如腕关节。

(2) **鞍状关节** sellar joint:相对两关节面都呈鞍状,互为窝和头,可沿两轴作屈、伸、收、展和环转运动,如拇指腕掌关节。

3. **多轴关节** 具有3个相互垂直的运动轴,可作各种方向的运动,包括两种形式。

(1) **球窝关节** ball-and-socket joint or spheroidal joint:关节头较大,呈球形,关节窝浅而小,其面积为关节头的1/3。此类关节最灵活,可作屈、伸、收、

展、旋转和环转运动,如肩关节。有的关节窝特别深,包绕关节头的1/2以上,称杵臼关节,亦属球窝关节,但运动幅度受到一定限制,如髋关节。

(2) **平面关节** plane joint:关节面近似"平面",实际上是一个很大球面的一小部分,多出现于短骨之间,可作多轴性滑动,但活动范围小,如胸锁关节和腕骨间关节等。

(五)关节的血管、淋巴管和神经

1. **血管** 关节的动脉主要来自附近动脉的分支,长骨构成的关节多数由髓动脉分支,在关节周围形成动脉网,其细支直接进入关节囊,分布于纤维层和滑膜层,并与邻近骨膜的动脉吻合。在滑膜层附着缘形成关节血管环,分支供应滑膜。关节软骨内无血管。

2. **淋巴管** 关节囊各层都有淋巴管网,由淋巴管与骨膜淋巴管吻合。关节囊的淋巴经输出管汇入附近的局部淋巴结。关节软骨内无淋巴管。

3. **神经** 关节的神经来自运动该关节肌群的神经分支,称为关节支。关节的感觉纤维主要为本体感觉纤维,神经冲动由位于关节囊内的神经末梢传至脊髓和脑。关节囊内还有很多痛觉纤维,关节囊过分扭曲和牵张时,可引起疼痛。

第二节 中轴骨连结

一、躯干骨的连结

由24块椎骨、1块骶骨和1块尾骨借骨连结形成**脊柱** vertebral column,构成人体的中轴,上承托颅,下接下肢。12块胸椎、12对肋和1块胸骨借骨连结共同形成胸廓 thoracic cage。

(一)脊柱

1. **椎骨间的连结** 各椎骨之间借韧带、软骨和滑膜关节相连,可分为椎体间连结和椎弓间连结。

(1) **椎体间连结**:相邻各椎体之间借椎间盘、前纵韧带和后纵韧带相连结。

1) **椎间盘** intervertebral disc(图2-4):亦称椎间纤维软骨,是连结相邻两个椎体之间的纤维软骨盘(第1与第2颈椎之间除外)。椎间盘由两部分构成,中央部是柔软而富于弹性的胶状物质,称**髓核** nucleus pulposus,是胚胎期脊索的残余物;周围部是由多层纤维软骨按同心圆排列组成的**纤维环**

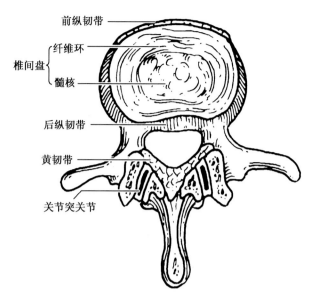

图 2-4 椎间盘和关节突关节

anulus fibrosus，富于坚韧性，牢固连结相邻两个椎体，保护髓核并限制髓核向周围膨出。椎间盘坚韧，富有弹性，承受压力时被压缩，除去压力后复原，具有弹簧垫样缓冲震荡的作用。椎间盘共有 23 个，其总长度约为除寰、枢椎之外脊柱长度的 1/5。各部椎间盘厚薄不一，中胸部最薄，颈部较厚，腰部最厚，所以颈、腰部活动度较大。纤维环破裂时，髓核容易向后外突出，突入椎管和椎间孔，压迫脊髓和脊神经，临床上称为椎间盘突出症。

2）**前纵韧带** anterior longitudinal ligament（图 2-4，图 2-5）：位于椎体前面，宽而坚韧，上至枕骨大孔前缘，下至第 1 或第 2 骶椎椎体。其纤维与椎体和椎间盘牢固连结，有防止脊柱过度后伸和椎间盘向前突出的作用。

3）**后纵韧带** posterior longitudinal ligament（图 2-4，图 2-5）：位于椎体后面，细而坚韧，起自枢椎并与覆盖枢椎椎体的覆膜相续，向下至骶管。与椎体上、下缘和椎间盘紧密连结，而与椎体连结较疏松，有限制脊柱过度前屈的作用。

（2）**椎弓间连结**：包括椎弓板之间和各突起之间的连结。

1）**黄韧带** ligamenta flava（图 2-4，图 2-5）：为连结相邻两椎弓板间的韧带，由黄色的弹力纤维构成，坚韧而富有弹性。黄韧带协助围成椎管，有限制脊柱过度前屈并维持脊柱于直立姿势的作用。

2）**棘间韧带** interspinal ligament（图 2-5）：位于相邻各棘突之间，前接黄韧带，后方移行为棘上韧带和项韧带。

3）**棘上韧带** supraspinal ligament（图 2-5）：为连结胸、腰、骶椎各棘突之间的纵行韧带，其前方与棘间韧带融合，与棘间韧带都有限制脊柱过度前屈的作用。在颈部，从颈椎棘突尖向后扩展成三角形板状的弹性纤维膜，称**项韧带** nuchal ligament（图 2-6），上缘附于枕外隆凸与枕外嵴，向下至第 7 颈椎棘突并续于棘上韧带。

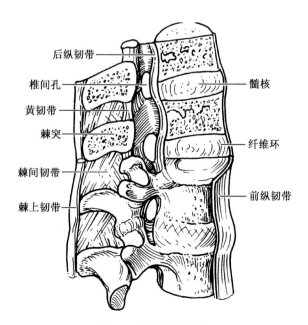

图 2-5 椎骨间的连结

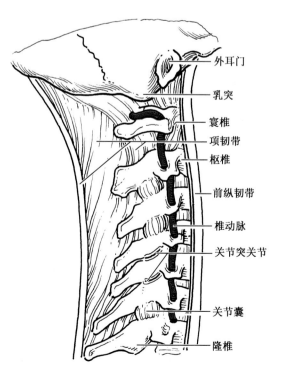

图 2-6 项韧带

35

4）**横突间韧带**：连结相邻椎骨横突之间的韧带，部分与横突间肌混合，有限制脊柱侧屈的作用。

5）**关节突关节**（图 2-4）：由相邻椎骨的上、下关节突构成，关节面有透明软骨覆盖，关节囊附于关节面周缘，属于平面关节，只能作轻微滑动，但各椎骨之间的运动总和却很大。两侧的关节突关节属联合关节。

（3）寰椎与枕骨和枢椎的关节

1）**寰枕关节** atlantooccipital joint（图 2-7）：由寰椎两侧块的上关节凹与相应枕骨的枕髁构成，属椭圆关节，为联合关节。关节囊附着于关节面周缘，关节囊松弛，周围有韧带增强。**寰枕前膜**是前纵韧带的最上部分，连结枕骨大孔前缘与寰椎前弓上缘之间；**寰枕后膜**位于枕骨大孔后缘与寰椎后弓上缘之间。

2）**寰枢关节** atlantoaxial joint（图 2-7）：包括 3 个关节：①**寰枢外侧关节**：左右各一，由寰椎侧块的下关节面与枢椎上关节面构成，关节囊的后部及内侧均有韧带加强。②**寰枢正中关节**：由齿突与寰椎前弓后面的关节面和寰椎横韧带中部前面构成。属车轴关节，寰枢关节沿齿突垂直轴转动，使头连同寰椎进行旋转运动。因此，寰枕、寰枢关节的联合运动能使头作俯仰、侧屈和旋转运动。

寰枢关节周围有下列韧带加强。①**齿突尖韧带**：由齿突尖延至枕骨大孔前缘。②**翼状韧带**：由齿突尖向外上方延至枕髁内侧，有固定齿突的作用。③**寰椎横韧带**：连结于

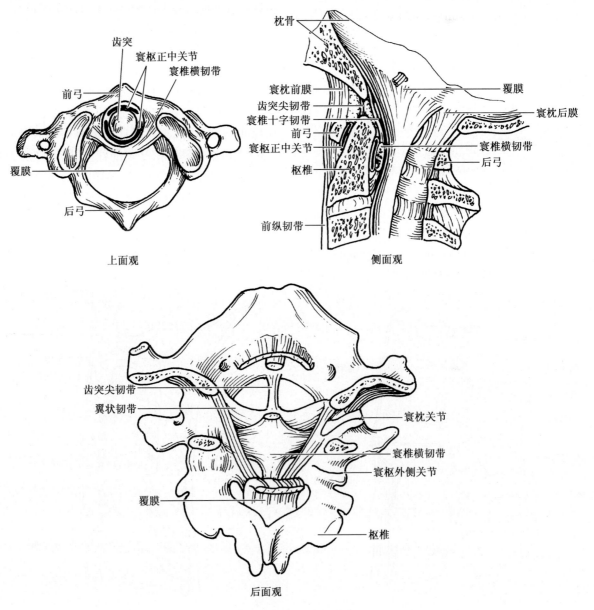

上面观

侧面观

后面观

图 2-7 寰枕、寰枢关节

寰椎两侧块之间，横过齿突后方，构成寰枢正中关节的一部分，防止齿突向后脱位。任何原因使该韧带断裂，均可能导致齿突向后脱位压迫脊髓，引起严重后果。寰椎横韧带中部向上分出一束纤维附着于枕骨大孔前缘，向下分出一束纤维至枢椎椎体，它们与寰椎横韧带共同形成**寰椎十字韧带**。④**覆膜**：为坚韧的薄膜，覆于寰椎十字韧带的后面，向上连于斜坡，向下与后纵韧带相续。

2. 脊柱的整体观及其运动

（1）**脊柱的整体观**（图 2-8）：成人男性脊柱长约 70 cm，女性略短。其长度可因姿势不同而略有差异，静卧比站立时可长出 2~3 cm，这是由于站立时椎间盘被挤压所致。所有椎间盘的总厚度约占脊柱全长的 1/5。老年人因椎间盘变薄、骨质疏松，脊柱也可变短。

1）**脊柱前面观**：从前面观察脊柱，可见椎体由上向下依次加宽，到第 2 骶椎为最宽，这与承受重力不断增加有关。自骶骨耳状面以下，由于重力经髋关节传至下肢骨，椎体已不负重，体积逐渐减小。自前面观察脊柱，正常人的脊柱有轻度的侧屈。

2）**脊柱后面观**：从后面观察脊柱，所有椎骨棘突连贯形成纵嵴，其两侧各有一纵行的脊椎沟。

颈椎棘突短而分叉，近水平位。胸椎棘突细长，斜向后下方，呈叠瓦状。腰椎棘突呈板状，水平伸向后方。

3）**脊柱侧面观**：从侧面观察脊柱，可见颈、胸、腰、骶 4 个生理性弯曲。其中，颈曲和腰曲凸向前，胸曲和骶曲凸向后。脊柱的这些弯曲增大了脊柱的弹性，对维持人体的重心稳定和减轻震荡有重要意义。胸曲和骶曲在胚胎时已形成，也称原发性弯曲；颈曲和腰曲是出生后获得的，也称继发性弯曲。当婴儿开始抬头时，出现颈曲；婴儿开始坐和站立时，出现腰曲。脊柱的每一个弯曲，都有它的功能意义，颈曲支持头的抬起，腰曲使身体重心线后移，以维持身体的前后平衡，保持直立姿势，加强稳固性，而胸曲和骶曲在一定意义上扩大了胸腔和盆腔的容积。

（2）**脊柱的运动**：脊柱除支持身体，保护脊髓、脊神经和内脏外，还有很大的运动功能。相邻椎骨间的连结稳固，活动范围很小，但各椎间盘和关节突关节运动范围的总和很大，可作屈、伸、侧屈、旋转和环转运动。脊柱各部的运动性质和范围主要取决于椎间盘的厚度，关节突关节的方向和形状，

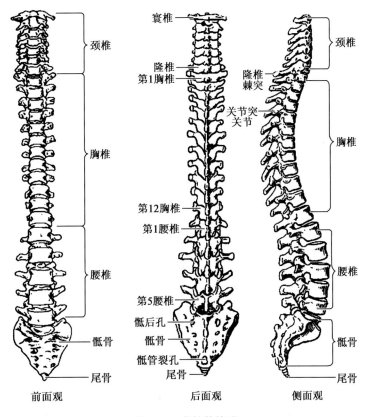

前面观　　　　　后面观　　　　　侧面观

图 2-8　脊柱整体观

韧带的位置及厚薄等。同时也与年龄、性别和锻炼程度有关。在颈部,颈椎关节突的关节面略呈水平位,关节囊松弛,椎间盘较厚,故屈伸和旋转幅度较大。在胸部,胸椎与肋骨相连,椎间盘较薄,关节突关节面呈冠状位,棘突呈叠瓦状,这些因素限制了胸椎的运动,故活动范围较小。在腰部,椎间盘最厚,屈伸运动灵活,关节突关节几乎呈矢状位,限制了旋转运动。由于颈、腰部运动灵活,故损伤多出现于颈、腰部。

【临床意义】

　　脊柱的运动属于联合运动,检查脊柱的屈伸、侧屈和旋转三组运动,是诊断脊柱疾患的重要步骤之一。椎间盘作为连结椎骨的重要结构,椎间盘纤维环的后部和后纵韧带较薄弱,外伤和退行性病变时,可使椎间盘向后方或后外侧突出,使椎管或椎间孔狭窄,压迫脊髓和脊神经。椎间盘突出多发生于腰部(常见于第4、5腰椎或第5腰椎与骶骨之间),有时也可发生于颈下部(第5、6颈椎和第6、7颈椎之间),胸部少见。颈椎间盘退变突出或颈椎椎骨赘生物的形成,可突向椎管、椎间孔和横突孔,压迫脊髓、脊神经和椎动脉,引起血管、神经等一系列症状,临床上称为"颈椎病"。寰枢关节是脊柱特殊的关节,周围有许多韧带加强,在外伤时,枢椎齿突骨折,若寰椎横韧带保持完整,齿突可保持原位,不会引起严重症状;但若寰椎横韧带松弛或断裂,寰椎向前脱位,齿突后移,椎孔狭窄,会使脊髓受压,严重时可危及生命。

(二)胸廓

胸廓的主要关节有肋椎关节和胸肋关节。

1. 肋椎关节 costovertebral joint　为肋后端与胸椎之间构成的关节,包括肋头关节和肋横突关节(图2-9)。

(1)**肋头关节** joint of costal head:由肋头的关节面与相邻胸椎椎体的下、上肋凹构成,关节囊附于关节面周围,并由囊前方的肋头辐状韧带加强,属于平面关节,能作轻微运动。

(2)**肋横突关节** costotransverse joint:由肋结节关节面与胸椎横突肋凹构成,属于微动关节。加强关节的韧带有:①连结肋颈与横突的**肋横突韧带**。

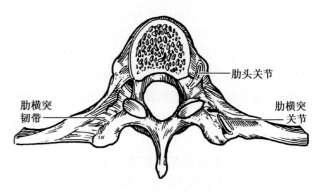

图2-9　肋椎关节

②连结肋颈上缘与上位胸椎横突下缘的**肋横突上韧带**。

2. 胸肋关节 sternocostal joint　由第2~7肋软骨与胸骨相应的肋切迹构成(图2-10),关节的前、后有韧带加强,属微动关节。第1肋与胸骨柄之间为软骨结合,第8~10肋软骨的前端不直接与胸骨相连,而依次与上位肋软骨形成软骨连结,构成左、右肋弓,第11、12肋前端游离于腹壁肌层中,不与胸骨相连结。

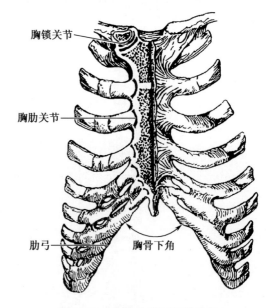

图2-10　胸肋关节和胸锁关节

3. 胸廓的整体观及其运动　成人胸廓近似圆锥形,前后径小于横径,上窄下宽。胸廓有上、下两口和前、后、外侧壁(图2-11)。**胸廓上口较小**,由胸骨柄上缘、第1肋和第1胸椎体构成,是胸腔与颈部的通道,上口的平面与第1肋的方向一致,即向前下倾斜,胸骨柄上缘约平对第2胸椎椎体下缘。

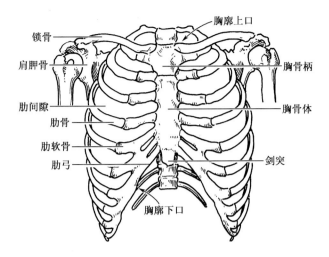

图 2-11 胸廓

胸廓下口宽而不规则，由第 12 胸椎，第 11、12 肋前端，肋弓和剑突共同围成，两侧肋弓在中线构成向下开放的**胸骨下角**。角的尖部夹有剑突，剑突尖约平对第 10 胸椎下缘。胸前壁最短，由胸骨、肋软骨和肋骨前端构成；后壁较长，由胸椎和肋角内侧的部分肋骨构成；外侧壁最长，由肋骨体构成。相邻两肋之间的间隙称肋间隙。胸廓具有保护、支持和运动功能，胸廓的运动主要是参与呼吸。吸气时，在肌的作用下，肋的前部抬高，肋体向外扩展，伴有胸骨上升，使胸廓的前后径和横径增大，胸腔容积增加；呼气时，在重力和肌的作用下，胸廓作相反的运动，使胸腔容积减少。

【临床意义】

　　胸廓的形状和大小有明显的个体差异，与性别、年龄、健康状况和职业等因素有关。新生儿胸廓呈桶状，横径与前后径大致相等。成年女性的胸廓较男性略短而圆，各径均较男性小。老年人胸廓因弹性减小，运动减弱，致使胸廓下塌，变得长而扁。佝偻病儿童因缺乏钙盐而导致骨质疏松，骨易变形，胸廓前后径增大，胸骨明显突出，形成"鸡胸"。患慢性支气管炎、肺气肿的老年人，因长期咳喘，使胸廓各径增大而成"桶状胸"。

二、颅骨的连结

　　颅骨的连结分直接连结和间接连结两种，以直接连结为主。

（一）颅骨的直接连结

　　各颅骨之间多借缝、软骨或骨性结合相连结，连结极为牢固。颅盖骨是膜化骨成骨，在发育过程中，骨与骨之间遗留有薄层结缔组织膜，称**缝**，有**冠状缝、矢状缝、人字缝和蝶顶缝**等。随着年龄的增长，缝可发生骨化而形成骨性结合。颅底诸骨是软骨化成骨，骨与骨之间是软骨连结，如蝶枕结合，蝶岩、岩枕软骨结合等。随着年龄的增长，软骨结合也可骨化为骨性结合，但破裂孔处软骨终身不骨化。舌骨与颞骨茎突之间则以茎突舌骨韧带相连。

（二）颞下颌关节

　　颞下颌关节 temporomandibular joint（图 2-12）又称下颌关节，由下颌骨的下颌头与颞骨的下颌窝和关节结节构成。其关节面覆盖有纤维软骨，关节囊松弛，上方附着于关节结节和下颌窝周缘，下方

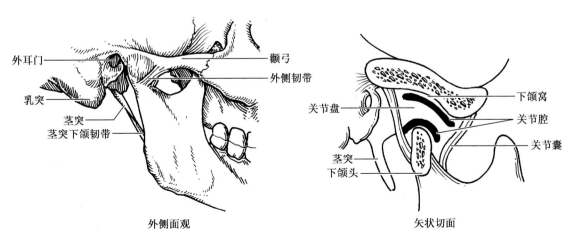

外侧面观　　　　　　　　　　矢状切面

图 2-12　颞下颌关节

附着于下颌颈,囊外有自颧弓根部至下颌颈的外侧韧带加强。囊内有纤维软骨构成的**关节盘**,关节盘前部凹向上,后部凹向下,与关节结节和下颌窝的形状相对应,其周缘与关节囊相融合,将关节腔分为上、下两部。关节囊前部较薄弱,因此颞下颌关节易向前脱位。

关节的运动:颞下颌关节属于联合关节,必须两侧同时运动。下颌骨可作上提、下降、前进、后退及侧方运动。其中上提和下降运动发生于下关节腔,前进和后退发生于上关节腔,侧方运动是一侧的下颌头对关节盘作旋转运动,而对侧的下颌头和关节盘一起对关节窝作前进的运动。张口是下颌骨下降并伴向前的运动,故张大口时,下颌骨体下降向下后方,而下颌头随同关节盘滑至关节结节的下方。闭口则是下颌骨上提并伴有下颌头和关节盘一起滑回关节窝的运动。

【临床意义】

由于关节窝前方的关节结节突出较浅,关节囊前部较薄弱,张口过大时,下颌头会向前滑至关节结节前下方而发生前脱位;颅底严重骨折时,可发生上脱位;下颌受到撞击时,下颌头被撞向后上方,从而发生后脱位。复位时,必须先将下颌骨拉向下,越过关节结节,再将下颌骨向后推,才能将下颌头纳回下颌窝。

第三节　附肢骨连结

附肢骨的主要功能是支持与运动,故附肢骨连结以滑膜关节为主。

一、上肢骨的连结

上肢骨的连结包括上肢带骨连结和自由上肢骨连结。

(一)上肢带骨连结

1. **胸锁关节** sternoclavicular joint(图 2-10,图 2-13) 是上肢骨与躯干骨之间的唯一关节。由锁骨的胸骨端与胸骨锁切迹和第 1 肋软骨上缘构成,属多轴关节。关节囊坚韧,其有前方的胸锁前韧带、后方的胸锁后韧带和上方的锁间韧带及锁骨与第 1 肋之间的肋锁韧带加强。关节囊内有纤维软骨构成的关节盘,并将关节腔分为外上和内下两部分。胸锁关节沿矢状轴使锁骨向上、向下作约 60° 的运动,绕垂直轴可使锁骨外侧端作向前、后 20°~30° 的运动,还可绕冠状轴作轻微的旋转和环转运动。

2. **肩锁关节** acromioclavicular joint 由锁骨的肩峰端与肩峰的关节面构成,属平面关节。关节囊的周围有韧带加强,关节的上方有**肩锁韧带**加强,在囊和锁骨的下方有强韧的**喙锁韧带**连于喙突,关节活动度小。

3. **喙肩韧带**(图 2-14) 连于肩胛骨的喙突与肩峰之间,它与喙突、肩峰共同构成喙肩弓,可防止肱骨头向上脱位。

(二)自由上肢骨连结

1. **肩关节** shoulder joint(图 2-14) 由肱骨头与肩胛骨关节盂构成,属球窝关节,是全身运动最灵活的关节。关节盂小而浅,关节头大,关节盂周围有纤维软骨构成的盂唇,使之略为加深,仍仅能容纳关节头的 1/4~1/3。因此,肩关节的运动幅度较大。关节囊薄而松弛,向上附着于关节盂的周缘,向下附着于肱骨解剖颈,其内侧份可达外科颈,在某些部位,滑膜层可形成滑液鞘或滑膜囊以利于肌

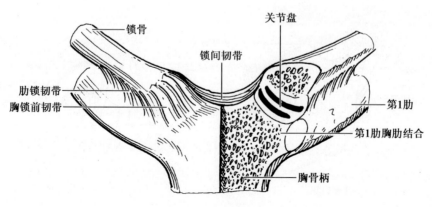

图 2-13　胸锁关节

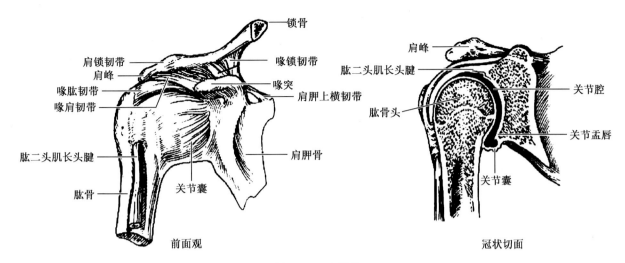

图 2-14 肩关节

腱的活动。关节囊内有起自盂上结节的肱二头肌长头腱通过,腱的表面包绕滑膜,形成结节间**滑液鞘**,经结节间沟穿出后滑膜附着于囊外。关节囊周围的韧带少而弱,囊的上壁有**喙肱韧带**,连于喙突至肱骨大结节之间,其部分纤维编入关节囊的纤维层,囊的前壁和后壁也有许多肌腱纤维编入囊的纤维层,以增加关节的稳固性。

肩关节是全身最灵活的关节,可作三轴运动,即绕冠状轴作屈、伸,屈伸总和为 110°~140°,屈大于伸;绕矢状轴作收、展,臂外展超过 40°~60°;绕垂直轴作旋内、旋外,旋内与旋外总和为 90°~120°,旋内大于旋外,并能作环转运动。

【临床意义】

肩关节运动灵活,活动范围广,是人体易发生脱位的关节之一。肩关节前、后部及上部有韧带和肌加强,其下部没有肌保护,相对薄弱,当上肢极度外展时,易发生肱骨头向下脱位。肩关节周围的肌、肌腱、滑膜囊和关节囊等软组织发生炎症,导致肩关节疼痛、活动受限等临床表现,临床上称肩周炎。

2. **肘关节** elbow joint(图 2-15) 是由肱骨下端与尺、桡骨上端构成的复关节,包括 3 个关节。

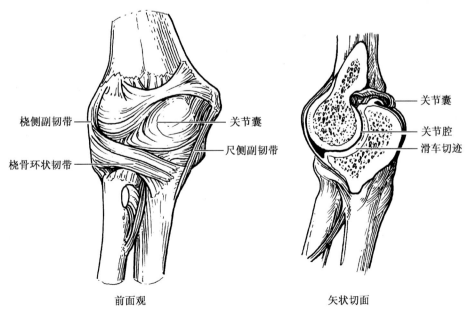

图 2-15 肘关节

（1）**肱尺关节**：由肱骨滑车和尺骨滑车切迹构成，属滑车关节。

（2）**肱桡关节**：由肱骨小头和桡骨头关节凹构成，属球窝关节。

（3）**桡尺近侧关节** proximal radioulnar joint：由桡骨环状关节面和尺骨桡切迹构成，属车轴关节。

上述3个关节共同包在一个关节囊内，囊的前、后壁薄而松弛，两侧壁厚而紧张，并有韧带加强。囊的后壁最为薄弱，故肘关节常见的脱位是后脱位，此时，桡、尺骨向肱骨的后上方移位。

肘关节的韧带有：

尺侧副韧带：位于关节囊的尺侧，呈扇形，由肱骨内上髁向下扩展，止于尺骨滑车切迹内侧缘。

桡侧副韧带：位于囊的桡侧，由肱骨外上髁向下扩展，止于桡骨环状韧带。

桡骨环状韧带：位于桡骨环状关节面的周围，附着于尺骨桡切迹的前、后缘，与尺骨桡切迹共同构成一个上口大、下口小的漏斗形骨纤维环，使桡骨头在环内旋转而不易脱出。

肘关节的运动以肱尺关节为主，肱尺关节主要在冠状轴上作屈、伸运动，屈、伸可达140°。由于肱骨滑车的内侧唇较外侧唇向前下方突出，使滑车的轴斜向内下，前臂沿此斜向的冠状轴屈曲时，手可至胸前而非与前臂叠折。伸前臂时，前臂偏向外侧，构成约为10°的外偏角，称**提携角**。桡尺近侧关节与桡尺远侧关节联合，共同使前臂作旋前和旋后的运动。

【临床意义】

肱骨内、外上髁和尺骨鹰嘴可在体表扪及，当肘关节伸直时，此三点在一条直线上；当肘关节屈曲至90°时，此三点的连线构成一个尖朝下的等腰三角形。肘关节发生后脱位时，鹰嘴向后上移位，三点位置关系发生改变。肘关节前方和内侧有血管、神经经过，临床上肘关节的穿刺和手术入路多在后方和后内侧进行。

3. **前臂骨连结**　包括前臂骨间膜、桡尺近侧关节和桡尺远侧关节的连结（图2-16）。

（1）**前臂骨间膜** interosseous membrane of forearm：连结于尺骨与桡骨的骨间缘之间（图2-16），是一层坚韧的纤维膜，纤维方向主要是从桡骨斜向下内达尺骨。

（2）**桡尺近侧关节**：见肘关节。

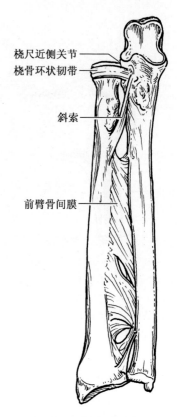

图2-16　前臂骨连结

（3）**桡尺远侧关节** distal radioulnar joint：由尺骨头的环状关节面构成关节头，桡骨尺切迹及其下缘至尺骨茎突根部的关节盘共同构成关节窝。关节盘为一个呈三角形的纤维软骨板，并将尺骨头与腕骨隔开。关节囊松弛，附着于关节面和关节盘周缘。关节活动时，尺骨不动，而是关节窝围绕尺骨头转动。桡尺近侧关节和桡尺远侧关节是联合关节，属于车轴关节。前臂可沿旋转轴作旋转运动，其旋转轴为通过桡骨头中心至尺骨头中心的连线。运动时，桡骨头在原位自转，而桡骨下端连同关节盘围绕尺骨头旋转。当桡骨转至尺骨前并与之相交叉时，手背向前，称为**旋前**；与此相反的运动，即桡骨转回至尺骨外侧，而使手掌向前，称为**旋后**。

4. **手关节** joint of hand（图2-17）　包括桡腕关节、腕骨间关节、腕掌关节、掌骨间关节、掌指关节和指骨间关节。

（1）**桡腕关节** radiocarpal joint：又称**腕关节** wrist joint，是典型的椭圆关节。由桡骨下端的腕关节面和尺骨下方的关节盘构成关节窝，由手舟骨、月骨和三角骨的近侧关节面构成关节头。关节囊松弛，关节腔宽广，关节囊外各面都有韧带加强，其中掌侧韧带较坚韧，因而腕的后伸运动受到限制。

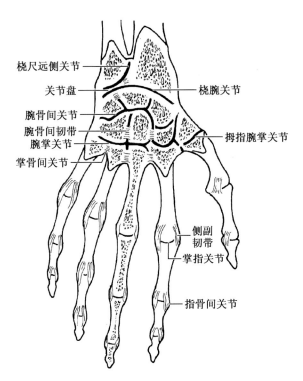

梯尺远侧关节
关节盘
腕骨间关节
腕骨间韧带
腕掌关节
掌骨间关节
梯腕关节
拇指腕掌关节
侧副韧带
掌指关节
指骨间关节

图 2-17 手关节（冠状切面）

腕关节可作屈、伸运动分别为 80° 和 70°，内收、外展运动总和为 60°~70°，收大于展；亦能作环转运动。

（2）**腕骨间关节** intercarpal joint：为各腕骨相邻面之间构成的关节，可分为近侧列腕骨间关节、远侧列腕骨间关节和近侧与远侧列之间的腕中关节。同列的腕骨间关节有腕骨间韧带相连结，各关节腔彼此相通，属微动关节，只能作轻微的滑动和转动。在实际生活中，腕骨间关节常与梯腕关节联合运动。

（3）**腕掌关节** carpometacarpal joints：由远侧列腕骨与 5 个掌骨底构成。除拇指和小指的腕掌关节外，其余各指的腕掌关节运动范围极小。

拇指腕掌关节 carpometacarpal joint of thumb：由大多角骨与第 1 掌骨底构成，是典型的鞍状关节，为人类及灵长目所特有。关节囊松弛，可作屈、伸、收、展、环转和对掌运动。第 1 掌骨与其余掌骨并不处在同一平面，而是位于它们的前方，并且向掌侧旋转近 90°，致使拇指后面（指甲）朝向外侧，故拇指的屈、伸运动发生在冠状面上。即拇指在手掌平面上向示指靠拢为屈，离开示指为伸。而拇指的收、展运动发生在矢状面上，即拇指在与手掌垂直的平面上离开示指为展，靠拢为收。换言之，如以手背平置于桌面，将拇指来回沿桌面伸向外侧并复原的运动是拇指的伸、屈运动；如将拇指提起对向房顶的运动则是展，反之，复原位则为收。对掌

运动是拇指向掌心，拇指尖与其余 4 指的掌侧面指尖相接触的运动，这一运动加深了手掌凹陷，是人类进行握持和精细运动时所必需的主要动作。

（4）**掌骨间关节** intermetacarpal joints：是第 2~5 掌骨底之间相互构成的关节，属平面关节，关节腔与腕掌关节腔相通，只能作轻微的滑动。

（5）**掌指关节** metacarpophalangeal joints：由掌骨头与近节指骨底构成，共 5 个。掌骨头远侧面呈球形，其形态近似球窝关节，但掌骨头掌侧较平。关节囊薄而松弛，其前、后有韧带加强，前面有掌侧韧带，较坚韧，并含有纤维软骨板。囊的两侧有侧副韧带，由掌骨头两侧向下附于指骨底两侧，此韧带屈指时紧张，伸指时松弛。伸指位时，掌指关节可作屈、伸、收、展及环转运动，环转运动因受韧带限制，幅度甚微；当掌指关节处于屈位时，仅允许作屈、伸动作。手指的收、展是以通过中指的正中线为准，向中线靠拢为收，远离中线的运动为展。握拳时，掌指关节显露于手背的凸出处是掌骨头。

（6）**指骨间关节** interphalangeal joints：由各指相邻两节指骨的底与滑车构成，有 9 个，属典型的滑车关节。除拇指外，各指均有近侧和远侧两个指骨间关节。关节囊松弛薄弱，两侧有韧带加强。这些关节只能作屈、伸运动。指屈曲时，指背凸出的部分是指骨滑车。

二、下肢骨的连结

下肢骨的连结包括下肢带骨连结和自由下肢骨连结。

（一）下肢带骨连结

1. **骶髂关节** sacroiliac joint　由骶骨与髂骨耳状面构成，关节面凸凹不平，但彼此结合紧密。关节囊紧张，附于关节面周缘，其前、后方分别有韧带加强，分别为**骶髂前**、**后韧带**，后上方的**骶髂骨间韧带**连于骶骨粗隆与髂骨粗隆之间（图 2-18）。骶髂关节结构牢固，活动性极小，以适应下肢支持体重的功能。在妊娠后期其活动度可略增大，以适应分娩功能。

2. **耻骨联合** pubic symphysis　由两侧耻骨联合面借纤维软骨构成的耻骨间盘连结而成，属软骨结合。耻骨间盘在 10 岁以后，其内部正中常出现一矢状位的裂隙，女性较男性的厚，裂隙也较大，孕妇和经产妇尤为明显。在耻骨联合的上方有连结两侧耻骨的**耻骨上韧带**，下方有**耻骨弓状韧带**。耻

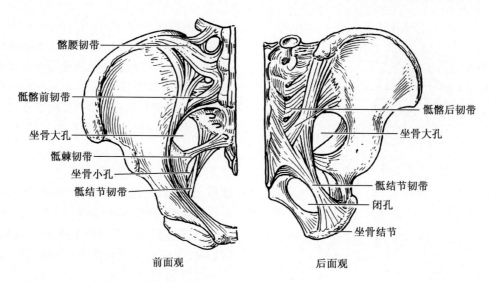

髂腰韧带

骶髂前韧带

坐骨大孔

骶棘韧带

坐骨小孔

骶结节韧带

骶髂后韧带

坐骨大孔

骶结节韧带

闭孔

坐骨结节

前面观　　　　　后面观

图 2-18　骨盆的韧带

骨联合的活动甚微,但在分娩时,耻骨间盘的裂隙可适度增宽,以增加骨盆的径线。

3. **髋骨与脊柱间的韧带连结**(图 2-18)　髋骨与脊柱之间有下列韧带加强:

(1) **髂腰韧带** iliolumbar ligament:坚韧肥厚,由第 5 腰椎横突横行放散至髂嵴的后上部,有防止腰椎向下脱位的作用。

(2) **骶结节韧带** sacrotuberous ligament:位于骨盆后方,起自骶、尾骨侧缘,纤维束斜向下外集中,附于坐骨结节内侧缘。

(3) **骶棘韧带** sacrospinous ligament:位于骶结节韧带的前方,起自骶、尾骨的侧缘,呈三角形,纤维束斜向下外集中,附于坐骨棘,其起始部被骶结节韧带所遮盖。骶棘韧带与坐骨大切迹围成坐骨大孔,骶棘韧带、骶结节韧带和坐骨小切迹围成坐骨小孔,有肌肉、血管和神经等从盆腔穿此二孔至臀部和会阴部。

4. **髋骨的固有韧带**　即闭孔膜,封闭闭孔并供盆内、外肌附着。膜上部与闭孔沟围成闭膜管,有闭孔血管、神经通过。

5. **骨盆** pelvis　是由左、右髋骨和骶、尾骨借骨连结构成的完整骨环(图 2-19)。人体直立时,骨盆向前倾斜,两髂前上棘与两耻骨结节位于同一冠状面内,此时,尾骨尖与耻骨联合上缘居同一平面上。骨盆以界线为界,分为上方的**大骨盆**和下方的**小骨盆**。**界线** terminal line 是由骶岬向两侧经骶骨侧部上缘、弓状线、耻骨梳、耻骨结节至耻骨联合上缘构成的环形线。小骨盆分为骨盆上口、骨盆

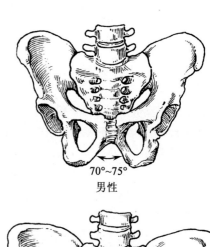

70°~75°

男性

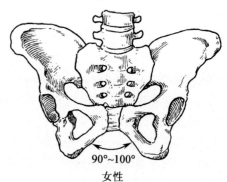

90°~100°

女性

图 2-19　骨盆

下口和骨盆腔。骨盆上口即由上述界线围成;骨盆下口由尾骨尖、骶结节韧带、坐骨结节、坐骨支、耻骨支和耻骨联合下缘围成,呈菱形。两侧坐骨支与耻骨下支连成**耻骨弓** pubic arch,其间的夹角称**耻骨下角** subpubic angle,男性为 70°~75°,女性为 90°~100°。骨盆上、下口之间的腔称**骨盆腔** pelvic cavity,它是一前壁短、侧壁及后壁长的弯曲的管道,其中轴为骨盆轴,是胎儿娩出的通道。

骨盆的位置:人体直立时,骨盆向前倾斜,骨盆上口的平面与水平面构成 50°~55°的角(女性约为 60°),称骨盆倾斜度。由骨盆上口的中心点开始,向下引一条与骶骨弯曲度略为一致的假想线到骨盆下口的中心点,此线称为骨盆轴。

骨盆的性别差异:在人类的全身骨骼中,性别差异最显著的是骨盆(表 2-1)。约在 10 岁以后男性、女性骨盆出现差异。女性骨盆主要具有如下特征:骨盆外形短而宽;骨盆上口近似圆形,较宽大;骨盆下口和耻骨下角较大。女性骨盆的这些特点主要与妊娠和分娩有关。

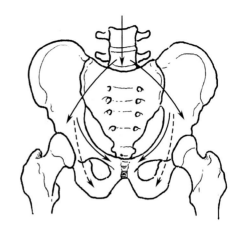

图 2-20　骨盆的力传导方向

表 2-1　男性、女性骨盆的差异

项目	男性	女性
骨盆外形	窄而长	宽而短
髂骨翼	较垂直	较平展
骨盆上口	心形,较小	椭圆形,较大
耻骨下角	70°~75°	90°~100°
小骨盆腔	漏斗状	圆桶状
骶骨	较长而窄,曲度较大,骶岬突出明显	较短而宽,曲度较小,骶岬突出不明显
骨盆下口	较窄	较宽

骨盆是躯干与自由下肢骨之间的骨性成分,起着传导重力和支持、保护盆腔脏器的作用。人体直立时,体重自第 5 腰椎、骶骨,经两侧的骶髂关节、髋臼传至两侧股骨头,再由股骨头往下传导至下肢,这种弓形力传递线称为**股骶弓**。当人取坐位时,重力由骶髂关节传至两侧坐骨结节,此种弓形力传递线称为**坐骶弓**(图 2-20)。骨盆前部有两条**约束弓**,防止上述两弓向两侧分开。一条在耻骨联合处连结两侧耻骨上支,可防止股骶弓不致挤压;另一条为两侧耻骨、坐骨下支连成的耻骨弓,可约束坐骶弓不致散开。约束弓不如重力弓坚强有力,外伤时,约束弓的耻骨上支较下支更易骨折。

(二)自由下肢骨连结

1. **髋关节** hip joint(图 2-21,图 2-22)　由髋臼与股骨头构成,是典型的杵臼关节。髋臼的周缘有纤维软骨构成的**髋臼唇**,以增加髋臼的深度,髋臼切迹被**髋臼横韧带**封闭,使髋臼内半月形的关节面扩大为环形关节面,增大了髋臼与股骨头的接触面。股骨头的关节面约为圆球面积的 2/3,几乎全部纳入髋臼内,髋臼窝内充填有股骨头韧带和脂肪组织。

髋关节囊紧张而坚韧,关节囊周围的韧带多而强韧,分囊外韧带和囊内韧带。①**髂股韧带**:覆盖于关节囊前方,自髂前下棘向下扩展成人字形,附于转子间线,最为坚韧,可限制大腿过伸。②**耻股韧带**:位于髋关节前下方及后方,起于耻骨上支,向下外与关节囊前下壁融合,可限制大腿的外展与旋外。③**坐股韧带**:位于关节囊后方,起于坐骨体,斜向外上与关节囊融合,附于股骨大转子根部,可限制大腿旋内。④**轮匝带**:为关节囊深层纤维环绕股

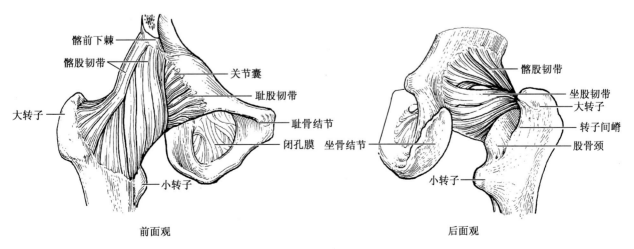

前面观　　　　　　　　　　后面观

图 2-21　髋关节

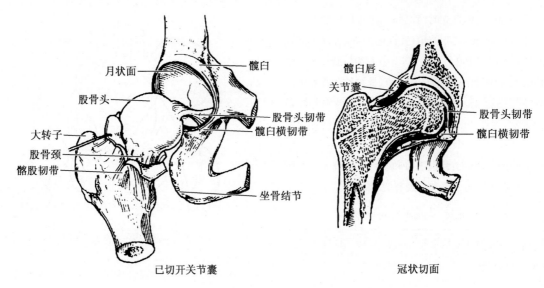

月状面 — 髋臼
股骨头 —
大转子 —
股骨颈 —
髂股韧带 —
— 股骨头韧带
— 髋臼横韧带
— 坐骨结节

已切开关节囊

髋臼唇 —
关节囊 —
— 股骨头韧带
— 髋臼横韧带

冠状切面

图2-22 髋关节及其韧带

骨颈增厚而成,可限制股骨头向外脱出。⑤**股骨头韧带**:为囊内韧带,连结于股骨头凹与髋臼横韧带之间,内含有营养股骨头的血管。

　　髋关节可作三轴运动,沿冠状轴作前屈、后伸,沿矢状轴作内收、外展,沿垂直轴作旋内、旋外及环转运动。由于股骨头深藏于髋臼内,关节囊紧张而坚韧,囊内、囊外有各种韧带限制,故其运动幅度较肩关节小,但稳固性比肩关节高,以适应其支持体重和下肢行走的功能。

【临床意义】

　　髋关节周围有肌和韧带加强,稳固性好,

但其后下方薄弱,当髋关节内收屈曲时,股骨头位于薄弱的关节囊后部,如受暴力易发生后脱位。关节囊向上附着于髋臼周缘,向前下面附着于转子间线,后面附着于距转子间嵴约1.5 cm处。股骨颈在后面只有中、内侧2/3位于关节囊内,外侧1/3位于囊外,故股骨颈的骨折临床上分为囊内骨折和囊外骨折。

　　2. **膝关节** knee joint　是人体最大最复杂的关节,由股骨下端、胫骨上端和髌骨构成。股骨的内、外侧髁与胫骨的内、外侧髁相对,髌骨与股骨髌面相接(图2-23,图2-24,图2-25)。

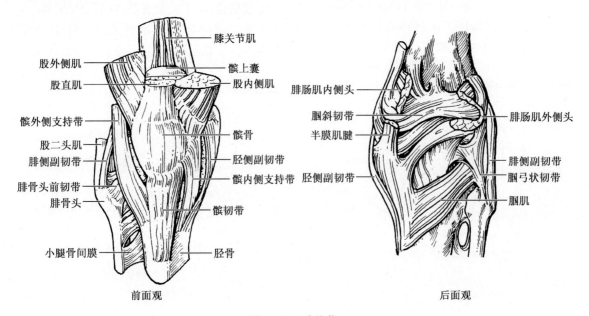

膝关节肌
股外侧肌
股直肌
髌外侧支持带
股二头肌
腓侧副韧带
腓骨头前韧带
腓骨头
小腿骨间膜

髌上囊
股内侧肌
髌骨
胫侧副韧带
髌内侧支持带
髌韧带
胫骨

前面观

腓肠肌内侧头
腘斜韧带
半膜肌腱
胫侧副韧带

腓肠肌外侧头
腓侧副韧带
腘弓状韧带
腘肌

后面观

图2-23 膝关节

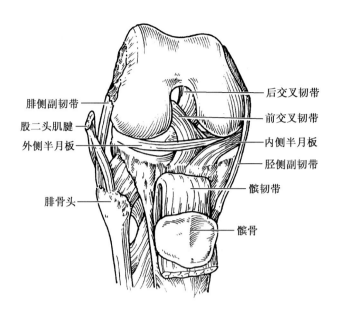
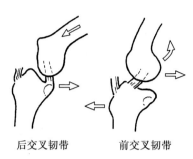

图 2-24 膝关节内部结构

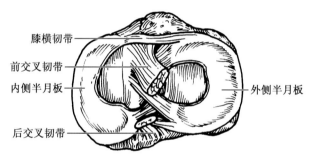

图 2-25 膝关节半月板(上面观)

膝关节囊薄而松弛,各部位厚薄不一,囊的前壁不完整,由附于股四头肌腱的髌骨填补。膝关节有囊内、囊外韧带加强,限制关节的活动,增加关节的稳固性。囊外韧带有:①**髌韧带** patellar ligament:位于囊的前壁,是股四头肌腱向下包绕髌骨,是股四头肌腱的延续部分,起于髌骨下缘,止于胫骨粗隆。②**腓侧副韧带** fibular collateral ligament:位于囊的外侧,呈索状,上方附于股骨外上髁,下方附于腓骨头,与关节囊之间留有间隙。③**胫侧副韧带** tibial collateral ligament:位于囊的内侧,呈宽扁束状,起于股骨内上髁,向下止于胫骨内侧髁的内侧面,与关节囊和半月板紧密结合。胫侧副韧带和腓侧副韧带在伸膝时紧张,屈膝时最为松弛,故半屈膝时允许膝关节作少许内旋和外旋运动。④**腘斜韧带** oblique popliteal ligament:起自胫骨内侧髁,斜向外上方与关节囊后壁融合,止于股骨外上髁,可防止膝关节过度前伸。在关节囊内还有被滑膜衬覆的**膝交叉韧带** cruciate ligament of knee。膝

交叉韧带有前、后两条,**前交叉韧带** anterior cruciate ligament 起自胫骨髁间隆起的前方,斜向后上外方,止于股骨外侧髁的内侧面;**后交叉韧带** posterior cruciate ligament 起自胫骨髁间隆起的后方,斜向前上内方,止于股骨内侧髁的外侧面。膝交叉韧带牢固地连结股骨和胫骨,可防止胫骨沿股骨向前、向后移位。前交叉韧带在伸膝时紧张,能防止胫骨前移;后交叉韧带在屈膝时紧张,可防止胫骨后移。

在股骨内、外侧髁与胫骨内、外侧髁的关节面之间,垫有两块由纤维软骨构成的半月板(图 2-25)。半月板下面平坦,上面凹陷,外缘厚,内缘薄,两端借韧带附着于胫骨髁间隆起。**内侧半月板** medial meniscus 较大,呈"C"形,前端窄、后端宽,外缘与关节囊和胫侧副韧带紧密相连。**外侧半月板** lateral meniscus 较小,近似"O"形,外缘与关节囊相连,但囊和腓侧副韧带之间隔有腘肌腱。半月板的存在,使关节面更加适合,增加了关节窝的深度,使膝关节稳固,又可使股骨髁一起对胫骨作旋转运动。同时还可缓冲压力,吸收震荡,起到弹性垫作用。因半月板随膝关节的运动而发生形态改变和位置移动,在骤然发生强力运动时,易造成半月板损伤或撕裂。

关节囊的滑膜宽阔,附于各关节面周缘,覆盖关节内除关节面和半月板外的所有结构。因此,滑膜层或突至纤维层外形成**滑膜囊**,或折叠成皱襞。滑膜在髌骨上缘上方,沿股骨下端的前面,向上突出于股四头肌腱的深面达 5cm 左右,形成**髌上囊**,是膝关节最大的滑膜囊,与关节腔相通。另外还有

47

不与关节腔相通的滑膜囊,如位于髌韧带与胫骨上端之间的**髌下深囊**。在髌骨下方两侧,滑膜层部分突向关节腔内,形成一对**翼状襞** alar folds,襞内含有脂肪组织,充填于关节腔内的空隙。

膝关节属屈戌关节,主要作屈、伸运动,屈可达130°,伸不超过10°。膝在半屈位时,小腿尚可作旋转运动,即胫骨髁沿垂直轴对半月板和股骨髁的运动,总共可达40°。半月板的形态和位置随膝关节的运动而改变,屈膝时,半月板滑向后方;伸膝时滑向前方;屈膝旋转时,一个半月板滑向后,另一个滑向前。例如,伸膝时,胫骨两髁连同半月板,沿股骨两髁的关节面,由后向前滑动。由于股骨两髁关节面后部的曲度较下部大,所以在伸的过程中,股骨两髁与胫骨两髁的接触面积逐渐增大,与此相应,两半月板逐渐向前方滑动。

【临床意义】

膝关节辅助结构多,较稳定,不易发生脱位,但膝关节的交叉韧带和半月板易损伤。若

前、后交叉韧带断裂,膝关节半屈位时,胫骨可前、后移位,临床上称"抽屉试验"阳性。由于半月板随膝关节运动而移动,因此,在急骤强力运动时,可造成损伤。例如,踢足球时,急剧伸小腿并作强力旋转,原先移位的半月板尚未来得及前滑,被膝关节上、下关节面挤住,即可发生半月板挤伤或破裂。由于内侧半月板与关节囊和胫侧副韧带紧密相连,因而内侧半月板损伤机会较多。

3. **胫腓骨连结** 胫、腓两骨连结紧密,其连结包括:上端由胫骨外侧髁后下方的腓关节面与腓骨头关节面构成微动的胫腓关节,胫、腓两骨干间坚韧的小腿骨间膜,下端借胫腓前、后韧带构成坚强的韧带连结。所以小腿两骨间的活动度甚小。

4. **足关节** 包括距小腿关节、跗骨间关节、跗跖关节、跖骨间关节、跖趾关节和趾骨间关节。

(1) **距小腿关节** talocrural joint:亦称踝关节 ankle joint(图2-26),由胫、腓骨下端与距骨滑车构

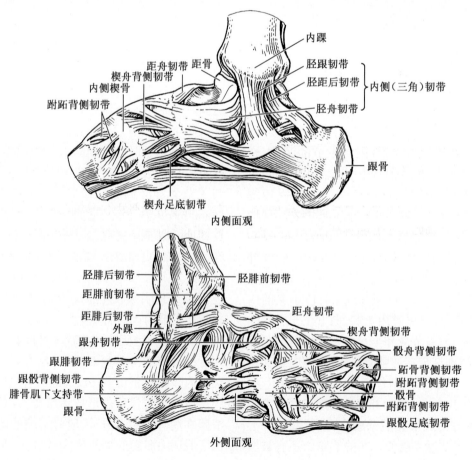

图 2-26 距小腿关节及其韧带

成,关节囊附于各关节面的周围,其前、后壁薄而松弛,两侧有韧带加强。内侧有内侧韧带 medial ligament(或称三角韧带),很坚韧,起自内踝尖,向下呈扇形展开,止于距骨内侧、跟骨载距突和足舟骨。外侧由 3 条独立的韧带组成:①前方为**距腓前韧带** anterior talofibular ligament,张于外踝与距骨颈之间;②中间为**跟腓韧带** calcaneofibular ligament,从外踝向下至跟骨的外侧面;③后方为**距腓后韧带** posterior talofibular ligament,从外踝内侧至距骨后突。踝关节属屈戌关节,能作背屈(伸)和跖屈(屈)的运动。由于胫、腓骨下端的关节窝和距骨滑车都是前部较宽,后部较窄,背屈时,较宽的滑车前部嵌入关节窝内,关节较稳定;而跖屈时,由于较窄的滑车后部进入关节窝内,此时踝关节可稍有展、收运动,但此时关节不够稳定,故踝关节扭伤多发生在跖屈的情况下。

【临床意义】

为适应踝关节负重和行走功能,维持其稳固性,其周围有韧带加强。但踝关节在运动和行走中,若发生过度内翻和外翻,常易损伤外侧副韧带和内侧副韧带,且由于外踝比内踝低,临床上以外侧副韧带损伤多见。

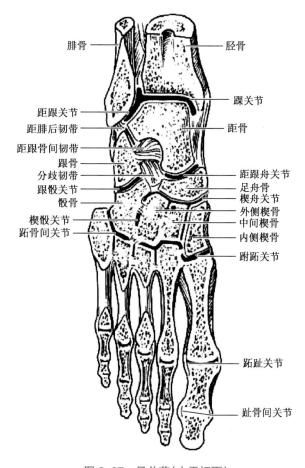

图 2-27 足关节(水平切面)

(2)**跗骨间关节** intertarsal joint:为跗骨诸骨之间的关节,数目多,活动度小。以**距跟关节(距下关节)**、**距跟舟关节**和**跟骰关节**较为重要(图 2-27)。

距跟关节由距骨和跟骨的后关节面组成,其内侧和外侧分别有**距跟内侧韧带**和**距跟外侧韧带**及位于跗骨窦内的**距跟骨间韧带**加强。距跟舟关节由跟骨的前、中关节面及足舟骨后面的关节面形成一关节窝,以接纳距骨头及距骨的前、中关节面。跟骨和足舟骨之间的间隙由跟舟足底韧带和跟舟背侧韧带填充。跟舟足底韧带是一纤维软骨韧带,连于跟骨与足舟骨之间,它参与足内侧纵弓的形成,因其弹性较大,又称**弹性(跳跃)韧带**。跟骰关节由跟、骰两骨的关节面构成,关节背侧的韧带薄弱。足底的韧带较强韧,主要有:**足底长韧带**,是足底最长的韧带,从跟骨的下面向前,分为浅、深两束纤维,浅束止于第 2~4 跖骨底,深束止于骰骨足底侧;**跟骰足底韧带**,是一宽短的纤维带,连于跟、骰骨的底面。

距跟关节和距跟舟关节在功能上是联合关节,运动时,跟骨与足舟骨连同其余的足骨对距骨作内翻或外翻运动。足的内侧缘提起,足底转向内侧称**内翻**;足的外侧缘提起,足底转向外侧称**外翻**。内、外翻常与踝关节协同运动。即内翻常伴有足的跖屈,外翻常伴以足的背屈。距跟舟关节和跟骰关节联合构成**跗横关节**,又称肖帕尔关节 Chopart joint,其关节横过跗骨中份呈横"S"形,内侧部凸向前,外侧部凸向后,但两个关节的关节腔互不相通。在这两个关节的背面有一分歧韧带,呈"V"形,其尖端附着于跟骨背面,两脚分别附于足舟骨和骰骨的背面。如将分歧韧带切断,能将足的前半离断。

(3)**跗跖关节** tarsometatarsal joint:又名 Lisfrance 关节,由 3 块楔骨和骰骨的前端与 5 块跖骨的底构成,属平面关节,可作轻微滑动和屈、伸运动。

(4)**跖骨间关节** intermetatarsal joint:由第 2~5 跖骨底相邻面构成,属平面关节,活动甚微。

(5)**跖趾关节** metatarsophalangeal joint:由跖骨头与近节趾骨底构成,可作轻微的屈、伸和收、展运动。

(6)**趾骨间关节** interphalangeal joint:由各趾相

49

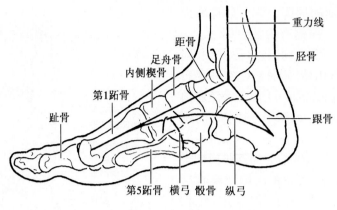

重力线

距骨

胫骨

足舟骨

内侧楔骨

第1跖骨

跟骨

趾骨

第5跖骨 横弓 骰骨 纵弓

图 2-28 足弓

邻的两节趾骨的底和滑车构成,属滑车关节,可作屈、伸运动。

5. **足弓** arches of foot(图 2-28) 跗骨和跖骨借骨连结而形成的凸向上的弓,称足弓,可分为前后方向的内、外侧纵弓和内外侧方向的横弓。内侧纵弓由跟骨、距骨、足舟骨、3 块楔骨和内侧 3 块跖骨借骨连结构成,弓的最高点为距骨头。此弓前端的承重点在第 1 跖骨头,后端的承重点是跟骨的跟结节。外侧纵弓由跟骨、骰骨和外侧 2 块跖骨构成,弓的最高点在骰骨,其前端的承重点在第 5 跖骨头。内侧纵弓较外侧纵弓高。横弓由骰骨、3 块楔骨和跖骨构成,最高点在中间楔骨。足弓增加了足的弹性,使足成为具有弹性的"三脚架"。人体的重力从踝关节经距骨向前、向后传到距骨头和跟骨结节,从而保证直立时足底着地支撑的稳固性,在行走和跳跃时发挥弹性和缓冲震荡的作用,同时还可保护足底的血管和神经免受压迫,减少地面对身体的冲击,以保护体内器官,特别是脑部免受震荡。足弓的维持,除依靠各骨的连结外,足底的韧带及长、短肌腱的牵引也起着重要作用。这些韧带虽很坚韧,但缺乏主动收缩能力,一旦被拉长或受到损伤,足弓便有可能塌陷,形成扁平足。

[复习思考题]

1. 颞下颌关节的结构与功能有何特点? 其运动与椭圆关节有何不同?

2. 某患者因肩关节疾患来院诊治,经诊断为肩关节脱位,请问:

(1) 肩关节周围有哪些重要的体表标志?

(2) 描述肩关节的结构、分类及运动。

(3) 用解剖学知识解释为何肩关节脱位以前下

方多见?

3. 肘关节为什么容易发生后脱位? 脱位后肘三角有什么变化?

4. 描述膝关节的结构、分类和运动。

5. 比较肩关节与髋关节结构和运动的异同。

Arthrology

【**Summary**】The skeleton joint, or articulation, is an important part of locomotor system. They held the bones together and permit body movement. The joints can be classified into two types according to the material that connects the joints and the movement allowed by the joints: the synarthrosis and diarthrosis. On the basis of different connective tissue between bones, the synarthrosis can be divided into three types: fibrous joints (include all the articulations in which the bones are held tightly together by fibrous connective tissue), the cartilaginous joints (bones are united by cartilage), and the synostosis joints.

Most joints of the body are diarthrosis, or synovial joints, which are characterized by being freely movable. The movement of synovial joints is limited only by ligaments, muscles, tendons, or adjoining bones. Another characteristic of synovial joints is the presence of a fluid joint cavity. Synovial joints have four distinguish features:①the smooth articular surface of the bones is covered with the articular cartilage;②the joint is enclosed by an articular capsule of dense fibrous connective tissue;③the inner surface of the articular capsule is lined with synovial membrane;④the synovial membrane

secretes synovial fluid. In addition, some synovial joints have articular discs of fibrocartilage that extend inward from the articular capsule. Each synovial joint is strengthened by several ligaments. There are four angular movements that may occur in various joints: flexion, extension, abduction, and adduction. In addition, four circular movements are allowed by some joints: circumduction, rotation, supination, and pronation. On the basis of the movement allowed and the shapes of the articular surfaces involved, the joints divide into three types: uniaxial joints, biaxial joints, and multiaxial joints. In all of the main joints of the body, some are structural complex and functional multiple, such as intervertebral discs, temporomandibular joint, shoulder joint, elbow joint, hip joint, knee joint, and talocrural joint.

（昆明医科大学　孙　俊）

数字课程学习……

 教学 PPT　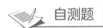 自测题　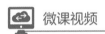 微课视频　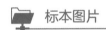 标本图片　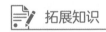 拓展知识

第 三 章

肌 学

人体的**肌** muscle 根据构造与功能不同可分为平滑肌、心肌和骨骼肌 3 类。平滑肌主要分布于内脏中空性器官和血管壁；心肌为心所特有，构成心壁的主要部分；骨骼肌主要分布于躯干和四肢。心肌和骨骼肌在显微镜下观察具有横纹，均属横纹肌。心肌与平滑肌受内脏神经支配，不直接受意志的管理，属于不随意肌，舒缩缓慢而持久，不易疲劳。骨骼肌受躯体神经支配，直接受人的意志控制，称为**随意肌**，收缩迅速有力，但易疲劳。

骨骼肌 skeletal muscle 是运动系统的动力部分，多附着于骨，少数附着于皮肤，称为**皮肌**。骨骼肌在人体内分布极为广泛，有 600 多块，约占体重的 40%。每块肌均有一定的形态、结构、位置和辅助装置，有丰富的血管和淋巴管分布，并受神经的支配，具有特定的功能，故每块肌都可视为一个器官。

第一节 概　　述

一、肌的构造和形态

（一）肌的构造

骨骼肌由**肌腹** muscle belly 和**肌腱** tendon 构成。肌腹主要由肌纤维（肌细胞）组成，色红柔软，具有收缩功能。肌的外面包有结缔组织形成的**肌外膜**，由肌外膜发出若干纤维隔伸入肌腹内将其分隔为较小的肌束，包被肌束的结缔组织称为**肌束膜**。肌

束内每条肌纤维还包有一层薄的结缔组织膜，称为**肌内膜**。供应肌的血管、神经和淋巴管等沿着这些结缔组织深入肌内。肌腱位于肌的两端，连于肌腹与骨之间，主要由平行致密的胶原纤维结缔组织束构成，色白、坚韧，传导肌腹收缩所产生的力，牵拉骨使之产生运动。肌腱本身不具有收缩能力，但能抵抗很大的张力。扁肌的腱性部分呈薄膜状，称**腱膜**（aponeurosis）。

（二）肌的形态

肌的形态多样，按其外形大致可分为长肌、短肌、扁肌和轮匝肌4种（图3-1）。**长肌**的肌束通常与肌的长轴相平行，收缩时肌显著缩短，可产生大幅度的运动，多见于四肢。有些长肌的起端有两个以上的头，后聚成一个肌腹，可称为二头肌、三头肌或四头肌；有些长肌肌腹被中间腱分成两个肌腹，称二腹肌；有的由多个肌腹融合而成，中间隔以腱划，如腹直肌。**短肌**小而短，具有明显的节段性，收缩幅度较小，多见于躯干深层。**扁肌**宽阔呈薄片状，多见于胸腹壁，除运动功能外还兼有保护内脏的作用。**轮匝肌**主要由环形的肌纤维构成，位于孔裂周围，收缩时可以关闭孔裂。

此外，根据肌束方向与长轴的关系，肌还可分为与肌束平行方向排列的梭形肌或菱形肌，如缝匠肌、肱二头肌；

半羽状排列的有半膜肌、指伸肌；羽状排列的如股直肌、姆长屈肌；多羽状排列的如三角肌、肩胛下肌；呈放射状排列的如斜方肌等。

二、肌的起止、配布和作用

（一）肌的起止

绝大多数肌通常以两端附着于两块或两块以上的骨面上，中间跨过一个或多个关节。肌收缩时使两骨彼此靠近而产生运动。一般来说，运动时两块骨总有一块骨的位置相对固定，而另一块骨相对移动。通常把接近躯干正中面，四肢靠近侧的附着点视为肌的**起点**或**定点**，另一端则视为**止点**或**动点**（图3-2）。肌的定点和动点在一定条件下可以相互转换，如胸大肌起于胸廓，止于肱骨，通常收缩时使上肢向胸廓靠拢，但在作引体向上的动作时，胸大肌的动、定点易位，止于肱骨的一端被固定，而附着于胸廓的一端作为动点，收缩时使胸廓向上肢靠拢，故能作引体向上。

（二）肌的配布

肌在关节周围配布的方式和多少取决于关节的运动类型。能作屈、伸运动的关节，配布有一组屈肌和一组伸肌，例如，肘关节前方有**屈肌**，后方有**伸肌**，可使肘关节完成屈和伸运动。在具有屈、伸、内收和外展运动的关节，例如，桡腕关节除有屈肌和伸肌外，还配布有**内收肌**和**外展肌**。在

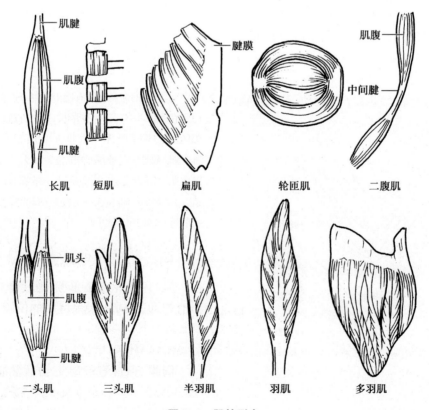

图3-1 肌的形态

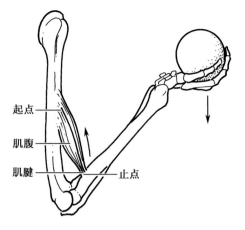

图 3-2 肌的起、止点

多种运动形式的关节周围,如肩关节除屈、伸、内收和外展肌外,还配布有旋内和旋外两组肌。因此,每一个关节至少配布有两组运动方向完全相反的肌,这些在作用上相互对抗的肌称为**拮抗肌**。拮抗肌在功能上既相互对抗,又相互协调和依存。如果拮抗肌中的一组功能丧失,则该关节的相关运动也随之丧失。此外,关节在完成某一种运动时,通常是若干块肌配合完成的。例如屈桡腕关节时,经过该关节前方的肌同时收缩,这些功能相同的肌称为**协同肌**。人体的运动是复杂的,通常,完成一种运动要许多肌参加,且各自起不同的作用。例如屈肘关节时,是由肱二头肌和肱肌发动的,此两肌称为**原动肌**;与原动肌作用相反的肱三头肌则为拮抗肌;肱桡肌、桡侧腕屈肌和旋前圆肌等协助屈肘,为协同肌;斜方肌、菱形肌等使肩胛骨固定于脊柱,称为**固定肌**。原动肌与拮抗肌在不同作用时,可以互相转换(图 3-3)。

(三) 肌的作用

肌收缩牵引骨而产生关节的运动,其原理犹如

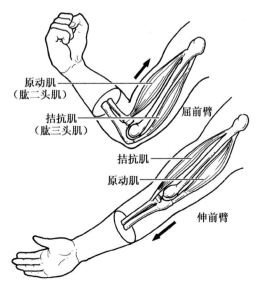

图 3-3 原动肌与拮抗肌作用示意图

杠杆装置,有 3 种基本形式(图 3-4):①平衡杠杆运动:其支点在重点和力点之间,如寰枕关节进行的仰头和低头运动。②省力杠杆运动:其重点位于支点和力点之间,如起步抬足跟时踝关节的运动。③速度杠杆运动:其力点位于重点和支点之间,如举起重物时肘关节的运动。

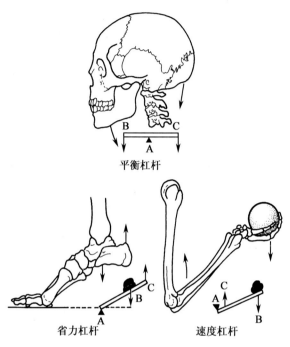

图 3-4 肌的杠杆作用
A. 支点 B. 重点 C. 力点

三、肌的命名原则

了解肌的命名原则有助于学习、理解和记忆。肌的命名原则有多种,主要有:①按形状,如斜方肌、三角肌;②按位置,如冈上肌、冈下肌、胫骨前肌、肋间肌等;③按起止点,如胸锁乳突肌、胸骨舌骨肌等;④按位置和大小,如胸大肌、胸小肌、腰大肌等;⑤按作用,如旋后肌、大收肌、屈肌、伸肌等;⑥按构造,如半腱肌、半膜肌等;⑦按结构和部位,如肱二头肌、股四头肌等;⑧按部位和纤维方向,如腹外斜肌、腹横肌等。

四、肌的辅助装置

肌的辅助装置有筋膜、滑膜囊和腱鞘等。它们具有协助肌的活动,保持肌的位置,减少运动时的摩擦和保护等功能。

(一) 筋膜

筋膜 fascia 遍布全身,分浅筋膜和深筋膜两种(图 3-5)。

1. 浅筋膜 superficial fascia 又称**皮下组织**,

位于真皮之下,包被全身,由疏松结缔组织构成,富含脂肪。浅动脉、皮下静脉、皮神经、浅淋巴管行于浅筋膜内,乳腺和皮肌分别位于胸部和面部的浅筋膜内。浅筋膜对位于其深部的肌、血管和神经有一定的保护作用,如手掌和足底的浅筋膜均较发达,可缓冲压力和震荡。

2. **深筋膜** deep fascia　又称**固有筋膜**,由致密结缔组织构成,位于浅筋膜的深面,包被体壁、四肢的肌、血管和神经等。深筋膜与肌的关系非常密切。在四肢,深筋膜伸入肌群之间,并附着于骨,构成**肌间隔**;包绕肌群的深筋膜构成**筋膜鞘**;深筋膜还包绕血管、神经形成**血管神经鞘**;还可提供肌的附着点或作为肌的起点。

(二) 滑膜囊

滑膜囊 synovial bursa 为封闭的结缔组织小囊,壁薄,内有滑液,多位于肌腱与骨面相接触处,以减少两者之间的摩擦。有的滑膜囊在关节附近与关节

腔相通。滑膜囊炎症可影响肢体局部的运动功能。

(三) 腱鞘

腱鞘 tendinous sheath 是包围在肌腱外面的鞘管,存在于活动性较大的腕、踝、手指和足趾等部位。腱鞘可分为纤维层和滑膜层两部分:**纤维层** fibrous layer 又称**腱纤维鞘** fibrous sheath of tendon,位于外层,为深筋膜增厚所形成的骨性纤维管道,对肌腱起滑车和约束作用;**滑膜层** synovial layer 又称**腱滑膜鞘** synovial sheath of tendon,位于腱纤维鞘内,是由滑膜构成的双层圆筒形鞘管。腱滑膜鞘分为脏层和壁层,脏层包绕肌腱,壁层紧贴腱纤维鞘的内面。脏、壁两层之间含少量滑液,所以肌腱能在鞘内自由滑动。若手指长期、过度而快速的活动,可导致腱鞘损伤,产生疼痛并影响肌腱的滑动,称为腱鞘炎,为常见多发病。腱滑膜鞘在骨面移行到肌腱的两层滑膜部分,称为**腱系膜** mesotendon,其中有供应肌腱的血管通过(图 3-6)。由于肌腱经常滑动,腱系膜大部分

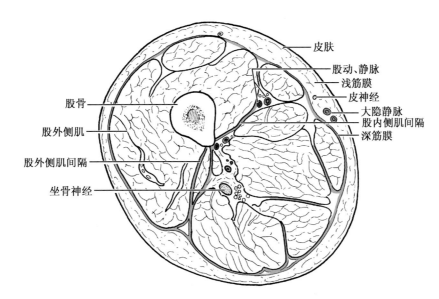

图 3-5　大腿中部横断面示筋膜

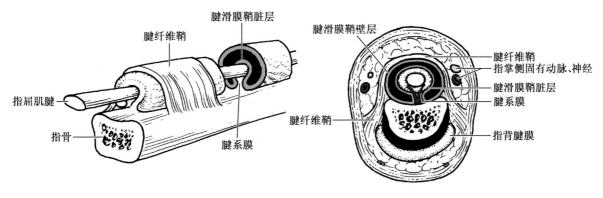

图 3-6　腱鞘模式图

消失,仅在血管、神经出入处保留,称为**腱纽** vincula tendinum(见图3-29)。

五、肌的血管、淋巴管和神经

(一)肌的血液供应

肌的血液供应丰富,与肌的代谢旺盛相适应。每块肌均有自身的血液供应(图3-7),主要血管多与神经伴行,沿肌间隔、筋膜间隙走行,分支从肌门入肌,在肌内反复分支,最后在肌内膜形成包绕肌纤维的毛细血管网,由毛细血管网汇入微静脉、小静脉出肌门。根据肌肉的血液供应来源、位置、粗细、支数和主次等,可将肌的血液供应分为4种类型。①单支营养动脉型:由1支管径较粗的动脉供应整块肌,从肌的近侧端入肌,如阔筋膜张肌、腓肠肌等。②双支营养动脉型:由2支管径相近的营养动脉供应肌,如臀大肌、腹直肌、股直肌等。③主要营养动脉加次要营养动脉型:由1支粗大营养动脉和一些较小的次要动脉供应肌,如斜方肌、背阔肌等。④节段营养动脉型:由数支较细的动脉供应,由肢体的动脉干从肌的起点到止点之间不同平面发支入肌,呈节段性分布,如缝匠肌、胫骨前肌、趾长伸肌等。肌腱的血液供应较少,来源有以下途径:①经肌-腱连接处延续至肌腱的束间结缔组织内的纵行血管。②来自肌间隙血管发出的众多细小分支。③肌腱止点处来自骨和骨膜的血管。

【临床意义】

应用显微外科技术,设计带血液供应的肌瓣或肌皮瓣移植,已广泛应用于组织缺损的修复和器官再造,若同时吻接肌的神经可重建肌的功能。

(二)肌的淋巴回流

肌的淋巴回流始于肌的毛细淋巴管,它们位于肌外膜及肌束膜内,离开肌后沿途伴随静脉回流,并汇入较大的深淋巴管中。

(三)肌的神经支配

支配肌肉的神经支称为**肌支**。除胸、腹肌和背部深层肌为节段性神经支配外,其余大多数肌多受单一的神经支配。肌的神经与肌的主要营养血管伴行,入肌部也基本相同。支配肌的神经通常含有感觉和运动两种神经纤维。感觉纤维传递肌的痛温觉和本体感觉,后者主要感受肌纤维的舒缩变化,在肌活动中起重要的调节作用。运动神经主管肌纤维的收缩和保持肌张力,其末梢与肌纤维之间建立突触连接,称**运动终板**或**神经肌连接**。神经末梢在神经冲动到达时,释放乙酰胆碱,引起肌纤维的收缩。此外,神经纤维对肌纤维也有营养作用,由神经末梢释放某些营养物质,促进肌纤维糖原和蛋白质的合成。神经损伤则肌失去神经支配,肌内糖原合成减慢,蛋白质分解加速,肌逐渐萎缩,称为营养性肌萎缩。此外,还有交感神经纤维随肌的血管入肌,分布于血管平滑肌,调节肌的血流。

第二节 头 肌

头肌分为面肌和咀嚼肌两部分(图3-8)。

一、面肌

面肌为扁薄的皮肌,位置表浅,起自颅骨,止于面部皮肤,主要分布于面部眼裂、口裂和鼻孔周围,

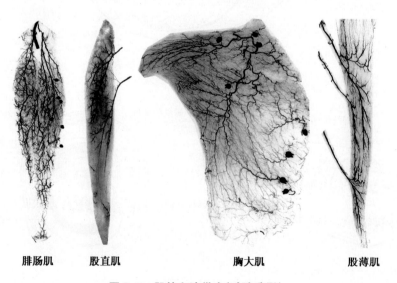

| 腓肠肌 | 股直肌 | 胸大肌 | 股薄肌 |

图3-7 肌的血液供应(动脉造影)

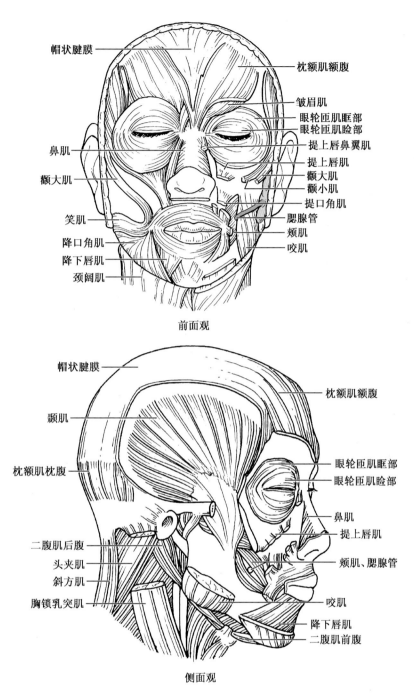

前面观

帽状腱膜

枕额肌额腹

皱眉肌

眼轮匝肌眶部

眼轮匝肌睑部

提上唇鼻翼肌

提上唇肌

颧大肌

颧小肌

提口角肌

腮腺管

颊肌

咬肌

鼻肌

颧大肌

笑肌

降口角肌

降下唇肌

颈阔肌

帽状腱膜

枕额肌额腹

颞肌

眼轮匝肌眶部

眼轮匝肌睑部

枕额肌枕腹

鼻肌

提上唇肌

二腹肌后腹

头夹肌

斜方肌

颊肌、腮腺管

胸锁乳突肌

咬肌

降下唇肌

二腹肌前腹

侧面观

图 3-8　头肌

可分为环形肌和辐射状肌两种,有闭合或开大上述孔裂的作用,同时牵动面部皮肤表达喜怒哀乐等各种表情,故面肌又称**表情肌**。人类由于大脑皮质的高度发展和思维、语言活动,口周围的肌发达,耳周围肌则明显退化。

(一)颅顶肌

颅顶肌 epicranius 又称枕额肌,阔而薄,由两个肌腹和中间的**帽状腱膜** epicranial aponeurosis 构成。

前方的肌腹位于额部皮下称**额腹** frontal belly,后方的肌腹位于枕部皮下称**枕腹** occipital belly,与头皮紧密结合,与深部的骨膜则隔以疏松结缔组织。枕腹起自枕骨,额腹止于眉部皮肤。作用:枕腹可向后牵拉帽状腱膜,额腹收缩可提眉并使额部皮肤出现皱纹。

(二)眼轮匝肌

眼轮匝肌 orbicularis oculi 位于眼裂周围,呈

扁椭圆形,分眶部、睑部、泪囊部。作用:使眼裂闭合。泪囊部纤维可扩张泪囊,有利于泪液的引流(图3-9)。

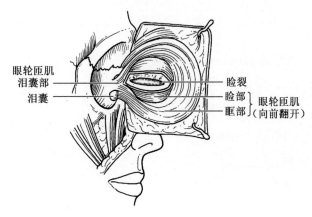

眼轮匝肌泪囊部
泪囊
睑裂
睑部
眶部 } 眼轮匝肌(向前翻开)

图3-9 眼轮匝肌泪囊部与泪囊的关系

【临床意义】

　　皮肤、浅筋膜、颅顶肌与帽状腱膜彼此紧密连接,合称**头皮**。头皮外伤若未伤及帽状腱膜,则伤口裂开不明显;如帽状腱膜同时受伤,由于颅顶肌的牵拉致伤口裂开。缝合时需将此层缝合好,一方面可以减小皮肤张力,有利于伤口愈合;另一方面也有利于止血。

(三)口周围肌

　　口周围肌包括辐射状肌和环形肌。辐射状肌分别位于唇的上、下方,能上提上唇、降下唇或拉口角向上、向下或向外。在面颊深部有一对**颊肌** buccinator,此肌紧贴口腔侧壁,可外拉口角使唇、颊紧贴牙齿,帮助咀嚼和吸吮;与口轮匝肌共同作用,可做吹口哨动作,故又称**吹奏肌**。环绕口裂的环形肌称**口轮匝肌** orbicularis oris,其作用为:收缩时关闭口裂(闭嘴)。

(四)鼻肌

　　鼻肌不发达,为几块扁薄小肌,分布在鼻孔周围,有开大或缩小鼻孔的作用。

【临床意义】

　　表情肌僵硬、功能减弱,缺乏柔韧性和弹性,将导致面部松弛和衰老。对整形美容外科医生而言,准确掌握这些肌的起止点、作用及支配情况对临床工作有重要意义。

二、咀嚼肌

　　咀嚼肌 masticatory muscles 共4对,均配布于颞下颌关节周围,参与咀嚼运动。

(一)咬肌

　　咬肌 masseter 起自颧弓下缘和内面,斜向后下止于下颌骨的咬肌粗隆(图3-8)。作用:上提下颌骨。

(二)颞肌

　　颞肌 temporalis 起自颞窝,肌束呈扇形向下汇聚,通过颧弓的深方,止于下颌骨的冠突(图3-8)。作用:上提下颌骨,后部纤维拉下颌骨向后。

(三)翼内肌

　　翼内肌 medial pterygoid 起自翼窝,向下外方止于下颌角内面的翼肌粗隆(图3-10)。作用:上提下颌骨,并使其向前运动。

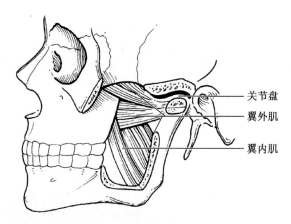

关节盘
翼外肌
翼内肌

图3-10 翼内肌和翼外肌

(四)翼外肌

　　翼外肌 lateral pterygoid 位于颞下窝内,起自蝶骨大翼的下面和翼突的外侧,向后外止于下颌颈(图3-10)。作用:单侧收缩使下颌骨向对侧移动,双侧收缩使下颌骨前移。

　　咀嚼运动:是下颌骨的上提、下降、前移、后退、侧方运动的复合。咀嚼时,咬肌、颞肌、翼内肌协同作用上提下颌,闭口使上下颌磨牙互相咬合。舌骨上肌群和翼外肌协同作用张口。两侧翼外肌和翼内肌协同作用,使下颌前移。颞肌的后部纤维作用,使下颌骨后退。一侧翼外肌、翼内肌的协同作用,使下颌骨侧方运动。两侧翼内、外肌交替作用,则形成下颌骨的两侧运动,即研磨运动。

第三节　颈　肌

颈肌依其所在位置分为颈浅肌、颈前肌和颈深肌 3 群。

一、颈浅肌

1. **颈阔肌** platysma　位于颈部浅筋膜中，为一薄而宽阔的皮肌，起自胸大肌和三角肌表面的筋膜，向上止于口角（图 3-11）。作用：拉口角向下，并使颈部皮肤出现皱褶。

2. **胸锁乳突肌** sternocleidomastoid　位于颈部两侧，大部分被颈阔肌所覆盖，是一对强有力的肌。起自胸骨柄前面和锁骨的胸骨端，两头会合斜向后上方，止于颞骨的乳突（图 3-11，图 3-12）。作用：一侧肌收缩使头向同侧倾斜，脸转向对侧；两侧收缩可使头后仰。一侧肌挛缩时，出现斜颈。

二、颈前肌

颈前肌包括舌骨上、下肌群（图 3-12，图 3-13）。

（一）舌骨上肌群

舌骨上肌群在舌骨与下颌骨之间，每侧有 4 块肌。

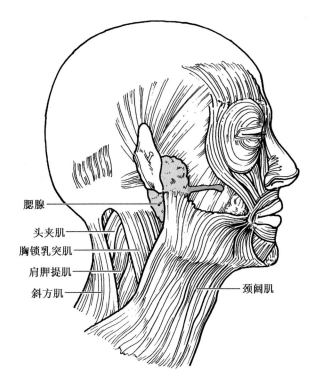

图 3-11　颈阔肌（侧面观）

1. **二腹肌** digastric　位于下颌骨的下方，有前、后两肌腹。前腹起自下颌骨二腹肌窝，斜向后下方；后腹起自乳突内侧，斜向前下；两个肌腹以中间腱相连，中间腱借筋膜形成的滑车系于舌骨。

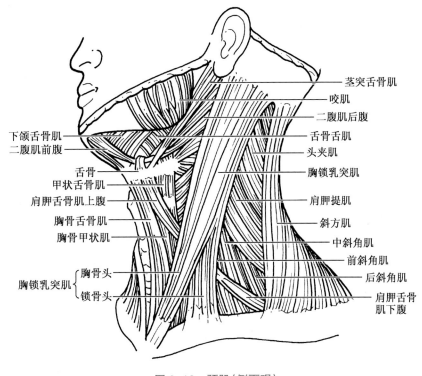

图 3-12　颈肌（侧面观）

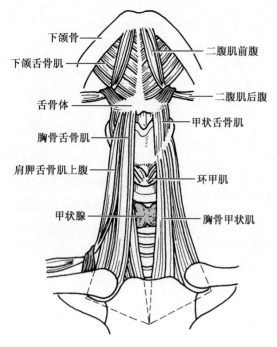

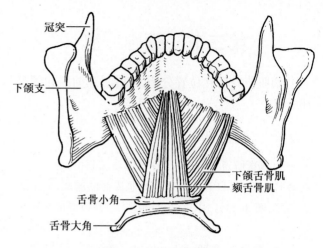

图 3-14　口腔底部肌

图 3-13　舌骨上、下肌群

舌骨下肌群的作用:下降舌骨和喉,甲状舌骨肌在吞咽时可提喉向上。

三、颈深肌

颈深肌可分为外、内侧两群(图 3-15)。

（一）外侧群

颈深肌外侧群位于脊柱颈段的两侧,有**前斜角肌** scalenus anterior、**中斜角肌** scalenus medius 和**后斜角肌** scalenus posterior。各肌均起自颈椎横突,其中前、中斜角肌止于第 1 肋,后斜角肌止于第 2 肋,前、中斜角肌与第 1 肋之间的间隙称**斜角肌间隙** scalenus fissure,有锁骨下动脉和臂丛通过。

作用:一侧肌收缩,使颈侧屈;两侧肌同时收缩可上提第 1、2 肋,助深吸气。如肋骨固定,则可屈颈。

【临床意义】

前、中斜角肌表面腱性组织增厚变硬,颈肋、异常纤维束带状结构或前斜角肌痉挛,均可使斜角肌间隙变小,压迫神经、血管而出现胸廓出口综合征。临床上常以前斜角肌为重要标志,辨认颈根部主要结构的位置关系。

（二）内侧群

颈深肌内侧群位于脊柱颈段的前方,有**头长肌**和**颈长肌**等,合称椎前肌。作用:屈头颈。

2. **下颌舌骨肌** mylohyoid　是位于二腹肌前腹深面的扁肌,起自下颌骨,止于舌骨,与对侧肌在正中线会合,组成口腔底。

3. **茎突舌骨肌** stylohyoid　位于二腹肌后腹上方并与其伴行,起自茎突,止于舌骨。

4. **颏舌骨肌** geniohyoid　位于下颌舌骨肌深面,起自下颌骨的颏棘,止于舌骨(图 3-14)。

舌骨上肌群的作用:上提舌骨,使舌升高,协助推进食团入咽。当舌骨固定时,下颌舌骨肌、颏舌骨肌和二腹肌前腹均能拉下颌骨向下而张口。

（二）舌骨下肌群

舌骨下肌群位于颈前部,在舌骨下方正中线的两侧,居喉、气管、甲状腺的前方。每侧有 4 块肌,分浅、深两层排列,各肌均按起止点命名。

1. **胸骨舌骨肌** sternohyoid　为薄片带状肌,位于颈部正中线两侧。

2. **肩胛舌骨肌** omohyoid　位于胸骨舌骨肌的外侧,为细长带状肌,分为上腹、下腹,上、下腹由中间腱相连。

3. **胸骨甲状肌** sternothyroid　位于胸骨舌骨肌深面。

4. **甲状舌骨肌** thyrohyoid　位于胸骨甲状肌的上方,被胸骨舌骨肌遮盖。

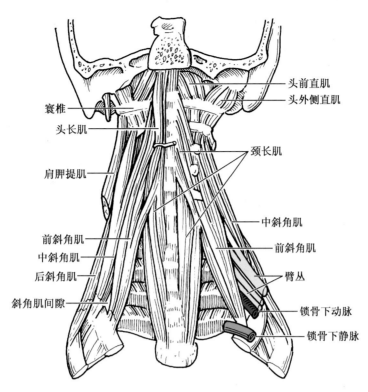

图 3-15　颈深肌群

第四节　躯　干　肌

躯干肌可分为背肌、胸肌、膈、腹肌和会阴肌。会阴肌(包括盆肌)将在生殖系统中描述。

一、背肌

背肌为位于躯干后面的肌群,可分为浅、深两层(图 3-16)。

(一)浅层肌

浅层有斜方肌、背阔肌,斜方肌深面有肩胛提肌和菱形肌。

1. **斜方肌** trapezius　位于项部和背上部的浅层,为三角形的扁肌,左、右两块合在一起呈斜方形,起自上项线、枕外隆凸、项韧带、第 7 颈椎和全部胸椎的棘突,上部的肌束斜向外下方,中部的平行向外,下部的斜向外上方,止于锁骨的外侧 1/3、肩峰和肩胛冈。作用:使肩胛骨向脊柱靠拢,上部肌束可上提肩胛骨,下部肌束使肩胛骨下降。如果肩胛骨固定,一侧肌收缩使颈向同侧屈、脸转向对侧,两侧同时收缩可使头后仰。该肌瘫痪时,出现"塌肩"。

2. **背阔肌** latissimus dorsi　为全身最大的扁

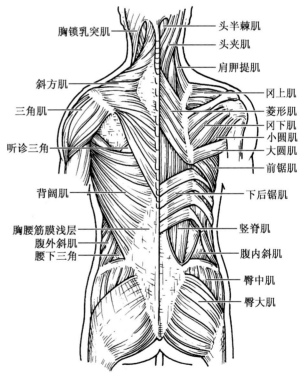

图 3-16　背肌

肌,位于背的下半部及胸的后外侧,以腱膜起自下 6 个胸椎的棘突、全部腰椎的棘突、骶正中嵴和髂嵴后部等处,肌束向外上方集中,以扁腱止于肱骨结节间沟底。作用:使肱骨内收、旋内和后伸。当上肢上举固定时,可引体向上。

3. **肩胛提肌** levator scapulae 位于项部两侧、斜方肌的深面,起自上 4 个颈椎的横突,止于肩胛骨上角。作用:上提肩胛骨。如肩胛骨固定,可使颈向同侧屈曲。

4. **菱形肌** rhomboideus 位于斜方肌的深面,为菱形的扁肌,起自第 6、7 颈椎和第 1~4 胸椎的棘突,止于肩胛骨内侧缘。作用:上提并使肩胛骨向脊柱靠拢。

【临床意义】

斜方肌、背阔肌的位置表浅,面积大,临床常用部分(上部或下部)斜方肌(皮)瓣修复头颈部组织缺损。背阔肌是临床应用最多的肌(皮)瓣,除用于修复大面积组织缺损外,还可用于肌功能重建、心肌成形术等。

(二)深层肌

深层肌位于棘突两侧,分为长肌和短肌。长肌位置较浅,主要有竖脊肌和夹肌。短肌位于深部,呈节段分布,能运动相邻的椎骨,并加强椎骨间的连结。

1. **竖脊肌** erector spinae(又称**骶棘肌**) 为背肌中最长、最大的肌,纵列于躯干背面、脊柱两侧的沟内,居背浅层肌的深面。起自骶骨背面和髂嵴后部,向上分出 3 群肌束,沿途止于椎骨和肋骨,向上达颞骨乳突。作用:两侧收缩使脊柱后伸和仰头,一侧收缩使脊柱侧屈。

2. **夹肌** splenius 位于斜方肌和菱形肌的深面。起自项韧带下部、第 7 颈椎及上部胸椎棘突,向外上止于颞骨乳突和第 1~3 颈椎横突。作用:一侧肌收缩,使头转向同侧;两侧收缩则使头后仰。

(三)胸腰筋膜

被覆于斜方肌和背阔肌表面的深筋膜较薄弱,但竖脊肌周围的筋膜特别发达,称**胸腰筋膜** thoracolumbar fascia(图 3–17)。

【临床意义】

胸腰筋膜包裹在竖脊肌和腰方肌的周围,在腰部筋膜明显增厚,可分为浅、中和深层。**浅层**位于竖脊肌的后面,向内附于棘上韧带,向外附于肋角,与背阔肌腱膜紧密愈合,向下附于髂嵴。**中层**分隔竖脊肌和腰方肌,中层和浅层在外侧会合,构成竖脊肌鞘。**深层**覆盖腰方肌的前面。3 层筋膜在腰方肌外侧缘会合,作为腹内斜肌和腹横肌的起始部。由于腰部活动度大,在剧烈运动时,胸腰筋膜易扭伤,为腰背劳损病因之一。

二、胸肌

胸肌可分为胸上肢肌和胸固有肌。

(一)胸上肢肌

胸上肢肌均起自胸廓外面,止于上肢带骨或肱骨(图 3–18)。

1. **胸大肌** pectoralis major 位置表浅,覆盖胸廓前壁的大部,呈扇形,宽而厚。起自锁骨的内侧半、胸骨和第 1~6 肋软骨等处。各部肌束聚合向外,以扁腱止于肱骨大结节嵴。作用:使肱骨内收、旋内和前屈。如上肢固定,可上提躯干,提肋助吸气。

2. **胸小肌** pectoralis minor 位于胸大肌深面,呈三角形,起自第 3~5 肋骨,向外上止于肩胛骨的

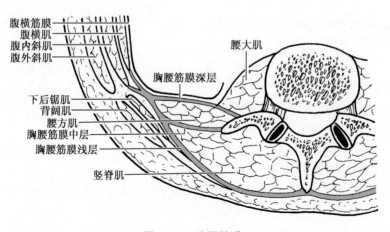

图 3–17 胸腰筋膜

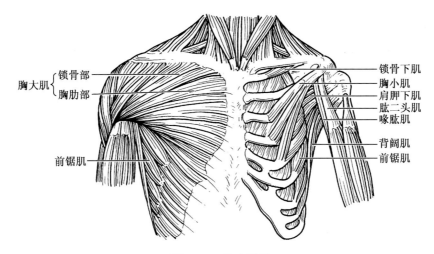

图 3-18　胸上肢肌

喙突。作用:拉肩胛骨向前下方。当肩胛骨固定时,可上提肋助吸气。

3. **前锯肌** serratus anterior　位于胸廓侧壁,以数个肌齿起自上 8 个或 9 个肋骨,肌束斜向后上内,经肩胛骨的前方,止于肩胛骨内侧缘和下角(图 3-19)。作用:拉肩胛骨向前和紧贴胸廓,下部肌束使肩胛骨下角旋外,助臂上举。当肩胛骨固定时,可上提肋助深吸气。若此肌瘫痪,肩胛骨下角离开胸廓而突出于皮下,出现"翼状肩"。

(二)胸固有肌

胸固有肌参与构成胸壁,如位于 11 个肋间隙内的肋间内、外肌(图 3-19)。

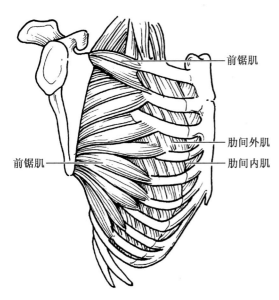

图 3-19　前锯肌和胸固有肌

1. **肋间外肌** intercostales externi　位于各肋间隙的浅层,起自肋下缘,肌束斜向前下,止于下一肋的上缘。其前部肌束仅达肋骨与肋软骨的结合处,在肋软骨间隙处,移行为片状结缔组织膜,称**肋间外膜**。作用:提肋助吸气。

2. **肋间内肌** intercostales interni　位于肋间外肌的深面,起自肋上缘,止于上位肋下缘。肌束方向与肋间外肌相反,前部肌束达胸骨外侧缘,后部肌束只到肋角,自此向后为**肋间内膜**所代替。作用:降肋助呼气。

3. **肋间最内肌** intercostales intimi　位于肋间内肌的深面。肌束方向与肋间内肌相同。

三、膈

膈 diaphragm 位于胸、腹腔之间,为向上膨隆呈穹隆形的阔薄扁肌。膈的肌束起自胸廓下口的周缘和腰椎前面,可分为 3 部:胸骨部起自剑突后面,肋部起自下 6 对肋骨和肋软骨内面,腰部以左、右两个膈脚起自上 2~3 个腰椎椎体前面。各部肌束向中央移行于**中心腱** central tendon(图 3-20)。

膈上有 3 个裂孔:在第 12 胸椎前方,左、右两个膈脚与脊柱之间为**主动脉裂孔** aortic hiatus,有主动脉和胸导管通过;主动脉裂孔的左前上方,约在第 10 胸椎水平,为**食管裂孔** esophageal hiatus,有食管和迷走神经通过;在食管裂孔的右前上方的中心腱内为**腔静脉孔** vena caval foramen,约在第 8 胸椎水平,有下腔静脉通过。作用:膈为主要的呼吸肌,收缩时,膈穹隆下降,胸腔容积扩大,以助吸气;松弛

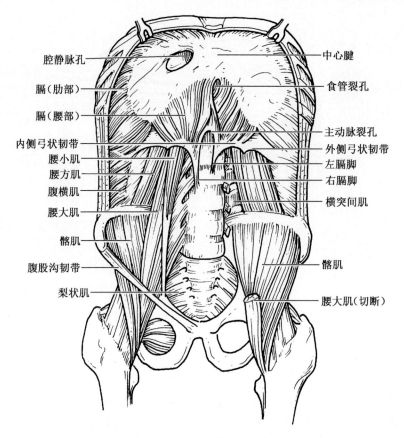

图 3-20　膈和腹后群肌

时,膈穹隆上升恢复原位,胸腔容积减小,以助呼气。膈和腹肌同时收缩,则能增加腹压,协助排便、呕吐和分娩等活动。

【临床意义】
　　在膈的起始部之间常存在三角形的小区,无肌纤维,仅覆以结缔组织膜,为膈的薄弱区。其中位于胸骨部与肋部起点之间的称**胸肋三角**,肋部与腰部之间的称**腰肋三角**,腹腔脏器若经此处突入胸腔则形成膈疝。膈神经受到刺激引起膈肌痉挛称为呃逆。

四、腹肌

　　腹肌位于胸廓与骨盆之间,是腹壁的主要组成部分,按部位分为前外侧群和后群。

(一)前外侧群

　　前外侧群形成腹腔的前外侧壁,包括腹外斜肌、腹内斜肌、腹横肌和腹直肌(图 3-21)。

　　1. **腹外斜肌** obliquus externus abdominis　为宽阔扁肌,位于腹前外侧部的浅层,以 8 个肌齿起自下 8 个肋骨的外面,与前锯肌、背阔肌的肌齿相交错,肌纤维由外上斜向前下方,后部肌束向下止于髂嵴前部,上中部肌束向内侧移行为腱膜,经腹直肌的前面,参与构成腹直肌鞘前层,至腹正中线终于白线。腹外斜肌腱膜的下缘卷曲增厚连于髂前上棘与耻骨结节之间,称为**腹股沟韧带** inguinal ligament。腹股沟韧带的内侧端有一小束腱纤维向下后方止于耻骨梳,称为**腔隙韧带(陷窝韧带)** lacunar ligament。在耻骨结节外上方,腱膜形成三角形的裂孔,为**腹股沟管浅(皮下)环** superficial inguinal ring。

　　2. **腹内斜肌** obliquus internus abdominis　在腹外斜肌深面,起于胸腰筋膜、髂嵴和腹股沟韧带的外侧半,肌束呈扇形,后部肌束几乎垂直上升止于下位 3 个肋骨,大部分肌束向前上方移行为腱膜,在腹直肌外侧缘分为前、后两层包裹腹直肌,参与构成腹直肌鞘的前、后两层,在腹正中线终于白线。腹内斜肌的下部肌束行向前下方形成凸向上的弓形,跨过精索后延为腱膜,再向内侧与腹横肌腱膜会合形成**腹股沟镰** inguinal falx 或称**联合腱** conjoint tendon,止于耻骨梳的内侧端和耻骨结节附近。腹内斜肌的最下部发出一些细散的肌束,向下

64

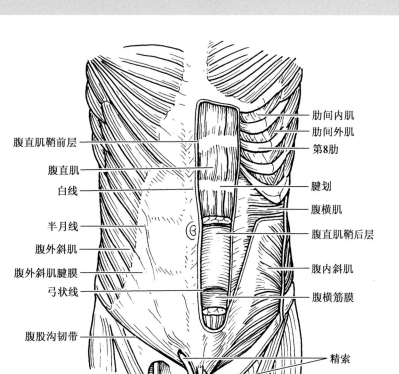

图 3-21 腹前壁肌

左侧标注（从上到下）：
腹直肌鞘前层
腹直肌
白线
半月线
腹外斜肌
腹外斜肌腱膜
弓状线
腹股沟韧带

右侧标注（从上到下）：
肋间内肌
肋间外肌
第8肋
腱划
腹横肌
腹直肌鞘后层
腹内斜肌
腹横筋膜
精索

包绕精索和睾丸，称为**提睾肌** cremaster，收缩时可上提睾丸（图 3-22）。

3. **腹横肌** transversus abdominis　位于腹内斜肌深面，较薄弱。起自下 6 个肋软骨的内面、胸腰筋膜、髂嵴和腹股沟韧带的外侧 1/3，肌束横行向前移行为腱膜，腱膜经腹直肌后面参与腹直肌鞘后层的组成，止于腹白线。腹横肌最下部分别参与提睾

肌和腹股沟镰的构成。

4. **腹直肌** rectus abdominis　位于腹前壁正中线两旁，居腹直肌鞘中，上宽下窄，起自耻骨联合和耻骨嵴，肌束向上止于胸骨剑突和第 5~7 肋软骨的前面（图 3-21）。肌的全长被 3~4 条横行的**腱划** tendinous intersection 分成多个肌腹。腱划系结缔组织构成，与腹直肌鞘的前层紧密结合，为原始肌节愈

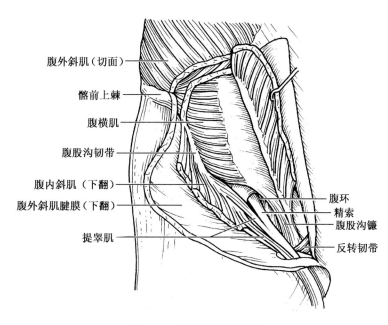

左侧标注（从上到下）：
腹外斜肌（切面）
髂前上棘
腹横肌
腹股沟韧带
腹内斜肌（下翻）
腹外斜肌腱膜（下翻）
提睾肌

右侧标注（从上到下）：
腹环
精索
腹股沟镰
反转韧带

图 3-22 腹前壁下部结构

合的痕迹。在腹直肌的后面,腱划不明显,未与腹直肌鞘后层愈合,故腹直肌的后面是完全游离的。

腹前外侧群肌的作用:3 块扁肌的肌纤维互相交错,薄而坚韧,与腹直肌共同构成牢固而有弹性的腹壁,对保护腹腔脏器、维持腹内压和保持腹腔脏器位置的固定有重要意义。腹肌收缩时,可增加腹压以协助排便、分娩、呕吐和咳嗽等生理功能;能使脊柱前屈、侧屈和旋转,还可降肋助呼气。

5. **腹直肌鞘** sheath of rectus abdominis 包绕腹直肌,由腹前外侧壁 3 块扁肌的腱膜构成。鞘分前、后两层,前层由腹外斜肌腱膜与腹内斜肌腱膜的前层愈合而成,后层由腹内斜肌腱膜的后层与腹横肌腱膜愈合而成。在脐下 4~5 cm 处,鞘的后层完全转至腹直肌前面参与构成鞘的前层,使鞘的后层缺如,可见后层的游离下缘呈凸向上方的弧形线,称**弓状线** arcuate line(**半环线**),此线以下腹直肌后面与腹横筋膜相贴(图 3-21,图 3-23)。

6. **白线** linea alba 位于腹前壁正中线上,左、右侧腹直肌鞘之间,由两侧的腹直肌鞘纤维彼此交织而成,上方起自剑突,下方止于耻骨联合。白线坚韧而缺少血管,脐以上较宽,约 1 cm,脐以下变窄成线状。白线的中部有圆形的腱性脐环,在胎儿时期有脐血管通过,此处为腹壁的一个薄弱部位,如腹腔脏器由此处膨出,可发生脐疝。

（二）后群

后群有腰大肌和腰方肌,腰大肌在下肢肌中叙述。

腰方肌 quadratus lumborum 位于腹后壁,在脊柱两侧,其后方有竖脊肌,两者之间隔有胸腰筋膜的中层。起自髂嵴后部,向上止于第 12 肋和第 1~4 腰椎横突(图 3-17,图 3-20)。作用:下降和固定第 12 肋,并使脊柱侧屈。

（三）腹股沟管

腹股沟管 inguinal canal 为男性精索或女性子宫圆韧带所通过的肌和腱之间的裂隙,位于腹前外侧壁的下部。居腹股沟韧带内侧半的上方,长约 4.5 cm。管的内口称**腹股沟管深(腹)环** deep inguinal ring,在腹股沟韧带中点上方约 1.5 cm处,为腹横筋膜向外的突口,管的外口即**腹股沟管浅(皮下)环** superficial inguinal ring。管有 4 个壁,前壁是腹外斜肌腱膜和腹内斜肌,后壁是腹横筋膜和腹股沟镰,上壁为腹内斜肌和腹横肌的弓状下缘,下壁为腹股沟韧带(图 3-22)。

（四）海氏三角

海氏(腹股沟)三角 Hesselbach(inguinal)triangle 又称直疝三角,位于腹前壁下部,是由腹直肌外侧缘、腹股沟韧带和腹壁下动脉围成的三角区。

【临床意义】

腹股沟管和海氏三角都是腹壁下部的薄弱区。在病理情况下,若腹腔内容物经腹股沟管腹环,进入腹股沟管,经皮下环突出下降入阴囊,形成腹股沟斜疝;若腹腔内容物不经腹环,而从海氏三角处膨出,则成为腹股沟直疝。

第五节 上 肢 肌

上肢肌分为上肢带肌、臂肌、前臂肌和手肌。

一、上肢带肌

上肢带肌又称肩肌,配布于肩关节周围,均起

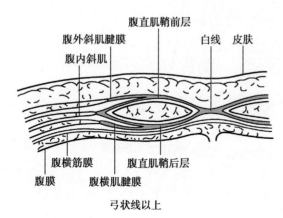

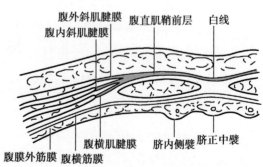

图 3-23 腹直肌鞘

自上肢带骨,止于肱骨,能运动肩关节,并能增强关节的稳固性(图3-24,表3-1)。

1. **三角肌** deltoid 位于肩部,呈三角形。起自锁骨的外侧段、肩峰和肩胛冈,与斜方肌的止点相对应,肌束从前、外、后包裹肩关节,逐渐向外下方集中,止于肱骨体外侧的三角肌粗隆。肱骨上端由于三角肌的覆盖,使肩部呈圆隆形。作用:使上臂外展,前部肌束可使上臂屈和旋内,而后部肌束能使上臂伸和旋外。

2. **冈上肌** supraspinatus 位于斜方肌深面。起自肩胛骨的冈上窝,肌束向外经肩峰和喙肩韧带的下方跨越肩关节,止于肱骨大结节的上部。作用:使上臂外展。

3. **冈下肌** infraspinatus 位于冈下窝内,部分被三角肌和斜方肌覆盖。起自冈下窝,肌束向外经肩关节后面,止于肱骨大结节中部。作用:使上臂旋外。

4. **小圆肌** teres minor 位于冈下肌的下方,起自肩胛骨外侧缘背面,止于肱骨大结节下部。作用:使上臂旋外。

5. **大圆肌** teres major 位于小圆肌下方,其下缘被背阔肌包绕。起自肩胛骨下角的背面,肌束向上外方,止于肱骨小结节嵴。作用:使上臂内收和旋内。

6. **肩胛下肌** subscapularis 位于肩胛下窝内,肌束向上外经肩关节前方,止于肱骨小结节。作用:使上臂内收和旋内。

肩胛下肌、冈上肌、冈下肌和小圆肌在经过肩关节的前方、上方和后方时,与关节囊紧贴,腱纤维与关节囊纤维相交织形成"肌腱袖"。这些肌的收缩,对稳固肩关节起着重要作用。

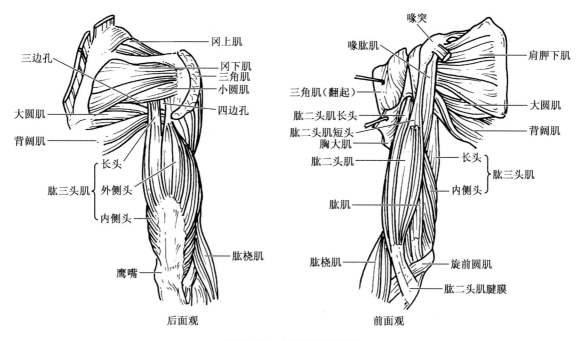

图 3-24 上肢带肌与臂肌

表 3-1 上肢带肌的起止点、作用和神经支配

肌名	起 点	止 点	作 用	神经支配
三角肌	锁骨外 1/3、肩峰及肩胛冈	肱骨三角肌粗隆	上臂外展、前屈、旋内、后伸和旋外	腋神经
冈上肌	肩胛骨冈上窝	肱骨大结节上部	上臂外展	肩胛上神经
冈下肌	肩胛骨冈下窝	肱骨大结节中部	上臂旋外	肩胛上神经
小圆肌	肩胛骨外侧缘背面	肱骨大结节下部	上臂旋外	腋神经
大圆肌	肩胛骨下角背面	肱骨小结节嵴	上臂内收、旋内、后伸	肩胛下神经
肩胛下肌	肩胛下窝	肱骨小结节	上臂内收和旋内	肩胛下神经

二、臂肌

臂肌覆盖肱骨，以内侧和外侧两个肌间隔分隔。前群为屈肌，后群为伸肌（图3-24，表3-2）。

（一）前群

前群包括浅层的肱二头肌，深层的喙肱肌和肱肌。

1. **肱二头肌** biceps brachii　呈梭形，起端有两个头，**长头**以长腱起自肩胛骨盂上结节，通过肩关节囊，经结节间沟下降；**短头**在内侧，起自肩胛骨喙突。两头在臂中部合并成一个肌腹，止于桡骨粗隆。作用：屈肘关节；当前臂处于旋前位时，能使其旋后。此外，还能协助屈上臂。

2. **喙肱肌** coracobrachialis　位于肱二头肌短头的后内方，起自肩胛骨喙突，止于肱骨中部的内侧骨面。作用：协助上臂前屈和内收。

3. **肱肌** brachialis　位于肱二头肌下半部的深面，起自肱骨下半的前面，止于尺骨粗隆。作用：屈肘关节。

（二）后群

肱三头肌 triceps brachii 起端有3个头，**长头**以长腱起自肩胛骨盂下结节，向下行经大、小圆肌之间；**外侧头**起自肱骨后面桡神经沟外上方的骨面；**内侧头**起自桡神经沟内下方的骨面。3个头向下会合，以坚韧的腱止于尺骨鹰嘴。作用：伸肘关节，长头可使上臂后伸和内收。

表3-2　臂肌的起止点、作用和神经支配

肌群	肌名	起　　点	止　点	作　　用	神经支配
前群	肱二头肌	长头：肩胛骨盂上结节 短头：肩胛骨喙突	桡骨粗隆	屈肘，协助屈臂，当前臂处于旋前位时，能使前臂旋后	肌皮神经
	喙肱肌	肩胛骨喙突	肱骨中部内侧	屈肩，上臂内收	
	肱肌	肱骨下半前面	尺骨粗隆	屈肘	
后群	肱三头肌	长头：肩胛骨盂下结节 外侧头：桡神经沟外上方的骨面 内侧头：桡神经沟内下方的骨面	尺骨鹰嘴	伸肘 助肩关节后伸、内收（长头）	桡神经

三、前臂肌

前臂肌位于尺、桡骨周围，分为前（屈肌）、后（伸肌）两群，大多数是长肌，跨过多个关节，运动前臂和手，肌腹位于近侧，细长的腱位于远侧，所以前臂的上半部膨隆，而下半部逐渐变细（图3-25，表3-3）。

（一）前群

前群位于前臂的前面和内侧面，共9块，分4层排列（图3-25，图3-26）。

1. **第1层（浅层）** 有5块肌，自桡侧向尺侧依次为肱桡肌、旋前圆肌、桡侧腕屈肌、掌长肌和尺侧腕屈肌。

（1）**肱桡肌** brachioradialis：起自肱骨外上髁上方，向下止于桡骨茎突。作用：屈肘关节。

其他4块肌以**屈肌总腱**，起自肱骨内上髁和前臂深筋膜。

（2）**旋前圆肌** pronator teres：止于桡骨中部的外侧面。作用：屈肘关节，使前臂旋前。

（3）**桡侧腕屈肌** flexor carpi radialis：以长腱止于第2掌骨底。作用：屈肘、屈腕和腕外展。

（4）**掌长肌** palmaris longus：肌腹很小而腱细长，连于掌腱膜。作用：屈腕和紧张掌腱膜。

（5）**尺侧腕屈肌** flexor carpi ulnaris：止于豌豆骨。作用：屈腕和使腕内收。

【临床意义】

肱桡肌的位置表浅，又有较恒定的血管和神经支配，易于切取，切取后对功能影响小，为良好的肌瓣或肌腱瓣移植的供体。掌长肌腱长，位置表浅，切取后无明显的功能障碍，是临床最常用的自体肌腱移植供体。

2. **第2层** 只有1块肌，即**指浅屈肌** flexor digitorum superficialis。肌的上端被浅层肌所覆盖。起自肱骨内上髁、尺骨和桡骨前面。肌束往下移行为4条肌腱，通过腕管和手掌，分别进入第2~5指

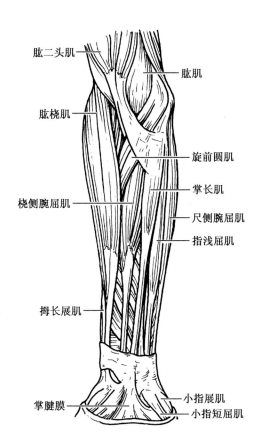

图 3-25　前臂前群浅层肌

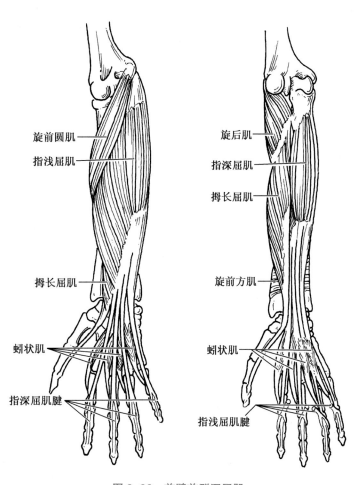

图 3-26　前臂前群深层肌

表 3-3　前臂肌的起止点、作用和神经支配

肌群		肌名	起　点	止　点	作　用	神经支配
前群	第1层	肱桡肌	肱骨外上髁上方	桡骨茎突	屈肘	桡神经
		旋前圆肌	肱骨内上髁、前臂深筋膜	桡骨中部外侧面	屈肘，前臂旋前	正中神经
		桡侧腕屈肌		第2掌骨底	屈肘，屈腕，腕外展	
		掌长肌		掌腱膜	屈腕，紧张掌腱膜	
		尺侧腕屈肌		豌豆骨	屈腕，腕内收	尺神经
	第2层	指浅屈肌	肱骨内上髁和尺、桡骨前面	第2~5指的中节指骨体的两侧	屈肘，屈腕，屈掌指关节和近侧指骨间关节	正中神经
	第3层	指深屈肌	尺骨前面及前臂骨间膜	第2~5指的远节指骨底掌面	屈腕，屈第2~5指的指骨间关节和掌指关节	正中神经和尺神经
		拇长屈肌	桡骨前面及前臂骨间膜	拇指远节指骨底	屈腕，屈拇指掌指关节和指骨间关节	正中神经
	第4层	旋前方肌	尺骨远端前面	桡骨远端前面	前臂旋前	正中神经

肌群		肌名	起 点	止 点	作 用	神经支配
后群	浅层	桡侧腕长伸肌	肱骨外上髁	第2掌骨底背面	伸腕、腕外展	桡神经
		桡侧腕短伸肌		第3掌骨底背面		
		指伸肌		第2~5指的指背腱膜(中远节指骨底背面)	伸肘、伸腕、伸指	
		小指伸肌		小指指背腱膜	伸小指	
		尺侧腕伸肌		第5掌骨底背面	伸腕、腕内收	
	深层	旋后肌	肱骨外上髁、尺骨近侧	桡骨上1/3前面	前臂旋后、伸肘	桡神经
		拇长展肌	桡、尺骨后面及骨间膜的背面	第1掌骨底外侧	拇指外展	
		拇短伸肌		拇指近节指骨底背面	伸拇指	
		拇长伸肌		拇指远节指骨底背面		
		示指伸肌		示指指背腱膜	伸示指	

的屈肌腱鞘。每条肌腱在近节指骨中部分为两脚,止于中节指骨体的两侧(图3-26)。作用:屈近侧指骨间关节、屈掌指关节、屈腕和屈肘。

3. 第3层 有两块肌,即位于桡侧的拇长屈肌和位于尺侧的指深屈肌(图3-26)。

(1) **拇长屈肌** flexor pollicis longus:起自桡骨前面和前臂骨间膜,以长腱通过腕管和手掌止于拇指远节指骨底。作用:屈腕、屈拇指掌指关节和指骨间关节。

(2) **指深屈肌** flexor digitorum profundus:起自尺骨前面和前臂骨间膜,向下分成4条肌腱,经腕管入手掌,在指浅屈肌腱的深面分别进入第2~5指的屈肌腱鞘,在鞘内穿经指浅屈肌腱两脚之间,止于远节指骨底。作用:屈腕,屈第2~5指的远侧指骨间关节、近侧指骨间关节、掌指关节。

4. 第4层 为旋前方肌 pronator quadratus,是方形的小肌,位于桡、尺骨远侧端的前面,起自尺骨,止于桡骨。作用:使前臂旋前。

(二)后群

后群共有10块肌,分为浅、深两层(图3-27)。

1. 浅层 有5块肌,自桡侧向尺侧依次为桡侧腕长伸肌、桡侧腕短伸肌、指伸肌、小指伸肌和尺侧腕伸肌。这5块肌以一个共同的**伸肌总腱**起自肱骨外上髁。

(1) **桡侧腕长伸肌** extensor carpi radialis longus:向下移行为长腱至手背,止于第2掌骨底。作用:伸腕,腕外展。

(2) **桡侧腕短伸肌** extensor carpi radialis brevis:

位于桡侧腕长伸肌的后内侧,止于第3掌骨底。作用:伸腕。

(3) **指伸肌** extensor digitorum:肌腹向下移行为4条肌腱,经手背分别至第2~5指。在手背远侧部的掌骨头附近,4条腱之间有腱间结合相连,各腱越过掌骨头达指背,向两侧扩展为扁的腱性结构,称指背腱膜。作用:伸肘、伸腕、伸指。

(4) **小指伸肌** extensor digiti minimi:肌腹细长,长腱经手背尺侧至小指,止于指背腱膜。作用:伸小指。

(5) **尺侧腕伸肌** extensor carpi ulnaris:止于第5掌骨底。作用:伸腕,腕内收。

2. 深层 也有5块肌,从上外向下内依次为:旋后肌、拇长展肌、拇短伸肌、拇长伸肌和示指伸肌。

(1) **旋后肌** supinator:位置较深,起自肱骨外上髁及尺骨近侧,肌纤维向下外并向前包绕桡骨,止于桡骨上1/3的前面。作用:前臂旋后。

其余4块肌均起自桡、尺骨和骨间膜的背面,其作用与名称相同。

(2) **拇长展肌** abductor pollicis longus:止于第1掌骨底。

(3) **拇短伸肌** extensor pollicis brevis:止于拇指近节指骨底。

(4) **拇长伸肌** extensor pollicis longus:止于拇指远节指骨底。

(5) **示指伸肌** extensor indicis:止于示指的指背腱膜。

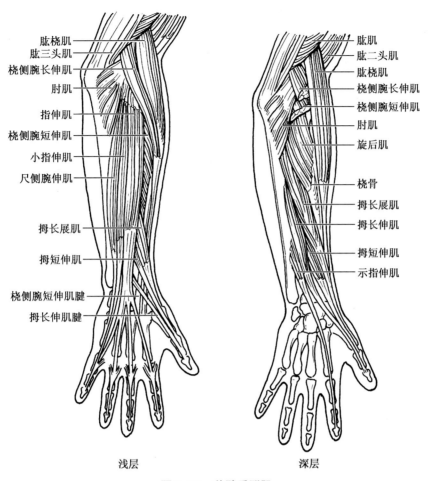

图 3-27 前臂后群肌

肱桡肌
肱三头肌
桡侧腕长伸肌
肘肌
指伸肌
桡侧腕短伸肌
小指伸肌
尺侧腕伸肌
拇长展肌
拇短伸肌
桡侧腕短伸肌腱
拇长伸肌腱
浅层

肱肌
肱二头肌
肱桡肌
桡侧腕长伸肌
桡侧腕短伸肌
肘肌
旋后肌
桡骨
拇长展肌
拇长伸肌
拇短伸肌
示指伸肌
深层

【临床意义】

小指有 2 条伸肌腱,因此小指伸肌腱常被用作肌腱移植的供体。示指伸肌具有独立的伸示指功能。该肌腱转位可用来替代瘫痪或损伤的拇长伸肌。

四、手肌

运动手指的肌,除来自前臂的长肌(手外肌)以外,还有位于手掌部止于手指的手肌(手内肌)。手肌分为外侧、中间和内侧 3 群(图 3-28,表 3-4)。

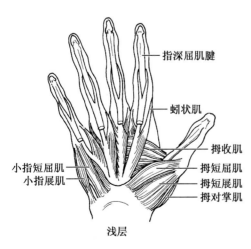

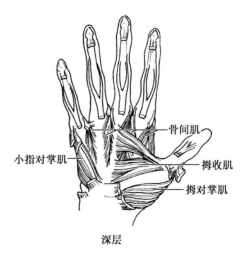

指深屈肌腱
蚓状肌
拇收肌
小指短屈肌
拇短屈肌
小指展肌
拇短展肌
拇对掌肌
浅层

骨间肌
小指对掌肌
拇收肌
拇对掌肌
深层

图 3-28 手肌(前面观)

表 3-4　手肌的起止点、作用和神经支配

肌群			肌名	起　点	止　点	作　用	神经支配
外侧群	浅层		拇短展肌	屈肌支持带、手舟骨	拇指近节指骨底	外展拇指	正中神经
			拇短屈肌			屈拇指近节指骨	
	深层		拇对掌肌	屈肌支持带、大多角骨	第 1 掌骨	拇指对掌	正中神经
			拇收肌	屈肌支持带、头状骨和第 3 掌骨	拇指近节指骨底	内收拇指,屈拇指近节指骨	尺神经
中间群			蚓状肌	各指深屈肌腱桡侧	第 2~5 指的指背腱膜	屈第 2~5 指掌指关节,伸指骨间关节	正中神经、尺神经
			骨间掌侧肌	第 2 掌骨的尺侧,第 4、5 掌骨的桡侧面	第 2、4、5 指的近节指骨底和指背腱膜	第 2、4、5 指内收,屈掌指关节,伸指骨间关节	尺神经
			骨间背侧肌	第 1~5 掌骨的相对侧	第 2~4 指的近节指骨和指背腱膜	第 2~4 指外展,屈掌指关节,伸指骨间关节	尺神经
内侧群	浅层		小指展肌	豌豆骨、屈肌支持带	小指近节指骨底	外展小指	尺神经
			小指短屈肌	钩骨、屈肌支持带	小指近节指骨底	屈小指	
	深层		小指对掌肌		第 5 掌骨内侧	小指对掌	尺神经

(一) 外侧群

外侧群手肌较为发达,在手掌拇指侧形成一隆起,称**鱼际** thenar,有 4 块肌,分浅、深两层排列。

1. **拇短展肌** abductor pollicis brevis　位于浅层外侧。

2. **拇短屈肌** flexor pollicis brevis　位于浅层内侧。

3. **拇对掌肌** opponens pollicis　位于拇短展肌的深面。

4. **拇收肌** adductor pollicis　位于拇对掌肌的内侧。

上述 4 块肌作用可使拇指作展、屈、对掌和收等动作。

(二) 内侧群

内侧群手肌在手掌小指侧,形成一隆起,称**小鱼际** hypothenar,有 3 块肌,也分浅、深两层排列。

1. **小指展肌** abductor digiti minimi　位于浅层内侧。

2. **小指短屈肌** flexor digiti minimi brevis　位于浅层外侧。

3. **小指对掌肌** opponens digiti minimi　位于上述两肌深面。

上述 3 块肌可使小指作屈、外展和对掌等动作。

(三) 中间群

中间群手肌位于掌心,包括 4 块蚓状肌和 7 块骨间肌。

1. **蚓状肌** lumbricales　为 4 条细束状小肌,起自指深屈肌腱桡侧,经掌指关节的桡侧至第 2~5 指背面,止于指背腱膜。作用:屈掌指关节,伸指骨间关节。

2. **骨间掌侧肌** palmar interossei　3 块,位于第 2~5 掌骨间隙内,起自掌骨,分别经第 2 指尺侧,第 4、5 指桡侧,止于指背腱膜(图 3-29)。作用:使第 2、4、5 指向中指靠拢(内收)(图 3-30)。

3. **骨间背侧肌** dorsal interossei　4 块,位于掌骨间隙背侧,均以两个头起自相邻掌骨,止于第 2 指桡侧,第 3 指桡、尺侧,第 4 指的尺侧指背腱膜。作用:以中指的中线为中心外展第 2~4 指(图 3-30)。由于骨间肌也绕至第 2~5 指背面,止于指背腱膜,故能协同蚓状肌屈掌指关节、伸指骨间关节。

起自前臂的长肌(手外肌)是手和手指运动的原动肌(动力肌),手肌(手内肌)的功能主要是协调长肌的屈指肌与伸指肌之间的作用力,保持手在活动时的平衡和稳定,并与手的精细、技巧性动作有关。

五、上肢的局部记载

(一) 腋窝

腋窝 axillary fossa 是位于臂上部内侧与胸外侧壁之间的锥形腔隙。腋窝内除了有分布于上肢的血管和神经通过外,还有大量的脂肪及淋巴结、淋巴管等。

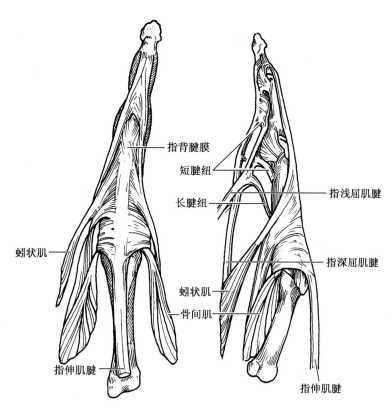

图 3-29 屈肌腱和指背腱膜

（图中标注：指背腱膜、短腱组、长腱组、蚓状肌、骨间肌、指伸肌腱、指浅屈肌腱、指深屈肌腱、蚓状肌、指伸肌腱）

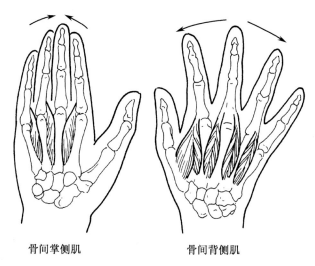

骨间掌侧肌 　　　 骨间背侧肌

图 3-30 骨间肌及其作用示意图

（二）三边孔和四边孔

三边孔 trilateral foramen 和**四边孔** quadrilateral foramen 为位于肩胛下肌、大圆肌、肱三头肌长头和肱骨上端之间的两个间隙。肱三头肌长头内侧的间隙为三边孔，外侧的间隙为四边孔，有血管、神经通过（图3-24）。

（三）肘窝

肘窝 cubital fossa 为位于肘关节前面的三角形凹窝。其上界为肱骨内、外上髁之间的连线，外侧界为肱桡肌，内侧界为旋前圆肌（图3-25）。肘窝内有血管、神经通过。

（四）腕管

腕管 carpal canal 位于腕掌侧，由屈肌支持带（腕横韧带）和腕骨沟围成。腕管内有指浅、深屈肌腱，拇长屈肌腱和正中神经通过。

第六节 下 肢 肌

下肢肌分为髋肌、大腿肌、小腿肌和足肌。下肢肌比上肢肌粗壮强大，以适应维持人体直立姿势、负重和行走等功能。

一、髋肌

髋肌为运动髋关节的肌，主要起自骨盆的内面和外面，跨过髋关节，止于股骨上端。按其所在的部位和作用，分为前、后两群（表3-5）。

（一）前群

前群有髂腰肌和阔筋膜张肌（图3-31）。

1. **髂腰肌** iliopsoas 由腰大肌和髂肌组成。**腰大肌** psoas major 起自腰椎椎体侧面和横突。**髂肌** iliacus 呈扇形，位于腰大肌外侧，起自髂窝。两肌向下会合，经腹股沟韧带深面止于股骨小转子。

表 3-5　髋肌的起止点、作用和神经支配

位置	肌名		起　点	止　点	作　用	神经支配
前群	髂腰肌	髂肌	髂窝	股骨小转子	大腿前屈和旋外;下肢固定时,使躯干和骨盆前屈	腰丛分支
		腰大肌	腰椎椎体侧面和横突			
	阔筋膜张肌		髂前上棘	经髂胫束至胫骨外侧髁	紧张阔筋膜并屈大腿	臀上神经
后群	浅层	臀大肌	髂骨翼外面和骶骨背面	臀肌粗隆及髂胫束	大腿后伸和旋外	臀下神经
	中层	臀中肌	髂骨翼外面	股骨大转子	大腿外展、旋内(前部肌束)和旋外(后部肌束)	臀上神经
		梨状肌	骶骨前面和骶前孔外侧		大腿旋外和外展	骶丛分支
		闭孔内肌	闭孔膜内面及其周围骨面	股骨转子窝	大腿旋外	骶丛分支
		股方肌	坐骨结节	转子间嵴		
	深层	臀小肌	髂骨翼外面	股骨大转子前缘	大腿外展、旋内(前部肌束)和旋外(后部肌束)	臀上神经
		闭孔外肌	闭孔膜外面及其周围骨面	股骨转子窝	大腿旋外	闭孔神经

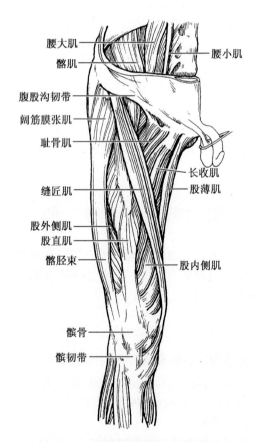

腰大肌
髂肌
腹股沟韧带
阔筋膜张肌
耻骨肌
缝匠肌
股外侧肌
股直肌
髂胫束
髌骨
髌韧带

腰小肌
长收肌
股薄肌
股内侧肌

图 3-31　髋肌和大腿肌前群(浅层)

作用:使大腿前屈和旋外。下肢固定时,可使躯干和骨盆前屈。

2. 阔筋膜张肌 tensor fasciae latae　位于大腿

上部前外侧,起自髂前上棘,肌腹在阔筋膜两层之间,向下移行于髂胫束,止于胫骨外侧髁。作用:使阔筋膜紧张并屈大腿。

【临床意义】

　　阔筋膜张肌位置表浅,有恒定的血管、神经分布,切取后有臀肌等代偿,对功能影响不大,是临床常选用的肌皮瓣或髂胫束瓣的供体。

（二）后群

后群主要位于臀部,故又称**臀肌**,有 7 块(图3-32,图 3-33)。

1. 臀大肌 gluteus maximus　位于臀部浅层,大而肥厚,形成特有的臀部隆起,覆盖臀中肌下半部及其他小肌。起自髂骨翼外面和骶骨背面,肌束斜向下,止于髂胫束和股骨的臀肌粗隆。作用:使大腿后伸和旋外。下肢固定时,能伸直躯干,防止躯干前倾,是维持人体直立的主要肌之一。

2. 臀中肌 gluteus medius　位于臀大肌的深面。

3. 臀小肌 gluteus minimus　位于臀中肌的深面。

臀中、小肌都呈扇形,皆起自髂骨翼外面,肌束向下集中形成短腱,止于股骨大转子。作用:两肌均使大腿外展,前部肌束能使大腿旋内,而后部肌束则使大腿旋外。

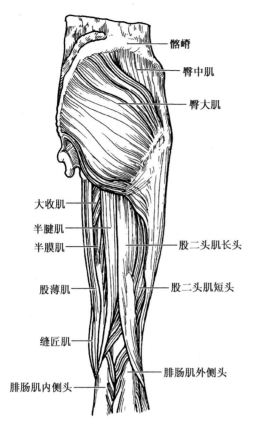

图 3-32 臀肌和大腿肌后群（浅层）

4. 梨状肌 piriformis　起自盆内骶骨前面，经坐骨大孔达臀部，止于股骨大转子。作用：外展、外旋大腿。

5. 闭孔内肌 obturator internus　起自闭孔膜内面及其周围骨面，肌束向后集中成为肌腱，由坐骨小孔出骨盆转折向外，此肌腱的上、下各有一块小肌，分别为**上孖肌**、**下孖肌**，与闭孔内肌腱一起止于

转子窝。作用：使大腿旋外。

6. 股方肌 quadratus femoris　起自坐骨结节，向外止于转子间嵴。作用：使大腿旋外。

7. 闭孔外肌 obturator externus　起自闭孔膜外面及其周围骨面，经股骨颈的后方，止于转子窝。作用：使大腿旋外。

二、大腿肌

大腿肌分为前群、后群和内侧群（表 3-6）。

（一）前群

前群有缝匠肌和股四头肌（图 3-31）。

1. 缝匠肌 sartorius　是全身最长的肌，呈扁带状，起于髂前上棘，经大腿前面，斜向内下，止于胫骨上端内侧面。作用：屈大腿和屈膝关节，并使已屈的膝关节旋内。

2. 股四头肌 quadriceps femoris　是全身最大的肌，有 4 个头：①**股直肌**起自髂前下棘；②**股内侧肌**和**股外侧肌**分别起自股骨粗线内、外侧唇；③**股中间肌**位于股直肌深面，在股内、外侧肌之间，起自股骨体前面。4 个头向下形成一肌腱，包绕髌骨的前面和两侧，向下延为**髌韧带**，止于胫骨粗隆。作用：是膝关节强有力的伸肌，股直肌还可协助屈大腿。

（二）内侧群

内侧群有 5 块肌，位于大腿内侧，分层排列。起自闭孔周围的耻骨支、坐骨支和坐骨结节等处（图 3-31，图 3-34）。

1. 耻骨肌 pectineus　长方形短肌，位于髂腰肌内侧，长收肌外侧。

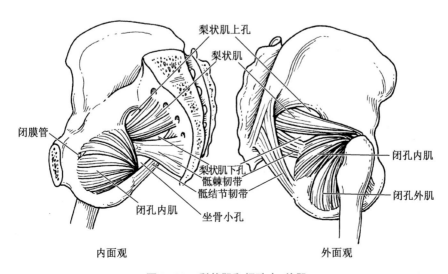

图 3-33　梨状肌和闭孔内、外肌

表 3-6 大腿肌的起止点、作用和神经支配

位置		肌名	起 点	止 点	作 用	神经支配
前群		缝匠肌	髂前上棘	胫骨上端内侧面	屈大腿,屈膝关节,使已屈的膝关节旋内	股神经
		股四头肌	髂前下棘,股骨粗线内、外侧唇,股骨体的前面	以髌韧带止于胫骨粗隆	伸膝关节、屈大腿	
内侧群	浅层	耻骨肌	耻骨支和坐骨支前面	股骨耻骨肌线	大腿内收和旋外	股神经、闭孔神经
		长收肌		股骨粗线		闭孔神经
		股薄肌		胫骨上端内侧面		
	深层	短收肌		股骨粗线		
		大收肌	耻骨支、坐骨支、坐骨结节	股骨粗线和股骨内上髁的收肌结节	大腿内收和旋外	
后群		股二头肌	长头:坐骨结节 短头:股骨粗线	腓骨头	伸大腿,屈膝,在屈膝时可使小腿旋外	坐骨神经
		半腱肌	坐骨结节	胫骨上端内侧面	伸大腿,屈膝,在屈膝时可使小腿旋内	
		半膜肌		胫骨内侧髁后面		

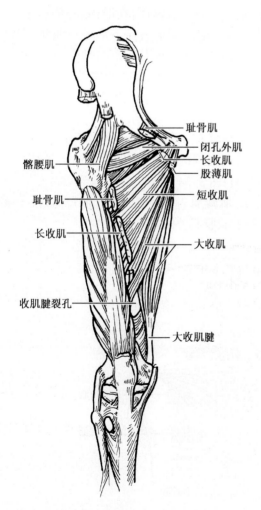

图 3-34 大腿肌内侧群(深层)

2. **长收肌** adductor longus 三角形扁肌,位于耻骨肌内侧。

3. **股薄肌** gracilis 带状长肌,位于最内侧。

4. **短收肌** adductor brevis 近似三角形的扁肌,位于耻骨肌和长收肌后面。

5. **大收肌** adductor magnus 为内侧群最宽大的三角形肌,位于上述肌的深面。

除股薄肌止于胫骨上端的内侧外,其他各肌都止于股骨粗线,大收肌还有一腱止于股骨内上髁上方的收肌结节,此腱与股骨之间有一裂孔,称为**收肌腱裂孔**,有股血管通过。

作用:主要使大腿内收和旋外。

【临床意义】

股薄肌位置表浅,是内收肌群中的非主要作用肌,切取后对功能影响不大,有恒定血管、神经分布,为临床常用的肌瓣移植供体之一。

(三)后群

后群有股二头肌、半腱肌和半膜肌,均跨越髋关节和膝关节,常称之为"**腘绳肌**"(图 3-32,图 3-35)。

1. **股二头肌** biceps femoris 位于股后外侧,有长、短两个头。**长头**起自坐骨结节,**短头**起自股骨粗线,两头合并后,以长腱止于腓骨头。

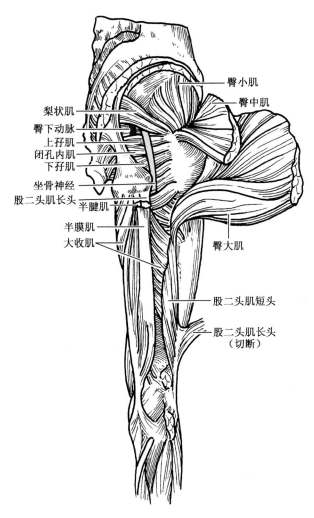

图 3-35 臀肌和大腿肌后群（深层）

（图中标注）臀小肌、臀中肌、梨状肌、臀下动脉、上孖肌、闭孔内肌、下孖肌、坐骨神经、股二头肌长头、半腱肌、半膜肌、大收肌、臀大肌、股二头肌短头、股二头肌长头（切断）

2. **半腱肌** semitendinosus　位于股后内侧，肌腱细长，几乎占肌的一半。与股二头肌长头一起起自坐骨结节，止于胫骨上端的内侧。

3. **半膜肌** semimembranosus　位于半腱肌深面，以扁薄的腱膜起自坐骨结节，腱膜几乎占肌的一半，肌的下端止于胫骨内侧髁后面。

作用：后群 3 块肌主要屈膝关节，伸大腿。屈膝时股二头肌可以使小腿旋外，而半腱肌和半膜肌使小腿旋内。

三、小腿肌

小腿肌分为 3 群：前群居骨间膜前面，后群位于骨间膜后面，外侧群居腓骨外侧面（表 3-7）。

（一）前群

前群有 3 块肌（图 3-36）。

1. **胫骨前肌** tibialis anterior　起自胫骨外侧面，肌腱向下经踝关节前方，至足的内侧缘，止于内侧楔骨和第 1 跖骨底。作用：伸踝关节（足背屈），足内翻。

2. **趾长伸肌** extensor digitorum longus　起自腓骨内侧面的上 2/3 和小腿骨间膜，向下至足背分为 4 条肌腱至第 2~5 趾背移行为趾背腱膜，止于中节和远节趾骨底。由此肌另外分出一腱，经足背外侧止于第 5 跖骨底，称为**第 3 腓骨肌**。作用：伸踝关节，伸第 2~5 趾，足外翻。

表 3-7　小腿肌的起止点、作用和神经支配

位置		肌名	起　点	止　点	作　用	神经支配
前群		胫骨前肌	胫、腓骨上端前面和骨间膜	内侧楔骨内面、第 1 跖骨底	足背屈，足内翻	腓深神经
		踇长伸肌		踇趾远节趾骨底	足背屈，伸踇趾	
		趾长伸肌		第 2~5 趾背腱膜，止于第 5 跖骨底者为第 3 腓骨肌	足背屈，伸第 2~5 趾，足外翻	
外侧群		腓骨长肌	腓骨外侧面	内侧楔骨、第 1 跖骨底	足外翻，足跖屈	腓浅神经
		腓骨短肌		第 5 跖骨粗隆		
后群	浅层	腓肠肌	内侧头：股骨内侧髁 外侧头：股骨外侧髁	会合成跟腱止于跟骨结节	屈膝和足跖屈	胫神经
		比目鱼肌	胫骨比目鱼肌线和腓骨后面			
	深层	腘肌	股骨外侧髁的外侧上缘	胫骨比目鱼肌线以上的骨面	屈膝和内旋小腿	胫神经
		趾长屈肌	胫、腓骨后面和小腿骨间膜	第 2~5 趾的远节趾骨底	足跖屈和屈第 2~5 趾	
		踇长屈肌		踇趾的远节趾骨底	足跖屈和屈踇趾	
		胫骨后肌		舟骨粗隆，内侧、中间和外侧楔骨	足跖屈和足内翻	

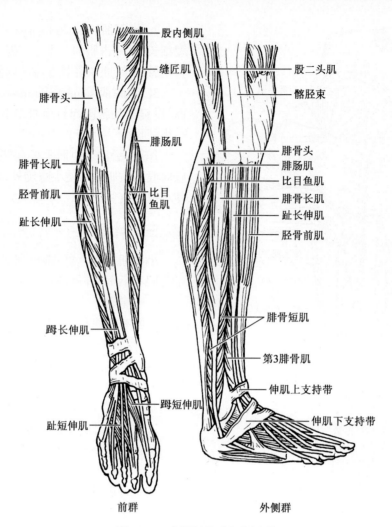

股内侧肌
缝匠肌
股二头肌
髂胫束
腓骨头
腓肠肌
腓骨头
腓肠肌
比目鱼肌
腓骨长肌
腓骨长肌
胫骨前肌
趾长伸肌
趾长伸肌
比目鱼肌
胫骨前肌
拇长伸肌
腓骨短肌
第3腓骨肌
伸肌上支持带
拇短伸肌
伸肌下支持带
趾短伸肌

前群　　　　　　　　外侧群

图 3-36　小腿肌前群和外侧群

3. **拇长伸肌** extensor hallucis longus　位于前两肌之间,起自腓骨内侧面的中份和骨间膜,肌腱经足背,止于拇趾远节趾骨底。作用:伸踝关节,伸拇趾。

（二）外侧群

外侧群有**腓骨长肌** peroneus longus 和**腓骨短肌** peroneus brevis,两肌皆起自腓骨外侧面,腓骨长肌起点较高,并覆盖腓骨短肌（图 3-36）。

两肌的肌腱经外踝后面转向前,在跟骨外侧面分开,腓骨短肌腱向前止于第 5 跖骨粗隆,腓骨长肌腱绕至足底,斜行至足的内侧,止于内侧楔骨和第 1 跖骨底。

作用:使足外翻和屈踝关节（足跖屈）。此外,腓骨长肌腱和胫骨前肌腱共同形成"**腱环**",有维持足横弓的作用。

（三）后群

后群分浅、深两层（图 3-37）。

1. 浅层　有强大的**小腿三头肌** triceps surae,

两个浅表的头称**腓肠肌** gastrocnemius,腓肠肌的内、外侧头起自股骨内、外侧髁的后面,两头相合,约在小腿中点移行为腱。**比目鱼肌** soleus 位置较深,起自腓骨后面的上部和胫骨的比目鱼肌线,向下移行为肌腱,与腓肠肌的肌腱合成人体最粗大的**跟腱** tendo calcaneus,止于跟骨。作用:屈踝关节和屈膝关节。站立时,能固定踝关节和膝关节,以防止身体向前倾斜。

2. 深层　有 4 块肌,腘肌在上方,另 3 块在下方。

（1）**腘肌** popliteus:斜位于腘窝底,起自股骨外侧髁的外侧部分,止于胫骨比目鱼肌线以上的骨面。作用:屈膝关节并使小腿旋内。

（2）**趾长屈肌** flexor digitorum longus:位于胫侧,起自胫骨后面,肌腱经内踝后方至足底,在足底分为 4 条肌腱,止于第 2~5 趾的远节趾骨底。作用:屈踝关节和屈第 2~5 趾。

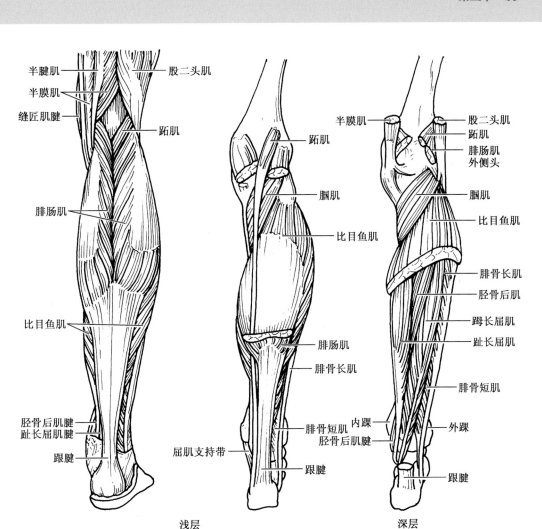

半腱肌　股二头肌
半膜肌　跖肌
缝匠肌腱　跖肌
腓肠肌
比目鱼肌
胫骨后肌腱
趾长屈肌腱
跟腱

浅层

半膜肌　股二头肌
跖肌　跖肌
腓肠肌外侧头
腘肌
比目鱼肌
腓骨长肌
胫骨后肌
跚长屈肌
趾长屈肌
腓骨短肌
内踝　外踝
胫骨后肌腱
跟腱　跟腱
屈肌支持带

深层

图 3-37　小腿肌后群

（3）**跚长屈肌** flexor hallucis longus：起自腓骨后面，肌腱经内踝后方至足底，止于跚趾远节趾骨底。作用：屈踝关节和屈跚趾。

（4）**胫骨后肌** tibialis posterior：位于趾长屈肌和跚长屈肌之间，起自胫骨、腓骨和小腿骨间膜的后面，肌腱经内踝后方至足底内侧，止于舟骨粗隆及内侧、中间和外侧楔骨。作用：屈踝关节和使足内翻。

四、足肌

足肌分为足背肌和足底肌（表 3-8）。

（一）足背肌

足背肌较薄弱，包括伸跚趾的跚短伸肌和伸第 2~5 趾的趾短伸肌，位于趾长伸肌腱深面（图3-36）。

（二）足底肌

足底肌的配布和作用与手掌肌相似，亦分为内侧群、中间群和外侧群（图3-38），但没有与拇指和小指相当的对掌肌。

1. **内侧群**　为运动跚趾的小肌。有 3 块，浅层有**跚展肌**、**跚短屈肌**，深层有**跚收肌**。

2. **中间群**　由浅至深排列为**趾短屈肌**、**足底方肌**、4条蚓状肌、3 块骨间足底肌和 4 块骨间背侧肌。

3. **外侧群**　为运动小趾的肌，有**小趾展肌**和**小趾短屈肌**。

足底肌的作用与其名称相同，除运动相应的足趾外，与小腿后群深层肌的长肌腱一起维持和增强足弓。

五、下肢的局部记载

（一）梨状肌上孔和梨状肌下孔

梨状肌上孔 suprapiriform foramen 和**梨状肌下孔** infrapiriform foramen 位于梨状肌上、下缘与坐骨大孔之间（图3-33）。盆部的血管和神经通过此两孔至臀部、会阴和下肢。

（二）股三角

股三角 femoral triangle 为大腿前面上部的三角形区

表 3-8　足肌的起止点、作用和神经支配

位置		肌名	起　点	止　点	作　用	神经支配
足背肌		跛短伸肌	跟骨前端的上面和外侧面	跛趾近节趾骨底	伸跛趾	腓深神经
		趾短伸肌		第 2~5 趾近节趾骨底	伸第 2~5 趾	
足底肌	内侧群	跛展肌	跟骨、足舟骨	跛趾近节趾骨底	外展跛趾	足底内侧神经
		跛短屈肌	内侧楔骨		屈跛趾	
		跛收肌	第 2~4 跖骨底		内收和屈跛趾	
	中间群	趾短屈肌	跟骨	第 2~5 趾的中节趾骨底	屈第 2~5 趾	足底内侧神经
		足底方肌	跟骨	趾长屈肌腱		足底外侧神经
		蚓状肌	趾长屈肌腱	趾背腱膜	屈跖趾关节, 伸趾骨间关节	足底内、外侧神经
		骨间足底肌	第 3~5 跖骨内侧半	第 3~5 趾近节趾骨底和趾背腱膜	内收第 3~5 趾	足底外侧神经
		骨间背侧肌	跖骨的相对缘	第 2~4 趾近节趾骨底和趾背腱膜	外展第 2~4 趾	足底外侧神经
	外侧群	小趾展肌	跟骨	小趾近节趾骨底	屈和外展小趾	足底外侧神经
		小趾短屈肌	第 5 跖骨底		屈小趾	

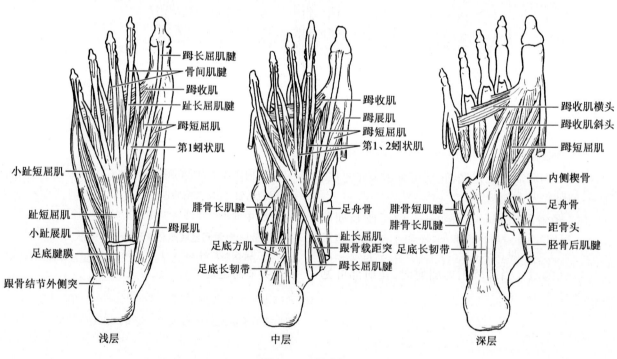

图 3-38　足底肌

域。其上界为腹股沟韧带, 内侧界为长收肌内侧缘, 外侧界为缝匠肌的内侧缘 (图 3-31)。三角内主要结构有股神经、股血管和淋巴结等。

(三) 收肌管

收肌管 adductor canal 位于大腿中部的缝匠肌深面, 大收肌与股内侧肌之间。管的上口为股三角尖, 下口为收肌腱裂孔, 通至腘窝, 管内有股血管、隐神经通过。

(四) 腘窝

腘窝 popliteal fossa 为位于膝关节后方的凹窝, 呈菱形。其上外侧界为股二头肌, 上内侧界为半腱肌和半膜肌, 下外侧界和下内侧界分别为腓肠肌的外侧头和内侧头 (图 3-37)。窝内有血管、神经、脂肪和淋巴结等。

第 2~5 指的肌腱。

第七节 体表的肌性标志

体表的肌性标志,对辨认有关解剖结构的毗邻关系和某些深部重要结构的体表投影,具有临床意义。

一、头颈部

1. **咬肌** 当牙咬紧时,在下颌角的前上方,颧弓下方可摸到坚硬的条状隆起。

2. **胸锁乳突肌** 当面部转向对侧时,可明显看到颈部从前下方斜向后上方呈长条状的隆起。

二、躯干部

1. **斜方肌** 在项部和背上部,可见斜方肌外上缘的轮廓。

2. **背阔肌** 在背下部可见此肌的轮廓,它的外下缘参与形成腋后壁。

3. **胸大肌** 胸前壁较膨隆的肌性隆起,其下缘构成腋前壁。

4. **腹直肌** 腹前正中线两侧的纵形隆起,肌发达者可见脐以上有 3 条横沟,即为腹直肌的腱划。

三、上肢

1. **三角肌** 在肩部形成圆隆的外形,其止点在臂外侧中部呈现一小凹。

2. **肱二头肌** 当屈肘握拳旋后时,在臂前面可见到膨隆明显的肌腹。在肘窝中央,可摸到此肌的肌腱。

3. **肱三头肌** 在臂的后面,三角肌后缘的下方可见到肱三头肌长头。

4. **肱桡肌** 当握拳用力屈肘时,在肘部可见到肱桡肌的膨隆肌腹。

5. **掌长肌** 当手用力半握拳屈腕时,在腕前部、腕横纹上方,可见此肌的肌腱。

6. **桡侧腕屈肌** 同上述掌长肌的动作,在掌长肌腱的桡侧,可见此肌的肌腱。

7. **尺侧腕屈肌** 用力外展手指,在腕横纹上方的尺侧,豌豆骨的上方,可见此肌的肌腱。

8. **鼻烟窝** 在腕背侧面,当拇指伸直外展时,自桡侧向尺侧可见拇长展肌、拇短伸肌和拇长伸肌腱。后两肌腱之间的凹陷,称鼻烟窝。

9. **指伸肌腱** 在手背,伸直手指,可见此肌至

四、下肢

1. **股四头肌** 屈大腿时,可见股直肌在缝匠肌和阔筋膜张肌形成的夹角内,股内侧肌和股外侧肌在大腿前面的下部,分别位于股直肌的内、外侧。

2. **臀大肌** 在臀部形成圆隆外形。

3. **股二头肌** 在腘窝的外上界,可摸到它的肌腱止于腓骨头。

4. **半腱肌、半膜肌** 在腘窝的内上界,可摸到它们的肌腱止于胫骨。其中半腱肌腱较窄,位置浅表且略靠外;而半膜肌腱粗而圆钝,位于半腱肌腱的深面且靠内。

5. **踇长伸肌** 当用力伸踇趾时,在踝关节前方和足背可摸到此肌的肌腱。

6. **胫骨前肌** 在踝关节的前方,踇长伸肌腱的内侧可摸到此肌的肌腱。

7. **趾长伸肌** 当足背屈时,在踝关节前方,踇长伸肌腱的外侧可摸到此肌的肌腱。伸趾时,足背清晰可见至各趾的肌腱。

8. **小腿三头肌**(腓肠肌和比目鱼肌) 在小腿后面,可见到该肌膨隆明显的肌腹及粗壮的跟腱。

[复习思考题]

1. 分析哪些肌参与咀嚼运动?

2. 分析深呼吸时有哪些肌参与?

3. "翼状肩""方形肩""爪形手""猿手"分别是哪些肌瘫痪所致?

4. 分析"马蹄内翻足"畸形的原因。

5. 综合分析肩关节、肘关节、髋关节、膝关节和踝关节的运动有哪些肌参与?

6. 运动拇指和示指的肌有哪些?

7. 在踝部前方、内后方、外后方各通过什么肌腱,其排列关系怎样?

8. 腹前外侧群肌各形成哪些结构?

Myology

【**Summary**】 Muscular tissue constitutes almost one-half of the total body weight. Much of the body's form is due to the numerous muscles that attach to the skeleton and underlie the skin. Other muscles are located within the walls of organs and blood vessels.

The functions of the muscle depend on their location. Muscles are classified according to construction as skeletal, cardiac and smooth muscle. Skeletal muscles are connected to a bone by a strong fibrous connection called a tendon. The widest portion of a muscle, between the tendon, is called its belly. The attachments of both ends of a skeletal muscle are called the origin and insertion. According to the shapes, skeletal muscles are classified as longitudinal, shortitudinal, unipennate, bipennate, multipennate and radiate. Several criteria, such as shape, action, location, attachments and size relationships are used to name muscles. Other structures including superficial fascia, deep fascia, synovial bursa and tendinous sheath belong to the assist-devices of the skeletal muscle. Muscles whose contractions are primarily responsible for a particular movement are called prime movers, and those resistant to the movement are antagonists. Synergists assist the prime mover muscles by opposing undesired movement that the prime movers may cause, while fixator immobilizes a joint or a bone in the movement.

Muscles of the face and mastication belong to head muscles. The muscles of the face arise from skull bones or superficial fascia of face. Most insert into skin of the region and thus move the skin rather than joints. Facial muscles control mouth and lips; compress cheeks; control eyebrow, eyelid, and scalp movement; dilate nares; tighten and wrinkle neck and forehead skin; depress mandible. Four pairs of muscles are involved in biting and chewing: two pairs close mandible; two pairs move mandible sideways and assist in opening and closing mouth. Muscles of the neck are often described as lateral, anterior and deep muscles. The muscles of the trunk include those associated with the vertebral column, the back, the thorax, the floor of the pelvic cavity, and the wall of the abdomen. Trunk muscles have various actions, depending on their location. Muscles of the upper limbs include muscles that act on scapula, clavicle, arm and forearm, wrist, hand, and fingers. Muscles of the lower limbs include muscles that act on thigh, leg, foot, and toes. When compared to the muscles of the upper limbs, those of the lower limbs tend to be bulkier and more powerful.

The muscles have abundant blood supply. Its arteries are usually accompanied with nerves and pass through the muscle septum and fascia septum. The nerve muscle pedicle which are consisted of a muscle and its nerve branches can be transplanted to recover the movement of the receptor muscle. The muscle flap and muscle skin flap owning artery pedicle will reconstruct the function of defective muscles after transplanting to the injury area.

（南方医科大学　廖　华）

数字课程学习……

 教学PPT | 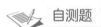 自测题 | 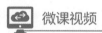 微课视频 | 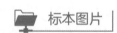 标本图片 | 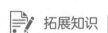 拓展知识

内 脏 学

学习目标

1. 掌握胸部的标志线和腹部的分区。
2. 了解内脏的概念、范围及各系统的主要功能,内脏的一般形态和构造。

内脏 viscera 包括消化、呼吸、泌尿、生殖 4 个系统。除个别器官外,大部分内脏器官位于体腔(胸腔、腹腔和盆腔),并通过一定的管道与外界相通。在形态发生方面,与许多内脏器官关系密切的胸膜、腹膜结构和会阴等内容,也属于内脏学范畴。

在胚胎发生过程中,消化系统和呼吸系统的主要器官都来自内胚层,呼吸系统的主要器官喉、气管、支气管和肺是由咽的腹侧壁内胚层向外突出形成的,因此,呼吸道与咽相通。泌尿和生殖系统的重要器官来自中胚层,在发育过程中也具有极密切的联系,故这两大系统通常称为泌尿生殖系统。

人体的重要生理活动之一是新陈代谢。在新陈代谢过程中,机体借消化和呼吸系统不断地从外界摄入氧气和养料,经脉管系统运送至全身各部细胞进行物质代谢。代谢过程中产生的二氧化碳及含氮废物等,经血液运输至呼吸系统、泌尿系统和皮肤排出。食物残渣则以粪便形式从消化道末端排出。生殖系统产生生殖细胞,从事生殖活动,与繁殖后代、种族延绵有关。除此之外,许多内脏器官还能产生激素,具有内分泌功能,从而参与人体多种生理活动的调节。

内脏器官各系统在结构上既相对独立,又互相联系,在功能上既相互配合,又彼此制约,在神经 – 内分泌 – 免疫网络调节下,共同承担一系列正常的生理功能,以保障人体各种复杂的生命活动的进行。

一、内脏器官的结构

内脏各器官虽形态各异,但按其基本构造可分为**中空性器官**和**实质性器官**两大类。

(一)中空性器官

这类器官呈管状或囊状,内部有空腔,如消化道、呼吸道、泌尿道和生殖道。其中呼吸、泌尿和生殖道管壁由 3 层结构组成。而消化道由内向外依次由黏膜、黏膜下层、肌层和外膜 4 层结构组成(内脏图 –1)。

1. **黏膜**　是进行消化和吸收的重要部分。黏膜向管腔内突出,形成环行或纵行的皱襞。黏膜内有腺体,分泌消化液和黏液,帮助消化食物、湿润和保护管壁。

2. **黏膜下层**　为一层疏松结缔组织,可使黏膜有一定的移动性。内含丰富的血管、淋巴管、淋巴组织、神经和黏膜下层腺体。

3. **肌层**　消化道的食管上部以上和肛门周围为横纹肌,其余部分为平滑肌。肌层排列成两层,内层为环行,外层为纵行。肌层收缩与舒张,产生消化道的蠕动。

4. **外膜**　为薄层结缔组织,若外膜表面覆盖一层间皮,则称**浆膜**,其表面光滑,可减少消化道蠕动时的摩擦。

(二)实质性器官

实质性器官多属腺组织,表面被覆结缔组织被膜或浆膜,如肝、胰、肾和生殖腺等。结缔组织被膜伸入器官实质内,将其分隔成若干个小单位,称**小叶**,如肝小叶。每个器官的血管、淋巴管、神经和导管出入之处常为一凹陷,称为**门** hilum(或 porta),如**肺门** hilum of lung 和**肝门** porta hepatis。

二、胸部的标志线和腹部分区

内脏器官的位置可因体型、体位、性别、营养状况和功能活动等的不同而发生一定的变化,但在胸、腹腔内,它的位置却相对固定。掌握内脏器官的正常位置,对于临床诊断检查有重要的实用意义。为了便于描述胸、腹腔器官的位置及其体表投影,通常在胸、腹部表面确定若干标志线和分区(内脏图 –2)。

(一)胸部的标志线

1. **前正中线** anterior median line　沿身体前面正中线所作的垂直线。

2. **胸骨线** sternal line　沿胸骨外侧缘所作的垂直线。

3. **锁骨中线** midclavicular line　通过锁骨中点

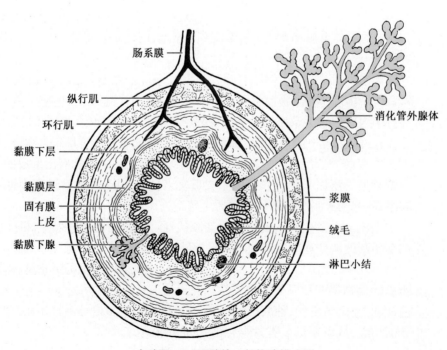

肠系膜

纵行肌

环行肌

黏膜下层

黏膜层

固有膜

上皮

黏膜下腺

消化管外腺体

浆膜

绒毛

淋巴小结

内脏图 –1　肠壁的一般构造模式图

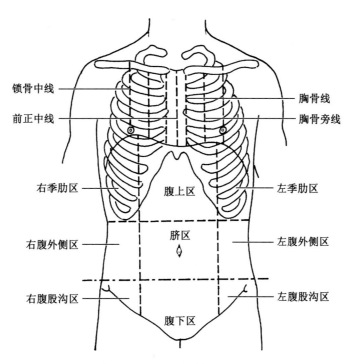

内脏图 -2　胸、腹部的标志线及分区

的垂直线。

4. **胸骨旁线** parasternal line　经胸骨线与锁骨中线之间的中点所作的垂直线。

5. **腋前线** anterior axillary line　沿腋前襞向下所作的垂直线。

6. **腋后线** posterior axillary line　沿腋后襞向下所作的垂直线。

7. **腋中线** midaxillary line　位于腋前线与腋后线之间中点的垂直线。

8. **肩胛线** scapular line　通过肩胛骨下角的垂直线。

9. **后正中线** posterior median line　沿身体后面正中线所作的垂直线。

（二）腹部分区

为便于描述腹腔脏器所在位置,可将腹部划分为 9 个区或 4 个区。

在腹部前面,用两条横线和两条纵线可将腹部分为 9 区。上横线一般采用肋下平面,即左、右侧肋弓最低点的连线。下横线多采用结节间平面,即左、右侧髂结节的连线。两条纵线为通过腹股沟中点与上述两条横线垂直相交的线。上述 4 条线将腹部分成 9 区:左、右两侧自上而下为**左、右季肋区**,**左、右腹外侧区（腰区）**,**左、右腹股沟区（髂区）**;中间自上而下为**腹上区、脐区、腹下区（耻区）**(内

脏图 -2)。

在临床上,常通过脐作横线与垂直线,将腹部分为**左、右上腹**和**左、右下腹** 4 个区。

[复习思考题]

1. 什么是内脏,其特点是什么?

2. 内脏各系统是如何划分的？各系统的主要功能是什么？

Splanchnology

【**Summary**】Splanchnology means the study of viscera. According to the functional differences, the viscera can be divided into the digestive, respiratory, urinary and genital systems. Most organs of the viscera are situated in the thoracic and abdominal cavities and associated with the pleura and peritoneum.

The principle functions of the viscera are to fulfill the metabolism and maintain the life of the species. The digestive system is adapted to ingest foods, secrete enzymes that modify the size of food molecules, absorb the products of this digestive action and eliminate the unused residues. The respiratory system carries out the gas exchanges, which supply of oxygen for the living cells and remove carbon dioxide resulting from cell metabolism. The primary function of the urinary system is to keep the body in homeostasis by removing and restoring the selected amount of water and solutes. It also excretes the selected amount of various wastes. The functions of the genital system are to produce germ cell and secrete some hormones.

According to the shape and general structure, organs of the viscera can be divided into two classifications: tubular and parenchymatous. There are basic arrangements of tissue layers in the wall of the tubular viscus: tunica mucosa, tunica submucosa, tunica muscularis, and tunica serosa. The parenchymatous organ usually is a soft, grayish-red or brownish mass, which constitutes the secreting epithelial substance of the glandular structures belonging to the individual apparatus.

（重庆医科大学　邱国平　杨　美）

第 四 章

消 化 系 统

一、掌握

1. 口腔、咽峡的构成，牙的形态和结构，舌的形态和黏膜特征，颏舌肌的起止、位置和作用，三大唾液腺的位置、形态和腺管开口部位。

2. 咽的位置、分部及各部的形态结构和交通，各扁桃体的位置和功能。

3. 食管的形态、位置及狭窄部位，各狭窄部至中切牙的距离。

4. 胃的形态和位置。

5. 十二指肠的形态、位置、分部及形态特征，空肠、回肠的位置、形态及主要区别。

6. 大肠的分部，盲肠和阑尾的形态、位置和阑尾根部的体表投影，结肠的形态特征、分部及各部的位置，直肠的形态、位置及构造。

7. 肝的形态和位置。

8. 胆囊的形态、位置、功能及胆囊底的体表投影，输胆管道的组成，胆总管与胰管的会合及其开口部位。

9. 胰的形态和位置。

二、了解

1. 口腔的分部及境界，唇、颊和腭的形态，恒牙和乳牙的牙式，牙周组织的概念，舌肌的一般配布和功能。

2. 食管和胃的构造。

3. 肝的体表投影和肝段的概念。

4. 肝和胰的功能。

消化系统 alimentary system（digestive system）含消化管和消化腺两部分。

消化管 alimentary canal 是一条从口腔至肛门

的管道。自上而下依次为：口腔、咽、食管、胃、小肠（十二指肠、空肠、回肠）和大肠（盲肠、阑尾、结肠、直肠、肛管）。临床上，通常把从口腔至十二指肠的这一段管道称**上消化道**，空肠以下的部分称**下消化道**（图 4-1）。

消化腺 alimentary gland 可分为大消化腺和小消化腺两种。**大消化腺**位于消化管壁外，成为一个独立的消化器官，所分泌的消化液经导管流入

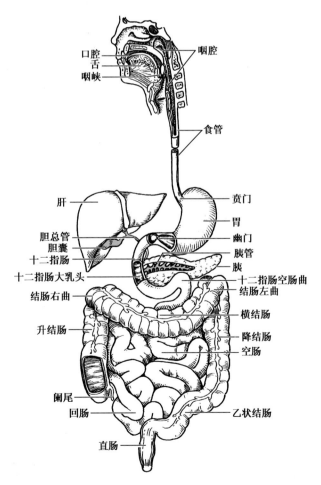

图 4-1　消化系统模式图

消化管腔内,如大唾液腺、胰和肝。**小消化腺**分布于消化管壁内,位于黏膜层或黏膜下层,如唇腺、肠腺等。

第一节 口 腔

口腔 oral cavity 是消化系统的起始部,其前壁为上、下唇,侧壁为颊,上壁为腭,下壁为口底。向前经上、下唇围成的口裂通向外界,向后经咽峡与咽相通。

口腔可分为**口腔前庭** oral vestibule 和**固有口腔** oral cavity proper。前者是位于上、下唇和颊与上、下牙弓和牙龈之间的间隙;后者为上、下牙弓和牙龈所围成的空间,其顶为腭,底部(口底)由黏膜、肌和皮肤组成。

一、口唇

口唇 oral lips 可分为上、下唇,其外面为皮肤,中间为口轮匝肌,内面为黏膜。皮肤与黏膜的移行部呈红色,称**唇红**,其内无黏液腺,但含有皮脂腺。唇红含丰富的毛细血管,缺氧时呈绛紫色,临床上称发绀。在上唇外面中线上有一纵形浅沟,称**人中** philtrum,为人类所特有。上唇两侧各有一弧形浅沟,称**鼻唇沟** nasolabial sulcus,是上唇与颊的分界线。口裂两侧,上、下唇结合处为口角,其大致平对第 1 前磨牙。

上唇和下唇及颊部的口腔黏膜移行于上、下颌骨牙槽突,并附于牙颈,称**牙龈** gingiva。上、下唇内面正中线处,与牙龈基部之间各有一小黏膜皱襞相连,称**上唇系带**和**下唇系带**。

二、颊

颊 cheek 位于口腔两侧,由黏膜、颊肌和皮肤构成,与上颌第 2 磨牙牙冠相对的颊黏膜上有**腮腺管乳头** papilla of parotid duct,其顶部有腮腺管开口。

三、腭

腭 palate 是口腔的顶,分隔鼻腔与口腔。腭分硬腭和软腭两部分。

硬腭 hard palate 位于腭的前 2/3,由上颌骨的腭突和腭骨的水平板组成骨腭,表面覆盖黏膜而成。黏膜厚而致密,与骨膜紧密相贴。

软腭 soft palate 位于腭的后 1/3,由骨骼肌被覆黏膜构成。软腭前份呈水平位,其斜向后下的部分称**腭帆** velum palatinum。腭帆后缘游离,其正中部有垂向下方的突起,称**腭垂(悬雍垂)**uvula。在软腭两侧向外下方分出两个黏膜皱襞,前方的一对为**腭舌弓** palatoglossal arch,延续于舌根的外侧;后方的一对为**腭咽弓** palatopharyngeal arch,向下延至咽侧壁。腭垂、腭帆游离缘、两侧的腭舌弓和舌根共同围成**咽峡** isthmus fauces,它是口腔与咽的分界,也是口腔和咽之间的狭窄部(图 4-2)。

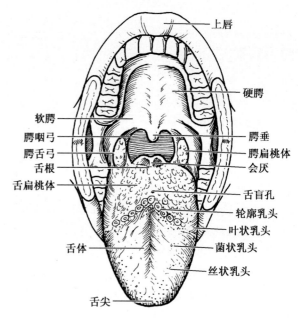

图 4-2 口腔及咽峡

软腭在静止状态时垂向后下方,当吞咽或说话时,软腭上提并与咽后壁相贴,从而将鼻咽与口咽分隔开。软腭肌为骨骼肌,它们的名称和作用见表 4-1 及图 4-3。

表 4-1 软腭肌的起止和作用

肌名	起点	止点	主要作用
腭帆张肌	咽鼓管软骨部、颅底	腭腱膜	张开咽鼓管、紧张并上提腭帆
腭帆提肌	咽鼓管软骨部、颅底	腭腱膜	上提腭帆
腭垂肌	硬腭后缘中点、腭腱膜	腭垂黏膜	上提腭垂
腭舌肌	腭腱膜	舌的侧缘	下降腭帆、缩窄咽峡
腭咽肌	腭腱膜	甲状软骨板及咽后壁	助两侧腭咽弓靠近,助咽喉上提

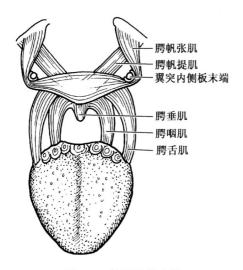

图 4-3 软腭肌模式图

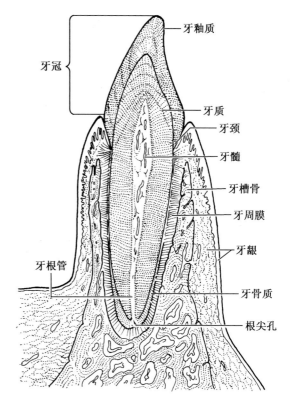

图 4-4 下颌切牙矢状切面模式图

四、牙

牙 teeth 是人体内最坚硬的器官,具有咀嚼食物和辅助发音等功能。牙位于口腔前庭与固有口腔之间,嵌于上、下颌骨的牙槽内,分别构成**上牙弓** upper dental arch 和**下牙弓** lower dental arch。

(一)牙的形态

在外形上,牙由牙冠、牙颈和牙根 3 部分组成。**牙冠**被覆牙釉质,其大部分暴露于口腔内;**牙根**为牙骨质所被覆,嵌入上、下颌骨牙槽内;牙根和牙冠的交界处为**牙颈**。切牙的牙冠扁平,尖牙的牙冠呈锥形,均只有 1 个牙根。磨牙的牙冠最大,呈方形,有 2 个或 3 个牙根。每个牙根有**根尖孔**通牙根管,进而进入牙冠内较大的**牙冠腔**。牙根管与牙冠腔合称**牙腔** dental cavity 或**髓腔** pulp cavity(图 4-4)。

(二)牙的分类和排列

牙根据形态和功能,可分为**切牙** incisor teeth、**尖牙** canine teeth、**前磨牙** premolars 和**磨牙** molars。而根据牙在口腔内存在时间的久暂可分为乳牙和

恒牙。

人的一生中换牙一次。第 1 套牙称**乳牙** deciduous teeth,从出生后 6~7 个月开始萌芽,到 2 岁左右萌齐,共 20 个。第 2 套牙为**恒牙** permanent teeth。6~7 岁时,乳牙开始脱落,恒牙中的第 1 磨牙最先长出,除第 3 磨牙外,其他各牙在 14 岁左右出齐。第 3 磨牙萌出最迟,称**迟牙**或**智牙** wisdom tooth,到成年后才长出,有的甚至终身不出(表 4-2)。恒牙全部出齐共 32 个。

乳牙和恒牙的名称及排列顺序如图 4-5、图 4-6 所示。乳牙在上、下颌的左半与右半各 5 个,总数为 20 个。恒牙在上、下颌的左半与右半各 8 个,

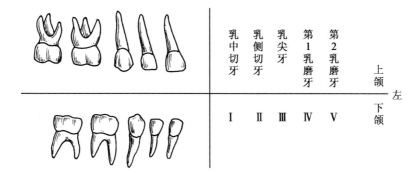

图 4-5 乳牙的名称及符号

89

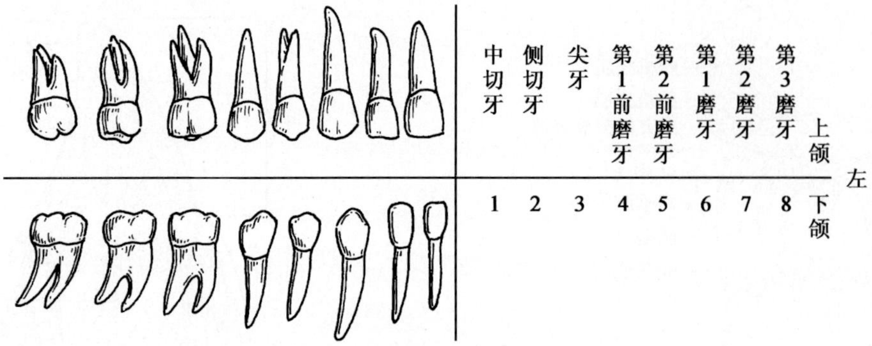

中切牙	侧切牙	尖牙	第1前磨牙	第2前磨牙	第1磨牙	第2磨牙	第3磨牙	上颌
1	2	3	4	5	6	7	8	下颌

左

图 4-6　恒牙的名称及符号

表 4-2　牙的萌出和脱落时间表

	牙	萌出时间	脱落时间
乳牙	乳中切牙	6~8 个月	6~7 岁
	乳侧切牙	6~10 个月	8 岁
	乳尖牙	16~20 个月	12 岁
	第 1 乳磨牙	12~16 个月	10 岁
	第 2 乳磨牙	20~30 个月	11~12 岁
恒牙	中切牙	6~8 岁	
	侧切牙	7~9 岁	
	尖牙	9~12 岁	
	第 1 前磨牙	10~12 岁	
	第 2 前磨牙	10~12 岁	
	第 1 磨牙	6~7 岁	
	第 2 磨牙	11~13 岁	
	第 3 磨牙	17~25 岁或更迟	

总数为 32 个。临床上,为了记录牙的位置,常以被检查者的解剖方位为准,以"+"记号划分为上、下颌及左、右两半,共 4 区,并以罗马数字Ⅰ~Ⅴ标示乳牙,用阿拉伯数字 1~8 标示恒牙,如"⌐6"表示左上颌第 1 磨牙,"Ⅳ⌐"则表示右下颌第 1 乳磨牙。

（三）牙组织

牙由**牙质** dentine、**牙釉质** enamel、**牙骨质** cement 和**牙髓** dental pulp 组成。牙质构成牙的大部分。牙冠部的牙质外面覆有牙釉质,牙釉质为全身最坚硬的组织。牙颈和牙根部的牙质外面包有牙骨质。牙腔内为牙髓,由结缔组织、神经和血管共同组成（图 4-4）。

（四）牙周组织

牙周组织位于牙根周围,对牙起保护、固定和支持作用,包括**牙周膜** periodontal membrane、**牙槽骨** alveolar bone 和**牙龈** gingiva 3 部分。牙周膜是连于牙根和牙槽骨之间的致密结缔组织,固定牙根,并可缓冲咀嚼时的压力。牙龈是口腔黏膜的一部分,呈淡红色,包被牙颈,与牙槽骨的骨膜紧密相连（图 4-4）。

五、舌

舌 tongue 是一肌性器官,由骨骼肌被覆黏膜而成,有协助咀嚼、搅拌、吞咽食物、感受味觉和辅助发音的功能。

（一）舌的形态

舌分舌根和舌体两部分。**舌体**占舌的前 2/3,其前端称**舌尖**,**舌根**占舌的后 1/3,两者在舌背以"Λ"形的**界沟**为界。界沟尖端有一小凹,称**舌盲孔**,为甲状腺发生的地方,是胚胎时期甲状舌管的遗迹（图 4-7）。

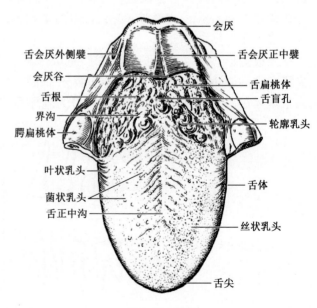

图 4-7　舌背

（二）舌黏膜

舌背黏膜上有许多小突起，称**舌乳头** papillae of tongue，根据其形态的不同可分为 4 种（图 4-8）。①**丝状乳头**：通常呈白色，数目最多，体积最小，几乎遍布舌背前 2/3。②**菌状乳头**：位于舌尖及舌体两侧缘，呈鲜红色。③**叶状乳头**：位于舌外侧缘的后部，人类的不发达。④**轮廓乳头**：排列于界沟前方，在舌乳头中体积最大，有 7~11 个，乳头中央隆起，周围有环状沟。轮廓乳头、叶状乳头、菌状乳头及软腭、会厌等处的黏膜上皮内，含有味觉感受器，称**味蕾**，具有感受酸、甜、苦、咸等味觉功能。

在舌根背部黏膜内，有许多由淋巴组织组成的小结节，称**舌扁桃体**。

舌下面的黏膜在舌的中线上形成一黏膜皱襞，向下连于口底前部，称**舌系带**。在舌系带根部的两侧有 1 对小圆形隆起，称**舌下阜**（图 4-9），下颌下腺管和舌下腺大管开口于此。由舌下阜向口底后外侧延续为**舌下襞**，其深面藏有舌下腺，舌下腺小管开口于舌下襞表面。

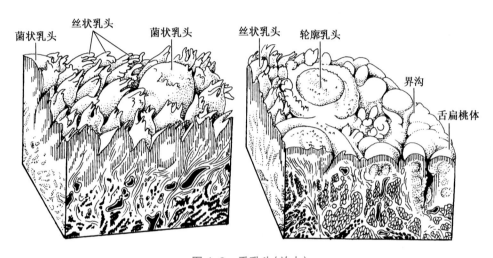

图 4-8 舌乳头（放大）

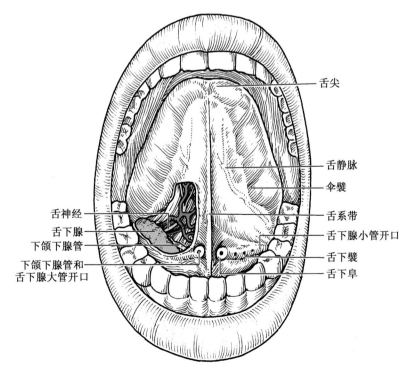

图 4-9 口腔底和舌下面

（三）舌肌

舌肌为骨骼肌，可分为**舌固有肌** intrinsic lingual muscle 和**舌外肌** extrinsic lingual muscle 两种。舌固有肌指舌本身的肌，起止均在舌内，其肌纤维分纵行、横行和垂直 3 种，收缩时，分别可使舌缩短、变窄或变薄。舌外肌起自舌外，止于舌内，共有 4 对（图 4-10），其中以**颏舌肌** genioglossus 在临床上较为重要。该肌起自下颌体后面的上颏棘，肌纤维呈扇形向后上方分散，止于舌中线两侧。双侧颏舌肌同时收缩，拉舌向前下方，即伸舌；单侧收缩，则使舌伸向对侧。

六、唾液腺

唾液腺 salivary gland 位于口腔周围，分泌唾液向口腔内排泄，分大唾液腺和小唾液腺两类。小唾液腺属黏液腺，如唇腺、颊腺、腭腺和舌腺等。大唾液腺有 3 对，即腮腺、下颌下腺和舌下腺（图 4-11）。

（一）腮腺

腮腺 parotid gland 形态不规则，分浅部和深部。浅部略呈三角形，上达颧弓，下至下颌角，前至咬肌后 1/3 的浅面，后续腺的深部。深部伸入下颌支与

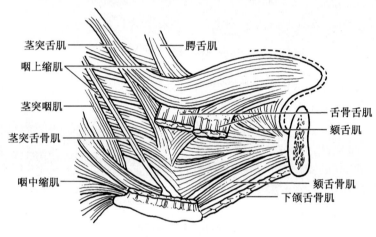

图 4-10　舌外肌

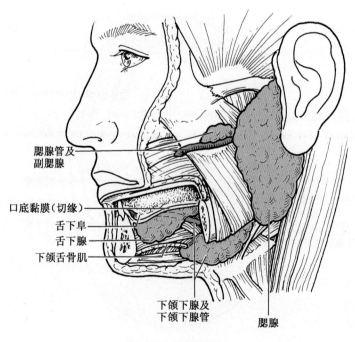

图 4-11　大唾液腺

胸锁乳突肌之间的下颌后窝内。**腮腺管**自腮腺前部发出,在颧弓下方一横指处,横过咬肌浅面,在咬肌前缘向内斜穿颊肌,开口于上颌第2磨牙相对的颊黏膜上的**腮腺管乳头**。35%的个体可有与腮腺组织完全分开的**副腮腺**,其导管汇入腮腺管。

【临床意义】

对慢性腮腺炎、腮腺肿瘤的诊断和鉴别诊断,常需进行腮腺造影。因此,腮腺管的定位在临床上具有重要意义。

(二)下颌下腺

下颌下腺 submandibular gland 位于下颌骨下缘与二腹肌前、后腹所围成的下颌下三角内。其导管自腺内侧面发出,沿口底黏膜深面前行,开口于舌下阜。

(三)舌下腺

舌下腺 sublingual gland 较小,位于舌下襞的深面。导管有大、小两种,大管1条,与下颌下腺共同开口于舌下阜;小管约10条,开口于舌下襞表面。

第二节 咽

咽 pharynx 是一前后略扁的漏斗形肌性管道,位于第1~6颈椎前方,上端附于颅底,向下于第6颈椎下缘续于食管。咽有前壁、后壁及侧壁,其前壁不完整,故咽向前分别与鼻腔、口腔和喉腔相通。咽腔分别以软腭游离缘和会厌上缘为界,分为鼻咽、口咽和喉咽3部(图4-12)。

一、鼻咽

鼻咽 nasopharynx 是咽腔的上部,介于颅底与软腭游离缘之间,向前经鼻后孔与鼻腔相通。鼻咽的顶和后壁相互移行,其黏膜下有丰富的淋巴组织,称**咽扁桃体** pharyngeal tonsil,在婴幼儿较为发达。有的儿童咽扁桃体可异常增大,以致鼻咽腔变窄而影响呼吸,熟睡时出现张口呼吸。6~7岁后咽扁桃体开始萎缩,至10岁后差不多完全退化。

在鼻咽的两侧壁,下鼻甲后方约1 cm处,有**咽鼓管咽口** pharyngeal opening of auditory tube,鼻咽腔经此口与中耳鼓室相通。吞咽或充分张口时,咽鼓管开放,空气通过咽鼓管进入鼓室,以维持鼓膜两侧的气压平衡。咽部感染时,细菌经咽鼓管传播到中耳引起中耳炎。小儿的咽鼓管较短而宽,且呈水平位,故儿童患急性中耳炎远较成人为多。

咽鼓管的后外侧1/3为咽鼓管骨部,前内侧2/3为咽鼓管软骨部。咽鼓管咽口的前、上、后方形成明显的隆起,称**咽鼓管圆枕** tubal torus,它是寻找咽鼓管咽口的标志。在咽鼓管咽口附近黏膜内的淋巴组织称**咽鼓管扁桃体** tubal tonsil。咽鼓管圆枕后方与咽后壁之间有一凹陷,称**咽隐窝** pharyngeal recess,是鼻咽癌的好发部位。

二、口咽

口咽 oropharynx 介于软腭游离缘至会厌上缘平面之间,向上通鼻咽,向下通喉咽,向前经咽峡与口腔相通。口咽的前壁主要为舌根后部,此部与会厌之间有一矢状位的黏膜皱襞,称**舌会厌正中襞**,襞两侧的凹陷称**会厌谷**,异物也可停留此处。口咽的侧壁有腭扁桃体。

腭扁桃体 palatine tonsil 是淋巴上皮器官。6岁以前发育快,青春期后开始萎缩,到老年仅留少量淋巴组织。腭扁桃体呈扁卵圆形,位于腭舌弓与腭咽弓间的扁桃体窝内,在此窝上份未被扁桃体充满的空间称**扁桃体上窝** supratonsillar fossa,异物常停留于此。腭扁桃体的内侧面有两层黏膜皱襞。腭扁桃体除内侧面外,其余部分均被结缔组织形成的扁桃体囊包绕(图4-13,图4-14)。

腭扁桃体内侧面由上皮被覆,上皮陷入扁桃体实质内,形成深浅不一的**扁桃体隐窝** tonsillar crypts,并在扁桃体内伸出许多囊状分支,细菌易于存留繁殖,成为感染病灶。扁桃体隐窝的开口称**扁桃体小窝** tonsillar fossulae。

咽淋巴环由咽后上方的咽扁桃体、两侧的咽鼓管扁桃体、腭扁桃体及前下方的舌扁桃体所组成,对消化道和呼吸道有防御和保护作用。

三、喉咽

喉咽 laryngopharynx 居咽的下份,位于会厌上缘至环状软骨下缘平面之间,向下与食管相续,向前经喉口与喉腔相通。在喉口的两侧和甲状软骨内面之间,黏膜下陷形成**梨状隐窝** piriform recess,是异物易嵌顿停留的部位(图4-15)。

四、咽肌

咽壁的肌层由咽缩肌和咽提肌两组骨骼肌组

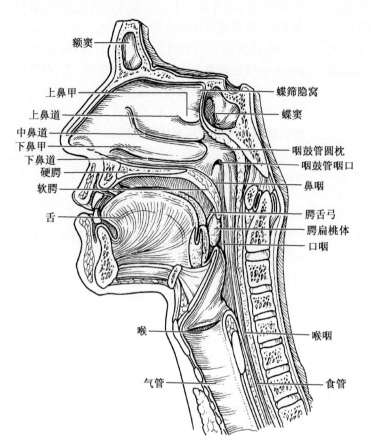

图 4-12　鼻腔、口腔、咽和喉的正中矢状切面

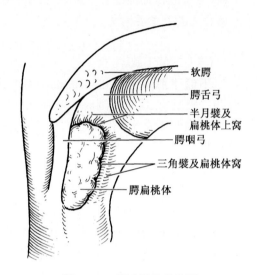

图 4-13　腭扁桃体的位置

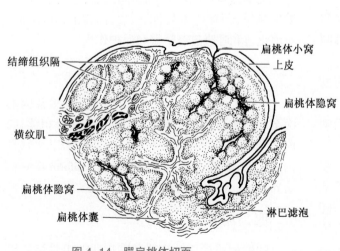

图 4-14　腭扁桃体切面

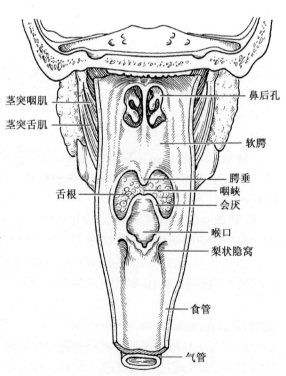

图 4-15　咽腔（后壁切开）

成。咽缩肌分为上、中、下 3 部，呈叠瓦状排列，即**咽下缩肌**盖于咽中缩肌下部，**咽中缩肌**盖于**咽上缩肌**下部。当吞咽时，各咽缩肌自上而下依次收缩，即将食团推向食管。**咽提肌**位于咽缩肌深部，肌纤维纵行，起自茎突（茎突咽肌）、咽鼓管软骨（咽鼓管咽肌）和腭骨（腭咽肌），止于咽壁和甲状软骨上缘。咽提肌收缩时，上提咽和喉，舌根后压，会厌封闭喉口，梨状隐窝开放，食团越过会厌，经喉咽进入食管（图 4-16，图 4-17）。

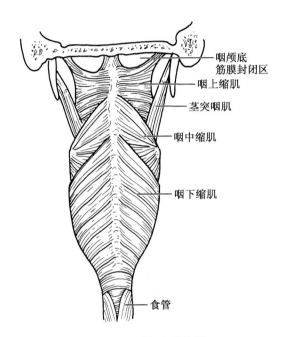

图 4-16 咽肌（后面观）

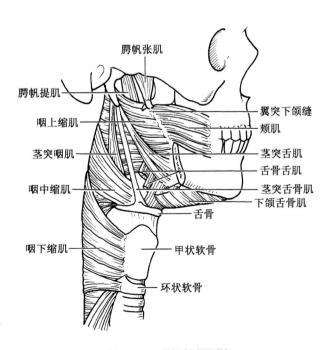

图 4-17 咽肌（侧面观）

第三节 食 管

一、食管的位置和分部

食管 esophagus 是一前后略扁的肌性管道。上端起自咽下缘，相当于环状软骨或第 6 颈椎下缘，下端止于胃贲门，相当于第 11 胸椎水平，前方平对第 7 肋软骨，全长约 25 cm。食管经颈部和胸部，穿膈的食管裂孔进入腹腔，故可分为颈、胸和腹 3 部。**颈部**上起环状软骨下缘，下至胸骨颈静脉切迹水平，长约 5 cm。**胸部**上起胸骨颈静脉切迹，下至膈的食管裂孔，长约 18 cm。**腹部**由食管裂孔至胃贲门，长 1~2 cm。在成人，由上颌中切牙至贲门的距离约为 40 cm（图 4-18）。

二、食管的狭窄部

食管的管径并非上下均匀一致，全长呈现 3 个狭窄。**第 1 狭窄**位于咽与食管交接处，距上颌中切牙 15 cm；**第 2 狭窄**位于气管杈水平，食管经过左主支气管后方与其交叉处，相当于胸骨角或第 4 与第 5 胸椎椎间盘水平，距上颌中切牙 25 cm；**第 3 狭窄**为食管通过膈的食管裂孔处，相当于第 10 胸椎水平，距上颌中切牙 40 cm。

【临床意义】

食管的 3 个狭窄具有一定的临床意义。第 1 狭窄部是食管内异物易于滞留处，而第 2、3 狭窄部是食管癌的好发部位。在临床上，位于第 2 狭窄部的食管癌较为多见。

三、食管壁的结构

食管具有消化管典型的 4 层结构。食管空虚时，断面呈扁圆形，食管黏膜形成纵行的皱襞向管腔突出。食管上段的纵行黏膜皱襞的数目和形状变化较大；在中、下段，一般有纵行黏膜皱襞 3~4 条。正常食管黏膜湿润光滑，内镜观察，黏膜色泽浅红或浅黄，黏膜下血管隐约可见。黏膜下层含许多较大的血管、神经丛和淋巴管，另外，还有大量黏液腺。食管壁的肌层，上 1/3 段为横纹肌，下 1/3 段属平滑肌，食管的中 1/3 段由横纹肌与平滑肌混合组成。外膜由疏松结缔组织构成。

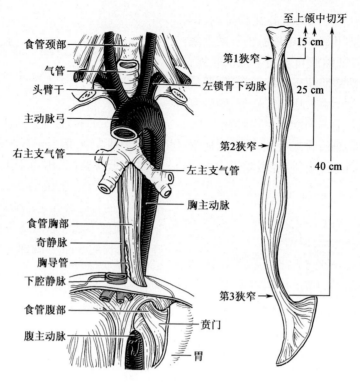

食管颈部
气管
头臂干
主动脉弓
右主支气管
食管胸部
奇静脉
胸导管
下腔静脉
食管腹部
腹主动脉

至上颌中切牙
第1狭窄 — 15 cm
左锁骨下动脉
25 cm
第2狭窄
左主支气管
胸主动脉
40 cm
第3狭窄
贲门
胃

图 4-18　食管位置及 3 个狭窄

第四节　胃

胃 stomach 是消化管最膨大的部分,上连食管,下续十二指肠。其大小和形态因胃的充盈程度、体位及体型等状况而不同。成人胃容量约 1 500 mL。胃除容纳食物和分泌胃液外,还兼有内分泌功能。

一、胃的形态和分部

胃有上、下两口,大、小两弯和前、后两壁。

胃的上口称**贲门** cardia,接食管。下口称**幽门** pylorus,通十二指肠。**胃小弯** lesser curvature of stomach,相当于胃的右上缘,自贲门延伸到幽门。在胃小弯最低处,可见一切迹,称**角切迹** angular incisure,它是胃体与幽门部在胃小弯的分界。**胃大弯** greater curvature of stomach 起始于**贲门切迹** cardiac incisure,此切迹为食管左缘与胃大弯起始处所构成的锐角。胃大弯起始部凸向左上方,大部分凸向左下方。

胃分为 4 部。**贲门部** cardiac part 指胃贲门周围的部分,与胃的其他部分无明显的界限。**胃底** fundus of stomach 指贲门切迹平面以上的部分,亦

称**胃穹窿** fornix of stomach,其中含有咽下的空气(约 50 mL),X 线摄片上可见一气泡,放射学中称之为**胃泡**。**胃体** body of stomach 上方与胃底相续,下界在胃小弯为角切迹,在胃大弯无明显界标,一般以胃大弯开始转为近于横向行走处为界,此处与角切迹之连线为胃体与幽门部的分界线。**幽门部** pyloric part 居胃体下界与幽门之间。在幽门部的大弯侧有一浅沟称中间沟,将幽门部分为左侧的**幽门窦** pyloric antrum 和右侧的**幽门管** pyloric canal。幽门窦通常居胃的最低部,幽门管长 2~3 cm。胃溃疡和胃癌多发生于胃的幽门窦近胃小弯处,临床上所称的"胃窦"即幽门窦,或是包括幽门窦在内的幽门部(图 4-19)。

二、胃的位置

胃的位置因体型、体位、胃的充盈等情况的不同而有很大的变化。胃在中等充盈时大部分位于左季肋区,小部分位于腹上区。胃的前壁在右侧与肝左叶贴近,在左侧与膈相邻,为左肋弓所掩盖。介于肝左叶与左肋弓之间的胃前壁,直接与腹壁相贴。胃后壁与胰、横结肠、左肾和左肾上腺相邻,胃底与膈和脾相邻。

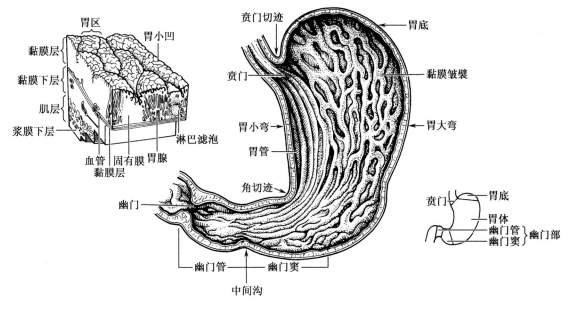

图4-19 胃的形态、分部和黏膜

贲门和幽门的位置比较固定,贲门位于第11胸椎左侧,幽门在第1腰椎右侧附近。胃大弯的位置较低,其最低点一般在脐平面。胃壁肌张力低,饱食后站立时,胃大弯最低点向下可达髂嵴水平。

三、胃壁的结构

胃壁有4层结构。**黏膜层**柔软,血供丰富,呈红色或红褐色。胃黏膜形成许多高低不一的皱襞,胃小弯处的4~5条纵行皱襞较为恒定,皱襞间的沟称**胃管**。胃黏膜在幽门形成环行皱襞,突向腔内,称**幽门瓣**。胃黏膜表面遍布不规则分布的小沟,小沟相互连成网状。网眼中胃黏膜呈小丘样隆起,直径1~6 mm,称**胃区** gastric area,用放大镜观察,胃区表面有许多小凹陷,称**胃小凹** gastric pit,是胃腺开口之处(图4-19)。**黏膜下层**由疏松结缔组织构成,内含丰富的血管、淋巴管、神经丛。**肌层**由3层平滑肌组成,自外向内依次为纵层、环层和斜行纤维层,环层最发达,在幽门处特别增厚,形成**幽门括约肌** pyloric sphincter,有延缓胃内容物排空和防止肠内容物逆流至胃的作用。胃的外膜为一层浆膜。

第五节 小 肠

小肠 small intestine 起自幽门,向下接盲肠,分十二指肠、空肠和回肠3部,在成人全长5~7 m。

一、十二指肠

十二指肠 duodenum 介于胃与空肠之间,全长20~25 cm,紧贴腹后壁,是小肠中长度最短、管径最大、位置最深且最为固定的小肠段。由于它既接受胃液,又接受胰液和胆汁的注入,所以十二指肠的消化功能十分重要。十二指肠外形呈"C"形,包绕胰头,可分为上部、降部、水平部和升部4部。

(一)上部

上部 superior part 长约5 cm,起自胃的幽门,行向右后方,至胆囊颈的后下方,急转向下移行为降部。上部与降部之间的转折处为**十二指肠上曲** superior duodenal flexure。十二指肠上部近幽门约2.5 cm的一段肠管,壁较薄,黏膜面较光滑,没有或甚少环状襞,此段称**十二指肠球** duodenal bulb。

【临床意义】

十二指肠球是十二指肠溃疡的好发部位。在十二指肠上部,十二指肠球的远端,临床上称之为十二指肠球后部。该部的癌肿可浸润或压迫其后方的胆总管,患者可出现阻塞性黄疸。

(二)降部

降部 descending part 长7~8 cm,起自十二指肠上曲,沿第1~3腰椎椎体和胰头右侧下降,至第3腰椎水平,弯向左侧,移行为水平部,转折处为**十二**

指肠下曲 inferior duodenal flexure。降部的黏膜形成许多环状襞,其后内侧壁的内面有一纵行的皱襞,称十二指肠纵襞 longitudinal fold of duodenum。纵襞下端的圆形隆起,称十二指肠大乳头 major duodenal papilla(图 4-20),距中切牙约 75 cm,胆总管和胰管共同开口于此。十二指肠大乳头稍上方,偶尔可见十二指肠小乳头 minor duodenal papilla,为副胰管的开口处。

（三）水平部

水平部 horizontal part 又称下部,长约 10 cm,起自十二指肠下曲,自右向左横行,经下腔静脉、腹主动脉前方,至第 3 腰椎左侧续于升部。肠系膜上动脉和肠系膜上静脉紧贴此部前面通过。

（四）升部

升部 ascending part 长 2~3 cm,自第 3 腰椎左侧向上,至第 2 腰椎左侧转折向前下方,形成十二指肠空肠曲,续于空肠。十二指肠空肠曲由十二指肠悬肌连于右膈脚。十二指肠悬肌及其表面的腹膜皱襞共同构成十二指肠悬韧带 suspensory ligament of duodenum,又称 Treitz 韧带,它是确定空肠起始的重要标志。

二、空肠和回肠

空肠 jejunum 和回肠 ileum 上接十二指肠,下续盲肠,借肠系膜固定于腹后壁,故又称系膜小肠。空、回肠有系膜附着的边缘称系膜缘,其相对缘称对系膜缘或游离缘。空、回肠无明显分界,但空肠占空、回肠全长的近端 2/5,位于腹腔的左上部;回

肠占空、回肠全长的远端 3/5,位于腹腔的右下部,部分位于盆腔内。

外观上,空肠管径较粗,管壁较厚,血管较多,颜色较红;而回肠管径较细,管壁较薄,血管较少,颜色较浅。此外,肠系膜的厚度从上向下逐渐变厚,脂肪含量越来越多。空、回肠肠系膜内血管的分布也有区别,空肠的直血管较回肠长,回肠动脉弓的级数较多(可达 4 级或 5 级),而空肠的动脉弓级数较少(图 4-21)。

空、回肠具有消化管典型的 4 层结构,其黏膜形成许多环状襞,襞上有大量小肠绒毛,因而极大地增加了小肠的吸收面积。黏膜和黏膜下层内含有淋巴滤泡,分孤立淋巴滤泡 solitary lymphatic follicles 和集合淋巴滤泡 aggregated lymphatic follicles 两类,前者分散于空肠和回肠黏膜内,后者又称 Peyer 斑,多见于回肠下部,有 20~30 个,呈梭形,其长轴与小肠长轴一致,常位于回肠的对系膜缘。肠伤寒的病变发生在集合淋巴滤泡,可并发肠穿孔或肠出血。

另外,约 2% 的成人在距回肠末端 0.3~1 m 范围的回肠壁上,有长 2~5 cm 的囊状突起,自肠壁向外突出,口径略细于回肠,称 Meckel 憩室,此为胚胎时期卵黄管未消失形成。

【临床意义】

Meckel 憩室可发炎或合并溃疡穿孔,因其位置靠近阑尾,故症状与阑尾炎相似。因此,在临床上应注意对两者的鉴别诊断。

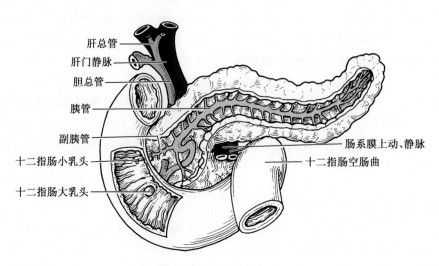

图 4-20　十二指肠和胰

肝总管
肝门静脉
胆总管
胰管
副胰管
十二指肠小乳头
十二指肠大乳头
肠系膜上动、静脉
十二指肠空肠曲

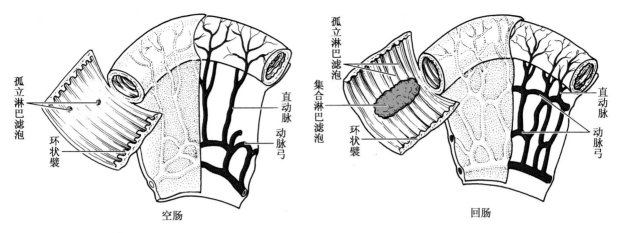

空肠

回肠

图 4-21 空肠与回肠的比较

第六节 大 肠

大肠 large intestine 是消化管的下段，全长约 1.5 m，围绕于空、回肠周围，分为盲肠、阑尾、结肠、直肠和肛管。

除直肠、肛管及阑尾外，结肠和盲肠具有 3 种特征性结构，即结肠带、结肠袋和肠脂垂。**结肠带** colic bands 由肠的纵行肌增厚而成，有 3 条，沿肠的纵轴排列（图 4-22），3 条结肠带均汇集于阑尾根部。**结肠袋** haustra of colon 为由横沟隔开向外膨出的囊状突起，其形成是由于结肠带较肠管短，使后者皱缩呈囊袋状。**肠脂垂** epiploic appendices 为沿结肠带两侧分布的许多小突起，由浆膜及其所包含的脂肪组织形成。在结肠的内面，相当于结肠袋间的横沟处，由环行肌和黏膜构成**结肠半月襞**。

一、盲肠

盲肠 cecum 是大肠的起始部，下端呈盲囊状，上续升结肠，左侧与回肠末端相连，以回盲瓣与升结肠及回肠为界。**回盲瓣** ileocecal valve 是由回肠末端突入盲肠所形成的上、下两个半月形的皱襞。此瓣可阻止小肠内容物过快地流入大肠，以便食物在小肠内充分消化吸收，并可防止盲肠内容物逆流到回肠。盲肠位于右髂窝内，高位盲肠可在髂窝上方，甚至到达肝右叶下方，低位盲肠可到达小骨盆内。

【临床意义】

回盲瓣只允许回肠内的食糜残渣进入盲肠，而阻止大肠内容物反流回小肠。当结肠有完全性梗阻时，一方面，由于阻塞的近端肠管内压力逐渐上升，影响血液循环；另一方面，结肠内细菌种类和数量较多，而形成所谓的"闭袢性肠梗阻"。这类梗阻如得不到及时处理，将会导致严重的后果。

二、阑尾

阑尾 vermiform appendix 的根部连于盲肠的后内侧壁，远端游离，长度为 6~8 cm，经阑尾孔开口于盲肠后内侧壁。儿童的阑尾相对较成人为长，中年以后逐渐萎缩变小。阑尾的外径介于 0.5~1.0 cm 之间，管腔狭小，排空较差。

阑尾的位置因人而异，它可位于回肠末端的前面或后面，或位于盲肠后方或下方，也可越过骨盆缘进入盆腔内（图 4-22）。据国内体质调查资料，阑尾以回肠后位和盲肠后位为多，盆位次之，再次为盲肠下位和回肠前位。此外，还可有肝下位和左下腹位等，虽属少见，但在急腹症的诊断过程中，应予考虑。鉴于阑尾位置变化颇多，手术中有时寻找困难，由于 3 条结肠带均在阑尾根部汇集，故沿结肠带向下追踪，是寻找阑尾的可靠方法。

阑尾根部的体表投影，通常以脐与右侧髂前上棘连线的中、外 1/3 交点（McBurney 点）为标志。有时也以左、右髂前上棘连线的右、中 1/3 交点（Lanz 点）表示。

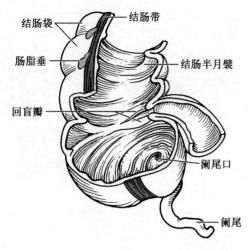

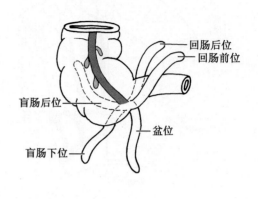

图 4-22 盲肠和阑尾

【临床意义】

阑尾的根部与盲肠的关系恒定。阑尾的位置是依据阑尾尖端所指示的方向而定的。位置不同的阑尾所毗邻的解剖结构亦各不相同,在阑尾发炎时,其临床症状和体征也会出现一定的差异。故了解阑尾位置的变异,对阑尾炎的诊断和治疗有很大的帮助。

三、结肠

结肠 colon 在右髂窝内续于盲肠,在第3骶椎平面连接直肠,其整体呈"M"形,将空、回肠包围在内。结肠分升结肠、横结肠、降结肠和乙状结肠4部,大部分固定于腹后壁。结肠的直径自其起端 6 cm,逐渐递减为乙状结肠末端的 2.5 cm,这是结肠肠腔最狭细的部位(图 4-23)。

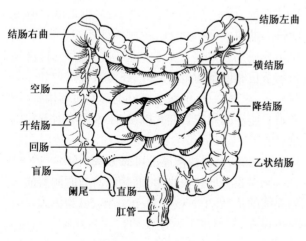

图 4-23 小肠和大肠

(一)升结肠

升结肠 ascending colon 续于盲肠,沿腰方肌和右肾前方上升至肝右叶下方,转折向左前下方移行为横结肠,转折的弯曲称**结肠右曲** right colic flexure,又称**肝曲**。升结肠的长度因盲肠位置的高低而异,其后壁借结缔组织贴附于腹后壁,活动度甚小。

(二)横结肠

横结肠 transverse colon 起自结肠右曲,向左横行,至脾下方转折向下,续于降结肠,转折处称结肠左曲。**结肠左曲** left colic flexure 又称**脾曲**,其位置较结肠右曲为高,接近脾和胰尾,故结肠左曲的位置较高、较深。横结肠由横结肠系膜连于腹后壁,活动度大,横结肠中部可下垂至脐或低于脐平面。

(三)降结肠

降结肠 descending colon 自结肠左曲起,沿左肾和腰方肌前面下行,至左髂嵴处续于乙状结肠。

(四)乙状结肠

乙状结肠 sigmoid colon 自左髂嵴水平开始,沿左髂窝转入盆腔内,全长呈"乙"字形弯曲,至第3骶椎平面续于直肠。乙状结肠借乙状结肠系膜连于骨盆侧壁,活动度较大。

四、直肠

直肠 rectum 在第3骶椎水平接乙状结肠,向下沿第4~5骶椎和尾骨前面下降,穿过盆膈移行为肛管,全长 10~14 cm。直肠并非笔直,在矢状面上有两个弯曲:**直肠骶曲** sacral flexure of rectum

凸向后,与骶、尾骨前面的弯曲一致;**直肠会阴曲** perineal flexure of rectum 是直肠绕过尾骨尖形成凸向前方的弯曲(图 4-24)。

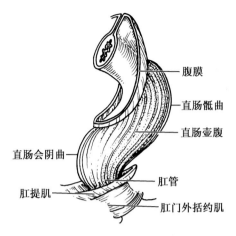

图 4-24 直肠和肛管外形

直肠上端与乙状结肠交接处管径较细,直肠下部显著膨大,称**直肠壶腹** ampulla of rectum。直肠内面有 3 个**直肠横襞**,由黏膜及环行肌构成。最上方的直肠横襞接近直肠与乙状结肠交接处,位于直肠左壁,距肛门约 11 cm。中间的直肠横襞最大而明显,位置最恒定,位于直肠右壁,距肛门约 7 cm。

最下方的一条直肠横襞多位于直肠左壁,有时此横襞缺如。

五、肛管

(一)肛管的形态

肛管 anal canal 的上端在盆膈平面与直肠相接,下端止于肛门,长约 4 cm。肛管为肛门括约肌所包绕,平时处于收缩状态,其生理功能是控制粪便的排泄。

肛管内面有 6~10 条纵行的黏膜皱襞,称**肛柱** anal columns,柱内有动、静脉和纵行肌。肛柱下端之间,彼此借半月形的黏膜皱襞相连,这些半月形的黏膜皱襞称**肛瓣** anal valves。肛瓣与肛柱下端共同围成的小隐窝称**肛窦** anal sinuses,窦口向上,肛腺开口于此,窦内往往积存粪屑,易于感染而发生肛窦炎。肛柱上端的连线称**肛直肠线** anorectal line,即直肠与肛管的分界线。肛柱下端与肛瓣边缘连成锯齿状环行线,环绕肠管内面,称**齿状线** dentate line(图 4-25)。

齿状线以上的部分来源于内胚层,其上皮为单层柱状上皮;齿状线以下的部分来源于外胚层,其上皮为复层扁平上皮。齿状线上方由内脏神经分布,下方由躯体神经分布。齿状线也是直肠动脉供

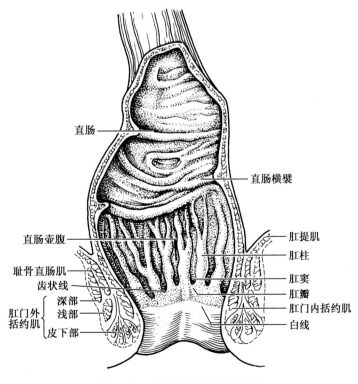

图 4-25 直肠和肛管腔面的形态

101

应、静脉和淋巴回流的分界线。

在齿状线下方，由于肛门内括约肌紧缩，而形成一宽约 1 cm 略微凸起的环形带，称**肛梳** anal pecten，其外观呈浅蓝色，光滑，深部为静脉丛。肛梳下缘有一不甚明显的环形线，称**白线** white line，它的位置相当于肛门内、外括约肌之间，肛门指诊可触知此处有一环形浅沟，称**括约肌间沟**。

肛门 anus 是肛管的下口，为一前后纵行的裂孔，前后径 2~3 cm。肛门周围皮肤富有色素，呈暗褐色，成年男子肛门周围长毛，并有汗腺（肛周腺）和丰富的皮脂腺。

（二）肛门括约肌

环绕肛管周围的肌有肛门内括约肌和肛门外括约肌。

1. **肛门内括约肌** sphincter ani internus　属平滑肌，是肠壁环行肌增厚而成，有协助排便的作用，对控制排便的作用不大。

2. **肛门外括约肌** sphincter ani externus　为横纹肌，围绕肛门内括约肌的外面。肛门外括约肌依其纤维所在部位，可分为 3 部：皮下部、浅部和深部。**皮下部**为位于肛门周围皮下的环形肌束，如此部肌纤维被切断，不会产生大便失禁；**浅部**为围绕肛管下端的椭圆形肌束，前、后方分别附着于会阴中心腱和尾骨尖；**深部**为位于浅部上方较厚的环形肌束（图 4-26）。浅部和深部是控制排便的重要肌束。

肛门内括约肌、肠壁的纵行肌、肛门外括约肌的浅部和深部及肛提肌的**耻骨直肠肌** puborectalis（图 4-27）共同构成围绕肛管的强大肌环，称**肛管直**

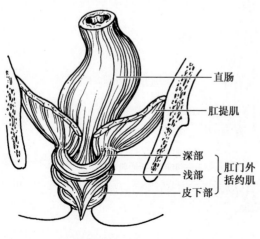

图 4-26　肛提肌和肛门外括约肌模式图（前面观）

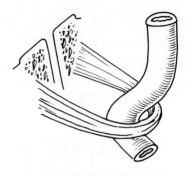

图 4-27　耻骨直肠肌模式图

肠环，对肛管起着极重要的括约作用。

【临床意义】

痔是直肠黏膜下和肛管皮肤下直肠静脉丛淤血、扩张和屈曲而形成的柔软静脉团，并因此而引起出血、栓塞或团块脱出。以齿状线为界，位于齿状线以上的痔为内痔，位于齿状线以下的称外痔，而在齿状线上、下方同时出现的称为混合痔。

第七节　肝

肝 liver 是人体最大的腺体。我国成年人肝的质量男性平均为 1 299.94 g，女性平均为 1 220.48 g。肝的长径（左右径）×宽径（上下径）×厚（前后径）为 258 mm×152 mm×58 mm。它既接受肝动脉，又接受肝门静脉的双重注入，这是有别于其他腺体的一个重要特点。

肝的功能极为复杂，它是机体新陈代谢最活跃的器官，除分泌胆汁外，还参与蛋白质、脂类、糖类和维生素等物质的合成、转化与分解。此外，激素、药物等物质的转化和解毒也在肝内进行。肝还具有吞噬、防御功能，胚胎时期有造血功能。

一、肝的形态

肝在活体呈红褐色，质软而脆。肝呈不规则的楔形，可分为上、下两面，前、后、左、右 4 缘。肝上面隆凸，与膈相接触，故又称**膈面** diaphragmatic surface（图 4-28）。膈面前部借矢状位的镰状韧带分成**肝右叶** right lobe of liver 和**肝左叶** left lobe of liver。膈面后部没有腹膜被覆的部分称**裸区** bare area，裸区的左侧部分有一较宽的沟称**腔静脉沟**

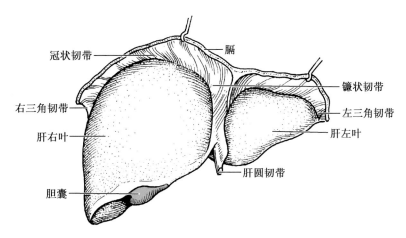

图 4-28 肝的膈面

sulcus for vena cava，有下腔静脉通过。

肝下面朝向下后方，凹凸不平，与腹腔脏器相邻，故又称**脏面** visceral surface（图 4-29）。脏面中部有一呈"H"形的沟，即两条纵沟和一条横沟。其中横行的沟是肝固有动脉左、右支，肝左、右管，肝门静脉左、右支及神经和淋巴管进出的门户，故称**肝门** porta hepatis。出入肝门的这些结构被结缔组织所包裹，合称**肝蒂** hepatic pedicle。肝蒂中3 种结构的位置关系是：肝左、右管在前，肝固有动脉左、右支居中，肝门静脉左、右支居后。左纵沟为一条较深的狭裂，前部有肝圆韧带通过，称**肝圆韧带裂** fissure for ligamentum teres hepatis；后部容纳静脉韧带，称**静脉韧带裂** fissure for ligamentum venosum。肝圆韧带是脐静脉闭锁后的遗迹。静脉韧带是胎儿时期静脉导管的遗迹。右纵沟前部容纳胆囊，称**胆囊窝** fossa for gallbladder；后部为**腔静脉沟** sulcus for vena cava，有下腔静脉通过。在腔静脉沟的上端有肝左、中、右静脉注入下腔静脉，故此沟上端被称为**第 2 肝门** secondary porta of liver。在

沟的下端亦有大小不等的肝静脉注入下腔静脉。胆囊窝由肝下缘向后上方可达肝门，与腔静脉沟并不相连。肝的脏面借"H"形的沟将其分为 4 个叶：**左叶**位于左纵沟的左侧；**方叶** quadrate lobe 位于肝门之前，肝圆韧带裂与胆囊窝之间；**尾状叶** caudate lobe 位于肝门之后，静脉韧带裂与腔静脉沟之间；**右叶**位于右纵沟的右侧。

肝前缘又称**下缘**，是肝的脏面与膈面之间的分界线，薄而锐利。在肝前缘与胆囊底及肝圆韧带接触处有**胆囊切迹**与**肝圆韧带切迹**。肝后缘钝圆，朝向脊柱。**肝右缘**是肝右叶的右下缘，也较钝圆。**肝左缘**即肝左叶的左缘，薄而锐利。

二、肝的位置和毗邻

肝大部分位于右季肋区和腹上区，小部分位于左季肋区。肝大部分被胸廓所掩盖，仅一小部分位于左、右肋弓之间的腹上区，直接与腹前壁相接触。

肝的上界与膈穹窿一致，在右锁骨中线上平第 5 肋间或第 5 肋；向左，肝上界经胸骨体与剑突

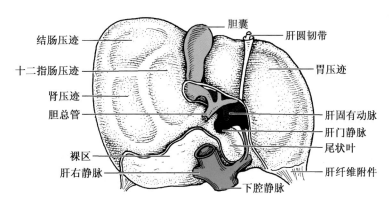

图 4-29 肝的脏面

结合处,最后终于左侧第5肋间左锁骨中线附近。肝下界即肝前缘,在右侧,肝前缘与右肋弓大体一致,故成年人体检时,在右肋弓下不能触到肝。在腹上区左、右肋弓间,肝前缘在剑突下约3cm。3岁以下的健康幼儿,由于腹腔的容积较小,而肝体积相对较大,肝下缘常低于右肋弓下1.5~2.0cm,到7岁以后,在右肋弓下不能触到。肝借镰状韧带和冠状韧带连于膈下面和腹前壁,因此在呼吸时,肝可随膈上下移动。平静呼吸时,肝的上下移动范围为2~3cm。

肝的脏面在左叶与胃前壁相邻,后上部邻接食管腹部;在右叶,前部与结肠右曲相邻接,中部近肝门处邻接十二指肠上曲,后部邻接右肾和右肾上腺。

三、肝的分叶和分段

按外形,肝可分为左叶、右叶、方叶和尾状叶。然而,这种分叶的方法不符合肝内管道系统的分布规律,因此不能适应肝部分切除的要求。

肝内有4套管道,形成两个系统,即**肝静脉系统**和**Glisson系统**。肝门静脉、肝动脉和肝管的各级分支相伴同行,并由结缔组织包裹,共同组成Glisson系统。所谓肝段就是根据Glisson系统的分支与分布及肝静脉的走行划分的。Glisson系统分布于肝段内,肝静脉走行于肝段间,两者在肝内呈相嵌配布。根据Glisson系统的分支与分布,按照**Couinaud肝段**划分法,肝可分为两半肝(左半肝、右半肝)、5叶(右前叶、右后叶、左内叶、左外叶和尾状叶)、8段(左外叶上、下段,右前叶上、下段,右后叶上、下段,左内叶,尾状叶)(图4-30)。

肝内各管道的腐蚀铸型标本显示在肝叶和肝段间存在着一些缺少Glisson系统分布的区域,这些区域称**肝裂** hepatic fissure。肝内有正中裂、左叶间裂和右叶间裂3个叶间裂,以及左外叶段间裂和右前、后叶段间裂2个段间裂(图4-31)。

正中裂 middle hepatic fissure 在肝膈面相当于胆囊切迹中点至下腔静脉左缘的连线。此裂将肝分为左半肝与右半肝。肝中静脉位于正中裂内。**右叶间裂** right interlobar fissure 位于正中裂右侧,在肝膈面为下腔静脉右缘至胆囊切迹中点右侧的肝下缘的外、中1/3交点的连线,转至脏面,连于肝门的右侧端。此裂将右半肝分为右前叶与右后叶,裂内有肝右静脉经过。**左叶间裂** left interlobar fissure 起自肝前缘的肝圆韧带切迹,向后上方至肝左静脉汇入下腔静脉处。左叶间裂将左半肝分为左内叶与左外叶。**左段间裂** left intersegmental fissure 在膈面相当于下腔静脉左壁至肝左缘上、中1/3交点的连线,转至脏面止于左纵沟中点稍后上方处。此裂将左外叶分为上段与下段,裂内有肝左静脉通过。**右段间裂** right intersegmental fissure 在脏面相当于横沟的右端与肝右缘中点的连线,再转至膈面,向左连于正中裂。此裂将右前、后叶分为上段与下段。了解肝的分叶和分段在临床上具有十分重要的意义。临床上可根据肝叶、肝段的划分,对肝病进行

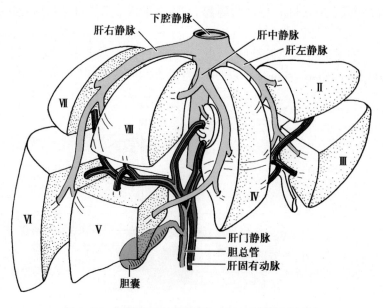

图4-30 肝的分叶和分段(Couinaud肝段划分法)

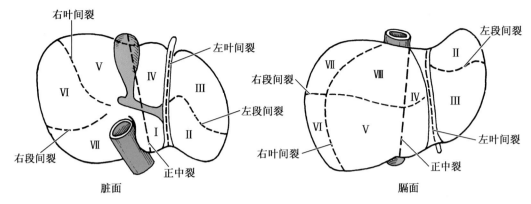

右叶间裂 左叶间裂 左段间裂

右段间裂 右段间裂 左段间裂

右段间裂 左叶间裂

脏面 正中裂 正中裂 膈面

Ⅰ. 尾状叶；Ⅱ. 左外叶上段；Ⅲ. 左外叶下段；Ⅳ. 左内叶；Ⅴ. 右前叶下段；Ⅵ. 右后叶下段；Ⅶ. 右后叶上段；Ⅷ. 右前叶上段

图 4-31 肝裂和肝段

较为准确的定位；在肝的外科手术中，可根据病情施行半肝、肝叶或肝段切除。

四、肝外胆道

胆汁由肝细胞产生，经肝内各级胆管收集，出肝门后，再经肝外胆道输送到十二指肠。肝外胆道包括肝左管、肝右管、肝总管、胆囊和胆总管（图 4-32）。

（一）肝总管

肝左管、肝右管分别由左、右半肝内的毛细胆管逐渐汇合而成，出肝后汇合成为肝总管。**肝总管** common hepatic duct 位于肝十二指肠韧带内，其下端与胆囊管汇合成胆总管。

（二）胆囊

胆囊 gallbladder 为储存和浓缩胆汁的囊状器官，呈长梨形，长 8 ~ 12 cm，宽 3 ~ 5 cm，容量 40 ~ 60 mL，位于肝的胆囊窝内，借疏松结缔组织与肝相连。

胆囊分底、体、颈、管 4 部。**胆囊底** fundus of gallbladder 是胆囊的盲端，圆钝而略膨大。胆囊底突向前下方，多露出于肝下缘，并与腹前壁的内面相接触。胆囊底的体表投影相当于右腹直肌外侧缘与右侧肋弓相交处。**胆囊体** body of gallbladder 位于胆囊底与胆囊颈之间，三者间无明显分界，其伸缩性较大。**胆囊颈** neck of gallbladder 是胆囊体向后的延续部分，细而弯曲，与胆囊管相续。**胆囊管** cystic duct 长 3~4 cm，直径为 0.2~0.3 cm，近胆囊颈的一段，其黏膜形成螺旋状的皱襞，称**螺旋襞** spiral fold，胆结石常嵌顿于此处。胆囊管、肝总管和肝的脏面围成的三角形区域称**胆囊三角**（Calot三角），胆囊动脉一般在此三角内经过，因此该三角是胆囊手术中寻找胆囊动脉的标志。

（三）胆总管

胆总管 common bile duct 由肝总管与胆囊管会合而成，长 4~8 cm，管径 3~6 mm，向下与胰管相会合。胆总管起始段位于十二指肠上部上方的肝十二指肠韧带内，然后经十二指肠上部后方，向下经胰头与十二指肠降部之间或经胰头后方，最后斜穿十二指肠降部后内侧壁，在十二指肠壁内与胰管汇合，形成略膨大的**肝胰壶腹** hepatopancreatic ampulla（Vater 壶腹），开口于十二指肠大乳头。在肝胰壶腹周围有**肝胰壶腹括约肌** sphincter of

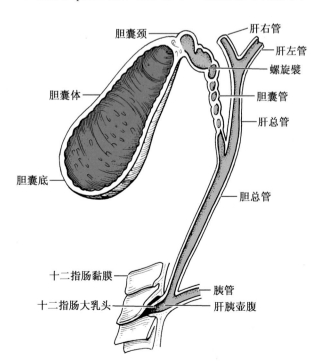

胆囊颈 肝右管
肝左管
螺旋襞
胆囊体
胆囊管
肝总管
胆囊底
胆总管
十二指肠黏膜
胰管
十二指肠大乳头
肝胰壶腹

图 4-32 胆囊及输胆管道

hepatopancreatic ampulla（**Oddi 括约肌**）包绕。此外，在胆总管和胰管的末段也有少量平滑肌包绕，分别称**胆总管括约肌**和**胰管括约肌**。肝胰壶腹括约肌平时保持收缩状态，由肝分泌的胆汁，经肝左、右管，肝总管，胆囊管进入胆囊储存；进食后，尤其进高脂肪食物，胆囊收缩，肝胰壶腹括约肌舒张，胆囊内的胆汁经胆囊管、胆总管、肝胰壶腹、十二指肠大乳头，排入十二指肠。

第八节　胰

胰 pancreas 由外分泌部和内分泌部两部分组成。外分泌部分泌胰液，内含有多种消化酶，有分解消化蛋白质、糖类和脂肪的作用。内分泌部即胰岛，散在于胰实质内，主要分泌胰岛素，参与调节糖代谢。

胰是位于腹后壁的一个狭长形的腺体，全长14~20 cm，质地柔软，色泽灰红，质量为80.84~116.58 g，横卧于腹后壁，平第1~2腰椎，分头、颈、体、尾4部，各部无明显界限。

胰头 head of pancreas 为胰右端膨大的部分，其上、下方和右侧被十二指肠包绕，胆总管经胰头后面的沟内或在胰头与十二指肠降部之间，因此胰头癌肿块可压迫胆总管而出现阻塞性黄疸。在胰头的下部有一向左后上方的突起，称**钩突** uncinate process。肠系膜上动、静脉夹持于胰头与钩突之间。胰头癌肿块可压迫肝门静脉起始段，影响其血液回流，使患者出现腹水、脾大等症状。**胰体** body of pancreas 位于胰颈与胰尾之间，略呈三棱柱形，较长，占胰的大部分。胰体的前面隔网膜囊与胃相邻，故胃后壁的癌肿或溃疡穿孔常与胰粘连。**胰颈** neck of pancreas 为介于胰头与胰体之间的狭窄部分，长2~2.5 cm，胃幽门位于其前上方，肠系膜上静脉和脾静脉在其后方汇合成肝门静脉。**胰尾** tail of pancreas 较细，向左上方抵达脾门。

胰管 pancreatic duct 位于胰实质内，靠近胰的背侧，与胰的长轴一致，从胰尾经胰体走向胰头，沿途接受许多小叶间导管，最后于十二指肠降部的壁内与胆总管汇合成肝胰壶腹，开口于十二指肠大乳头。在胰头上部常有一小管，位于胰管上方，称**副胰管** accessory pancreatic duct，开口于十二指肠小乳头（图4–20）。

【临床意义】

胰腺癌多发生于胰头部，约占2/3；其次是胰体、尾部，约占1/4；全胰癌较少。胆总管经胰头后方的沟内或在十二指肠降部与胰头之间，胰头癌可浸润或压迫胆总管，患者可出现阻塞性黄疸。胰头癌还可直接浸润到邻近的肝门静脉和肠系膜上动、静脉。肝门静脉直接受压，可影响其血液回流，并可引起肝门静脉血栓形成。

[复习思考题]

1. 何谓上、下消化道？

2. 何谓咽峡？

3. 在舌的上、下面分别可见到哪些重要的结构？

4. 3 对唾液腺各位于何处？其导管分别开口于何处？

5. 咽分哪几部？各部有什么结构？咽通过什么与何处相通？

6. 食管分哪几部？3 个狭窄在何处？

7. 试述胃的形态、分部和位置。

8. 十二指肠分哪几部分？空、回肠的主要区别是什么？

9. 大肠分哪几部分？各部形态特点是什么？

10. 消化道相邻各部之间有何重要结构？这些结构分别有何作用？

11. 试述肝的形态和位置。

12. 肝外胆道包括什么？

13. 试述胆汁的产生及排出途径。

14. 胰头肿大可压迫哪些重要结构？

The Alimentary System

【**Summary**】The function of the alimentary (digestive) system is to ingest foods, secrete enzymes that modify the size of food molecules, absorb the products of this digestive action and eliminate the unused residues. The alimentary system alters the ingested food by mechanical and chemical processes so that it can ultimately cross the wall of the gastrointestinal tract and enter the blood vascular and lymphatic systems.

The alimentary system comprises the alimentary

canal and accessory alimentary glands. The alimentary canal (about 9 m long) extends from the mouth to the anus. It consists of the following parts: the mouth, pharynx, esophagus, stomach, small and large intestines. The small intestine is divided into the duodenum, jejunum and ileum, the large intestine into the cecum, appendix, colon and the rectum. The inner surface of the alimentary canal is lined with a mucous membrane or mucosa, which consists of a superficial layer of epithelium regionally specialized for different digestive functions. Alimentary glands include liver, pancreas, the salivary glands, and some small glands which distribute in alimentary canal. The liver is the largest gland in the body that lies under the right side of the abdominal cavity. The pancreas is located behind the peritoneum and beneath the stomach. The liver and pancreas empty their secretions into the duodenum of the small intestine to assist in the digestion of food. There are three pairs of salivary glands: submandibular glands, sublingual glands, and parotid glands. Apart from keeping the mucous membranes of the mouth moist and cleaning the mouth and teeth, saliva aids in the preparation of food by moistening it and dissolves some of the food molecules, moreover, the secretions of the paired salivary glands contain the enzyme ptyalin which initiates carbohydrated digestion.

（重庆医科大学　邱国平　杨　美）

数字课程学习······

 教学 PPT　 自测题　 微课视频　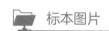 标本图片　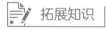 拓展知识

第 五 章

呼 吸 系 统

呼吸系统 respiratory system 的主要功能是进行气体交换,即吸入含氧量高的新鲜空气,呼出含二氧化碳高的气体。呼吸系统由呼吸道和肺两大部分组成。呼吸道包括鼻、咽、喉、气管和各级支气管,临床上通常把鼻、咽和喉称**上呼吸道**,把气管和各级支气管称**下呼吸道**(图 5-1)。肺由肺实质(支气管树和肺泡)及肺间质(结缔组织、血管、淋巴管、淋巴结和神经)组成,表面包有脏胸膜。呼吸道是气体进出的通道,肺泡是气体交换的场所。

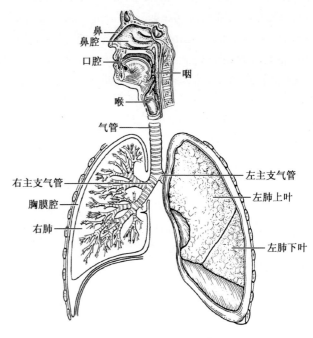

图 5-1 呼吸系统概观

第一节 鼻

鼻 nose 由外鼻、鼻腔和鼻旁窦 3 部分组成,它是呼吸道的起始部,也是嗅觉器官。

一、外鼻

外鼻 external nose 由鼻骨和软骨作支架,被覆皮肤和少量皮下组织。骨部表面的皮肤薄而松弛,软骨部表面的皮肤较厚,富含皮脂腺和汗腺,痤疮和酒渣鼻可发生于软骨部的皮肤。

外鼻上部较窄与额部相连的部分称**鼻根**,向下延成**鼻背**,末端为**鼻尖**。鼻尖两侧呈弧状隆突的部分称**鼻翼**,在呼吸困难时,可见鼻翼扇动。小儿呼吸困难时,鼻翼扇动更为明显。从鼻翼向外下方到口角的浅沟称**鼻唇沟** nasolabial sulcus。正常人两侧鼻唇沟的深度对称,面神经瘫痪时,瘫痪侧的鼻唇沟变浅或消失。

二、鼻腔

鼻腔 nasal cavity 以骨和软骨为基础,内面覆以黏膜,鼻中隔将鼻腔分成左、右两腔,各腔向前以**鼻孔** nostril 通外界,向后经**鼻后孔** choanae 通鼻咽。

鼻腔前下方鼻翼内面较宽大的部分称**鼻前庭** nasal vestibule,起于鼻孔,止于鼻阈。鼻阈是皮肤与鼻黏膜的分界处。鼻前庭由皮肤覆盖,生有鼻毛,借以滤过、净化空气。鼻前庭皮肤富含皮脂腺和汗腺,是疖肿好发的部位之一。由于其缺少皮下组织,皮肤直接与软骨膜紧密相连,故发生疖肿时甚为疼痛。

鼻中隔 nasal septum 由筛骨垂直板、犁骨和鼻中隔软骨构成,被覆黏膜。鼻中隔少有完全居正中矢状位者,往往是偏向一侧。鼻中隔前下份有一**易出血区**(Little 区或 Kiesselbach 区),此区血管丰富且位置表浅,受外伤或干燥空气刺激时易破裂而出血。90% 左右的鼻出血均发生于此区。

鼻腔外侧壁的形态较为复杂,自上而下有 3 个鼻甲突向鼻腔,分别称**上鼻甲、中鼻甲**和**下鼻甲**。3 个鼻甲的下方各有一裂隙,相应称**上鼻道、中鼻道**和**下鼻道**。鼻甲与鼻中隔之间的腔隙,称**总鼻道**。在上鼻甲的后上方有时可有最上鼻甲。上鼻甲或最上鼻甲上后方与鼻腔顶之间的凹陷称**蝶筛隐窝**(图 5-2)。由于鼻甲及鼻道的形成,大大扩展了鼻黏膜的面积,有利于对吸入空气的加温与湿润。

将中鼻甲切除,在中鼻道中部可见一凹向上的弧形裂隙,称**半月裂孔**,裂孔的前端有通向前上方的漏斗形管道为**筛漏斗**。半月裂孔上方的圆形隆起为**筛泡**。中鼻道为众多鼻旁窦共同开口之处。下鼻甲的前端距鼻前孔约 2 cm,后端距咽鼓管咽口约 1 cm。在下鼻道内,鼻泪管开口于其前上方,距鼻前孔约 3 cm(图 5-3)。

鼻黏膜覆盖于固有鼻腔和鼻旁窦的表面,按其生理功能分为呼吸区与嗅区。**呼吸区**的黏膜在正常情况下呈粉红色,表面光滑湿润,以具有丰富的**静脉海绵丛**为其特征。在鼻甲,尤其是下鼻甲,鼻甲海绵丛呈丰富的血管腔隙,这些血管腔隙周围有平滑肌纤维分布,以调节鼻甲的充血程度。鼻黏膜内有丰富的鼻腺(黏液腺、浆液腺、混合腺及杯状细胞),能产生大量分泌物。当有感染或炎症刺激时,分泌物会增多或导致鼻塞。**嗅区**黏膜仅占上鼻甲内侧面及与其相对的鼻中隔部分,活体呈苍白或淡黄色,面积约 5 cm²。嗅区黏膜有感受嗅觉刺激的嗅细胞分布。

三、鼻旁窦

鼻旁窦 paranasal sinuses 是鼻腔周围颅骨内一些开口于鼻腔的含气空腔,共 4 对,即上颌窦、额窦、筛窦和蝶窦(图 5-3,图 5-4)。

(一)上颌窦

上颌窦 maxillary sinus 在鼻旁窦中体积最大,几乎占据整个上颌骨的体部,左右各一,其形状与上颌骨体部外形相符,容积约为 14 mL。上颌窦一般可分为前、后、内侧、上、底 5 个壁。前壁向内略

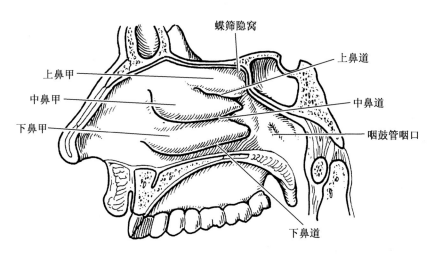

图 5-2　鼻腔外侧壁

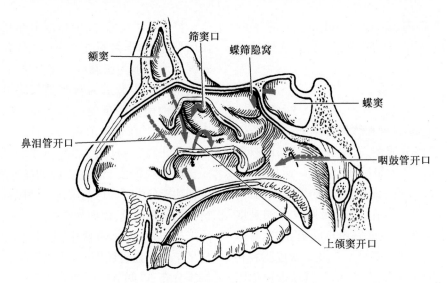

图 5-3　鼻旁窦开口(中、下鼻甲部分切除)

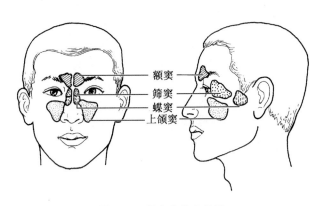

图 5-4　鼻旁窦体表投影

凹陷,形成上颌骨体前面的尖牙窝。后壁较厚,与翼腭窝毗邻。内侧壁即鼻腔之外侧壁,相当于中鼻道和下鼻道的大部分。此壁有上颌窦口,开口于中鼻道。**上颌窦口**的形状与大小不一,多呈椭圆形裂缝,少数为圆形或肾形,其直径约 3 mm。内侧壁在下鼻甲附着处下方的骨质最薄,是上颌窦穿刺的进针位置。上壁为眶的下壁。上颌窦的底即上颌骨的牙槽突,常低于鼻腔的底部,此壁与上颌第 2 前磨牙及第 1、2 磨牙的根部十分邻近,仅由一层菲薄的骨质相隔,甚至牙根直接埋藏于上颌窦黏膜的深面,故磨牙根的感染极易侵入窦内。上颌窦的开口高于窦底,发炎后引流不畅,易造成窦内积脓,治疗时可进行上颌窦穿刺冲洗。

(二) 额窦

额窦 frontal sinus 位于筛窦前上方,额骨内外板之间,左右各一。窦的大小及形状极不一致,但基本上为一倒置的三角锥体形。眶的内上角为额窦底部,骨质最薄,急性额窦炎时,此处压痛明显。额窦向下开口于中鼻道的筛漏斗。额窦在 15 岁左右才发育完全,其大小、形状个体差异很大。

(三) 筛窦

筛窦 ethmoidal sinus 由大小不一、排列不规则的小气房系统组成,绝大部分小气房位于鼻腔外侧壁上方的筛骨之中,共有 3~18 个,可分前、中、后 3 组。**前筛窦**的气房较小,有 5~6 个。**中筛窦**即筛泡内的气房,有 3~4 个。前筛窦、中筛窦开口于中鼻道。**后筛窦**开口于上鼻道,偶有后筛窦的个别气房开口于蝶筛隐窝。

(四) 蝶窦

蝶窦 sphenoidal sinus 位于蝶骨体内,窦中隔将其分为左右各一,均各通过其前壁的孔开口于蝶筛隐窝。临床上经蝶窦入路可行垂体、海绵窦等手术。

第二节　喉

喉 larynx 不仅是呼吸的管道,也是发声的器官。它以软骨为基础,借关节、韧带和肌连结而成。

一、喉的软骨

喉软骨构成喉的支架,包括单一的甲状软骨、环状软骨、会厌软骨和成对的杓状软骨(图 5-5)。

(一) 甲状软骨

甲状软骨 thyroid cartilage 是喉软骨中最大的一块,形似盾牌,构成喉的前外侧壁,由两块近似四边形的**左板**和**右板**合成。两板的前缘彼此融

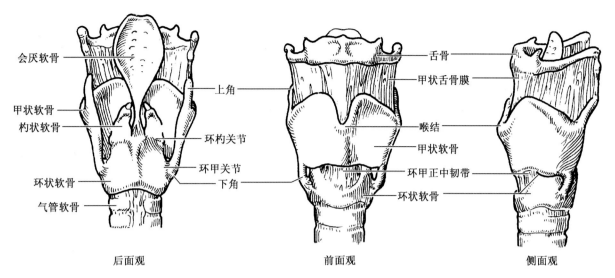

会厌软骨
甲状软骨
杓状软骨
环杓关节
环状软骨
气管软骨
上角
环甲关节
下角

后面观

舌骨
甲状舌骨膜
喉结
甲状软骨
环甲正中韧带
环状软骨

前面观

侧面观

图 5-5　喉软骨及其连结

合成直角(男性)或约 120° 的角。左、右板融合处的上端向前突出,在成年男子特别显著,称**喉结** laryngeal prominence,喉结上方呈"V"形的切迹称**上切迹**。左、右板的后缘均向上、下发出突起,称**上角**和**下角**。上角较长,借韧带与舌骨大角相连;下角较短,内侧面有关节面,与环状软骨板侧部的关节面形成环甲关节。

(二) 环状软骨

环状软骨 cricoid cartilage 位于甲状软骨下方,形成喉的底座,形似一枚带印章的戒指,为喉和气管中唯一呈完整环形的软骨,对支撑呼吸道有极为重要的作用,损伤后易引起喉狭窄。它由环状软骨板和环状软骨弓两部构成。**环状软骨板**位于后方,构成喉后壁的大部分,板上缘两侧各有一长圆形的关节面与杓状软骨构成环杓关节。环状软骨弓构成喉下份的前外侧壁。**环状软骨弓**平对第 6 颈椎,是颈部的重要标志之一。环状软骨弓与板交界处,两侧各有一个与甲状软骨下角相关联的关节面。

(三) 会厌软骨

会厌软骨 epiglottic cartilage 形似树叶,上宽下窄。下端狭细的会厌软骨茎借韧带连于甲状软骨上切迹的后下方。会厌软骨的前、后面均有黏膜被覆,称之为**会厌** epiglottis。会厌位于喉入口的前方,当吞咽时,喉上提,会厌关闭喉口,以防止食物误入喉腔。

(四) 杓状软骨

杓状软骨 arytenoid cartilage 近似三棱锥形,可分尖、底和两突。底朝下与环状软骨板上缘的关节

面构成环杓关节。由底向前伸出的突起,有声韧带附着,称**声带突**;由底向外侧伸出的突起,有喉肌附着,称**肌突**。

二、喉的连结

喉的连结包括喉软骨之间及喉与舌骨和气管间的连结(图 5-5,图 5-6)。

(一) 环杓关节

环杓关节 cricoarytenoid joint 由杓状软骨底与环状软骨板上缘的关节面构成。杓状软骨在此关节上可沿垂直轴作旋转运动,使声带突向内、外侧移动,因而能开大或缩小声门。杓状软骨也可作左、

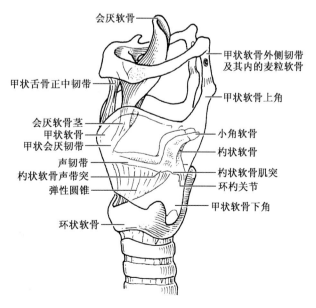

会厌软骨
甲状舌骨正中韧带
会厌软骨茎
甲状软骨
甲状会厌韧带
声韧带
杓状软骨声带突
弹性圆锥
环状软骨
甲状软骨外侧韧带及其内的麦粒软骨
甲状软骨上角
小角软骨
杓状软骨
杓状软骨肌突
环杓关节
甲状软骨下角

图 5-6　喉软骨连结透视侧位图(甲状软骨右板深面的结构)

右滑行。

（二）环甲关节

环甲关节 cricothyroid joint 由甲状软骨下角与环状软骨板侧部的关节面构成。甲状软骨在额状轴上作前倾和复位运动。前倾时，加大甲状软骨前角与杓状软骨间的距离，声带紧张；复位时，两者间的距离缩小，声带松弛。

（三）弹性圆锥

弹性圆锥 conus elasticus 为弹性纤维组成的膜状结构，自甲状软骨前角的后面，向下、向后附着于环状软骨上缘和杓状软骨声带突。此膜的上缘游离，紧张于甲状软骨前角与杓状软骨声带突之间，称**声韧带** vocal ligament，是声带的基础。弹性圆锥前份较厚，紧张于甲状软骨下缘与环状软骨弓上缘之间，称**环甲正中韧带**。当急性喉阻塞来不及进行气管切开术时，可切开此韧带或在此作穿刺，建立暂时的通气道，抢救患者生命。

（四）方形膜

方形膜 quadrangular membrane 呈斜方形，由会厌软骨的两侧缘和甲状软骨前角的后面向后附着

于杓状软骨的前内侧缘。方形膜的下缘游离，称**前庭韧带** vestibular ligament。

（五）甲状舌骨膜

甲状舌骨膜 thyrohyoid membrane 连于甲状骨上缘与舌骨之间。

（六）环状软骨气管韧带

环状软骨气管韧带 cricotracheal ligament 连于环状软骨下缘与第1气管软骨环之间。

三、喉肌

喉肌属横纹肌，其作用是运动喉的软骨和关节，进而紧张或松弛声带，开大或缩小声门裂，并可缩小喉口（图5-7，表5-1）。

（一）环甲肌

环甲肌 cricothyroid muscle 起自环状软骨弓的前外侧面，向后上止于甲状软骨下缘和下角。收缩时使甲状软骨前倾，从而拉长并紧张声带。

（二）环杓后肌

环杓后肌 posterior cricoarytenoid muscle 起自环状软骨板后面，纤维行向外上方，止于杓状软骨肌

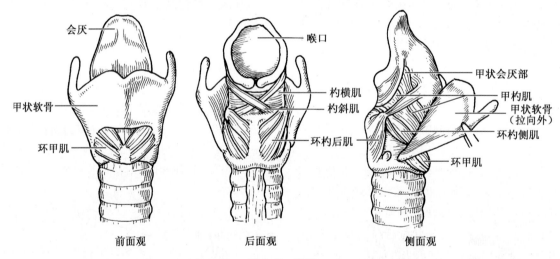

图5-7 喉肌

表5-1 喉肌的名称、起止和主要作用

名称	起 止	作 用
环杓后肌	起于环状软骨板后面，止于杓状软骨肌突	开大声门、紧张声带
环杓侧肌	起于环状软骨弓上缘和外侧面，止于杓状软骨肌突	缩小声门
杓横肌	肌束横行连于两侧杓状软骨后面	缩小声门
环甲肌	起于环状软骨弓前外侧面，止于甲状软骨下缘和下角	紧张声带
甲杓肌	起于甲状软骨前角的内面，止于杓状软骨外侧面和声带突。止于声带突的肌束紧贴声韧带，特称声带肌	内侧部松弛声带，外侧部缩小声门
杓斜肌	起于杓状软骨肌突，止于对侧杓状软骨尖	缩小喉口和声门裂

突。收缩时,牵引杓状软骨肌突向后外,使杓状软骨在垂直轴上旋转,声带突外展,声门开大,声带紧张。

(三)环杓侧肌

环杓侧肌 lateral cricoarytenoid muscle 起自环状软骨弓的上缘和外侧面,纤维斜向后上方,止于杓状软骨肌突。收缩时牵引肌突向前,使声带突转向内侧,声门裂变窄。

(四)甲杓肌

甲杓肌 thyroarytenoid muscle 起自甲状软骨前角的后面,循弹性圆锥并与声带平行向后,止于杓状软骨的外侧面和声带突。其中止于声带突的肌束紧贴声带,称**声带肌** vocal muscle,收缩时使声襞变短、松弛。

除上述各肌外,还有位于两侧杓状软骨之间的**杓横肌和杓斜肌**,可缩小喉口并使声门裂变窄。此外,还有**杓会厌肌**,位于杓会厌襞内,收缩时牵拉会厌,使喉口缩小。

四、喉腔

喉腔 laryngeal cavity 上经喉口与喉咽相通,下通气管。内面衬以黏膜,喉腔黏膜亦与咽和气管的黏膜相连续(图 5-8)。

喉口 aditus laryngis 为喉腔的上口,朝向后上方,由会厌上缘、杓会厌襞和杓间切迹围成。

喉腔被上、下两对由喉侧壁突入腔内的黏膜皱襞分为 3 部:喉前庭、喉中间腔和声门下腔。上方的一对黏膜皱襞称**前庭襞** vestibular fold,活体呈粉红色,自甲状软骨前角中部连至杓状软骨声带突上方。两侧前庭襞间的裂隙前窄后宽,此裂隙称**前庭裂** rima vestibuli。下一对黏膜皱襞称**声襞** vocal fold,在活体颜色较白,较前庭襞更为突向喉腔,自甲状软骨前角中部连至杓状软骨的声带突。位于两侧声襞及杓状软骨基底部之间的裂隙,称**声门裂** rima glottidis,是喉腔最狭窄的部位。声门裂的前 3/5 位于两侧声襞游离缘之间,称**膜间部**;后 2/5 位于杓状软骨之间,称**软骨间部**。通常所称的**声带** vocal cord 是指声襞及由其覆盖的声韧带和声带肌三者组成的结构。

喉腔在喉口至前庭裂平面间的部分,称**喉前庭** laryngeal vestibule,上宽下窄,前壁主要由会厌的喉面构成。前壁中央部相当于会厌软骨柄附着处的上方,呈结节状隆起,称**会厌结节**。

喉腔在前庭裂平面至声门裂平面之间的部分,称**喉中间腔** intermedial cavity of larynx,是喉腔三部中容积最小的。喉中间腔向两侧延伸至前庭襞与声襞间的梭形隐窝,称**喉室**。

喉腔自声门裂平面至环状软骨下缘的部分,称**声门下腔** infraglottic cavity,上窄下宽,呈圆锥形。此区黏膜下组织比较疏松,炎症时易引起水肿。婴幼儿喉腔较窄小,喉水肿时容易引起喉阻塞,导致呼吸困难。

间接喉镜检查可见会厌喉面的会厌结节,两侧可看到粉红色的前庭襞及在声门裂两旁呈瓷白色的声襞,表面光滑,边缘菲薄(图 5-9)。平静呼吸时,膜间部呈三角形;深呼吸时,由于声带突的外转而使整个声门裂呈菱形;发声时,两侧声带紧张、靠近,甚至关闭。

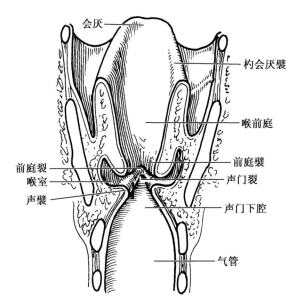

图 5-8 喉的冠状切面后面观

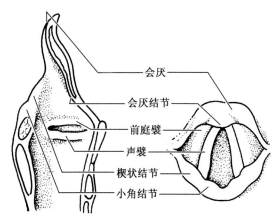

图 5-9 喉正中矢状切面(左侧)及喉镜检查
上面观所见(右侧)

第三节 气管和支气管

一、气管

气管 trachea 为后壁略扁平的圆筒形管道，位于食管前方，上接环状软骨，经颈部正中，下行入胸腔。根据气管的行程与位置，可分为颈、胸两部，在胸骨角平面（平对第 4 胸椎椎体下缘）分为左、右主支气管（图 5-10），分权处称**气管权** bifurcation of trachea，气管权内面有一向上凸的纵嵴，呈半月形，称**气管隆嵴** carina of trachea（图 5-11），略偏向左侧，是支气管镜检查的定位标志。

气管由 16~20 个"C"形的软骨环及连接各环之间的结缔组织和平滑肌构成，气管内面衬以黏膜。气管的后壁缺少软骨，由纤维组织膜封闭，称**膜壁**。环状软骨可作为向下检查气管软骨环的标志，气管切开术通常在第 3~5 气管软骨环处进行。

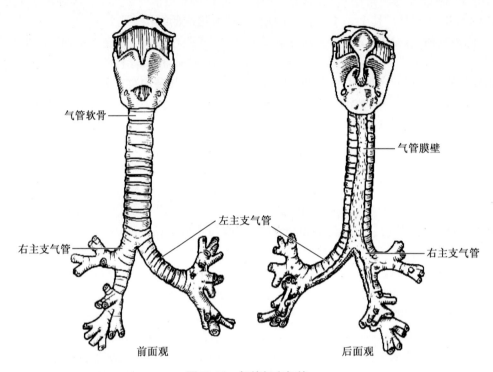

气管软骨
左主支气管
右主支气管
前面观

气管膜壁
右主支气管
后面观

图 5-10　气管与支气管

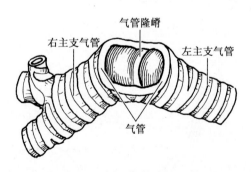

气管隆嵴
右主支气管
左主支气管
气管

图 5-11　气管隆嵴

二、支气管

支气管 bronchi 指由气管分出的各级分支。由气管分出的一级支气管，称左、右主支气管。

右主支气管 right principal bronchus 长 1.9~ 2.6 cm，外径 1.2~1.5 cm，与气管中线的延长线形成 22°~25°的角。

左主支气管 left principal bronchus 长 4.5~ 5.2 cm，外径 0.9~1.4 cm，与气管中线的延长线形成 35°~36°的角。

左主支气管与右主支气管相比较，前者较细长，走向倾斜；后者较粗短，走向较前者略直，所以经气管坠入的异物多进入右主支气管。

【临床意义】

气管切开术在颈部进行，患者仰卧，头后仰位，于颈前部环状软骨下方沿正中线纵行切开第 3~5 气管软骨环与软骨环韧带的前壁。据对中国人的研究资料显示,在气管切开体位,成人颈段有7~11个气管软骨环,甲状腺峡部多位于第1~5气管软骨环前面,甲状腺峡可作为气管切开的参考定位标志。气管切开前准确定位十分重要,低位切开可在第4~5气管软骨环或第5~6气管软骨环之间进行,切口部位不宜低于第7气管软骨环,由于气管下段伸入胸腔,与众多大血管干相邻,故低位切开发生出血并发症的可能性较大。

第四节 肺

一、肺的形态

肺 lung 位于胸腔内,分左肺和右肺。左、右两肺位于膈的上方和纵隔的两侧。由于膈的右侧份较左侧为高及心脏位置偏左,故右肺较宽短,左肺较狭长(图5-12)。

肺表面为脏胸膜所被覆,光滑润泽。透过脏胸膜可见许多多边形的小区,即肺小叶的轮廓。肺的颜色随年龄、职业的不同而不同,幼儿肺的颜色呈淡红色,随着年龄的增长,空气中的尘埃、炭末等颗粒吸入肺内,肺的颜色逐步变为暗红或深灰色。接触粉尘较多的工种,部分人员的肺可呈棕黑色或全部呈红黑色。正常肺组织柔软,富有弹性。由于肺内含有空气,故能浮于水面,而未经呼吸的肺,入水则下沉。法医借此鉴别胎儿为生前死亡或生后死亡。

肺大致呈圆锥形,具有一尖、一底、两面(肋面和内侧面),以及三缘,即前缘、后缘和下缘。

肺尖圆钝,经胸廓上口突至颈根部,超出锁骨内侧 1/3 段上方 2.5 cm。**肺底**又称膈面,稍向上凹。**肋面**面积较大而圆凸,邻接肋和肋间肌。**内侧面**亦称纵隔面,此面的中部有一长圆形的凹陷,称**肺门**,有支气管、肺动脉、肺静脉、支气管动脉、支气管静脉、淋巴管和神经进出,这些进出肺门的结构,由结缔组织包绕,构成肺根。**肺根**内各结构的排列自前向后依次为:肺静脉、肺动脉、支气管。自上而下,左肺根内部结构的排列为:肺动脉、支气管、肺静脉;右肺根为:支气管、肺动脉、肺静脉。肺门附近有支气管肺淋巴结(肺门淋巴结)。

肺经固定液固定后,肺表面可见到压迹或沟,

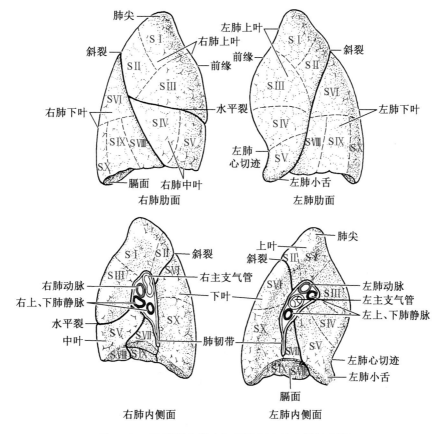

图5-12 肺的形态及支气管肺段在肺表面的范围

这是邻接的器官在肺表面的压迹，借此可了解肺的毗邻关系。如右肺肺门后方有食管压迹，上方有奇静脉沟。左肺肺门上方和后方有主动脉弓和胸主动脉的压迹。两侧肺门的前下方均有心压迹，左肺尤为明显。

肺的前缘薄锐，左肺前缘下份有**左肺心切迹**，切迹下方的舌状突出部，称**左肺小舌**。肺的下缘较锐，伸入膈与胸壁之间的肋膈隐窝内。肺的**后缘**圆钝。

左肺由**斜裂**分为上、下两叶，此裂自后上斜向前下达内侧面。右肺除**斜裂**外，尚有**水平裂**，此裂起自斜裂的后部，水平向前达右肺的内侧面。右肺由斜裂和水平裂划分为上叶、中叶和下叶。

肺叶之间一方面可有融合现象，另一方面左肺有时可有 3 叶，右肺可有 5 叶。

【临床意义】

肺叶切除常用于局限某一肺叶的疾患，而且该叶的叶支气管有足够的安全切除部分。

(1) 右肺上叶：在右上叶肺叶门平面，肺动脉位于支气管前下方和后下方的各占 44.8% 和 40.7%，肺静脉则有 95% 以上在支气管和肺动脉的前下方。右上叶肺动脉由右肺动脉发出后，进入上叶之前常先发尖段支和前段支，后段支则多由叶间干发出并被右上肺静脉掩盖。手术时将肺尖下压，在奇静脉弓下方剪开纵隔胸膜，可解剖显露上叶肺动脉的尖、前段支，再将上叶牵向后可解剖上肺静脉。由于右上叶肺静脉和中叶肺静脉都汇入右上肺静脉，上叶肺静脉较短，注意勿误伤中叶静脉。结扎切断上叶肺静脉后可在叶间干上分离暴露上叶动脉的后段支。最后解剖上叶支气管。

(2) 右肺中叶：在右中叶肺叶门平面，肺动脉位于后上、肺静脉位于前下者占 87%。手术时将右下叶压向后下，在斜裂与水平裂交界处切开叶间胸膜，显露中叶肺动脉或它的内、外侧段支予以解离，再在其前下分离中叶肺静脉，最后解剖中叶支气管。有时下叶上段支气管的发出平面高于中叶支气管，需注意区别。

(3) 右肺下叶：在右下叶肺叶门平面，肺动脉都位于支气管的前外侧，肺静脉在其后内侧。右肺下叶支气管和肺动脉，都是先发

上段支，本干延续为基底干，再分为各基底段支。手术时剪开斜裂胸膜可暴露肺动脉，下叶上段肺动脉的位置多在支气管的前上方，并与中叶肺动脉的位置相对，要观察清楚后结扎剪断，再分离肺动脉基底干，右肺下静脉位置较低，需切断肺韧带剪开纵隔胸膜向上追寻。最后解剖下叶支气管直至中叶支气管开口平面。

(4) 左肺上叶：在左上叶肺叶门平面，肺动脉位于支气管前上、上方和后上者占 75%，肺静脉在支气管前方和前下者占 89.6%。左上肺门的上缘靠近主动脉弓，手术时需将左肺上叶拉向前下，剪开主动脉弓下方的纵隔胸膜，解剖左肺门上部，暴露左肺上叶的肺动脉。分布于左肺上叶的肺动脉常为一些小支，其中位置最高的是尖后段支，下方的是前段支，要分别结扎切断。再将上叶牵向前上，在斜裂深处可找到舌段动脉，分离这些动脉支时要注意避免撕裂左肺动脉主干。将左肺上叶推向后外，在左肺门前方、膈神经后方剪开纵隔胸膜，在肺动脉和支气管前下方，可找到左上肺静脉。最后解离左上叶支气管。

(5) 左肺下叶：在左下叶肺叶门平面，肺动脉位于支气管上方和前上方者占 81.2%，肺静脉则有 81.5% 位于支气管下方。左肺下叶的支气管和肺动脉与右下叶一样，通常是先发上段支，当左肺上叶舌段与下叶之间有肺叶融合时，左肺上叶动脉的下舌段支可起自下叶动脉。手术通常在左肺下叶上段与上叶之间切开斜裂胸膜，先解剖上段动脉，结扎切断后再沿斜裂向前，于上舌段动脉之下解剖左肺下叶基底干及其各基底段支。切断肺韧带，将左肺下叶牵向前上，解剖左肺下静脉。最后解离下叶支气管。

二、肺内支气管和支气管肺段

左、右主支气管（一级支气管）分为**肺叶支气管**（二级支气管），进入肺叶。肺叶支气管在各肺叶内再分为**肺段支气管**（三级支气管）。以后再经数级分支，整个支气管呈树状，故称**支气管树**。每一肺段支气管及其所属的肺组织，合称为**支气管肺段** bronchopulmonary segments，简称肺段。每一肺段由

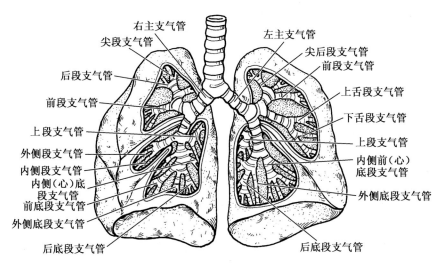

图 5-13 肺段支气管

一个肺段支气管分布(图 5-13)。肺动脉分支与支气管的分支相伴行进入肺段,肺静脉的属支则位于两肺段之间。相邻的肺段之间还有少许疏松结缔组织相分隔。各肺段略呈圆锥形,尖端朝向肺门,底部达肺表面。当肺段支气管阻塞时,此段的空气出入被阻。以上说明肺段的结构和功能有相对的独立性。根据这些特点,临床上通过定位诊断,如

确定病变仅局限在某肺段之内,就可仅作该肺段的切除,使手术局限化。

依照肺段支气管的分支及分布,左、右肺各分为10个肺段。左肺上叶的尖段和后段支气管及下叶的内侧底段和前底段支气管常发自一个共干,此时左肺可分为8个肺段。现将左右两肺肺段的名称和通用的编号排列如下。

右 肺

上叶
- 尖段(SⅠ)
- 后段(SⅡ)
- 前段(SⅢ)

中叶
- 外侧段(SⅣ)
- 内侧段(SⅤ)

下叶
- 上段(SⅥ)
- 内侧(心)底段(SⅦ)
- 前底段(SⅧ)
- 外侧底段(SⅨ)
- 后底段(SⅩ)

左 肺

上叶
- 尖段(SⅠ) }
- 后段(SⅡ) } 尖后段(SⅠ+SⅡ)
- 前段(SⅢ)
- 上舌段(SⅣ)
- 下舌段(SⅤ)

下叶
- 上段(SⅥ)
- 内侧(心)底段(SⅦ) }
- 前底段(SⅧ) } 内侧前(心)底段(SⅦ+SⅧ)
- 外侧底段(SⅨ)
- 后底段(SⅩ)

【临床意义】

肺段支气管、肺段动脉支和肺段静脉支,在各肺段的肺段门平面,三者的相互位置关系有一定的规律性。右肺上叶尖、前两段的肺动脉,多位于段支气管的前方,后段肺动脉则多位于段支气管的后方。肺静脉多位于支气管下方,其中尖、前两段在前下,后段静脉多在

后下。右肺中叶内、外侧两段的肺动脉有80%以上位于段支气管上方,静脉则以位于段支气管前下者占多数,外侧段有60%,内侧段有68.6%。右肺下叶上段支气管在肺段门平面常位于该肺段的肺动、静脉之间,其中动脉在段支气管的前上,静脉在后下。4个基底段的肺动脉,多数位于各段支气管外侧,静脉常在内

侧。出现上段时,该段肺动脉常居支气管上、前方,静脉常在支气管后方。

左肺上叶尖后段和前段的肺段门平面,该段肺动脉的位置很难找出规律,这可能是由于这两个肺段的动脉组合复杂、共干较多、位置多变之故,手术时需仔细辨认。肺静脉的位置关系比动脉略有规律,80%以上位于段支气管的前、下方。舌干、上舌段和下舌段的肺动脉,多在该段支气管的后上和后方,静脉多在前下方。左肺下叶各肺段的肺血管与段支气管的位置关系,与右肺下叶各相应肺段相似。

各肺段的段支气管、肺动脉段支和肺静脉段支,在肺段门平面的相互位置关系虽有一定规律,但进入段内只有段支气管与肺动脉支基本伴行,肺静脉段支多行于肺段的周边部位,在相邻的肺段之间仅有少量结缔组织相隔,不存在明显的解剖分界面,通常是以位于肺段间的肺静脉支来确定段间平面的,因此肺段切除术难度较大。

第五节 胸　　膜

胸膜 pleura 是覆盖在肺表面、胸廓内面、膈上面及纵隔侧面的一薄层浆膜,可分为脏胸膜和壁胸膜两部。**脏胸膜**被覆于肺的表面,与肺紧密结合而不能分离,并伸入肺叶间裂内。**壁胸膜**贴附于胸壁内面、膈上面和纵隔表面。脏胸膜与壁胸膜在肺根处相互移行,两者之间是一个封闭的潜在浆膜囊腔隙,即**胸膜腔** pleural cavity,内有少量浆液,可减少呼吸时的摩擦。由于纵隔的分隔,左、右胸膜腔是独立的,故左、右互不相通。

胸膜腔内的压力,不论吸气或呼气时,总是低于外界大气压,即**负压**。由于胸膜腔内是负压,脏胸膜与壁胸膜相互贴附在一起,所以胸膜腔实际上是两个潜在性的腔隙,在积气或积液时才形成明显的腔隙。

一、脏胸膜

脏胸膜 visceral pleura 在个体发生中来源于内脏间充质,由于肺的生长,包绕并贴附肺表面的间充质演变为肺表面的浆膜层,即脏胸膜。脏胸膜伸入到肺叶间裂内,并相互移行转折。

二、壁胸膜

壁胸膜 parietal pleura 覆盖在胸廓内面、膈上面及纵隔表面,相互移行转折,按其所附着的部位可分为 4 部分。

(一)肋胸膜

肋胸膜 costal pleura 衬贴于肋骨与肋间肌内面,由于肋胸膜与肋骨和肋间肌之间有胸内筋膜存在,故较易剥离。

(二)膈胸膜

膈胸膜 diaphragmatic pleura 覆盖于膈的上面,与膈连贴紧密,不易剥离。

(三)纵隔胸膜

纵隔胸膜 mediastinal pleura 衬贴在纵隔的两侧面,纵隔胸膜的中部包绕肺根移行于脏胸膜,此移行部在肺根下方,前、后两层重叠,连于纵隔外侧面与肺内侧面之间,称**肺韧带**。

(四)胸膜顶

肋胸膜与纵隔胸膜向上延至胸廓上口平面以上,形成穹隆状的**胸膜顶** cupula of pleura,覆盖于肺尖上方。胸膜顶突出胸廓上口,伸向颈根部,高出锁骨内侧 1/3 段上方 2~3 cm。

三、胸膜隐窝

壁胸膜相互移行转折之处的胸膜腔,即使在深吸气时,肺缘也不能充满此腔隙,胸膜腔的这一部分称**胸膜隐窝** pleural recesses。在前方,覆盖心包表面的纵隔胸膜与肋胸膜转折之处,肺前缘未能伸入,称**肋纵隔隐窝**。由于左肺前缘有心切迹存在,故左侧肋纵隔隐窝较大。在下方,肋胸膜与膈胸膜相互转折处的胸膜隐窝,肺下缘不能充满其内,这部分的胸膜腔称**肋膈隐窝**。肋膈隐窝是胸膜腔的最低部位,胸膜腔积液首先聚积于此。肋膈隐窝的深度一般可达两个肋及间隙。深吸气时,肺下缘也不能充满此隐窝。

四、胸膜和肺的体表投影

壁胸膜各部相互转折之处形成胸膜的返折线,胸膜返折线在体表的投影位置,标志着胸膜腔的范围(图 5-14)。

1. 胸膜返折线前界的体表投影　肋胸膜转折为纵隔胸膜的返折线,形成胸膜返折线的前界。两侧均起自锁骨内侧 1/3 段上方 2~3 cm 处的胸膜顶,

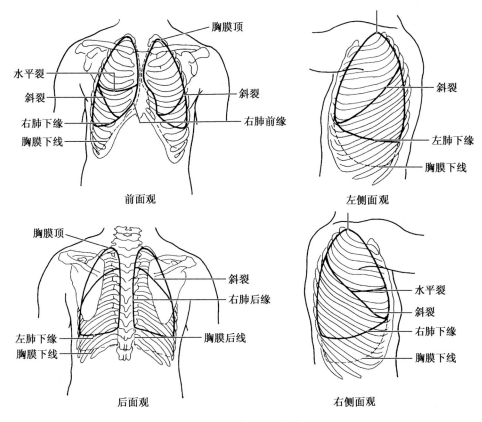

图 5-14 胸膜及肺的体表投影

斜向下内方,经胸锁关节后方至胸骨柄后面,约在第 2 胸肋关节水平、左右侧靠拢,并沿中线稍左垂直下行。右侧者在第 6 胸肋关节处右转,移行于胸膜下返折线;左侧前返折线在第 4 胸肋关节处弯转向外下,沿胸骨侧缘外侧 2~2.5 cm 处下行,至第 6 肋软骨后方移行于胸膜下返折线。两侧胸膜前返折线在第 2~4 肋软骨平面相互靠拢。在第 2 胸肋关节水平以上,两侧胸膜前返折线相互离开,在胸骨柄后方形成一个无胸膜覆盖的区域,为胸腺区。在第 4 胸肋关节平面以下,两侧胸膜前返折线之间的区域,称心包(裸)区,此区位于胸骨体下份的左半和左第 4~6 肋软骨后方。值得注意的是,心包裸区与左肋纵隔隐窝有时被误认为是同一个区域,其实两者有着本质的区别。心包裸区是心包未被胸膜覆盖而裸露的区域,它位于两侧胸膜前返折线之间;而左肋纵隔隐窝则是胸膜腔内左侧第 4~5 肋间隙前端的部分,由于存在肺的心切迹,此处胸膜囊未被肺占据。因此,前者在两侧胸膜囊之间,后者位于左胸膜囊内。

2. 胸膜返折线下界的体表投影 肋胸膜转折为膈胸膜的返折线为胸膜返折线的下界。下界在右侧起自第 6 胸肋关节后方,在左侧起自第 6 肋软骨后方,两侧均行向下外方,在锁骨中线与第 8 肋相交,在腋中线与第 10 肋相交并转向后内侧,最后在椎体外侧终于第 12 肋的肋颈下方。在右侧由于膈的位置较高,胸膜返折线下界的投影位置也较左侧略高。

3. 肺的体表投影 肺下界投影线较胸膜下返折线高出约 2 个肋的距离,即在锁骨中线与第 6 肋相交,在腋中线与第 8 肋相交,在脊柱旁终于第 10 胸椎棘突平面。

【临床意义】

1. **心内注射及心包腔穿刺** 胸膜返折线前界以第 2、4 胸肋关节平面为界,可分为上、中、下 3 段。两侧中段在胸骨后相互靠拢,有时甚至重叠,重叠的出现率约 26%,老年人可高达 39%。因此,在开胸手术时,应注意有这种情况存在的可能,以防发生双侧气胸。两侧胸膜返折线的前界在上、下两段相距较远。两上段之间,有一个尖向下的倒三角形未被胸膜覆盖的区域,称胸腺区;两下段之间,有一个尖向上的

119

三角形未覆胸膜的部分,称心包区,为心包和心所在区域。心包前方无胸膜覆盖,直接与胸骨和肋软骨后面接触,故此区又称心包裸区。一般来说,心内注射的进针部位最好选择在心包裸区,这样既不伤及肺,也不会损伤胸膜,而且到达心脏直接、方便。但是,有研究表明,左侧胸膜前界下段位于胸骨后方者也有54%,其余46%在胸骨左侧,距胸骨左缘0.2~6.0 cm不等。因此,经第5肋间隙胸骨左缘作心内注射,有可能损伤胸膜,更多的是选择左剑肋角处呈45°向上进针,相对较为安全。

心包积液的穿刺,也常在左剑肋角处进针。除了此区是心包裸区外,还因为它正对心包前下窦。该窦是浆膜性心包前壁移行于下壁之处与心脏之间形成的,是一个与胸膜肋膈隐窝相似的隐窝,深度为1~2 cm,无论心脏处于收缩期还是舒张期,它都不被心脏占据。心包前下窦是心包腔的最低点,心包积液时,在此处穿刺抽取积液比较彻底。

2. 胸膜腔穿刺 若干胸膜腔内疾患的诊断或治疗,常须行胸膜腔穿刺。胸膜腔内有积液时,如果无粘连,液体多聚集于后外侧。穿刺前应行叩诊或X线检查,以确定积液的最高平面及合适的穿刺部位。抽吸积液的穿刺部位,以选择后外侧第8或第9肋间隙较为安全。

穿刺的部位过低时,易于穿过胸膜隐窝及膈肌,伤及腹腔内脏器,特别是在右侧易于伤

及肝。穿刺时患者最好取坐位,两手抱对侧肩部。先行局部麻醉,直达胸膜为止,穿刺针应沿下一肋的上缘进入,以免伤及肋间的血管、神经。穿刺时应注意,病变时间长久者,胸膜可能增厚。

第六节 纵 隔

纵隔 mediastinum 是左、右纵隔胸膜间的器官、结构与结缔组织的总称,前界为胸骨,后界为脊柱胸段,两侧为纵隔胸膜,向上达胸廓上口,向下至膈。成人纵隔位置略偏左侧。

通常以胸骨角平面(平对第4胸椎椎体下缘)将纵隔分为上纵隔与下纵隔,下纵隔再以心包为界,分为前纵隔、中纵隔和后纵隔(图5-15)。

上纵隔内的主要内容为胸腺,左、右头臂静脉及上腔静脉,左、右膈神经,迷走神经,喉返神经,主动脉及其3个大分支,食管,气管,胸导管及淋巴结(图5-16)。

前纵隔位于胸骨与心包之间,内有胸腺的下部、部分纵隔前淋巴结及疏松结缔组织。

中纵隔位于前、后纵隔之间,内含心包、心和大血管、奇静脉弓、膈神经、心包膈血管及淋巴结。

后纵隔位于心包与脊柱之间,内含主支气管、食管、胸主动脉、胸导管、奇静脉、半奇静脉、迷走神经、胸交感干和淋巴结。

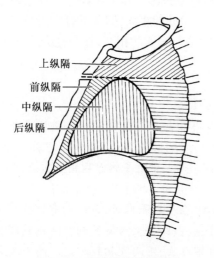

图5-15 纵隔的区分侧面观

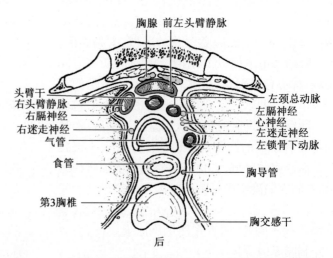

图5-16 上纵隔各结构排列关系(平第3胸椎下缘水平切面)

[复习思考题]

1. 发声和唱歌与人体的哪些解剖结构有关？描述它们各自的位置和功能。

2. 消化道和呼吸道在咽部交叉，是何机制使食物和空气各行其道？

3. 喉正常形态的维持与哪些解剖结构有关？

4. 胸膜腔的负压形成与哪些因素有关，胸膜腔维持负压有何意义？

5. 进行心内注射、心包腔穿刺、胸膜腔穿刺时需注意哪些解剖学要点？

6. 纵隔的分部情况如何，在各部内各有哪些结构？

The Respiratory System

【Summary】 The respiratory system includes the respiratory tract and lungs. The respiratory tract consists of the nose, pharynx, larynx, trachea and bronchi. From the clinical point of view, respiratory tract is divided into two parts: the upper respiratory tract is that above the larynx (enclosed), and the trachea, main bronchi with their branches belong to the lower respiratory tract. The right and left lungs are the essential respiratory organs. The primary function of this system is to supply the blood with oxygen and get rid of excess carbon dioxide resulting from cell metabolism.

In the bones around the nasal cavity there are some air spaces called paranasal sinuses. All of them are paired of left and right but asymmetrical. They are the sphenoidal, ethmoidal, frontal and maxillary sinuses. The sphenoidal sinuses are contained within the body of sphenoid bone and they open into the sphenoethmoidal recesses. The ethmoidal sinuses are composed of a lot of small irregular spaces within the ethmoid bone and can be divided into anterior, middle and posterior groups. The anterior and middle groups open into the middle nasal meatus. The posterior group drains into the superior nasal meatus. The frontal sinuses lie in the frontal bone and empty into the middle nasal meatus. The maxillary sinus is a large cavity in the body of the maxilla and is drained into the middle meatus.

The laryngeal cavity is divided into three parts: the vestibule, intermediate cavity and infraglottic cavity. These three parts are divided by two pairs of mucous membrane folds: the vestibular folds and vocal folds. The vocal folds are two folds of mucous membrane which is closely bound to the underlying vocal ligament. The folds are pearly white in color in the living subject because of absence of submucous layer and blood vessels.

The trachea and bronchi are the passage for air. The trachea is located in the midline of neck and upper thorax, and in front of the esophagus. It terminates at the level of the fourth thoracic vertebra and divides into the right and left main bronchi. The right main bronchus is wider and more vertical in position than the left, thus foreign objects from the trachea usually pass to the right bronchus. As entering the lungs, the main bronchi branch to form lobar bronchi which enter the lobes of lungs. The lobar bronchi continue to branch, forming still smaller bronchi called segmental bronchi, which are subdivided into bronchioles. The bronchioles ramify into even smaller tubes called terminal bronchioles. These branches resemble a tree and so are called the bronchial tree.

The lungs are the essential organs of respiration. The right lung is shorter than the left one because the right dome of the diaphragm is higher, and it is wider because the heart and pericardium bulge more to the left. Each lung is conical and has an apex, a base, two surfaces and three borders. The left lung is divided into superior and inferior lobe by an interlobar fissure called oblique fissure. The right lung is divided into superior, middle, and inferior lobes by an oblique fissure and a horizontal fissure. The lobes of lung are subdivided into smaller units called bronchopulmonary segments. Each lung has ten segments.

The pleura is a thin, glistening, slippery serous membrane that lines the inner surface of the thorax and the surfaces of lungs. It is divided into parietal pleura and visceral pleura. The former is the serous membrane lining the inner surface of the chest wall.

And the latter covers the surface of the lung and extending into the fissures of lung. The parietal and visceral pleurae enclose a potential cavity which is called pleural cavity. In it there is little mucous liquid to reduce the friction between the two layers of the pleura.

（内蒙古医科大学　李筱贺）

数字课程学习……

 教学PPT　　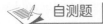 自测题　　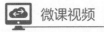 微课视频　　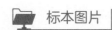 标本图片　　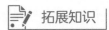 拓展知识

第 六 章

泌 尿 系 统

学习目标

一、掌握

1. 肾的位置、形态、结构和主要毗邻。

2. 输尿管的分部、狭窄部位和主要毗邻。

3. 膀胱的形态、位置及其与腹膜的关系，膀胱三角的位置和构造特点。

二、了解

1. 泌尿系统的组成和基本功能。

2. 肾的被膜，肾的体表投影和肾段的概念。

3. 女性尿道的形态特点和开口部位。

泌尿系统 urinary system 由肾、输尿管、膀胱和尿道组成。肾的主要功能是通过产生尿液，排除机体新陈代谢过程中产生的废物（如尿素、尿酸等）和多余的水分，从而调节体液中代谢物的浓度，维持电解质的平衡，保持机体内环境的稳定。此外，肾还有内分泌功能。输尿管为输送尿液至膀胱的管道。膀胱为储存尿液的器官。产生尿意时，膀胱内的尿液经尿道排出体外（图 6-1）。

第一节　肾

一、肾的形态

肾 kidney 为实质性器官，左、右各一，形似蚕豆。新鲜的肾为红褐色，质地柔软，表面光滑。肾长约 10 cm，宽约 6 cm，厚约 4 cm，质量为 134~150 g，女性肾略小于男性。肾分内、外侧缘，上、下端和前、后面。肾内侧缘中部凹陷，称**肾门** renal hilum，有肾血管、淋巴管、神经和肾盂通过（图 6-2）。通过肾门的各结构被结缔组织包裹形成**肾蒂** renal pedicle。由于下腔静脉靠近右肾，故右肾蒂较短。肾蒂内各结构的排列关系自前向后分别为肾静脉、肾动脉和肾盂，自上向下分别为肾动脉、肾静脉和肾盂。肾门的边缘称肾唇。由肾门伸入肾实质的腔隙称**肾窦** renal sinus，主要容纳肾动脉的分支、肾静脉的属支、肾小盏、肾大盏、肾盂及脂肪组织等。肾外侧缘隆凸。肾前面稍前凸，后面平坦，贴近腹后壁。肾上端宽而薄，下端窄而厚。

二、肾的位置和毗邻

肾位于脊柱的两侧，腹膜后间隙内，为腹膜外位器官。肾的位置可随呼吸运动而有轻度的上下

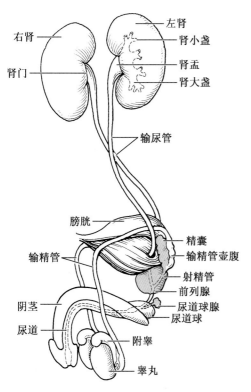

右肾──
肾门──

──左肾
──肾小盏
──肾盂
──肾大盏

──输尿管

膀胱──
精囊──
输精管──
射精管──
前列腺──
阴茎──
尿道球腺──
尿道球──
尿道──
输精管壶腹──
附睾──
睾丸──

图 6-1　男性泌尿生殖系统概观

123

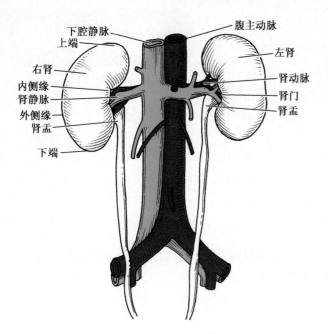

图 6-2　肾与输尿管（前面）

移动。左肾在第 11 胸椎椎体下缘至第 2 腰椎椎体下缘之间，右肾在第 12 胸椎椎体上缘至第 3 腰椎椎体上缘之间（图 6-3）。右肾较左肾低 1~2 cm。女性肾低于男性，儿童低于成人。肾的长轴斜向外下，肾上端距正中线的距离左侧为 4.2 cm，右侧为 4.0 cm；下端距正中线的距离左侧为 5.4 cm，右侧为 5.6 cm。第 12 肋斜越左肾后面的中部，右肾后面的上部。肾门约平第 1 腰椎，距中线约 5 cm。竖脊肌的外侧缘与第 12 肋相交处的区域称肾区（脊肋角），某些肾疾病，叩击此区可引起疼痛（图 6-4）。

肾上腺位于肾的上方，两者共为肾筋膜包绕，其间有疏松结缔组织分隔。左肾前上部与胃底后面相邻，中部和内侧与胰尾和脾血管接触，下部邻近空肠和结肠左曲。右肾前上部与肝右叶相邻，下部与结肠右曲接触，内侧缘邻近十二指肠降部。两肾后面的上 1/3 部与膈和肋膈隐窝相邻，下 2/3 部

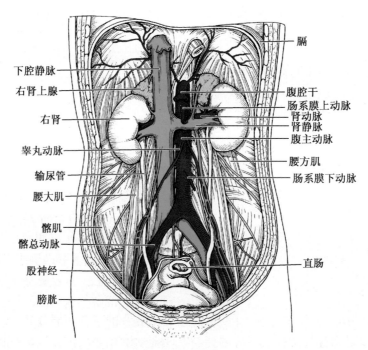

图 6-3　肾的位置

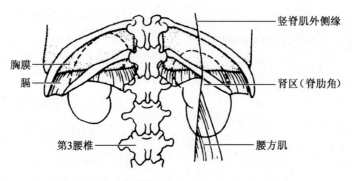

图 6-4　肾与肋骨和椎骨的关系（后面观）

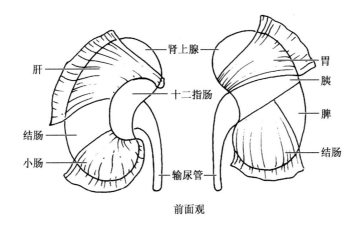

前面观

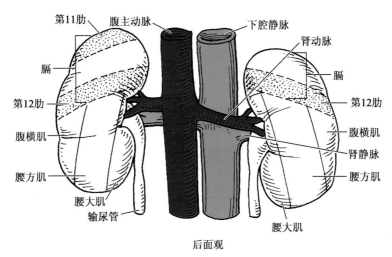

后面观

图 6-5 肾的毗邻

自内向外与腰大肌、腰方肌和腹横肌相邻(图 6-5)。

三、肾的被膜

肾的表面由内向外包有纤维囊、脂肪囊和肾筋膜(图 6-6)。

(一)纤维囊

纤维囊 fibrous capsule 包裹于肾实质的表面,由致密结缔组织和少量弹性纤维构成。纤维囊与肾实质连结疏松,易于剥离。在肾破裂或肾部分切除时应缝合此膜。在肾门处,纤维囊分为两层,一层贴于肾实质表面,另一层包被肾窦结构的表面,并移行为肾血管鞘,随血管进入肾实质。

(二)脂肪囊

脂肪囊 fatty capsule 又称**肾床**,是位于纤维囊外周的脂肪层,在肾的边缘部和下端较为丰富。脂肪囊经肾门伸入到肾窦内,充填于各管道结构和神经之间。临床上作肾囊封闭,就是将药液注入肾脂肪囊内。

(三)肾筋膜

肾筋膜 renal fascia 位于脂肪囊的外周,包裹肾和肾上腺,由它发出的一些结缔组织小梁穿过脂肪囊与纤维囊相连,为肾的主要固定结构。肾筋膜分前、后两层,分别称为**肾前筋膜**和**肾后筋膜**,两者在肾上腺的上方和肾的外侧缘相互愈着,在肾的下方两层分开,其间有输尿管通过。在肾的内侧,肾前筋膜被覆于肾血管的前面,并与腹主动脉和下腔静脉前面的结缔组织及对侧的肾前筋膜相移行。肾后筋膜向内经肾血管和输尿管等结构的后方附于腰大肌、椎体和椎间盘筋膜。由于肾前、后筋膜下方开放,当肾周脂肪减少或肾的固定结构薄弱时,可出现肾下垂或游走肾。肾周积脓时,脓液可沿肾前、后筋膜间向下蔓延至髂窝。

四、肾的结构

在肾的冠状切面上,可见肾实质分为**肾皮质**

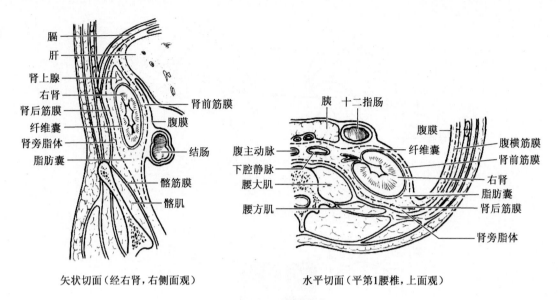

膈
肝
肾上腺
右肾
肾后筋膜
纤维囊
肾旁脂体
脂肪囊
肾前筋膜
腹膜
结肠
髂筋膜
髂肌

胰 十二指肠
腹膜
纤维囊
腹主动脉
下腔静脉
腰大肌
腰方肌
腹横筋膜
肾前筋膜
右肾
脂肪囊
肾后筋膜
肾旁脂体

矢状切面（经右肾，右侧面观）　　　水平切面（平第1腰椎，上面观）

图 6-6　肾的被膜

renal cortex 和**肾髓质** renal medulla。肾皮质主要位于肾实质的浅层，厚 0.5~1.5 cm，富有血管，新鲜标本为红褐色，由**肾小体** renal corpuscle 和**肾小管** renal tubule 组成。肾髓质位于肾皮质的深部，色淡红，约占肾实质厚度的 2/3，由 15~20 个**肾锥体** renal pyramids 组成。肾锥体呈圆锥形，底朝向皮质，尖朝向肾窦。2~3 个肾锥体尖端合成一个**肾乳头** renal papillae，并突入**肾小盏** minor renal calices。肾乳头顶端有许多小孔，称**乳头孔**。深入到肾锥体之间的皮质称**肾柱** renal columns。肾小盏位于肾窦内，为漏斗形的膜状结构，有 7~8 个。肾小盏的边缘包绕肾乳头，以承接排出的尿液。2~3 个肾小盏汇合成一个膜管状结构，即**肾大盏** major renal calices。肾大盏有 2~3 个，它们彼此汇合形成**肾盂**

renal pelvis（图 6-7）。肾盂为前后扁平的漏斗样囊状结构。肾盂离开肾门后向内下走行，逐渐变细，约在第 2 腰椎椎体上缘移行为输尿管。

五、肾的血管和肾段

肾动脉在肾门处通常分为前支和后支（图 6-8）。前支较粗，常分出 4 支与后支一起进入肾实质内。这些分支在肾内呈节段性分布，称**肾段动脉** segmental artery（图 6-9）。肾段动脉分支之间缺乏吻合，不存在侧支循环，故称乏血管带，一个肾段动脉如出现血液循环障碍，它所供应的肾段可出现坏死。肾段切除时应沿乏血管带切开。肾静脉及其属支与同名动脉伴行。

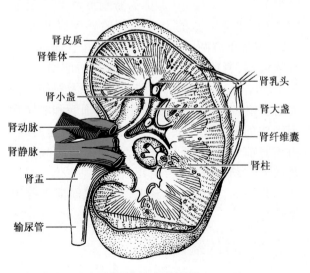

肾皮质
肾锥体
肾乳头
肾小盏
肾动脉
肾静脉
肾盂
输尿管
肾大盏
肾纤维囊
肾柱

图 6-7　肾的结构

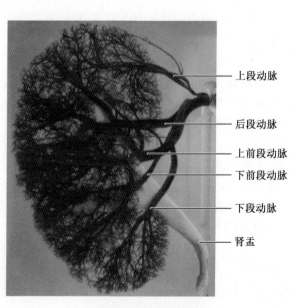

上段动脉
后段动脉
上前段动脉
下前段动脉
下段动脉
肾盂

图 6-8　肾动脉铸型

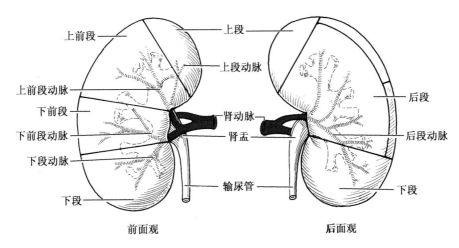

图 6-9 肾段动脉与肾段

【临床意义】

肾的畸形与变异 在发育过程中,肾可发生形态、位置、数量的异常或畸形(图 6-10)。常见的有:①马蹄肾:两肾的下端互相连接成马蹄铁形,发生率为 1%~3%。易引起肾盂积水、感染或结石。②多囊肾:属遗传性疾病,为胚胎期部分肾小管与集合小管不交通,致使肾小管分泌物不能排出,引起肾小管膨胀而形成囊状,随着囊肿的增大,肾组织逐渐萎缩、坏死,最终导致肾衰竭。③单肾:一侧肾发育不全或缺如,发生率为 0.5%。④低位肾:一侧者多见,多因胚胎期肾上升受影响所致,多位于髂窝或小骨盆腔内。

肾移植 目前,肾衰竭晚期最理想的治疗方法是肾移植。肾移植的 10 年生存率已达 60% 左右。肾移植技术的成功必须具备以下标准条件:①供肾的生理功能正常,热缺血时间不超过 10 min。供肾者健康,年龄最好在 50 岁以下。②供肾的动脉、静脉和输尿管能吻合到受体特定部位的血管和膀胱上。③保护好输尿管的动脉,以免术后输尿管坏死。④供肾取出后立即用 2~4 ℃的 Collins 灌注液持续灌注,直至肾颜色变苍白为止,然后保存于含有高渗透压、高浓度的钾、钙、镁离子的低温营养液中,以降低其新陈代谢,使组织的损伤减少到最低程度。

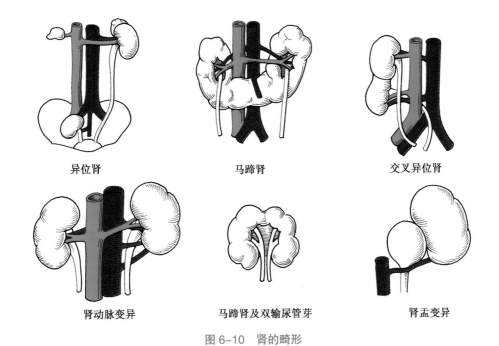

异位肾   马蹄肾   交叉异位肾

肾动脉变异   马蹄肾及双输尿管芽   肾盂变异

图 6-10 肾的畸形

受体的右髂窝是肾移植的首选部位。其方法为:修整好肾周组织、肾血管和输尿管,将供体肾静脉与受体髂外静脉端侧吻合,供体肾动脉与受体髂内动脉端侧吻合或与髂外动脉端侧吻合(图6-11)。如有副肾动脉,必须与肾动脉端侧吻合,以免发生副肾动脉供应区局部坏死或供血不良。切开膀胱,将供体输尿管断端与膀胱黏膜开口吻合。

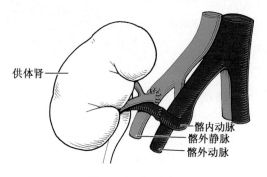

供体肾

髂内动脉
髂外静脉
髂外动脉

图 6-11 肾移植

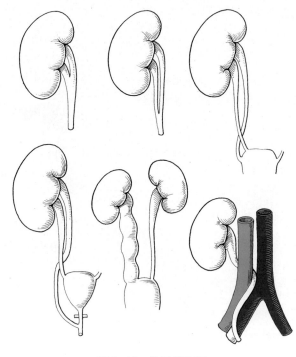

图 6-12 输尿管变异

径约 0.3 cm。这些狭窄为输尿管结石易嵌留部位。

第二节 输 尿 管

输尿管 ureter 为成对的肌性管道,属腹膜外位器官。输尿管约平第 2 腰椎椎体上缘与肾盂相连,下端终于膀胱,全长 20~30 cm,管径 0.3~1.0 cm(图6-3)。输尿管全长按走行部位可分为腹部、盆部和壁内部。

腹部起始后,经腰大肌前面下行,在小骨盆入口处,左输尿管越过左髂总动脉末端前方,右输尿管则经过右髂外动脉起始部的前方。盆部自小骨盆入口处下行,经盆腔侧壁,在髂内血管、腰骶干和骶髂关节前方下行,跨过闭孔神经血管束,达坐骨棘水平。男性输尿管走向前、下、内方,经直肠前外侧壁与膀胱后壁之间,在输精管后方并与之交叉后至膀胱壁。女性输尿管在子宫颈外侧约 2.5 cm 处,从子宫动脉后下方绕过,向下内至膀胱底。壁内部长约 1.5 cm,在膀胱底处斜行穿过膀胱壁,经**输尿管口** ureteric orifice 开口于膀胱。在膀胱空虚时,两输尿管口间距约 2.5 cm。膀胱充盈时,膀胱内压升高引起壁内部管腔闭合,以阻止尿液由膀胱向输尿管逆流。输尿管常有数目和形态变异(图6-12)。

输尿管全长有 3 个狭窄,即**上狭窄**,位于输尿管起始处;**中狭窄**,位于小骨盆上口,跨越髂血管处;**下狭窄**,位于输尿管穿经膀胱壁处,此处为最窄处,管

【临床意义】

输尿管与子宫动脉的关系 在坐骨棘水平,女性输尿管盆部向前、下、内走行,经子宫阔韧带基底附近的结缔组织内至子宫和阴道穹的两侧,在距子宫颈 2.5 cm 处,从子宫动脉的后下方绕至子宫颈阴道上部外侧前行,斜向内侧,经阴道前面至膀胱底,斜行进入膀胱。临床常以"桥下流水"形容子宫动脉与输尿管的位置关系。在行子宫切除结扎子宫动脉时,应特别注意这种位置关系,以免误结扎输尿管。

第三节 膀 胱

膀胱 urinary bladder 是储存尿液的肌性囊状器官,其形态、大小、壁的厚度、位置和毗邻关系均可随尿液的充盈程度和年龄不同而变化。成年人的膀胱容量为 350~500 mL,最大容量可达 800 mL,新生儿的膀胱容量约为成年人的 1/10,女性的膀胱容量小于男性,老年人因膀胱肌张力降低而容量增大。

一、膀胱的形态

空虚的膀胱呈锥体形,分为膀胱尖、膀胱体、膀

胱底和膀胱颈4部,各部间无明显分界线。**膀胱尖** apex of bladder 朝向前上方,由此至脐之间有一纤维索紧贴腹前壁后面,为脐正中韧带,又名脐尿管索,为胚胎期脐尿管的遗迹。膀胱的后面又称**膀胱底** fundus of bladder,朝向后下方。膀胱尖与底之间的部分为**膀胱体** body of bladder。膀胱的最下部称**膀胱颈** neck of bladder,与前列腺底(男性)或盆膈(女性)相邻(图6-13)。

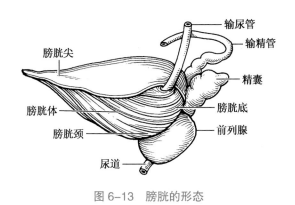

图 6-13 膀胱的形态

二、膀胱内面的结构

膀胱的内面被覆黏膜,大部分黏膜与肌层连结疏松。当膀胱收缩时,黏膜形成许多皱襞;膀胱充盈时,皱襞消失。但在左、右输尿管口与尿道内口所形成的三角区内,缺少黏膜下层,黏膜与肌层紧密相连,无论膀胱收缩或充盈,始终保持平滑,此区称**膀胱三角** trigone of bladder(图6-14),是肿瘤、结核和炎症的好发部位。在膀胱三角的底,两

输尿管口之间的横行皱襞称**输尿管间襞**,是临床上寻找输尿管口的标志。成年男性尿道内口的后方因前列腺中叶的存在而形成一嵴状隆起,称**膀胱垂** vesical uvula。

三、膀胱的位置和毗邻

膀胱位于耻骨联合后方,两者之间为**膀胱前隙**。在男性,膀胱上方有腹膜覆盖,后方为精囊、输精管壶腹和直肠,膀胱颈下方邻接前列腺。在女性,膀胱上方有子宫伏于其上,后方借膀胱子宫陷凹与子宫毗邻,下方邻接尿生殖膈。膀胱空虚时位于盆腔内,充盈时膀胱腹膜返折线可上移至耻骨联合上方,故此时在耻骨联合上方行膀胱穿刺术可不经过腹膜腔,以避免损伤腹膜。新生儿膀胱位置高于成年人,老年人的膀胱位置较低。

第四节 尿 道

男性尿道相关内容见第七章男性生殖系统。**女性尿道** female urethra 长约4 cm,直径约0.6 cm,较男性尿道短而直,易于扩张,仅有排尿功能。女性尿道约平耻骨联合下缘起自膀胱的**尿道内口** internal orifice of urethra,向前下方走行,穿过尿生殖膈,开口于**尿道外口** external orifice of urethra。尿道外口位于阴道前庭,阴道的前方,阴蒂头后方2~2.5 cm处(图6-15)。尿道内口周围有平滑肌构成的膀胱括约肌环绕。尿道穿过尿生殖膈处有横纹肌形成的尿道阴道括约肌环绕。尿道后方与阴

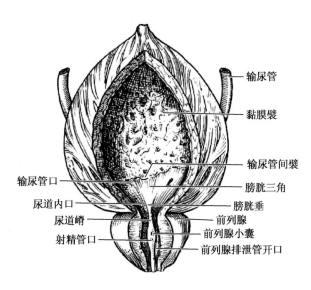

图 6-14 膀胱三角

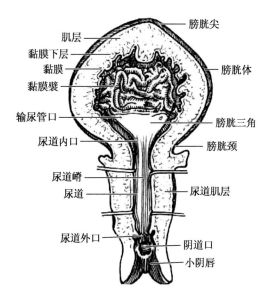

图 6-15 女性膀胱和尿道(冠状切面)

129

道之间有尿道阴道隔分隔。尿道下端两侧有尿道旁腺,其导管开口于尿道外口后部。

[复习思考题]

1. 简述肾的位置、形态和结构。

2. 简述输尿管的形态、分部及狭窄的部位。

3. 简述不同充盈度和不同年龄段膀胱的形态和位置变化。

The Urinary System

【 Summary 】As it contains the main excretory organs, the urinary system is critically important in maintaining the balance of substances required for internal constancy by eliminating a variety of metabolic products such as urea, uric acid, and creatinine from the body.

The urinary system consists of the kidneys, which produce urine, the ureters, which carry urine to the urinary bladder, where it is temporarily stored; and the urethra, which transports urine outside the body.

(湖北医药学院　姚柏春)

数字课程学习……

 教学 PPT　　 自测题　　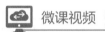 微课视频　　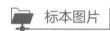 标本图片　　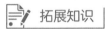 拓展知识

【临床意义】

男性尿道全长粗细不等，有3个狭窄、3个膨大和2个弯曲。3个狭窄分别位于尿道内口、尿道膜部和尿道外口，以尿道外口最窄，膜部次之。3个膨大分别位于尿道前列腺部、尿道球部和尿道舟状窝部。2个弯曲分别是耻骨下弯和耻骨前弯。耻骨下弯是恒定的，位于耻骨联合下方，由尿道前列腺部、膜部和海绵体部的起始段构成。耻骨前弯位于耻骨联合前下方，由尿道海绵体部构成。向尿道内插入导管或器械时，应将阴茎提起，使之与腹壁间呈60°角，耻骨前弯消失，尿道形成一个凹侧向上的大弯曲。导管自尿道外口插入约20 cm，见有尿液流出，再插入2 cm即可。膜部与海绵体部交界处管壁最薄，尤其是前壁最易受损。距尿道外口7~8 cm处的黏膜上有许多尿道腺开口及形成的凹陷，如导管顶端抵至凹陷处，可出现阻力，稍后退并转动导管便可顺利通过。导管达膜部时，因刺激可致尿道外括约肌收缩，应稍待片刻，使患者会阴部放松，再缓慢插入。老年患者因前列腺增生可使尿道前列腺部狭窄，造成插管困难，应予注意。

［复习思考题］

1. 简述睾丸和附睾的形态。

2. 输精管分为几部分？输精管结扎在何处进行？

3. 简述前列腺的形态和主要毗邻。

4. 比较男性、女性尿道在形态上的异同点。在男性导尿时应注意哪些问题？

5. 试述精子的产生和排出途径。

The Male Reproductive System

【Summary】 The male reproductive system is divided into the internal genital organs and external genital organs. Internal genital organs include testes, epididymis, ductus deferens, ejaculatory ducts, seminal vesicles, bulbourethral glands and prostate. The testes are the organs in which the production of spermatozoa occurs. Secretion of testosterone is another important function of the testes. The epididymis is the first portion of the duct system in which sperm mature and are transported from the testes to the exterior of the body. The ductus deferens, continuation of the duct of the epididymis which divided into testicular part, spermatic cord part, inguinal canal part and pelvic part, after uniting with the duct of the seminal vesicle to form the ejaculatory duct, opens into the prostatic portion of the urethra. The seminal vesicles are two lobulated membranous pouches, placed between the fundus of bladder and rectum. The prostate is a firm, partly glandular and partly muscular body, situated in the pelvic cavity, between the neck of bladder and the superior fascia of the urogenital diaphragm, in front of the rectum. The prostate secretes a thin, milky fluid that constitutes the bulk of semen. The bulbourethral glands are a pair of glands located below the prostate on either side of the membranous portion of the urethra. Their secretion, which contributes to the semen, is carried to the urethra by a duct from each gland.

External genital organs involve penis and scrotum. The scrotum is a cutaneous pouch which contains the testes, epididymis and parts of the spermatic cords. The penis is the copulatory organ by which spermatozoa are placed in the female reproductive tract. It is composed of two cavernous bodies of penis and one cavernous body of urethra formed by fibrous tissue and covered with skin. It consists of the body, root and glans. The male urethra commences at the internal urethral orifice of bladder and terminates at the external urethral orifice at the tip of the penis, and is divided into the prostatic part, membranous part and cavernous part.

（湖北医药学院 姚柏春）

数字课程学习……

 教学PPT | 自测题 | 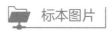 微课视频 | 标本图片 | 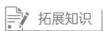 拓展知识

第 八 章

女性生殖系统

一、掌握

1. 女性生殖系统的组成。

2. 卵巢、输卵管、子宫的位置、分部和形态特点。

3. 子宫固定装置的名称、结构和功能。

4. 阴道穹的概念及其临床意义。

5. 乳房的位置、形态和结构。

6. 会阴的概念。

二、了解

1. 阴道的位置和毗邻。

2. 女性外生殖器的组成和形态特点。

3. 肛三角、尿生殖三角肌群的位置和结构。

4. 会阴筋膜的分布特点。

5. 会阴区的重要结构。

女性生殖系统 female genital system 包括内生殖器和外生殖器。内生殖器由生殖腺（卵巢）和生殖管道（输卵管、子宫和阴道）组成（图 8-1）。卵巢为产生卵子和分泌雌激素的器官。输卵管是输送卵子和受精的管道。子宫是胚胎发育成长和产生月经的场所。阴道是性交、排经及分娩胎儿的通道。外生殖器即女阴，主要包括阴阜、大阴唇、小阴唇、阴道前庭、阴蒂、前庭球和前庭大腺。

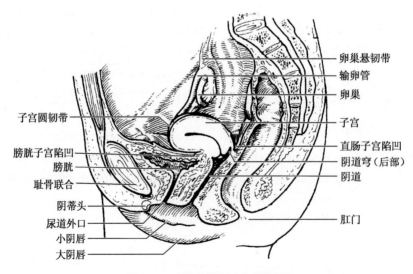

子宫圆韧带
膀胱子宫陷凹
膀胱
耻骨联合
阴蒂头
尿道外口
小阴唇
大阴唇

卵巢悬韧带
输卵管
卵巢
子宫
直肠子宫陷凹
阴道穹（后部）
阴道
肛门

图 8-1　女性盆腔正中矢状切面

第一节 内生殖器

一、卵巢

卵巢 ovary 是成对的扁卵圆形的实质性器官，位于小骨盆侧壁，髂内、外动脉之间的卵巢窝内，分为内、外侧面，前、后缘和上、下端。内侧面对向盆腔，与小肠相邻；外侧面贴靠卵巢窝；前缘（系膜缘）借卵巢系膜连于子宫阔韧带的后面，此缘中部有血管、神经和淋巴管等出入，称**卵巢门** hilum of ovary；后缘（独立缘）游离；上端（输卵管端）与输卵管接触，并借**卵巢悬韧带** suspensory ligament of ovary（**骨盆漏斗韧带**）悬附于骨盆上口，内有卵巢的血管、神经和淋巴管等；下端（子宫端）借**卵巢固有韧带** proper ligament of ovary（**卵巢子宫索**）连于子宫底的两侧。卵巢的正常位置主要靠上述韧带维持。

成年女性的卵巢大小为 4 cm×3 cm×1 cm。卵巢的大小和形态随年龄而变化。幼儿卵巢较小，表面光滑；性成熟期卵巢最大，以后由于多次排卵，其表面形成瘢痕，凹凸不平；35~40 岁开始缩小；50 岁左右逐渐萎缩，月经随之停止。卵巢分泌的激素有雌激素、黄体酮和少量雄激素。

二、输卵管

输卵管 uterine tube（图 8-2）为一对输送卵子的弯曲管道，长 10~12 cm，管径平均为 0.5 cm，位于子宫阔韧带上缘内。其内侧端以**输卵管子宫口**与子宫腔相通；外侧端游离，以**输卵管腹腔口** abdominal orifice of uterine tube 开口于腹膜腔。

输卵管自外侧向内侧分为 4 部。

1. **输卵管漏斗** infundibulum of uterine tube 是输卵管外侧端的膨大部分，呈漏斗状。其游离周缘有许多指状突起，称**输卵管伞**，遮盖于卵巢的表面，临床常以此作为识别输卵管的标志，其中一条最长的突起连于卵巢，称**卵巢伞**。卵巢伞有导引卵子进入输卵管的作用。

2. **输卵管壶腹** ampulla of uterine 为输卵管漏斗向内侧移行的管径膨大部分，约占输卵管全长的 2/3，卵子常在此部受精。

3. **输卵管峡** isthmus of uterine tube 为接近子宫角外侧的一段，细而直。输卵管结扎术常在此进行。

4. **子宫部** 为贯穿子宫壁的一段，以输卵管子宫口通子宫腔。

三、子宫

子宫 uterus（图 8-1，图 8-2）是肌性的中空器官，为孕育胎儿的场所。

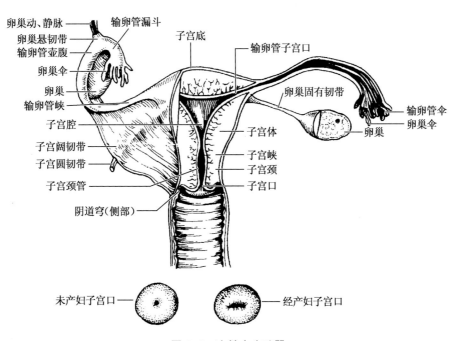

图 8-2 女性内生殖器

【临床意义】

正常时,受精卵经输卵管子宫口进入子宫,植入子宫内膜中发育成胎儿。若受精卵未能迁入子宫而在输卵管或腹膜腔内发育,临床上称异位妊娠。

(一)子宫的形态

成年未产妇的子宫,呈倒置梨形,前后稍扁,长约 8 cm,最宽处约 4 cm,厚 2~3 cm。子宫与输卵管相接的部位称**子宫角** horn of uterus。子宫自上而下分为 3 部。两侧输卵管子宫口连线以上的圆凸部分称**子宫底** fundus of uterus;底向下移行为**子宫体** body of uterus;体以下续于圆柱状的**子宫颈** neck of uterus,在成人长 2.5~3.0 cm;颈与体移行的狭细部分称**子宫峡** isthmus of uterus,长约 1 cm。

子宫颈的下端突入阴道内的部分,称**子宫颈阴道部** vaginal part of cervix;在阴道以上的部分,称**子宫颈阴道上部** supravaginal part of cervix。子宫的内腔分上、下部。上部在子宫体内,称**子宫腔** cavity of uterus;下部在子宫颈内,称**子宫颈管** canal of cervix of uterus。子宫腔为前后略扁的倒置三角形腔隙,左、右角通输卵管,下角通子宫颈管。子宫颈管呈梭形,其上口通子宫腔,下口以**子宫口** orifice of uterus 通阴道。未产妇或剖宫产的经产妇的子宫口为圆形,边缘光滑整齐;而通过阴道分娩的经产妇的子宫口呈横裂状,其前、后缘分别称前唇和后唇(图 8-2)。

(二)子宫的位置

子宫位于盆腔的中央,在膀胱与直肠之间,下端接阴道。两侧有卵巢和输卵管,临床上统称**子宫附件**。子宫底位于小骨盆上口平面以下,子宫颈下端在坐骨棘平面的稍上方。当膀胱空虚时,成年人子宫的正常姿势呈轻度的前倾前屈位。**前倾**为子宫的长轴与阴道的长轴之间呈钝角(稍大于 90°)向前倾斜,**前屈**为子宫体与子宫颈之间呈钝角(约170°)向前弯曲。但子宫的位置可随前方膀胱和后方直肠内的充盈程度而发生改变。

(三)子宫的固定装置

子宫依靠韧带、盆底肌、尿生殖膈和阴道的承托,维持正常的位置(图 8-3,图 8-4)。主要的韧带有:

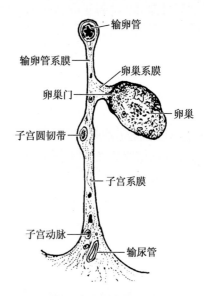

图 8-3 子宫阔韧带矢状切面

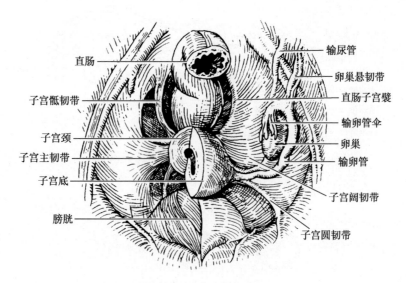

图 8-4 子宫的固定装置

1. **子宫阔韧带** broad ligament of uterus　为子宫前、后面腹膜自子宫侧缘向两侧延伸,形成的双层腹膜皱襞,伸至盆侧壁和盆底。子宫阔韧带的上缘游离,包裹输卵管。子宫阔韧带的前层覆盖子宫圆韧带,后层覆盖卵巢和卵巢固有韧带。前、后层之间的疏松结缔组织内还有血管、淋巴管、神经等。此韧带可限制子宫向侧方移动。

子宫阔韧带可分为**卵巢系膜**、**输卵管系膜**和**子宫系膜** 3 部分(图 8-3)。

2. **子宫圆韧带** round ligament of uterus　是由平滑肌和结缔组织构成的圆索,起于子宫角的前下方,在子宫阔韧带前层的覆盖下,伸向前外侧至腹股沟管腹环处,穿经腹股沟管,止于阴阜和大阴唇的皮下。此韧带主要维持子宫的前倾。

3. **子宫主韧带** cardinal ligament of uterus　亦称**子宫旁组织** parametrium。位于子宫阔韧带基部,由平滑肌纤维和结缔组织构成,自子宫颈阴道上部两侧连至骨盆侧壁。此韧带较强大、坚韧,是维持子宫颈正常位置,防止子宫脱垂的主要结构。

4. **子宫骶韧带** uterosacral ligament　起自子宫颈阴道上部后面,向后绕行直肠的两侧,止于第 2、3 骶椎前面及筋膜。此韧带由平滑肌和结缔组织束构成,表面盖以腹膜形成直肠子宫襞,向后上牵引子宫颈,与子宫圆韧带协同维持子宫的前倾前屈。

【临床意义】

在妊娠期,子宫峡逐渐伸展变长,可达 7~11 cm,峡壁逐渐变薄,产科常在此处进行剖宫取胎术。

子宫的固定装置变薄或受损伤,可导致子宫位置异常。若子宫口低于坐骨棘平面,甚至脱出阴道,称子宫脱垂。

四、阴道

阴道 vagina 为前、后壁相贴的肌性管道,是女性的交接器及排出月经、娩出胎儿的通道。阴道下部较窄,下端以**阴道口** vaginal orifice 开口于阴道前庭(图 8-5)。阴道上部较宽阔,包绕子宫颈阴道部,在两者之间形成环形的凹陷,称**阴道穹** fornix of vagina,可分为前部、后部和左、右侧部(图 8-1,图 8-2)。阴道穹后部最深,它与直肠子宫陷凹之间仅隔以阴道后壁和腹膜,当该陷凹积液时,可经此部进行穿刺或引流。

阴道前方有膀胱和尿道,后方邻直肠。临床上行肛门指检可隔直肠前壁触摸和了解子宫颈和子宫口的情况。阴道下部穿经尿生殖膈,膈内的尿道阴道括约肌和肛提肌的内侧肌纤维束均对阴道下部有括约作用。

第二节　外生殖器

女性外生殖器又称**女阴** pudendum,vulva (图 8-5,图 8-6),包括以下结构。

一、阴阜

阴阜 mons pubis 为耻骨联合前面的皮肤隆起,皮下富有脂肪。性成熟期皮肤长有阴毛。

二、大阴唇

大阴唇 greater lip of pudendum 为左、右纵行隆起的皮肤皱襞。大阴唇的前端和后端,左、右侧互相连合形成**唇前连合**和**唇后连合**。

三、小阴唇

小阴唇 lesser lip of pudendum 是位于大阴唇内侧的一对薄的皮肤皱襞,表面光滑无毛。小阴唇的前端各形成两个小皱襞,外侧的在阴蒂上方与对侧相连形成**阴蒂包皮**,内侧的在阴蒂后下方左、右侧结合成**阴蒂系带**,向上连于阴蒂。两侧小阴唇后端连合形成**阴唇系带**。

四、阴道前庭

阴道前庭 vaginal vestibule 是位于两侧小阴唇之间的裂隙,其前上部有尿道外口,后下部有较大的**阴道口**。处女阴道口的周缘有黏膜皱襞,称**处女膜** hymen,该膜破裂后留有处女膜痕。在小阴唇与处女膜之间的沟内,相当于小阴唇中 1/3 与后 1/3 交界处,左、右各有一个前庭大腺导管的开口。

五、阴蒂

阴蒂 clitoris 位于唇前连合的后方,由一对**阴蒂海绵体**(相当于男性的阴茎海绵体)构成,后端以**阴蒂脚**附着于耻骨下支和坐骨支;其前部,双侧

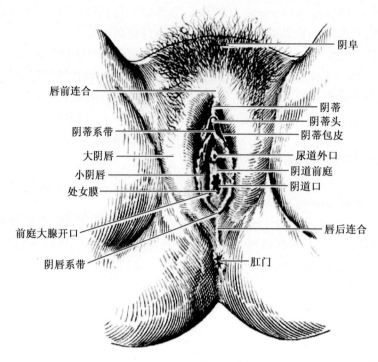

图 8-5 女性外生殖器

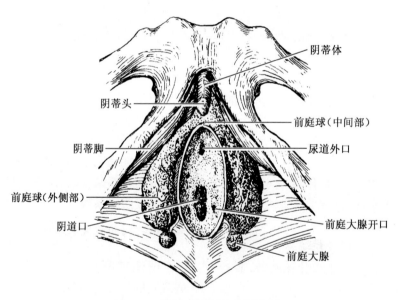

图 8-6 阴蒂、前庭球和前庭大腺

阴蒂海绵体合成**阴蒂体**,表面覆以阴蒂包皮,其前端露出阴蒂包皮的为**阴蒂头**,它富含神经末梢,感觉敏锐。

六、前庭球

前庭球 bulb of vestibule 相当于男性的尿道海绵体,呈马蹄铁形,分为中间部和两个外侧部。外侧部较大,位于大阴唇皮下;中间部较小,位于尿道

外口与阴蒂体之间的皮下。

七、前庭大腺

前庭大腺 greater vestibular gland 又称 Bartholin 腺,位于阴道口两侧,与前庭球的后内侧端相接或部分位于其深面。形如豌豆,其导管开口于阴道前庭,分泌物有润滑阴道口的作用。其导管常因炎症而阻塞,形成前庭大腺囊肿。

【附】乳房

乳房 mamma,breast 为人类和哺乳动物特有的结构。在女性青春期开始生长发育,但男性不发育。

(一)形态和位置

成年女性未产妇的乳房呈半球形,紧张而有弹性,位于胸前部,在胸大肌和胸筋膜的表面,居第3~6肋之间,内侧至胸骨旁线,外侧可达腋中线。乳房中央的突起称**乳头** mammary papilla,平第4肋间隙或第5肋,其顶端有许多输乳管的开口(输乳孔)。乳头周围颜色较深的环状皮肤区称**乳晕** areola of breast,其表面有许多小隆起,深面含乳晕腺(图8-7),可分泌脂性物质润滑乳头。乳头和乳晕的皮肤较薄弱,易受损伤,故哺乳期应注意,以防感染。妊娠和哺乳期乳腺增生,乳房明显增大。停止哺乳后,乳腺萎缩,乳房变小,弹性减弱。

(二)结构

乳房主要由皮肤、纤维组织、脂肪组织和乳腺构成。每侧乳腺含15~20个**乳腺小叶** lobes of mammary gland,周围由纤维及脂肪组织包绕。每个乳腺叶内有1条排泄管,称**输乳管** lactiferous duct,它走向乳头,在近乳头处呈梭形膨大形成**输乳管窦** lactiferous sinuses,其末端变细,以输乳孔开口于乳头(图8-7)。乳腺周围的纤维组织向浅面和深面发出许多小的纤维束连于皮肤与胸筋膜上。这些纤维束称**乳房悬韧带** suspensory ligaments of breast 或 **Cooper 韧带**(图8-8),它们对乳房起固定作用。

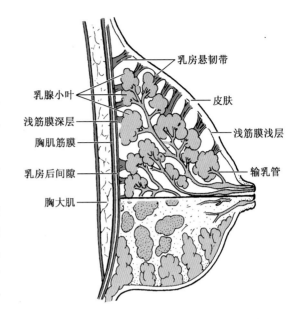

图 8-8　女性乳房矢状切面

【临床意义】

由于各乳腺叶和输乳管均以乳头为中心呈放射状排列,故乳房手术应尽量做放射状切口,以减少对输乳管和乳腺的损伤。

乳腺癌时,由于乳腺真皮内淋巴管阻塞导致皮肤水肿和 Cooper 韧带受浸润而皱缩,使乳房表面呈现许多小凹,皮肤呈橘皮样变,是乳腺癌诊断的体征。

在胸大肌筋膜与乳房后面的浅筋膜之间为**乳房后间隙**,内有疏松结缔组织,有利于隆乳术时将假体植入,使乳房隆起,也可将假体植入胸大肌与胸小肌之间的胸大肌后间隙内。

第三节　会　阴

会阴 perineum 有广义和狭义之分。广义的会阴是指封闭骨盆下口的全部软组织。此区呈菱形,其境界:前界为耻骨联合下缘,后界为尾骨尖,两侧界为耻骨下支、坐骨支、坐骨结节和骶结节韧带。会阴以左、右坐骨结节前缘的连线,分为前、后两个三角形区。前区在男性有尿道穿过,女性有尿道和阴道穿过,称**尿生殖区** urogenital region,又称**尿生殖三角**。后区有肛管穿过,称**肛区** anal region,又称**肛三角** anal triangle(图8-9)。会阴的结构,除男性或女性外生殖器外,其深部主要是会阴肌和筋膜。

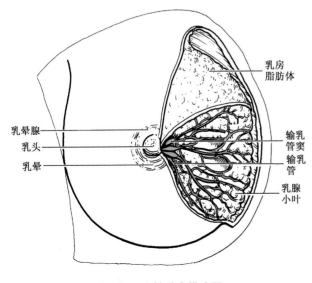

图 8-7　女性乳房模式图

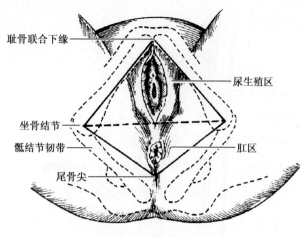

图 8-9 会阴分区（女性）

狭义的会阴，在男性通常是指阴茎根与肛门之间的区域；在女性是指阴道前庭的后端与肛门之间的区域，分娩时此区承受的压力较大，易发生撕裂，故助产时应注意保护。

一、肛区的肌群

（一）肛提肌

肛提肌 levator ani muscle（图 8-10）是位于骨盆底的成对扁肌。两侧肛提肌向内下汇合成漏斗状，封闭骨盆下口的大部分。其前部的两侧肛提肌之间有**盆膈裂孔**，男性有尿道通过，女性有尿道和阴道通过。盆膈裂孔被其下方的尿生殖膈封闭。

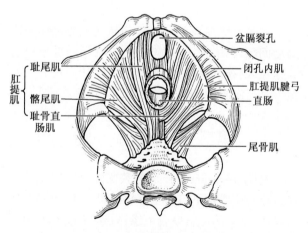

图 8-10 肛提肌（上面观）

肛提肌起于小骨盆侧壁及其筋膜，肌纤维向下、向后、向内侧，止于会阴中心腱、直肠壁、尾骨和肛尾韧带（肛门与尾骨之间的结缔组织束）及阴道壁。肛提肌构成盆底，承托盆腔器官，并协助括约肛管和阴道。

（二）尾骨肌

尾骨肌 coccygeus 位于肛提肌的后方，贴附于骶棘韧带的上面，起自坐骨棘，呈扇形止于骶、尾骨的两侧。它参与构成盆底和承托盆腔器官。

（三）肛门外括约肌

肛门外括约肌 external anal sphincter 为环绕肛门周围的骨骼肌，按其位置可分为皮下部、浅部和深部。**皮下部**位于肛门的皮下，为表浅环形肌束；**浅部**位于皮下部的深面，为椭圆形肌束，其前、后方分别附着于会阴中心腱和尾骨尖；**深部**位于浅部的上方，为较厚的环形肌束。

肛门外括约肌深、浅两部与直肠纵行肌、肛门内括约肌和部分肛提肌共同围绕肛管增厚形成环，称**肛直肠环**，对肛管起着重要的括约作用。该肌环通常处于收缩状态，在排便时松弛。当重度损伤（如撕裂等）时，可导致大便失禁。

二、尿生殖区的肌群

尿生殖区的骨骼肌分浅、深两层（图 8-11，图 8-12）。浅层包括会阴浅横肌、球海绵体肌和坐骨海绵体肌。深层包括会阴深横肌和尿道括约肌。

（一）会阴浅横肌

会阴浅横肌 superficial transverse muscle of perineum 起于坐骨结节，止于会阴中心腱，有固定会阴中心腱的作用。

（二）球海绵体肌

球海绵体肌 bulbocavernosus muscle 在男性包绕尿道球和尿道海绵体的后部。起自会阴中心腱和尿道球下面的中缝，止于阴茎背面的筋膜，收缩时可协助排尿和射精，并参与阴茎勃起。在女性，此肌分为左、右两部，覆盖在前庭球的表面，收缩时缩小阴道口，故又称**阴道括约肌**。

（三）坐骨海绵体肌

坐骨海绵体肌 ischiocavernosus 在男性覆盖于阴茎脚的表面，起自坐骨结节，止于阴茎脚下面，收缩时压迫阴茎海绵体根部，阻止静脉血回流，参与阴茎勃起，故又名**阴茎勃起肌**。在女性此肌薄弱，称**阴蒂勃起肌**。

（四）会阴深横肌

会阴深横肌 deep transverse muscle of perineum 位于尿生殖膈上、下筋膜之间，肌束横行于两侧坐骨支之间，肌纤维在会阴中线上互相交织，部分肌

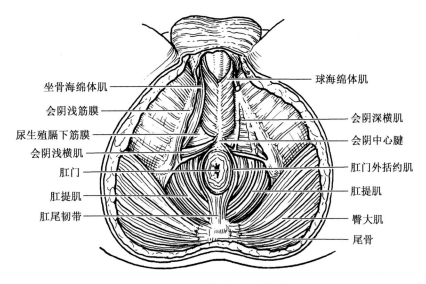

图 8-11　男性会阴肌（浅层）

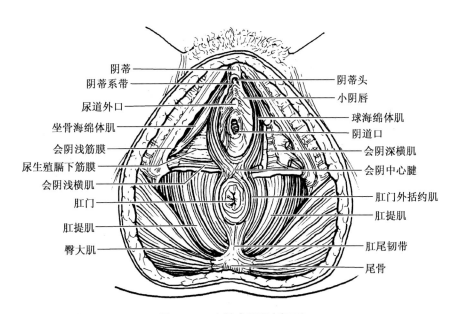

图 8-12　女性会阴肌（浅层）

纤维止于会阴中心腱。收缩时可加强会阴中心腱的稳固性。

（五）尿道括约肌

尿道括约肌 sphincter of urethra 在会阴深横肌的前方，肌束围绕尿道膜部，为随意肌。在女性则环绕尿道和阴道，故又称**尿道阴道括约肌** urethrovaginal sphincter，收缩时可紧缩尿道和阴道。

会阴中心腱（**会阴体**）perineal central tendon 为狭义会阴皮肤深面的一个腱性结构，有会阴浅横肌、会阴深横肌、球海绵体肌、肛门外括约肌和肛提肌等附着于此腱。此腱有加固盆底的作用。

三、会阴筋膜

会阴筋膜分为浅筋膜和深筋膜。在肛区，浅筋膜为富有脂肪的大量疏松结缔组织，充填在坐骨肛门窝内。在尿生殖区，浅筋膜分为两层：浅层为脂肪层，与腹下部和股部的浅筋膜相续。深层呈膜状，称**会阴浅筋膜** superficial fascia of perineum，又称 Colles 筋膜，向前上与腹壁浅筋膜深层（Scarpa 筋膜）相续，向后附于尿生殖膈后缘，向两侧附于耻骨下支和坐骨支，并与阴囊肉膜和阴茎浅筋膜相连续。

深筋膜在肛区，覆盖于坐骨肛门窝的各壁，并覆盖于肛提肌和尾骨肌的上、下面，分别称**盆膈上筋膜**和**盆膈下筋**

145

膜(图 8-13)。在尿生殖区,深筋膜分为两层,覆盖于会阴深横肌和尿道括约肌的上面和下面,分别称为**尿生殖膈上筋膜**和**尿生殖膈下筋膜**,两侧附着于骨面,其前、后缘相互融合(图 8-14)。

会阴浅筋膜与尿生殖膈下筋膜之间围成的间隙称**会阴浅隙**。男性此间隙内有阴茎脚、尿道球和尿生殖区浅层肌等。女性此间隙内有阴蒂脚、前庭球、前庭大腺和尿生殖区浅层肌等。尿生殖膈上、下筋膜之间的间隙称**会阴深隙**。男性此间隙内有会阴深横肌、尿道括约肌、尿道膜部和尿道球腺等。女性此间隙内有会阴深横肌、尿道阴道括约肌及穿行的尿道和阴道等。

四、会阴区的重要结构

(一) 盆膈

盆膈 pelvic diaphragm 由肛提肌、尾骨肌及覆盖于它们上、下面的盆膈上、下筋膜共同构成(图 8-13,图 8-14),有直肠穿过,作为盆腔的底,对托持盆腔器官起重要作用。

(二) 尿生殖膈

尿生殖膈 urogenital diaphragm 由会阴深横肌和尿道括约肌及覆盖于它们上、下面的尿生殖膈上、下筋膜共同构成。封闭尿生殖区,具有加固盆底的作用。男性有尿道通过(图 8-14),女性有尿道和阴道通过。

(三) 坐骨肛门窝

坐骨肛门窝 ischioanal fossa 位于坐骨结节与肛门之间,左、右各一。它呈底向下、尖向上的楔形间隙。内侧壁为肛提肌及盆膈下筋膜,外侧壁为闭孔内肌及其筋膜(闭孔筋膜),前界为尿生殖膈后缘,后界为臀大肌下缘。窝内充填有大量的脂肪组织。

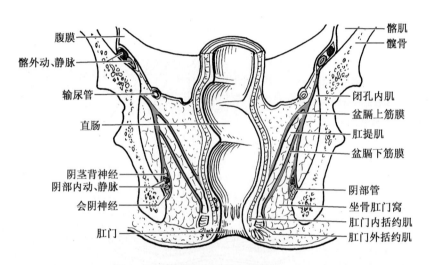

图 8-13 盆腔冠状切面(经直肠)

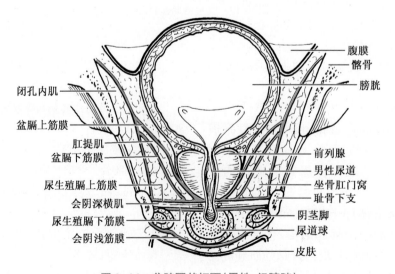

图 8-14 盆腔冠状切面(男性,经膀胱)

此窝的外侧壁内面有分布于会阴部的阴部内血管和阴部神经通过。坐骨肛门窝为脓肿好发部位,当脓肿穿通肛门和皮肤时,则形成肛瘘。

[复习思考题]

1. 女性生殖系统分为哪两部分? 各由哪些器官组成?

2. 卵子由哪个器官产生? 以什么方式排卵? 需依次经过哪些器官和结构才能排出体外?

3. 简述输卵管的位置、分部及形态特点,卵子受精和输卵管结扎术的部位。

4. 简述子宫的形态、位置及其固定装置。

5. 何谓阴道穹? 有何临床意义?

6. 何谓阴道前庭? 其中有哪些开口? 各开口位于何处?

7. 简述乳房的结构和临床意义。

8. 简述会阴的概念及其分区。

The Female Reproductive System

【Summary】The female reproductive system is divided into the internal genital organs and external genital organs. The female internal genital organs lie in the pelvic cavity, and consist of the gonad (the ovaries) and the conveying ducts (the uterine tubes, uterus and vagina). The ovaries produce the ova and secrete the female hormones. The ovum that is released at ovulation is carried to the uterus by a uterine tube which extends from the vicinity of the ovary to the superior lateral angle of the uterus, lies between the layers of the broad ligament. The female external genital organs are called the female pudendum which include the mons pubis, the greater lip of pudendum, the lesser lip of pudendum, the vaginal vestibule, the clitoris, the hymen, the bulb of vestibule and the greater vestibular gland.

Mammary gland is a skin-covered hemispherical elevation located superficial to the pectoral muscles. The nipple is on the center of the mammary gland. On the wrinkled tip of the nipple there are orifices of 15~20 lactiferous ducts. The base of the nipple is encircled by the areola. The mammary gland is composed of 15~20 lobes of glandular tissue arranged radically around the nipple and the adipose tissue mainly. Between the skin and the deep fascia of the mammary glands, there are strands of connective tissue called the suspensory ligaments of breast or Cooper's ligaments, which serve to support the mammary gland.

The perineum is the diamond-shaped region of the outlet of the pelvis. It includes all of the soft tissue between the symphysis pubis and the coccyx. It is surrounded anteriorly by the inferior border of the symphysis pubis, laterally by the inferior rami of pubis, rami of the ischium, ischial tuberosities, sacrotuberous ligaments, posteriorly by the apex of coccyx. A transverse line drawn between the ischial tuberosities divides the perineum into an anterior urogenital region that contains urethra (and the vagina in the female) and a posterior anal region that contains the anus.

(广东医科大学　崔晓军)

数字课程学习……

 教学PPT　　 自测题　　微课视频　　标本图片　　拓展知识

第九章

腹　膜

腹膜 peritoneum 是覆盖于腹、盆壁的内面和腹、盆腔内各脏器表面的浆膜，薄而光滑，半透明。腹膜衬于腹壁和盆壁内面的部分，称**壁腹膜** parietal peritoneum（**腹膜壁层**）；覆盖于腹腔和盆腔脏器表面的部分，称**脏腹膜** visceral peritoneum（**腹膜脏层**）。壁腹膜和脏腹膜相互移行，共同围成不规则的潜在腔隙，称**腹膜腔** peritoneal cavity（图 9-1）。男性腹膜腔完全密闭，而女性则经输卵管腹腔口、输卵管腔、子宫腔和阴道与外界间接相通。

脏腹膜较薄，与脏器表面紧密相贴，为该脏器的组成部分。壁腹膜较厚，与腹、盆壁之间有一层疏松结缔组织，称**腹膜外组织**。壁腹膜在膈下、脐环、腹白线等处与腹壁黏合较紧，其余部位则较疏松，尤其在腹后壁及腹前壁下部的腹膜外组织中含有较多脂肪。

正常情况下，腹膜分泌少量浆液，湿润脏器表面，可保护脏器和减少摩擦。腹膜还有吸收、防御、修复和再生等功能。腹膜所形成的韧带、系膜等结构还有固定和支持脏器的作用。病理情况下，腹膜分泌渗出液过多，积贮于腹膜腔内，形成腹水。

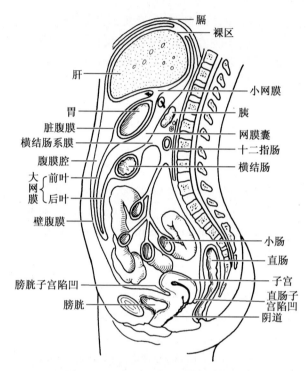

图 9-1　腹膜腔矢状切面模式图（女性）

【临床意义】

腹腔和腹膜腔的含义不同。腹腔是指小骨盆上口以上由腹壁和膈所围成的腔。腹膜腔则是由壁腹膜与脏腹膜围成的潜在腔隙。腹膜腔内无任何器官，而仅含少量浆液。腹腔内所有器官实际上均位于腹膜腔之外。临床上通常并不严格区分腹腔与腹膜腔，但有时需要在腹膜腔外进行肾、膀胱等手术，故对此两者仍应有明确的概念。

一、腹膜与脏器的关系

腹、盆腔内器官依其被腹膜覆盖程度的不同，可分为3类(图9-2,图9-3)。

（一）腹膜内位器官

此类器官的各面均被腹膜所包裹,故其移动性大,如胃、十二指肠上部、空肠、回肠、盲肠、阑尾、横结肠、乙状结肠、脾、卵巢和输卵管等。

（二）腹膜间位器官

此类器官的三面或大部分由腹膜包被,故其位置较固定,如肝、胆囊、升结肠、降结肠、直肠上段、子宫和充盈的膀胱等。

（三）腹膜外位器官

此类器官仅一面被腹膜覆盖,其位置固定,如十二指肠降部和水平部、直肠中下段、胰、肾、肾上腺、输尿管和空虚的膀胱等。

【临床意义】

了解腹膜与器官的关系,有重要的临床意义。如某些腹膜外位器官(肾、膀胱)的手术,

可以不打开腹膜腔而在腹膜外进行,以避免手术可能出现的腹膜感染或术后脏器间的粘连。

二、腹膜形成的结构

腹膜从腹、盆腔内面移行于脏器表面,或从一个脏器移行到另一个脏器,其移行部分常形成一些腹膜结构,如网膜、系膜和韧带等。

（一）网膜

网膜是指与胃相连的腹膜结构,包括小网膜和大网膜(图9-4)。

1. 小网膜 lesser omentum 是由肝门向下移行至胃小弯和十二指肠上部的双层腹膜结构。其左侧大部分连接肝门与胃小弯,称肝胃韧带 hepatogastric ligament,内有胃左血管、胃右血管、淋巴结、神经等。右侧小部分连接肝门与十二指肠上部,称肝十二指肠韧带 hepatoduodenal

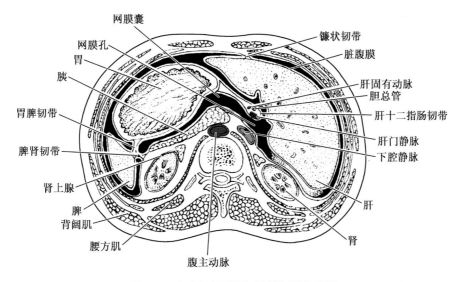

图9-2　上腹部(平网膜孔)横切面示意图

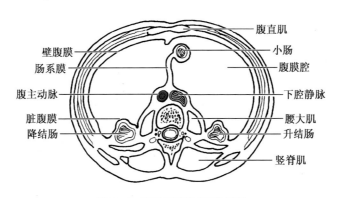

图9-3　下腹部横切面示意图

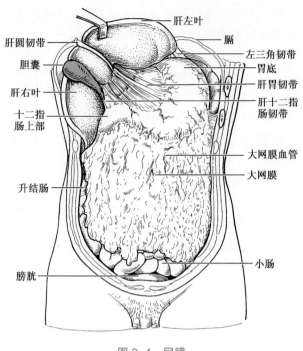

图 9-4　网膜

ligament，其内主要有右前方的胆总管、左前方的肝固有动脉及两者后方的肝门静脉。肝胃韧带和肝十二指肠韧带间无明显分界。小网膜右缘游离，其后方为网膜孔，经此孔可进入胃后方的网膜囊。

2. 大网膜 greater omentum　是连于胃大弯与横结肠之间的腹膜结构，呈围裙状下垂并覆盖于横结肠和大部分空、回肠的前面。胃前、后壁的脏腹膜自胃大弯和十二指肠上部向下延续构成了大网膜的前叶（双层腹膜），下垂至横结肠时，不完全地贴附于横结肠的前面，这一段大网膜的前叶又可称为**胃结肠韧带 gastrocolic ligament**。大网膜前叶继续垂至腹下部，即向上返折形成大网膜的后叶（双层腹膜），向后上包裹横结肠并续于横结肠系膜。大网膜前、后叶间的腔隙是网膜囊的下部。在儿童，大网膜前、后两叶的 4 层腹膜往往已粘连愈着，致使其间的网膜囊下部消失。大网膜较薄，呈筛状，含有大网膜血管和脂肪组织。在胃大弯处，大网膜前叶的两层间有胃网膜左、右血管等。

【临床意义】

大网膜的长度因人而异，活体上大网膜下垂部分可向炎症病变部位移动，如阑尾炎和胃、肠穿孔时，常可见大网膜将病变部位包裹，以防止炎症或内容物扩散蔓延，故大网膜有腹

腔卫士之称。大网膜血供丰富，是带血供大网膜移植术的常用供体。

3. 网膜囊 omental bursa　是位于小网膜和胃后方的前后扁窄间隙（图 9-1，图 9-2），属腹膜腔的一部分，又称**小腹膜腔**，而网膜囊以外的腹膜腔大部分则称为**大腹膜腔**，两者以网膜孔相通。网膜囊为一盲囊，其上壁是肝尾状叶及膈下面的腹膜；前壁由上而下依次为小网膜、胃后壁的腹膜和大网膜前叶；下壁为大网膜的前、后叶间的愈着部；后壁由下而上依次为大网膜后叶、横结肠及其系膜和覆盖胰、左肾、左肾上腺等处的腹膜；左侧壁为脾、胃脾韧带和脾肾韧带；右侧有**网膜孔 omental foramen**，又称 **Winslow 孔**。网膜孔可容纳 1~2 个手指，其上界为肝尾状叶，下界为十二指肠上部，前界为肝十二指肠韧带右缘，后界为覆盖下腔静脉的腹膜。网膜囊位置较深，胃后壁穿孔时，胃内容物常局限于囊内，也可经网膜孔流至大腹膜腔。

（二）系膜

系膜是将一些肠管或其他器官连至腹后壁的双层腹膜结构，其间含有血管、淋巴管、淋巴结及神经等（图 9-5）。

1. 肠系膜 mesentery　是将空、回肠连于腹后壁的双层腹膜结构，面积较大，整体呈扇形。向后集中附于腹后壁的部分称**肠系膜根**，长约 15 cm，自第 2 腰椎左侧斜向右下方至右骶髂关节前方。此系膜的肠缘长达 6~7 m，故肠系膜形成许多皱褶。由于此系膜较长，因而空、回肠活动性大，较易发生系膜扭转。肠系膜内除有肠系膜上血管及其分支和属支、淋巴管、神经丛及脂肪外，尚有许多散在的肠系膜淋巴结。

2. 阑尾系膜 mesoappendix　是将阑尾连于肠系膜下端呈三角形的腹膜皱襞，其游离缘内有阑尾血管等通过。

3. 横结肠系膜 transverse mesocolon　是将横结肠连于腹后壁的横位腹膜结构，其根部自结肠右曲向左经右肾中部、十二指肠降部和胰的前方，至左肾前面中部，直至结肠左曲。此系膜内有中结肠血管等。

4. 乙状结肠系膜 sigmoid mesocolon　是将乙状结肠连于左髂窝和骨盆左后壁的双层腹膜结构。此系膜较长，故乙状结肠活动度较大，易发生系膜扭转而导致肠梗阻，以儿童较常见。此系膜内有乙

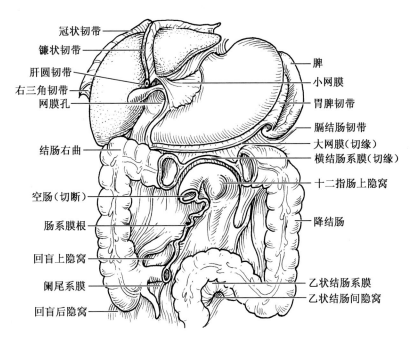

图 9-5　腹膜形成的结构

状结肠血管和直肠上血管等。

（三）韧带

韧带是连于腹壁与脏器之间或相邻脏器之间的双层或单层腹膜结构，对脏器有固定和悬吊作用，故此韧带不同于骨连结中的韧带。

1. **肝的韧带**　除前述在肝下方的肝胃韧带和肝十二指肠韧带外，在肝上面有镰状韧带、冠状韧带和三角韧带（图 9-5）。

（1）**镰状韧带** falciform ligament：是位于膈与肝之间呈矢状位的双层腹膜结构，位于前正中线稍右侧，其前部沿腹前壁上份向下连于脐，其游离缘肥厚，内有自脐连至肝门的肝圆韧带，由胚胎时脐静脉闭锁后形成。

【临床意义】

由于出生后脐静脉常未完全闭锁，临床可利用器械使之复通，借以注射药物进行肝门静脉造影或对肝癌进行化学治疗。

（2）**冠状韧带** coronary ligament：呈冠状位，分前、后（或上、下）两层。由于此两层间相隔较远，其间的肝表面无腹膜覆盖的区域称肝裸区。

（3）**左、右三角韧带** left, right triangular ligament：由冠状韧带前、后层在肝上面的左、右端处彼此连合而成。左三角韧带较大。

2. **脾的韧带**　包括胃脾韧带、脾肾韧带和膈脾韧带。

（1）**胃脾韧带**：是连于胃底和脾门之间的双层腹膜结构（图 9-2），内有胃短血管和胃网膜左血管起始段等。

（2）**脾肾韧带**：是自脾门连至左肾前面的双层腹膜结构，内有脾血管和胰尾等。

（3）**膈脾韧带**：是脾肾韧带向上连于膈下面的结构，由膈与脾之间的腹膜构成。

3. **胃的韧带**　包括**肝胃韧带**、**胃脾韧带**、**胃结肠韧带**和**胃膈韧带**等。前三者如前述，**胃膈韧带**是由胃贲门及食管腹段连于膈下面的腹膜移行部分。

此外，还有**膈结肠韧带**，为膈与结肠左曲之间的腹膜结构，可固定结肠左曲并从下方承托脾。

三、腹膜的皱襞、隐窝和陷凹

腹膜皱襞位于脏器之间或脏器与腹盆壁之间，多由血管等结构被腹膜遮盖而形成。在腹膜皱襞之间或皱襞与腹、盆壁之间的小凹陷称隐窝，较大且恒定的隐窝则称陷凹。

（一）腹后壁的皱襞和隐窝

在十二指肠空肠曲、盲肠和乙状结肠系膜附近，常有若干皱襞和隐窝，其大小和深浅个体差异较大，有时小肠等可突入隐窝内而形成内疝。常见的隐窝有：

1. **十二指肠空肠隐窝**　十二指肠空肠曲附近

的隐窝变异较多,常见的有十二指肠上隐窝和十二指肠下隐窝。**十二指肠上隐窝** superior duodenal recess 位于十二指肠升部的左侧,十二指肠上襞(从十二指肠升部连至腹后壁的半月形腹膜皱襞)的深侧,开口向下。此隐窝下方有三角形的十二指肠下襞,其深侧为**十二指肠下隐窝** inferior duodenal recess,开口向上。十二指肠上、下隐窝在我国人群的出现率分别约为 50% 和 75%。

2. **盲肠后隐窝** retrocecal recess 位于盲肠后方,盲肠后位的阑尾常位于此隐窝内。

3. **乙状结肠间隐窝** intersigmoid recess 位于乙状结肠左后方,在乙状结肠系膜左下面与腹后壁之间,其后壁内有左输尿管经过。

4. **肝肾隐窝** hepatorenal recess(又称 **Morison 囊**) 位于肝右叶下方与右肾之间,为网膜孔通至大腹膜腔的部位,即右肝下间隙。仰卧时此隐窝为腹膜腔最低处,是液体易于存积的部位。

（二）盆腔的陷凹

1. **直肠膀胱陷凹** rectovesical pouch 为男性盆腔内膀胱与直肠之间的腹膜凹陷,凹底距肛门约 7.5 cm,为站立或半卧位时腹膜腔的最低处。

2. **直肠子宫陷凹** rectouterine pouch 和**膀胱子宫陷凹** vesicouterine pouch 为女性盆腔内子宫与直肠和膀胱之间的腹膜凹陷。前者也称 Douglas 腔,较深,与阴道穹后部之间仅隔薄层的阴道壁,凹底距肛门约 3.5 cm,为站立或半卧位时腹膜腔的最

低处。如该陷凹有积液,可从阴道穹后部穿刺抽吸检查,以便诊断。

（三）腹前壁的皱襞和隐窝

腹前壁内面位于脐以下有 5 条腹膜皱襞(图 9-6)。

1. **脐正中襞** median umbilical fold 为 1 条,位于脐与膀胱尖之间,内有脐尿管闭锁后形成的脐正中韧带。

2. **脐内侧襞** medial umbilical fold 为 1 对,位于脐正中襞两侧,自脐连至膀胱两侧,内有脐动脉闭锁后形成的脐内侧韧带。

3. **脐外侧襞(腹壁下动脉襞)** lateral umbilical fold 为 1 对,分别位于左、右脐内侧襞的外侧,内有腹壁下动脉。

在腹股沟韧带上方,上述各襞附近,由内侧至外侧依次形成膀胱上窝、腹股沟内侧窝和腹股沟外侧窝这 3 对浅凹。**膀胱上窝**在脐正中襞的两侧;**腹股沟内侧窝**在脐内、外侧襞之间,恰与腹股沟管浅环相对,此窝下方隔着腹股沟韧带有一浅窝,称**股凹**,恰对股环处;**腹股沟外侧窝**在脐外侧襞的外侧,与腹股沟管深环相对。

【临床意义】

上述凹窝为腹前壁薄弱处,有时小肠等内容物可从这些薄弱处向外突出形成疝,如腹股沟直疝、斜疝和股疝。

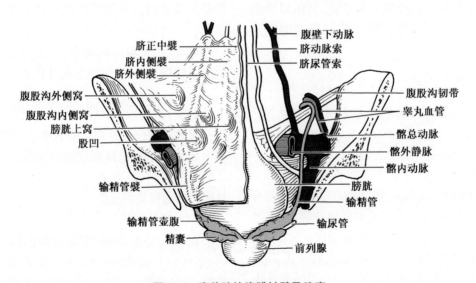

图 9-6 腹前壁的腹膜皱襞及隐窝

[复习思考题]

1. 何谓腹膜腔? 女性腹膜腔通过哪些途径与外界相通?

2. 腹膜外位器官主要包括哪些? 有何临床意义?

3. 试述腹膜形成的主要结构。

4. 试述网膜囊的位置及其结构特点。

5. 试述女性盆腔内的腹膜陷凹及其临床意义。

Peritoneum

【**Summary**】The peritoneum is a thin serous membrane that lines the walls of the abdominal and pelvic cavities and covers the organs within these cavities. A part of the peritoneum lines the wall and is known as the parietal peritoneum, while the remainder is reflected over the contained viscera is termed the visceral peritoneum. The parietal and visceral layers of the peritoneum are in actual contact. The potential space between them is the peritoneal cavity which contains nothing but a little lubricating fluid. In the male, the peritoneal cavity is a closed sac; in the female, it communicates with the exterior indirectly through the uterine tubes, uterus, and vagina.

According to the variable extent of peritoneal investment, the abdominopelvic viscera may be categorized into three groups: the intraperitoneal viscera, the interperitoneal viscera and the retroperitoneal viscera. Some of the peritoneal structures are formed by the peritoneal reflection that connects the intestine and body wall: mesenteries, ligaments, omentum. In certain parts of the abdomen, peritoneal folds may bound recesses or fossae of the peritoneal cavity. In the lesser pelvis, the peritoneum dips downwards forming a larger fossa, named pouch. In the male, the rectovesical pouch lies between rectum and urinary bladder. In the female, the uterus and its broad ligaments divide the rectovesical pouch into two pouches, the rectouterine pouch (or Douglas) and the vesicouterine pouch. The rectouterine pouch in the female or the rectovesical pouch in male is the lowest part of the peritoneal cavity in anatomical position.

（广东医科大学　崔晓军）

数字课程学习······

 教学 PPT　 自测题　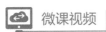 微课视频　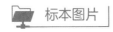 标本图片　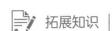 拓展知识

系统解剖学

脉 管 学

　　脉管系统是分布于全身各部的连续封闭管道,包括**心血管系统**和**淋巴系统**。心血管系统内循环流动的是血液,由心、动脉、毛细血管和静脉组成;淋巴系统内流动的是淋巴液,由淋巴管道、淋巴器官和淋巴组织组成。淋巴液沿着一系列的淋巴管道向心流动,最终汇入静脉,因此,淋巴系统也可认为是静脉系统的辅助部分。

　　脉管系统的主要功能是将消化系统内吸收的营养物质和肺吸入的氧运送到全身各器官、组织和细胞;同时又将组织和细胞的代谢产物如二氧化碳、尿素等运送到肺、肾、皮肤等器官排出体外,保证机体新陈代谢的正常进行。脉管系统还承担了维持体内的酸碱平衡、体温调节和内分泌器官或细胞分泌的激素及生物活性物质的输送功能;此外,脉管系统本身还具有重要的内分泌功能,如心肌细胞可产生心钠素、血管紧张素等,心的神经和血管内皮细胞都能产生和分泌一些激素和生物活性物质,它们共同参与机体的功能调节。

　　淋巴系统内的淋巴结等淋巴器官和组织能产生淋巴细胞和抗体,它们参与机体的免疫功能,构成机体重要的免疫防御体系。

第十章

心血管系统

学习目标

一、掌握

1. 心血管系统的组成，以及体循环和肺循环的途径。

2. 心的位置、外形，心腔的形态和内部结构。

3. 心传导系的组成、位置和功能。

4. 冠状动脉的起始、行径和主要分支的分布。

5. 心静脉的位置和汇入，冠状窦的位置和开口。

6. 心包的构成。

7. 肺动脉干和左、右肺动脉的行径及动脉韧带的位置。

8. 主动脉分部及升主动脉和主动脉弓的起止、位置和分支。

9. 颈总动脉和颈外动脉的起始、行径、分支、分布及临床意义，颈动脉窦和颈动脉小球的位置、形态和功能。

10. 锁骨下动脉及其主要分支，腋动脉、肱动脉和肱深动脉、桡动脉、尺动脉的起止、行径和分布范围。

11. 掌浅弓和掌深弓的组成、位置、主要分支、分布和体表投影。

12. 胸主动脉及其分支肋间后动脉的起止、行径、分支和分布范围。

13. 腹主动脉的起止、行径、主要分支和分布范围。

14. 腹腔干、肠系膜上动脉、肠系膜下动脉及它们分支的起始、行径和分布范围。

15. 肾上腺中动脉、肾动脉、睾丸动脉或卵巢动脉的行径和分布范围。

16. 髂总动脉和髂内动脉的起止、行径和分布范围。

17. 子宫动脉的行径、分布，与输尿管的关系。

18. 髂外动脉及其分支腹壁下动脉的起止、行径和分布范围。

19. 股动脉、腘动脉、胫前动脉、胫后动脉、足背动脉及足背动脉弓的起止、行径及分布范围。

20. 颞浅动脉、面动脉、颈总动脉、锁骨下动脉、肱动脉、桡动脉、股动脉和足背动脉的搏动点、压迫止血部位。

21. 上腔静脉的组成、起止和行程。

22. 颈内静脉、颈外静脉的起止和行程。

23. 头静脉、贵要静脉的起止、行程、注入部位及临床意义。

24. 下腔静脉、髂总静脉、髂内静脉、髂外静脉的组成、起止和行程。

25. 下腔静脉和髂外静脉的属支。

26. 大、小隐静脉的起止、行程和临床意义。

27. 肝门静脉的组成、行程及属支，门-腔静脉的吻合及临床意义。

二、了解

1. 血管的吻合、侧支循环、动静脉吻合的概念及意义。

2. 心壁的构造和心纤维性支架的构成。

3. 房间隔、室间隔缺损的常见部位和临床意义。

4. 心传导变异副束的位置及临床意义。

5. 冠状动脉的分布类型及其临床意义。

6. 窦房结动脉和房室结动脉的分布。

7. 心包横窦、斜窦的位置及临床意义。

8. 心的体表投影及听诊部位。

9. 腋动脉主要分支的行径和分布范围。

10. 支气管、食管和心包等的血液供应来源。

11. 腰动脉和骶正中动脉的分布范围。

12. 髂内动脉分支的行径及分布范围。

13. 腓动脉和足底内、外侧动脉的行径及足底弓的组成。

14. 锁骨下动脉、腋动脉、肱动脉、桡动脉、尺动脉、股动脉、腘动脉、胫前动脉和胫后动脉的体表投影。

15. 静脉系的组成、回流因素，硬脑膜窦、板障静脉和导静脉的结构特点。

16. 左、右肺静脉的行程与注入部位。

17. 上肢深静脉与动脉伴行情况。

18. 奇静脉、半奇静脉、副半奇静脉的起止和行程。

19. 椎静脉丛的位置和交通。

20. 下肢深静脉与动脉伴行情况。

第一节 概 述

一、心血管系统的组成

心血管系统 cardiovascular system 包括心、动脉、毛细血管和静脉。

（一）心

心 heart 是中空的肌性器官，是心血管系统的动力装置，且具有重要的内分泌功能。心借房间隔和室间隔分成互不相通的左半心和右半心，每半侧心又借左、右房室口相通，上方为心房，下方为心室。因此，心形成 4 个腔，即右心房、右心室、左心房、左心室。心房接受静脉的血液汇入，心室射出血液到动脉。在每个房室口和动脉的出口处均有瓣膜把关，顺血流瓣膜开放，逆血流瓣膜关闭，以保证血液向同一个方向流动。在神经和体液的调节下，心有节律地收缩和舒张，像泵一样将血液从静脉吸入，并由动脉射出，使血液能周而复始地循环。

（二）动脉

动脉 artery 是运送血液离心的管道。动脉在行程中不断分支，分为大、中、小动脉，最后移行为毛细血管。动脉的管壁较厚，管腔呈圆形，并随心舒缩而搏动。动脉的结构特点与其功能密切相关。大动脉管壁内弹性纤维多，故有较大弹性，当心室射血时，动脉管壁扩张；心室舒张时，管壁回缩，推动血液不断向前流动。中、小动脉，特别是小动脉的管壁平滑肌较厚，在神经和体液调节下，通过血管的收缩和舒张改变管腔的大小，调节局部血流量和血管阻力，维持和调节机体的血压。

（三）毛细血管

毛细血管 capillary 是连于小动脉、小静脉之间，相互交织成网状的微细血管，管径为 6~9 μm。除了软骨、眼的角膜和晶状体、毛发、牙釉质和被覆上皮外，毛细血管遍布全身各部。此外，机体内还有一种腔大、形状不规则的毛细血管，称**血窦**，它存在于肝、脾、骨髓和某些内分泌器官等。

（四）静脉

静脉 vein 是引导血液回心的管道，起始于毛细血管的静脉端，在回心的过程中不断接受其属支，逐渐汇合成中静脉和大静脉，最后注入右心房。静脉管壁较薄，弹性小，管腔大，血液在静脉内流动缓慢。因此，静脉的数量较动脉多，以保证回心的血流量。

二、血液循环途径

血液从心室射出，经动脉、毛细血管和静脉返回心房。这种周而复始的循环流动，称为**血液循环**。血液循环可分为相互连续的体循环和肺循环两部分。

（一）体循环（大循环）

当心室收缩时，富含氧和营养的血液由左心室射入主动脉，再经主动脉的各级分支到达全身的毛细血管。血液在此与周围组织和细胞进行物质交换，将代谢产物和二氧化碳等带回血液，再经各级静脉属支，最后到达上、下腔静脉和冠状窦汇入右心房。此循环途径长，流经范围广，称为**体循环（大循环）**。

（二）肺循环（小循环）

从体循环回流的静脉血，由右心房到右心室，当右心室收缩时将富含二氧化碳的静脉血从右心室射出，经肺动脉主干及其各级分支，到达肺泡的毛细血管网，血液在肺泡内进行气体交换，排出二氧化碳，吸进新鲜氧气，将富含氧的血液经肺静脉汇入左心房,再从左心房进入左心室。上述循环路程较短,主要是经肺进行气体交换,称**肺循环**(**小循环**)(图 10-1)。

血液循环的动力主要来源于心脏搏动,其次是动脉和静脉壁的弹性和肌肉收缩、周围骨骼肌的收缩,以及筋膜、韧带对血管,尤其对静脉造成的压力。此外,血液的黏滞性、与血管内皮的摩擦力及重力等因素也都会对血流造成影响。

三、血管的吻合及功能意义

血管之间的吻合非常广泛,在动脉与动脉之间,静脉与静脉之间,以及动、静脉之间,都可借血管支(吻合支或交通支)彼此相连,形成**血管吻合** vascular anastomosis(图 10-2)。

(一)动脉间吻合

两条动脉干之间借交通支相连。如脑底动脉之间形成的**脑底动脉环**;在功能活动多或易受压的部位,邻近的多条动脉分支常吻合成网,如关节的**动脉网**;在形态经常变化的器官,两动脉末端或其分支吻合形成**动脉弓**,如胃肠道动脉弓、手掌和足底动脉弓等。这些吻合使血液循环时间缩短,并能调节血流量。

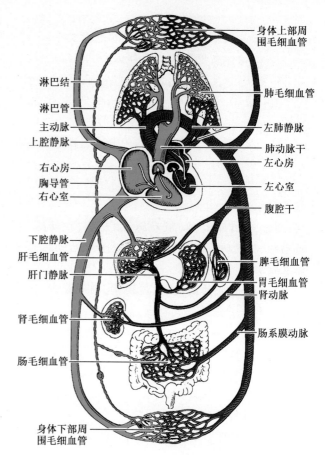

图 10-1　血液循环示意图

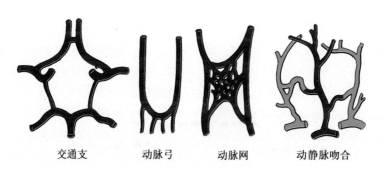

交通支　　动脉弓　　动脉网　　动静脉吻合

A. 血管吻合形式

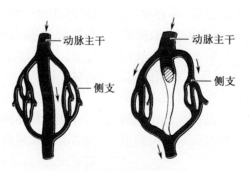

B. 侧支吻合和侧支循环

图 10-2　血管的吻合及侧支循环

（二）静脉间吻合

静脉间吻合远比动脉间吻合丰富,除具有与动脉相似的吻合形式外,在体表浅静脉之间常吻合成**静脉弓(网)**,在体内深静脉之间常吻合形成**静脉丛**,尤其是在脏器周围或脏器壁内,如膀胱静脉丛、直肠静脉丛等。这种吻合可保证脏器在扩大或受压时血流依然通畅。

（三）动静脉吻合

动静脉吻合是直接连接小动脉和小静脉间的吻合血管,如指尖、消化道黏膜、肾皮质、生殖器勃起组织和甲状腺等处。这种吻合具有缩短循环途径,调节局部血流量和温度的作用。

（四）侧支吻合

较大的动脉干在行程中发出与其平行的**侧副支**,它与同一主干远侧端发出的侧副支吻合相通,形成**侧支吻合**。当主干阻塞时,侧副支逐渐增粗,血流可经扩大的侧支吻合到达阻塞远端的血管主干,使远端血供得到不同程度的代偿和恢复,这种通过侧支建立的循环称**侧支循环**。侧支循环的建立,对于保证器官在病理状态下的血供具有重要意义。

（五）终动脉

有人认为,在体内某些部位,小动脉分支和邻近动脉间无吻合,这些小动脉称**终动脉**。一旦梗死,会导致其所供应区域缺血或坏死。通常认为视网膜中央动脉为终动脉,此外,在脾和肾等器官内也存在终动脉。但也有人持不同意见,认为没有终动脉存在,故尚待进一步研究。

四、血管的变异和异常

胚胎时期,血管是在毛细血管网的基础上发展起来的。在发育过程中,由于功能需要及血流动力学因素的影响,有些血管扩大形成主干或分支,有些退化、消失,有的则以吻合管的形式存留下来。由于某种因素的影响,血管的起始或汇入、分支、管径、数目和行程常有不同变化。所以,血管系统的形态、数值并非所有人都完全一样,有时可出现**变异**,甚至**异常(畸形)**。教科书中所描述的形态一般是**正常型**。

第二节　心

一、心的位置和外形

（一）心的位置

心是血液循环的动力器官,为中空的肌性器官,周围裹以心包。

心位于胸腔前下部的中纵隔内,约2/3居身体正中线的左侧,1/3位于正中线的右侧(图10-3)。上方连有出入心的大血管,下方是膈;两侧借纵隔胸膜与肺相邻;后方与左主支气管、食管、左迷走神

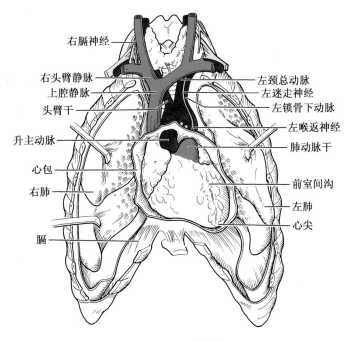

右膈神经

右头臂静脉
上腔静脉
头臂干

升主动脉
心包
右肺

膈

左颈总动脉
左迷走神经
左锁骨下动脉
左喉返神经
肺动脉干

前室间沟
左肺
心尖

图10-3　心的位置

经、胸主动脉相邻,平对第5~8胸椎;前方对向胸骨体和第2~6肋软骨,大部分被肺和胸膜所覆盖,只有左肺心切迹内侧部分与胸骨体下部左半及左侧第4~6肋软骨相邻。临床心内注射多在胸骨左缘第4肋间进针,可不伤及肺和胸膜。

心的位置可随生理功能、年龄、体型和体位等状况不同而有所改变。

(二)心的外形

心近似前后略扁、倒置的圆锥体,大小似本人拳头。心在胚胎发育过程中,沿心纵轴发生轻度向左旋转,故右半心在右前,左半心在左后。心的外形可分为一尖(心尖)、一底(心底)、两面、三缘和四条沟(图10-4,图10-5)。

1. **心尖** 钝圆、游离,由左心室构成,朝向左前下方,与左胸前壁贴近,故在胸骨左侧第5肋间隙的锁骨中线内侧1~2 cm处,可扪及心尖冲动。

2. **心底** 大部分由左心房,小部分由右心房构成,朝向右后上方。上、下腔静脉分别从上、下方开口于右心房,左、右两对肺静脉分别从两侧注入左心房。心底后面隔心包后壁与食管、左迷走神经和胸主动脉等相邻。

3. **两面** **胸肋面**或**前面**,朝向前方,大部分由右心房和右心室构成,小部分由左心耳和左心室构成。胸肋面上部可见起于右心室的肺动脉干,行向左上方;起于左心室的升主动脉在肺动脉干后方方向右上方行走。**膈面**或**下面**,朝向下后,近似水平位,隔心包紧贴于膈。该面约2/3由左心室、1/3由右

心室构成。

4. **三缘** **下缘**较锐利,近水平位,略向左下方倾斜,大部分由右心室,仅心尖处由左心室构成。**右缘**垂直向下,由右心房构成。**左缘**斜向左下,钝圆,绝大部分由左心室构成,仅上方小部分有左心耳参与。左、右两缘隔心包分别与左、右膈神经和心包膈血管及左、右纵隔胸膜和肺相邻。

5. **四条沟** 可作为心腔在心表面的分界。**冠状沟** coronary sulcus 靠近心底处近似冠状位,几乎环绕心一周,前方被肺动脉干所中断,它是心房和心室在心表面的分界标志。在心室的胸肋面和膈面各有一条自冠状沟向心尖右侧延伸的浅沟,分别称为**前室间沟** anterior interventricular groove 和**后室间沟** posterior interventricular groove。两沟在心尖的右侧下缘相遇,是左、右心室在心表面的分界。前、后室间沟在心尖右侧的会合处稍凹陷,称**心尖切迹** cardiac apical incisure。在心底,右心房与右上、下肺静脉交界处的浅沟称**后房间沟**,与房间隔后缘一致,是左、右心房在心表面的分界。后房间沟、后室间沟与冠状沟的相交处称**房室交点**,是心表面的一个重要标志。此处是左、右心房与左、右心室在心后面相互接近之处,其深面有重要的血管和神经等结构。

二、心腔结构

(一)右心房

右心房 right atrium(图10-6)位于心的右上

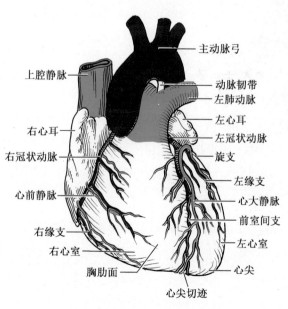

图10-4 心的外形和血管(前面观)

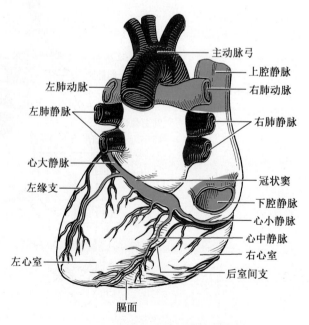

图10-5 心的外形和血管(后面观)

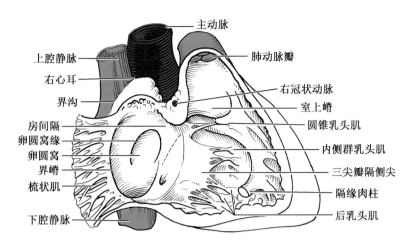

图 10-6　右心房和右心室的内部结构

部,可分为前方的固有心房和后方的腔静脉窦两部分。两部以表面位于上、下腔静脉前缘间的浅沟即**界沟** sulcus terminalis 为界,内部为相应的一条纵行肌嵴即**界嵴** crista terminalis。右心房前部有许多大致平行的肌束,称**梳状肌**,它们起自界嵴,止于右房室口。梳状肌之间壁薄,呈半透明状,应避免心导管插管时损伤。右心房的左前方突出部分称**右心耳** right auricle,内面梳状肌发达,似海绵状,当心功能障碍时,心耳处因血流缓慢,血液淤积,易导致血栓形成。右心房的后部内壁光滑,上部有**上腔静脉口** orifice of superior vena cava,下部有**下腔静脉口** orifice of inferior vena cava,后者开口的前缘有胚胎时期残留的**下腔静脉瓣** valve of inferior vena cava,此瓣呈半月形,胎儿时期引导来自胎盘富含氧的血液通过下腔静脉经房间隔上面的卵圆孔注入左心房。下腔静脉口和右房室口之间有**冠状窦口** orifice of coronary sinus,窦口后缘有半月形的**冠状窦瓣**。心脏大部分静脉血回流入冠状窦。

右心房的后内侧壁为房间隔,其下部有一卵圆形凹陷,称**卵圆窝** fossa ovalis,为胎儿时期卵圆孔闭合后的遗迹,此处壁较薄弱,是房间隔缺损的好发部位。卵圆窝前上方边缘隆起,称**卵圆窝缘**,可作为心导管从房间隔入左心房的标志。位于房间隔前上部的右心房内侧壁,有与左侧的主动脉窦相应的隆起部,称**主动脉隆凸**,为临床上的重要标志,手术时须防止误伤。此外,在右侧房间隔的基部,由冠状窦口的前内侧缘、三尖瓣隔侧尖的附着缘和 Todaro 腱围成的三角区,称**科赫(Koch)三角**。Todaro 腱位于心内膜下,是由心的中心纤维体连到下腔静脉瓣前缘的腱性纤维束。此三角前部的

心内膜深面有房室结,因此该三角为外科手术中的重要标志。

右心房的出口为**右房室口** right atrioventricular orifice,右心房的血液经此口流入右心室。

(二)右心室

右心室 right ventricle(图 10-7)位于右心房的左前下方,构成胸肋面的大部分,直接位于胸骨左缘第 4、5 肋软骨后方。室腔略呈锥体形,壁较薄,约为左心室壁厚的 1/3。室腔底有右房室口和肺动脉口,两口之间的室壁上有一较宽的弓形肌隆起称**室上嵴** supraventricular crest,将室腔分为右心室**流入道(窦部)**和**流出道(漏斗部)**两部分。

1. **右心室流入道**　入口为右房室口,呈卵圆

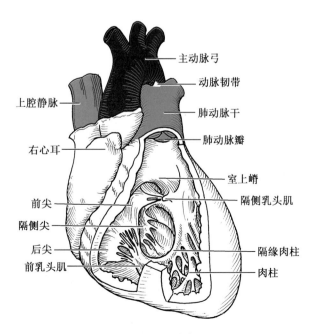

图 10-7　右心室的内部结构

形,约容纳 3 个指尖大小。其周围由致密结缔组织构成的三尖瓣环围绕。该纤维环上附有 3 个近似三角形的瓣叶,称**三尖瓣** tricuspid valve,分为**前尖**、**后尖**和**隔侧尖**(图 10-8)。两个相邻瓣膜之间的瓣膜组织称**连合**,因此有 3 个瓣连合即**前内侧连合**、**后内侧连合**和**外侧连合**,瓣膜粘连常发生在连合处。各个瓣膜的边缘与其心室面连有多条腱索,腱索向下连于室壁上的**乳头肌** papillary muscle。乳头肌基部附于心室壁,尖端突入心室腔,呈锥形肌隆起,分为 3 群:**前乳头肌**较大,1~2 个,位于右心室前壁中下部,其尖端发出腱索连于三尖瓣前尖和后尖。**后乳头肌**较小,位于下壁,发出腱索大多连于三尖瓣后尖。**隔侧乳头肌**(圆锥乳头肌)最小,位于室间隔右侧面中上部,其腱索连至三尖瓣的前尖和隔侧尖。在该乳头肌的后下方心内膜下有心传导系中的房室束的右束支通过。心室的纤维环、瓣膜、腱索和乳头肌在功能上是一个整体,称**三尖瓣复合体**(图 10-9)。它们共同保证血液的单向流动。当心室收缩时,由于瓣环的缩小及血液推动,使三

尖瓣紧闭,封闭房室口,同时,由于乳头肌收缩,腱索的牵拉,使瓣膜不致翻向心房,防止血液逆流入心房。复合体中任何一部分结构损伤,都将导致心腔的血流动力学改变。

右心室流入道的室壁有许多交错排列的肌性隆起,称**肉柱** trabecula,在前乳头肌根部有一条肌束横过室腔到室间隔,称**隔缘肉柱** septomarginal trabecula(**节制索** moderator band),内含心的传导纤维束,有防止心室过度扩张的功能。

2. **右心室流出道** 又称**动脉圆锥** conus arteriosus 或**漏斗部**,位于右心室前上方,内壁光滑无肉柱,呈锥体状,其上端借**肺动脉口** orifice of pulmonary trunk 通肺动脉干。肺动脉口周缘有 3 个彼此相连的半月形纤维环为**肺动脉瓣环**,环上附有 3 个半月形的**肺动脉瓣** pulmonary valve(图 10-8)。当心室收缩时,血液冲开肺动脉瓣进入肺动脉干;当心室舒张时,3 个袋状瓣膜被倒流的血液充盈,使瓣膜相互靠拢,肺动脉口关闭,阻止血液反流入心室。动脉圆锥的下界为室上嵴,前壁为右心室

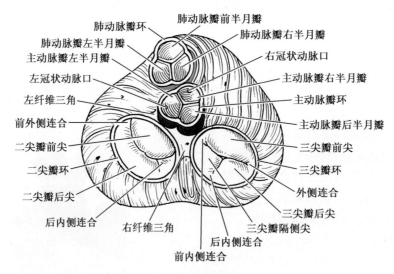

图 10-8　心瓣膜和瓣环(上面)

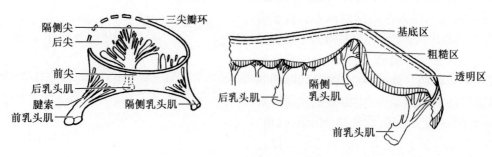

图 10-9　三尖瓣复合体(示意图)

前壁,内侧壁为室间隔。

(三) 左心房

左心房 left atrium (图 10-10) 位于右心房的左后方,构成心底的大部分,是 4 个心腔最靠后的部分,其前方有升主动脉和肺动脉,后方隔着心包与食管相毗邻。因此,经食管钡餐 X 线造影,可诊断有无左心房的扩大。左心房前部向右前突出的部分,称**左心耳** left auricle,内壁有**梳状肌**,凹凸不平呈海绵状。在心功能障碍时,血流缓慢,在心耳内易形成血栓。左心房后部腔面光滑,后部两侧各有左、右肺上、下静脉的开口,将肺循环内富含氧的血液经肺静脉注入左心房,左心房出口为**左房室口** left atrioventricular orifice,血流经此口进入左心室。

(四) 左心室

左心室 left ventricle (图 10-10) 室腔近似圆锥形,构成心尖及心的左缘,心室壁厚 9~12 mm,约为右心室的 3 倍。左心室腔以二尖瓣前尖为界可分为左心室**流入道**(窦部)和**流出道**(主动脉前庭)

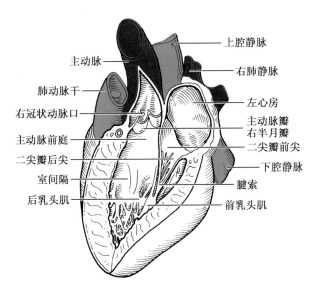

图 10-10　左心房和左心室的内部结构

两部分。

1. 左心室流入道　是左心室左下较大区域,内壁粗糙不平,入口是左房室口,口周围有纤维环,称**二尖瓣环** mitral annulus,较三尖瓣环略小。环上有两片近似三角形的瓣膜,称**二尖瓣** mitral valve。二尖瓣分成**前尖**和**后尖**两个瓣,各瓣都通过腱索连于前、后壁上的前、后乳头肌,左心室乳头肌较右心室强大。**前乳头肌**指向二尖瓣的前外侧连合;**后乳头肌**较小,对向二尖瓣的后内侧连合。同样,二尖瓣环、二尖瓣、腱索和乳头肌在功能上作为一个整体,故称**二尖瓣复合体**(图 10-11)。

2. 左心室流出道　又称**主动脉前庭** aortic vestibule,是左心室前内侧的部分,壁光滑无肉柱,缺乏伸展性和收缩性。其出口是**主动脉口** aortic orifice,口周围有纤维性的主动脉瓣环,瓣环上也附有 3 个袋口向上的半月形瓣膜,称**主动脉瓣** aortic valve,其大而坚韧,按瓣的方位可分为主动脉瓣**左、右、后半月瓣**。每个瓣膜与主动脉壁之间形成袋状的间隙称**主动脉窦** aortic sinus 或 **Valsalva 窦**,分别为左、右、后 3 个窦。左、右窦内分别有左、右冠状动脉的开口。

两侧心房和心室的收缩和舒张是同步的。当心室收缩时,二尖瓣和三尖瓣关闭,主动脉瓣和肺动脉瓣开放,血液射入动脉;当心室舒张时,二尖瓣和三尖瓣开放,主动脉瓣和肺动脉瓣关闭,血液由心房射入心室。

三、心的构造

(一) 心壁

心壁由心内膜、心肌层和心外膜构成。

1. 心内膜 endocardium　是衬在心腔内面的一层光滑的薄膜,心内膜的内皮与血管内皮相连续。内皮下为内皮下层,以结缔组织为主。心的各瓣膜

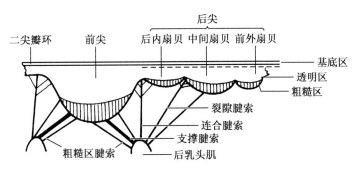

图 10-11　二尖瓣复合体(示意图)

是由心内膜折叠并夹一层致密结缔组织而构成。

2. 心肌层 myocardium　为心壁的主体,主要由心肌构成。心房肌较薄,心室肌肥厚,左心室肌最发达。心肌纤维呈螺旋状排列,大致可分为深层的纵行、中层的环形和浅层的斜行走向3层(图10-12),浅层肌在心尖处捻成心涡,然后进入深部移行为深层的乳头肌和肉柱。在心房肌与心室肌之间有结缔组织形成的支持性结构,称**心纤维骨骼**,它构成心脏的支架,心肌纤维和心瓣膜附于其上。特殊分化的心肌细胞构成心的传导系统。

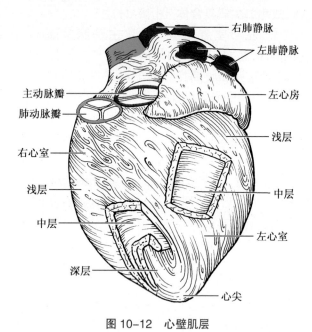

图10-12　心壁肌层

3. 心外膜 epicardium　被覆于心肌层和大血管根部的表面,即浆膜性心包的脏层,表面为间皮,间皮下为薄层疏松结缔组织,含较多的脂肪组织。

(二) 心纤维性支架

心纤维性支架又称**心纤维骨骼** fibrous skeleton,位于左、右房室口及肺动脉口和主动脉口的周围,由致密结缔组织构成(图10-13)。心纤维性支架质地坚韧而富有弹性,提供了心肌纤维和心瓣膜的附着处,在心肌运动中起支持和稳定作用。

心纤维性支架包括左、右纤维三角,4个瓣纤维环(肺动脉瓣环、主动脉瓣环、二尖瓣环和三尖瓣环),圆锥韧带和室间隔膜部等。

1. 右纤维三角 right fibrous trigone　位于二尖瓣环、三尖瓣环与主动脉后瓣环之间,因其位于心的中央,又称**中心纤维体**。前方与室间隔膜部相延续,向后发出Todaro腱,位于右心房心内膜深面,

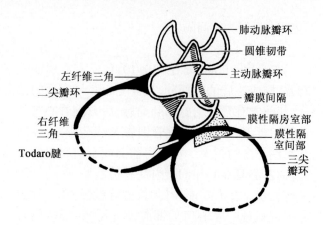

图10-13　心纤维性支架(示意图)

终于下腔静脉瓣的前端。

2. 左纤维三角 left fibrous trigone　位于主动脉左瓣环外侧与二尖瓣环之间,呈三角形,体积较小,其前方与主动脉左瓣环相连,向后方发出纤维带,与右纤维三角发出的纤维带共同形成二尖瓣环。左纤维三角位于二尖瓣前外侧连合之前,外侧与左冠状动脉旋支相邻近,是二尖瓣手术时的重要外科标志,也是易于损伤冠状动脉的部位。

二尖瓣环、三尖瓣环和主动脉瓣环彼此靠近,肺动脉瓣环位于较高平面,借**圆锥韧带**(又称**漏斗腱**)与主动脉瓣环相连。主动脉瓣环和肺动脉瓣环各由3个弧形瓣环首尾相互连结而成。位于3个半月瓣的基底部与主动脉瓣左、后瓣环之间的三角形致密结缔组织板,称**瓣膜间隔**,向下与二尖瓣前尖相连续,同时向左延伸连接左纤维三角,向右与右纤维三角相连。

(三) 房间隔和室间隔

左、右心房之间为房间隔,左、右心室之间为室间隔。

1. 房间隔 interatrial septum　又称**房中隔**,位于左、右心房之间(图10-14),房间隔向左前方倾斜,由两层心内膜中间夹心房肌纤维和结缔组织构成,其前缘与升主动脉后面相适应,稍向后弯曲,后缘邻近心表面的后房间沟。房间隔右侧面中下部有卵圆窝,是房间隔最薄弱处。

2. 室间隔 interventricular septum　又称**室中隔**,位于左、右心室之间(图10-14)。室间隔可分为肌部和膜部两部分。

(1) 肌部:位于室间隔下方的大部分,由心肌和心内膜构成。其左侧面心内膜深面有左束支及其分支通过,右侧面有右束支通过。

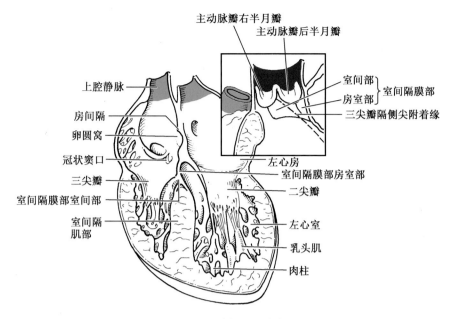

图10-14　房间隔和室间隔

（2）**膜部**：室间隔上部中份有一卵圆形、缺乏肌质的薄膜部，称**室间隔膜部**。膜部左侧面位于主动脉瓣右半月瓣和后半月瓣的下方，右侧面被三尖瓣隔侧尖的附着缘分为上部的**房室部**和下部的**室间部**。前者分隔右心房和左心室，后者分隔左、右心室。室间隔膜部为室间隔缺损的好发部位。

【临床意义】

一、心的影像诊断学解剖基础

1. X线造影检查　临床上常用X线造影检查心的大小、形态及其与相近大血管的异常情况。常用的X线造影方位有后前位和右前斜位。

（1）**后前位**：显示心和大血管位于胸廓正中偏左。心的右缘分成两段弧形阴影，上段为上腔静脉和升主动脉的复合影；下段为右心房的阴影，深吸气时在右心膈角处的三角形阴影，为下腔静脉的一部分。心的左缘从上至下可见3个弧形阴影，上段为主动脉弓的降部所构成，称主动脉结（球）；中段为肺动脉干构成；下段为突起明显的左心耳和左心室的复合阴影。

（2）**右前斜位**：此位置心和大血管位于胸椎与左前胸壁之间。心前缘从上而下是升主动脉、肺动脉干、右心室的流出道，下部为右心室前壁和心尖部。心后缘上半部为左心房，下半部为右心房。由于左心房隔心包腔与食管中下

1/3交界处毗邻，因此临床上采用经食管钡餐检查，可诊断有无左心房增大及心包积液。在左心房增大时可见明显受压的食管影后移。

2. 其他　随着心的影像诊断学的发展，在胸部的CT、MRI、超声心动等不同方位的断面（冠状位、矢状位、心的长轴位等）上，能清楚地显示心的形态结构及毗邻。列举如下：

（1）**CT的四心腔横断面**（平对第9胸椎）：位于此平面的CT断面上可见：心位于胸骨体与第9胸椎椎体之间的中纵隔内，心的两侧隔心包与两肺相邻。心断面上可见左心房与左心室，右心房与右心室，房间隔和室间隔，心房和心室间借左、右房室口相通，房室口上附有二尖瓣和三尖瓣。心底见左、右肺静脉注入左心房，在左心房后方紧邻食管，食管后方从右至左有奇静脉、胸导管和胸主动脉。上述形态结构如有病变，可通过观察该断面做出诊断。

（2）**二维超声心动图**（左心室长轴纵切面）：仰卧位时，将超声探头放置于心前区的胸骨旁左侧第3、4肋间，超声切面通过心尖和主动脉根部中点作左心室长轴纵切面，在此断面上从前向后可见右心室流出道、室间隔、左心室及左心室流出道，流出道口上附有主动脉右、后半月瓣及主动脉右、后窦。二尖瓣前尖分隔左心室流出道和流入道，在左房室口上附有二尖瓣前尖和后尖，它们借腱索连于乳头肌。左心

室流入道后上方为左心房。

在此断面上可观察上述形态结构的异常，并观察心的功能，如心壁和室间隔的运动情况，瓣膜关闭、腱索和乳头肌的功能情况等。

二、常见先天性心脏病的解剖基础

1. 房间隔缺损 最常见类型为卵圆孔未闭。如缺损较大，由于左心房压力高于右心房，导致血流由左向右分流。右心负荷增加，引起肺动脉高压和肺淤血。

2. 室间隔缺损 常见于室间隔膜部缺损。由于室间隔膜部与房室结、房室束、左、右束支和三尖瓣、主动脉瓣的位置关系密切，手术修补时应注意避免损伤这些结构。

3. 法洛四联症 其主要特征是：①主动脉骑跨于左、右心室上；②室间隔缺损；③右心室流出道（漏斗部）狭窄或肺动脉口狭窄；④右心室肥厚。

四、心传导系

心肌细胞按照形态和功能可分为两类：普通心肌细胞和特殊分化的心肌细胞，前者参与构成心房壁和心室壁，具有收缩功能；后者具有自律性和传导性，主要功能是产生和传导兴奋。**心传导系**由特殊分化的心肌细胞构成，控制心的节律性活动。心传导系包括：窦房结，结间束，房室结，房室束，左、右束支和浦肯野纤维网（图10-15）。

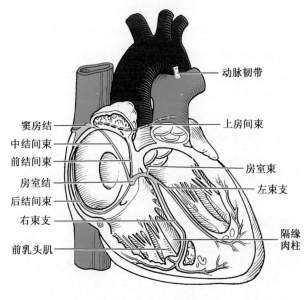

窦房结
中结间束
前结间束
房室结
后结间束
右束支
前乳头肌

动脉韧带
上房间束
房室束
左束支
隔缘肉柱

图 10-15 心传导系

（一）窦房结

窦房结 sinuatrial node 是心传导系的重要组成部分，是心的正常起搏点。它位于上腔静脉与右心房交界处，在界沟上端的心外膜下。窦房结呈长梭形（或半月形），其长轴与界沟大致平行，结的中央有窦房结动脉穿过。

（二）房室结

房室结 atrioventricular node 呈扁椭圆形，位于冠状窦口与右房室口之间，Koch 三角的尖端。房室结的左下面邻右纤维三角，右侧被薄层心房肌及心内膜覆盖。房室结的前端变细，穿入中心纤维体，即为房室束；后上端接受数条纤维束伸至房间隔和冠状窦口周围，被称为房室结的心房扩展部，有人认为即为结间束的入结部分。房室结、房室结的心房扩展部（结间束的终末部）及房室束的近侧部，合称为**房室结区**（房室交界区），是心传导系在心房与心室互相连接的部位，也是兴奋从心房传到心室的必经之路。

（三）结间束

窦房结是心的起搏点，关于窦房结产生的冲动如何传至左、右心房和房室结，长期以来一直未有定论。国外有学者提出，窦房结和房室结之间有结间束相连，左、右心房之间亦有房间束连接，从生理学上证实有结间束的存在，但形态学的证据尚不充分。通常认为结间束的途径有 3 条。

1. 前结间束 由窦房结头端发出向左行，弓状绕上腔静脉前方和右心房前壁，向左行至房间隔上缘分为两束：一束左行分布于左心房前壁，称**上房间束**（Bachmann 束）；另一束下行经卵圆窝前方的房间隔，下降至房室结的上缘。

2. 中结间束 由窦房结右上缘发出，向右、向后弓状绕过上腔静脉，然后进入房间隔，经卵圆窝前缘，下降至房室结上缘。此束即 Wenckebach 束。

3. 后结间束 由窦房结下端（尾部）发出，在界嵴内下行，然后转向下内，经下腔静脉瓣，越冠状窦口的上方，至房室结的后缘。此束在行程中分出纤维至右心房壁。

各结间束在房室结上方相互交织，并有分支与房间隔左侧的左心房肌纤维相连，从而将冲动传至左心房。

（四）房室束

房室束 atrioventricular bundle 又称 **His 束**，起于房室结前端，穿右纤维三角前行，沿室间隔膜部后下缘至室间隔肌部上缘分为左、右束支。

（五）左、右束支

右束支 right bundle branch 细长，呈圆索状，沿室间隔膜部下缘，在右侧心内膜深面下行，经右心室隔侧乳头肌的后方，向下沿隔缘肉柱至右心室前乳头肌根部，分散成浦肯野纤维（Purkinje 纤维），并吻合成网，分布于右心室乳头肌和右心室心肌细胞。左束支 left bundle branch 呈扁带状，沿室间隔左侧心内膜深面下行，在肌性室间隔上、中 1/3 交界水平分前、后 2 支或前、中、后 3 支，分别到前、后乳头肌根部和室间隔，分散交织成浦肯野纤维网，最后与心肌纤维相连，支配心肌纤维收缩。

组成心传导系的细胞主要有起搏细胞、移行细胞和浦肯野纤维。浦肯野纤维又称束细胞，与心肌比较，纤维粗而短，染色浅，闰盘发达，在心内膜下交织成浦肯野纤维网。

心的节律性收缩始于窦房结，它产生的兴奋借纤维传到左、右心房，使心房收缩，同时兴奋又借结间束传到房室结。在房室结内兴奋传导缓慢（约延搁 0.04 s），再沿房室束，左、右束支及浦肯野纤维网传至心室肌，使心室肌开始收缩。

（六）变异的副传导束

有些学者认为，在心房与心室间，除正常心传导系的通路外，还可有副传导束存在。常见的副传导束有下列几种（图 10-16）。

1. Kent 束　心房与心室之间通常只有房室束相连，但少数人在纤维环浅面出现另一肌束连接心房肌和心室肌，称 Kent 束（房室副束）。Kent 束可出现在左、右房室环的任何部位，也可出现在间隔内，以左房室环的后外侧、右房室环的外侧和后间隔区较多见。

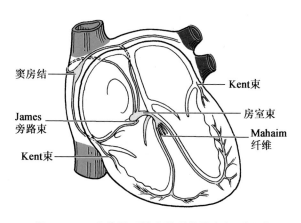

图 10-16　心传导系的变异副传导束（示意图）

2. Mahaim 纤维　分为两种：①结室副束：由房室结直接发出纤维连于室间隔心肌。②束室副束：由房室束和束支主干直接发出纤维连于室间隔心肌。

3. James 旁路束　后结间束的大部分纤维和前、中结间束的小部分纤维可绕过房室结右侧面止于结的下部或房室束的近侧部，构成旁路纤维，即 James 旁路束。

变异的副传导束的存在可使心室肌提前接受兴奋而收缩，与临床上的预激综合征有关。

【临床意义】

心传导系的临床解剖要点：心传导系由窦房结，结间束，房室结，房室束，左、右束支，以及浦肯野纤维组成，任何传导途径上的受损都可导致心律异常。

1. 窦房结　正常情况下，窦房结是心搏兴奋的起搏点，心率 60~80 次 /min，整齐有规律，称窦性心律。但在心房、房室结区和心室等处也有自律细胞，是潜在的起搏点。当窦房结功能障碍或潜在起搏点自律性增强时，可产生异位节律，如房性期前收缩。当窦房结血供障碍或心肌炎、心包炎累及窦房结时，可引起传导功能障碍，产生心动过缓，严重时，须安置人工心脏起搏器治疗。

2. 房室结　位于 Koch 三角顶部的心内膜下。做三尖瓣手术时应避免损伤此部位。测房室结、房室束电位也可依此定位。兴奋传导至房室结区产生延搁作用（约 0.04 s），因此，心房和心室肌可依次先后分开收缩。房室结还有过滤冲动的作用，当心房频率过快，或强弱不一时，房室结可将冲动过滤，保证心室的正常收缩。

3. 房室束（His 束）　是心房与心室兴奋传导的唯一重要通道。起自房室结前部，穿中心纤维体，在室间隔肌部上方分出左束支和右束支。行程中在右心面，三尖瓣隔侧尖附着缘斜越房室束并与之交叉；在左心面，房室束位于主动脉后半月瓣下方，经室间隔膜部后下缘前行。因此，行室间隔膜部缺损修补术或三尖瓣置换术时，要注意勿损伤房室束。

4. 左、右束支　临床上束支传导阻滞较为常见。由于右束支细长，呈圆索状，容易受局部病灶影响而发生阻滞。它在行程中还经隔缘肉

167

柱到达前乳头肌根部,因此,行右心手术时,应注意不要切断隔缘肉柱。左束支主干较短,呈扁带状,发自房室束,分支交织成网状。左束支完全性传导阻滞意味着心肌大量受损,病变范围广泛,因此预后较右束支传导阻滞差。

五、心的血管

心的动脉供应来自左、右冠状动脉;心的静脉血绝大部分经冠状窦回流到右心房,小部分直接汇入右心房。

(一)心的动脉

1. **左冠状动脉** left coronary artery(图10-4,图10-17,图10-18) 一般较右冠状动脉粗,起于主动脉左窦,经左心耳与肺动脉干之间向左行,随即分为前室间支和旋支。

(1) **前室间支** anterior interventricular branch:沿前室间沟下行,绕过心尖切迹终于后室间沟下1/3部。前室间支分支分布于左心室前壁、右心室前壁一小部分及室间隔的前2/3区域。此外,从前室间支与旋支起端夹角处,还常发出**对角支**,斜向左下分布于左心室前壁的一部分。

(2) **旋支** circumflex branch:起始后沿冠状沟向左行,绕过心左缘至心膈面,多在心的左缘和后室间沟之间分支,发出左心室后支分布于左心室膈面。旋支的分支有:①**左缘支**:在旋支越过左缘处分出,

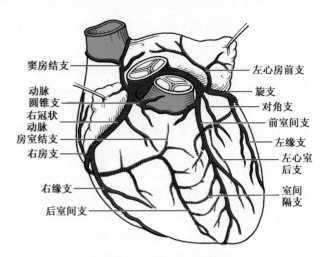

图10-17 冠状动脉模式图

此支恒定,也较发达,向下分布于左心室侧壁。此支也是冠状动脉造影辨认分支的标志之一。②**窦房结支**:近40%的人此支起于旋支的近侧段,沿左心房前壁向上、向右分布于窦房结。③**房室结支**:近10%的人此支起于旋支,因此该支较长可达房室交点处。起始后进入深部,分布于房室结。④其他的**心房支和心室支**。

2. **右冠状动脉** right coronary artery(图10-4,图10-17,图10-18) 起于主动脉右窦,在右心耳和肺动脉干之间入冠状沟,向右行绕过心右缘经冠状沟后部至房室交点处常分为两支。一支较粗,为主干的延续,向下弯行,移行为**后室间支** posterior interventricular branch,沿后室间沟下行,终于后室

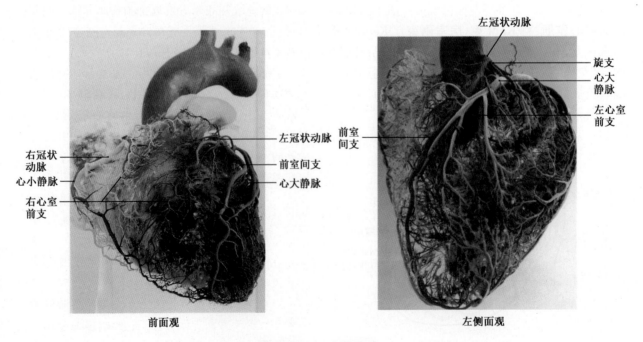

前面观

左侧面观

图10-18 心血管铸型

间沟下部,或与前室间支末梢吻合,分支分布于后室间沟两侧心室壁及室间隔后1/3部。另一支较细,为**左心室后支**,向左走行,然后向下分布于左心室后壁。

右冠状动脉的分支有:①**动脉圆锥支**:为右冠状动脉向右心室壁发出的第1个分支,与前室间支的相应分支相吻合,该吻合为左、右冠状动脉间重要的侧支循环。②**右缘支**:恒定、较粗大,沿心下缘行走,是冠状动脉造影中分辨分支的标志血管。③**窦房结支**:近60%的人此支起于右冠状动脉近侧端,沿右心耳内侧面上行,分布于窦房结,还发出分支与附近的心房支相吻合。④**房室结支**:约90%的人此支在房室交点处起于右冠状动脉主干或其分支,起始处的右冠状动脉多呈"U"形弯曲,由此曲的顶点发出后向深部分布于房室结和房室束的近侧部。此支还发出分支分布于附近的室间隔心肌并与邻近的动脉吻合。⑤其他的**心房支**和**心室支**。

3. **冠状动脉的分布类型** 左、右冠状动脉在

心膈面的分布范围变异较大,根据左、右冠状动脉在膈面分布区域的大小可分为3型(图10-19)。

(1)**右优势型**:右冠状动脉除发出后室间支外,还分布于左心室膈面的一部分或全部,此类型最多见,占71.35%。

(2)**均衡型**:左、右冠状动脉的分布区互不越过房室交点和后室间沟,此类型占22.92%。

(3)**左优势型**:左冠状动脉较粗大,除发出分支分布于左心室膈面外,还越过房室交点和后室间沟,分布于右心室膈面的一部分,此型的后室间支和房室结动脉均来自左冠状动脉,约占5.73%。

当冠状动脉主干有阻塞时,由于有不同的分布类型,可产生不同的临床表现及后果。

4. **壁冠状动脉** 冠状动脉主干及其主要分支大部分走行于心外膜下的脂肪组织中或心外膜深面,但有时动脉主干或分支中的一段可被浅层心肌,即**心肌桥**所掩盖,该段动脉被称为**壁冠状动脉**。壁冠状动脉多见于前、后室间支(图10-20),有一处

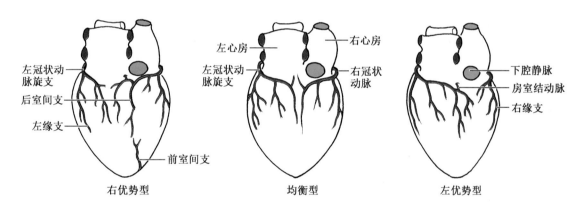

图 10-19 冠状动脉的分布类型(示意图)

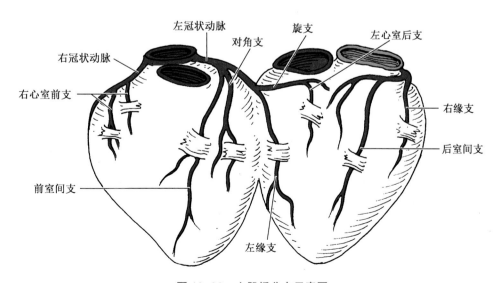

图 10-20 心肌桥分布示意图

者为多,也可出现多处,最多可达 7 处。壁冠状动脉的长度一般为 2~50 mm 不等,其表面心肌桥的厚度不一。一般认为,壁冠状动脉受心肌桥的保护,局部承受的应力较小,心舒张时亦可控制血管,使之不过度扩张,从而较少发生动脉硬化。在冠状动脉手术时,应注意壁冠状动脉的存在。

【临床意义】

冠状动脉的临床解剖要点

1. **心的血供** 来自左、右冠状动脉。冠状动脉最常见的疾病为冠状动脉粥样硬化性病变,动脉内膜形成粥样硬化斑块,造成动脉管腔狭窄,甚至阻塞,导致心肌缺血或坏死。冠状动脉病变往往呈多发性、节段性的特点。常见的好发部位为左冠状动脉前室间支上 1/3 段、旋支近侧段、右冠状动脉近侧段。

左冠状动脉主干分支有前室间支和旋支,分布于左心室前壁、侧壁、心尖、后壁一部分和大部分的室间隔。主干阻塞少见,如一旦有严重阻塞,可造成大面积的心肌缺血、坏死,甚至引起猝死的发生;前室间支阻塞可造成左心室前壁、室间隔前部和心尖部的心肌梗死;旋支通过它的分支分布于左心室侧壁、左心室后壁和左心房,也可滋养一部分窦房结和房室结,旋支阻塞时可造成左心室侧壁和部分后壁的心肌梗死,少部分人可引起心传导系的血供障碍,导致心律失常。

右冠状动脉主要分布于右心室壁、室间隔的后 1/3 和左心室后壁,还供应大部分人的窦房结和房室结。当右冠状动脉发生阻塞时,可引起后壁心肌梗死和房室传导阻滞。

人的冠状动脉有不同的分布类型,当冠状动脉主干阻塞后,可出现不同的临床症状和预后。如左优势型的患者左冠状动脉主干阻塞后,产生的后果比较严重,不但左心室各壁及室间隔的全部会发生大面积心肌梗死,还会引起部分右心室后壁梗死及影响心传导系大部分的血供,造成严重的心律失常。

2. **冠状动脉造影** 临床可通过冠状动脉造影来诊断冠状动脉病变部位和狭窄的程度。通常冠状动脉导管插管是经过股动脉到主动脉,然后进入升主动脉找到左、右冠状动脉开口。当冠状动脉狭窄时,可通过导管插管行球囊血管成形术或放入支架以扩张血管来保证冠状动脉的通畅。在严重狭窄时,可通过冠状动脉旁路移植术,用替代血管在阻塞血管的远端和近端形成侧支通路,保证心肌的营养供应。

(二)心的静脉

心壁的静脉最后大部分汇入冠状窦,然后注入右心房。冠状窦的主要属支有:心大静脉、心中静脉、心小静脉。此外,还有一些小静脉直接注入心腔,多见于右心房(图 10-21)。

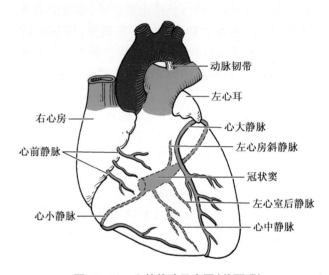

图 10-21 心的静脉示意图(前面观)

1. **冠状窦** coronary sinus 位于心的膈面,左心房与左心室之间的冠状沟内,长约 5 cm,向右最终借冠状窦口注入右心房。其主要的属支有:

(1) **心大静脉** great cardiac vein:位于前室间沟内,与左冠状动脉的前室间支伴行,上行至冠状沟,向左绕过心的左缘至心后面,注入冠状窦左侧。收纳左心室前壁、侧壁,右心室前壁的小部分,室间隔前部及左心房前外侧壁的静脉血。

(2) **心中静脉** middle cardiac vein:起于心尖,与后室间支伴行,上行注入冠状窦末端。收纳左、右心室后壁,室间隔后部,心尖部的静脉血。

(3) **心小静脉** small cardiac vein:起于右心室壁,上行至右冠状沟内,伴右冠状动脉向左注入冠状窦。收纳右心室前、后壁的静脉血。

2. **心前静脉** anterior cardiac vein 起于右心室前壁,可有 1~4 支,向上越过冠状沟直接注入右心房。

3. **心最小静脉** smallest cardiac vein(又称

Thebesius 静脉）是位于心壁内的小静脉,直接开口于心房或心室腔。

心的血管间存在广泛的吻合,如冠状动脉分支间的吻合;冠状动脉和心外动脉间的吻合,常见的有与胸廓内动脉、支气管动脉和主动脉、肺动脉壁动脉网等的吻合;此外,还有壁腔吻合,是心壁内的特殊血管与心腔之间的交通,包括冠状动脉与心腔直接交通的血管,心最小静脉和心肌窦状隙等。

六、心的神经

心的神经包括交感神经、副交感神经和感觉神经。

1. **交感神经** 分布于窦房结、房室结、冠状动脉及其分支,并随其分支到达心肌。交感神经兴奋使窦房结发出冲动的频率增加,房室传导加快,心房和心室收缩力加强并使冠状动脉扩张。

2. **副交感神经** 分布于窦房结、房室结、心房和心室肌及冠状动脉。副交感神经兴奋,可抑制房室传导,使心搏动变慢,降低心房和心室的收缩力,并使冠状动脉收缩。

3. **感觉神经** 传导痛觉的传入纤维与交感神经伴行,至脊髓 T_{1-4}、T_5 节段的灰质后角;传导压力和牵张等感觉的传入纤维随迷走神经至延髓孤束核。

七、心包

心包 pericardium 为包裹心和出入心的大血管根部的锥体形纤维浆膜囊(图 10-22),分为外层的

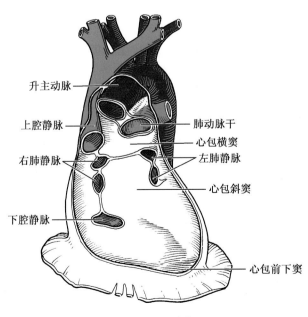

图 10-22 心包

升主动脉
上腔静脉
右肺静脉
下腔静脉
肺动脉干
心包横窦
左肺静脉
心包斜窦
心包前下窦

纤维心包和内层的浆膜心包。

1. **纤维心包** fibrous pericardium 是坚韧的结缔组织囊,上方与大血管的外膜相连,下方与膈的中心腱愈着。

2. **浆膜心包** serous pericardium 薄而光滑,分脏、壁两层。脏层紧贴心肌层表面,即**心外膜**;壁层衬于纤维心包内面;脏、壁两层之间的潜在腔隙称**心包腔** pericardium cavity,内含少量浆液,起润滑作用。

3. **心包窦** 心包腔内位于升主动脉、肺动脉干后壁与上腔静脉、左心房前壁之间的间隙称**心包横窦** transverse sinus of pericardium。在心直视手术需阻断主动脉和肺动脉血流时,可通过心包横窦从前后钳夹这两个动脉。在左心房后壁,左、右肺静脉,下腔静脉与心包后壁之间的间隙称**心包斜窦** oblique sinus of pericardium。手术时若需阻断下腔静脉的血流,可经心包斜窦下部进行。此外,位于心包腔前下部,即心包前壁与膈之间的转折间隙,称**心包前下窦**,此处为从左剑肋角行心包穿刺的较安全部位。

心包的主要功能:一是可减少心搏动时的摩擦;二是防止心过度扩张,以保持血容量的相对恒定。同时作为一种屏障,可有效防止邻近部位的感染波及心。

浆膜心包出现炎症时可产生过多的液体,导致心被压迫,影响心的泵血功能。在缩窄性心包炎时,心包形成纤维瘢痕,使心包增厚、收缩,限制心的舒缩活动,导致血流动力学的障碍和心功能不全。

八、心的体表投影

一般采用下列 4 点及其连线表示心在胸前壁的体表投影(图 10-23)。

1. **左上点** 在左侧第 2 肋软骨下缘,距胸骨左缘 1.2 cm。

2. **右上点** 在右侧第 3 肋软骨上缘,距胸骨右缘约 1 cm。

3. **左下点** 在左侧第 5 肋间隙,左锁骨中线内侧缘 1~2 cm(距前正中线 7~9 cm)。

4. **右下点** 在右侧第 6 胸肋关节处。

左、右上点连线为心上界;左、右下点连线为心下界;右上、下点连线为心右界,略向右凸;左上、下点连线为心左界,略向左凸。了解心在胸前壁的投

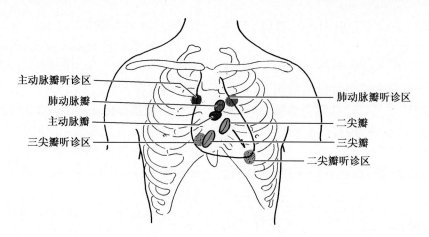

图 10-23 心及心瓣膜的体表投影

影,对叩诊时判断心界是否扩大有实用意义。

（温州医科大学 崔怀瑞）

第三节 动 脉

动脉是从心运送血液到全身各器官的血管。由左心室发出的主动脉及各级分支运送动脉血(即氧饱和血液),而由右心室发出的肺动脉干及其分支则运送静脉血(含二氧化碳较多的血液)。动脉干的分支,离开主干进入器官前的一段称**器官外动脉**,入器官后称**器官内动脉**。

器官外动脉的分布表现出一些基本规律:①动脉配布与人体结构是相适应的,人体左、右对称,动脉分支亦有对称性。②每一大局部(头颈、躯干和上、下肢)都有 1~2 条动脉干。③躯干部在结构上有体壁和内脏之分,动脉也可分为壁支和脏支,其中壁支仍保留着原始的分节状态,如肋间后动脉、腰动脉(图 10-24)。④动脉常有静脉、神经伴行,构成血管神经束,有的还包有结缔组织鞘,这些血管神经束的行程多与骨的长轴平行。⑤动脉在行

程中,多位于身体的屈侧、深部或安全隐蔽的部位,如由骨、肌和筋膜所形成的沟或管内,不易遭受损伤。⑥动脉常以最短距离到达它所分布的器官,但有个别例外,如睾丸动脉,这种特殊情况可以从胚胎发生中得到解释。⑦动脉配布的形式与器官的形态有关,容积经常发生变化的器官,如胃、肠等,其动脉多先在器官外形成弓状的血管吻合,再分支进入器官内部。一些位置较固定的实质性器官,如肝、肾等,动脉常从其内侧或朝下的凹侧穿入,血管出入处称门。⑧动脉的管径有时不完全决定于它所供血器官的大小,而与该器官的功能有关。例如,肾动脉的管径较粗,并不小于营养全部小肠和部分结肠的肠系膜上动脉,这与肾的泌尿功能有关。

器官内动脉的分布与器官的结构形式有关,结构相似的器官其动脉分布状况也大致相同。在**实质性器官**可能有**放射型**、**纵行型**和**集中型**分布。在分叶状结构的器官,如肝、肾、肺等,动脉自门进入器官,分支呈放射型分布,各分支的分布区与脏器的分叶相当,常作为器官分叶的基础。肌内动脉常沿肌纤维束走行,其间以横支构成吻合。**中空性或管状器官**,其动脉呈**纵行型**、**横行型**或**放射型**分布(图 10-25)。

一、肺循环的动脉

肺动脉干 pulmonary trunk 是一短而粗的动脉干,起自右心室,在升主动脉的前方向左后上方斜行,至主动脉弓的下方分为左、右肺动脉(图 10-4)。

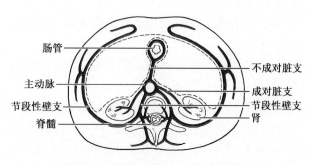

图 10-24 躯干部动脉分布模式图

172

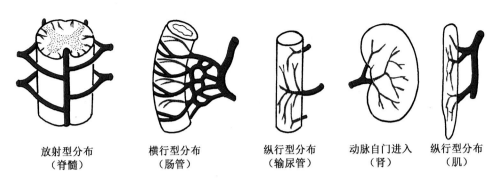

| 放射型分布 | 横行型分布 | 纵行型分布 | 动脉自门进入 | 纵行型分布 |
| (脊髓) | (肠管) | (输尿管) | (肾) | (肌) |

图 10-25 实质性和中空性器官内部的血管分布

(一) 左肺动脉

左肺动脉 left pulmonary artery 较短,水平向左,经食管、胸主动脉前方至左肺门,分两支进入左肺上、下叶。

(二) 右肺动脉

右肺动脉 right pulmonary artery 较长,水平向右,经升主动脉和上腔静脉的后方达右肺门,分 3 支进入右肺上、中、下叶。

在肺动脉干分叉处稍左侧与主动脉弓下缘之间有一结缔组织索,称**动脉韧带** arterial ligament(或**动脉导管索**),是胚胎时期动脉导管闭锁后的遗迹。如动脉导管在出生后 6 个月尚未闭锁,则称**动脉导管未闭**,是常见的先天性心脏病之一。

二、体循环的动脉

主动脉 aorta 是体循环的动脉主干。由左心室发出,先斜向右上,再弯向左后,沿脊柱左前方下行,穿膈的主动脉裂孔入腹腔,至第 4 腰椎下缘处分为左、右髂总动脉。依据其行程分为升主动脉、主动脉弓和降主动脉。降主动脉又以膈的主动脉裂孔为界,分为胸主动脉和腹主动脉(图 10-3,图 10-4,图 10-26,图 10-27)。

(一) 升主动脉

升主动脉 ascending aorta 发自左心室,位于肺动脉干与上腔静脉之间,向右前上方至右侧第 2 胸肋关节后方移行为主动脉弓,升主动脉根部发出左、右冠状动脉。

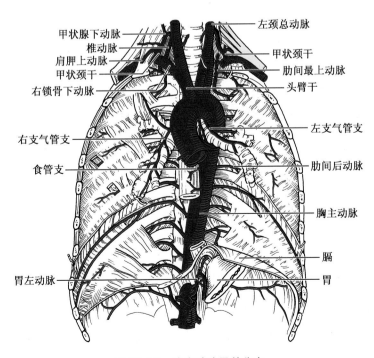

图 10-26 胸主动脉及其分支

甲状腺下动脉
椎动脉
肩胛上动脉
甲状颈干
右锁骨下动脉
右支气管支
食管支
胃左动脉

左颈总动脉
甲状颈干
肋间最上动脉
头臂干
左支气管支
肋间后动脉
胸主动脉
膈
胃

173

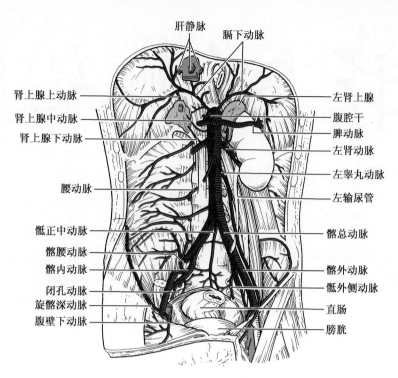

肝静脉　膈下动脉

肾上腺上动脉　　　　　　　　　　　　　左肾上腺
肾上腺中动脉　　　　　　　　　　　　　腹腔干
肾上腺下动脉　　　　　　　　　　　　　脾动脉
　　　　　　　　　　　　　　　　　　　左肾动脉
　　　　　　　　　　　　　　　　　　　左睾丸动脉
腰动脉　　　　　　　　　　　　　　　　左输尿管

骶正中动脉　　　　　　　　　　　　　　髂总动脉
髂腰动脉
髂内动脉　　　　　　　　　　　　　　　髂外动脉
闭孔动脉　　　　　　　　　　　　　　　骶外侧动脉
旋髂深动脉　　　　　　　　　　　　　　直肠
腹壁下动脉　　　　　　　　　　　　　　膀胱

图 10-27　腹主动脉及其分支

（二）主动脉弓

主动脉弓 aortic arch 是升主动脉的延续，自右侧第 2 胸肋关节后方呈弓形向上弯曲，跨过左肺根，至第 4 胸椎椎体下缘移行为胸主动脉。其前方有胸骨，后方有气管和食管。主动脉弓壁内含有**压力感受器**，具有调节血压的作用。在主动脉弓下方动脉韧带处，有 2~3 个粟粒状小体，称**主动脉小球** aortic glomera，属**化学感受器**，参与调节呼吸。主动脉弓的凸侧自右向左发出 3 大分支，即**头臂干** brachiocephalic trunk、**左颈总动脉** left common carotid artery 和**左锁骨下动脉** left subclavian artery。头臂干向右上斜行至右侧胸锁关节的后方分为右颈总动脉和右锁骨下动脉。

1. **颈总动脉** common carotid artery　是头颈部的主要动脉干，成对，右侧起自头臂干，左侧起自主动脉弓（图 10-26，图 10-28）。两侧均在胸锁关节的后方，沿食管、气管和喉的外侧上行，至甲状软骨上缘分为颈内动脉和颈外动脉。颈总动脉和颈内静脉、迷走神经一起被包裹在**颈动脉鞘**内。

当头面部大出血时，在胸锁乳突肌前缘，相当于环状软骨平面，可将颈总动脉向后压向第 6 颈椎横突前结节（颈动脉结节）进行急救止血。

在颈总动脉分叉处有两个重要结构。**颈动脉窦** carotid sinus 是颈总动脉末端和颈内动脉起始处

的膨大部分，壁内有**压力感受器**，当血压升高时，可反射性地引起心搏变慢，血管扩张，血压下降。**颈动脉小球** carotid glomus 是一个扁椭圆形小体，借结缔组织连于颈总动脉分叉处的后方，为**化学感受器**，可感受血液中二氧化碳分压、氧分压和氢离子浓度变化，当血中氧分压降低或二氧化碳分压增高时，可反射性地促使呼吸加深、加快。

（1）**颈外动脉** external carotid artery：起自颈总动脉，初居颈内动脉的前内侧，后经其前方绕至其前外侧，上行穿腮腺实质达下颌颈高度分为颞浅动脉和上颌动脉两个终支。其主要分支有（图 10-28，图 10-29）：

1）**甲状腺上动脉** superior thyroid artery：起自颈外动脉的起始处，行向前下方，分布于甲状腺上部和喉。

2）**舌动脉** lingual artery：位于甲状腺上动脉的稍上方，平舌骨大角处发自颈外动脉，分布于舌、舌下腺和腭扁桃体。

3）**面动脉** facial artery：自舌动脉稍上方发出，向前经下颌下腺的深面，至咬肌前缘绕过下颌骨下缘至面部，经口角和鼻翼的外侧，向上至眼内眦，改称为**内眦动脉**。面动脉分布于面部软组织、下颌下腺和腭扁桃体等。在下颌骨下缘和咬肌前缘交界处，可摸到面动脉的搏动，面部出血时，可在该处压

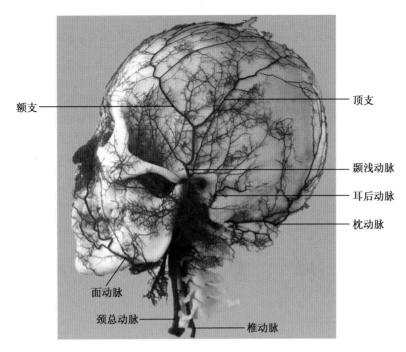

额支
顶支
颞浅动脉
耳后动脉
枕动脉
面动脉
颈总动脉
椎动脉

图 10-28　颈外动脉分支(动脉铸型)

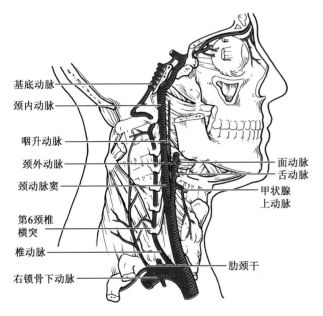

基底动脉
颈内动脉
咽升动脉
颈外动脉
颈动脉窦
第6颈椎横突
椎动脉
右锁骨下动脉
面动脉
舌动脉
甲状腺上动脉
肋颈干

图 10-29　颈内动脉和椎动脉

迫止血。

4)**颞浅动脉** superficial temporal artery:在外耳门的前方上行,越颧弓根至颞部皮下,其分支分布于腮腺和额、颞、顶部的软组织。在外耳门前方的颧弓根部可触及其搏动,当头前外侧部出血时,可在此压迫止血。

5)**上颌动脉** maxillary artery:经下颌颈深面入颞下窝,沿途分支分布于外耳道、中耳、硬脑膜、颊、腭扁桃体、牙及牙龈、咀嚼肌、鼻腔和腭部等处。

其中分布于硬脑膜的分支,称**脑膜中动脉** middle meningeal artery,它自上颌动脉发出后,向上穿棘孔入颅中窝,且紧贴颅骨内面走行,分前、后两支分布于硬脑膜。前支经过翼点内面,当颞部骨折时,易受损伤引起硬膜外血肿。

颈外动脉的分支还有**枕动脉、耳后动脉**和**咽升动脉**,分布于枕部、耳后和咽。

(2)**颈内动脉** internal carotid artery(图 10-29):由颈总动脉发出后,垂直上升到颅底,再经颈动脉管入颅腔,分支分布于脑和视器(详见第十四章中枢神经系统)。

2.**锁骨下动脉** subclavian artery　左侧起于主动脉弓,右侧起自头臂干。锁骨下动脉从胸锁关节后方斜向外至颈根部,呈弓状经胸膜顶前方,穿斜角肌间隙,至第 1 肋外侧缘延续为腋动脉(图 10-30)。

从胸锁关节至锁骨下缘中点画一弓形线(弓的最高点距锁骨上缘约 1.5 cm),为锁骨下动脉的体表投影。上肢出血时,可在锁骨中点上方的锁骨上窝处向后下方将该动脉压向第 1 肋进行止血。

锁骨下动脉的主要分支有:

(1)**椎动脉** vertebral artery:从前斜角肌内侧发出,向上穿第 6~1 颈椎横突孔,经枕骨大孔入颅腔,左、右椎动脉(在延髓脑桥沟处)汇合成一条基底动

175

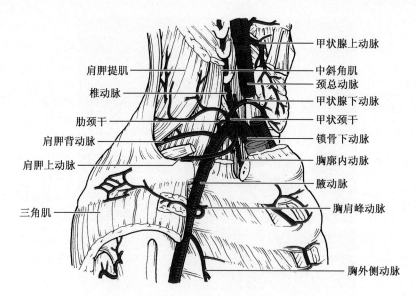

图 10-30 锁骨下动脉及其分支

脉（图 10-29）。

（2）**胸廓内动脉** internal thoracic artery：在椎动脉起始相对侧发出，向下入胸腔，经第 1~6 肋软骨后面（距胸骨外侧缘 1.5 cm 处）下降，分为**肌膈动脉**和**腹壁上动脉**，后者穿膈肌进入腹直肌鞘内并与腹壁下动脉吻合。胸廓内动脉的分支分布于胸前壁、乳房和心包等处。

（3）**甲状颈干** thyrocervical trunk：为一短干，起自锁骨下动脉，立即分成数支至颈部和肩部。其中**甲状腺下动脉** inferior thyroid artery 向上至甲状腺下端，并分布于咽、喉、气管和食管。**肩胛上动脉** suprascapular artery 自甲状颈干发出后，至冈上、下

窝，分布于冈上、下肌和肩胛骨。

3. **腋动脉** axillary artery　为上肢的动脉主干，在第 1 肋外侧缘处续于锁骨下动脉，经腋窝至大圆肌下缘处移行为肱动脉（图 10-31）。其主要分支有：

（1）**胸肩峰动脉** thoracoacromial artery：为一短干，在胸小肌上缘发自腋动脉，立即分支分布于三角肌、胸大肌、胸小肌和肩关节。

（2）**胸外侧动脉** lateral thoracic artery：沿胸小肌下缘走行，分布于乳房、胸大肌和前锯肌。

（3）**肩胛下动脉** subscapular artery：在肩胛下肌下缘附近发出，行向后下，分为**胸背动脉** thoracodorsal artery 和**旋肩胛动脉** circumflex scapular artery。前

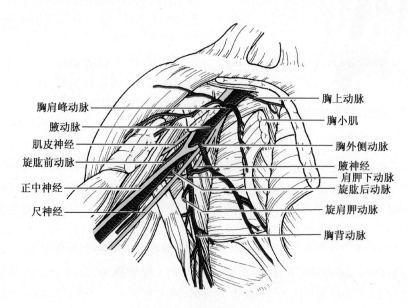

图 10-31 腋动脉及其分支

者分布于背阔肌和前锯肌；后者穿三边孔至冈下窝，营养附近诸肌，并与肩胛上动脉吻合。

（4）**旋肱后动脉** posterior humeral circumflex artery：伴腋神经穿四边孔，绕肱骨外科颈，分布于肩关节和三角肌。

4. **肱动脉** brachial artery　自大圆肌下缘续于腋动脉，沿肱二头肌内侧下行至肘窝，平桡骨颈高度分为桡动脉和尺动脉（图10-32）。在肘窝的内上方，可触到肱动脉的搏动，为测量血压时听诊的部位。当前臂和手部大出血时，可在臂中部将动脉压向肱骨以暂时止血。肱动脉的主要分支有**肱深动脉** deep brachial artery，伴桡神经绕桡神经沟下行，分支营养肱三头肌和肱骨，其终支参与肘关节网的组成。

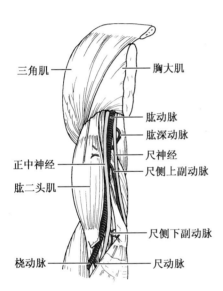

图 10-32　肱动脉及其分支

5. **桡动脉** radial artery 和**尺动脉** ulnar artery（图10-33）　两者均自肱动脉分出。桡动脉在肱桡肌与旋前圆肌之间，继而在肱桡肌腱与桡侧腕屈肌腱之间下行（在腕关节上方可触及其搏动，是诊脉常用部位），绕桡骨茎突至手背，穿第1掌骨间隙到手掌，与尺动脉掌深支吻合成掌深弓。桡动脉主要分支有：①**拇主要动脉**：在桡动脉入手掌处发出，分3支分布于拇指两侧和示指桡侧。②**掌浅支**：在桡腕关节处发出，穿鱼际肌或沿其表面至手掌，与尺动脉末端吻合成掌浅弓。

尺动脉在指浅屈肌与尺侧腕屈肌之间下行，经豌豆骨桡侧至手掌，与桡动脉掌浅支吻合成掌浅弓。尺动脉主要分支有：①**骨间总动脉**：自尺动脉

上端发出，在骨间膜上缘分为骨间前动脉和骨间后动脉（图10-33，图10-34），分别沿骨间膜前、后面下行，分支分布于前臂肌和尺、桡骨。②**掌深支**：在豌豆骨桡侧自尺动脉发出，与桡动脉末端吻合成掌深弓。

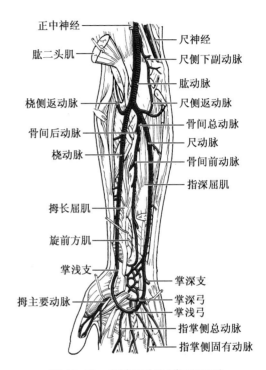

图 10-33　前臂的动脉（掌侧面观）

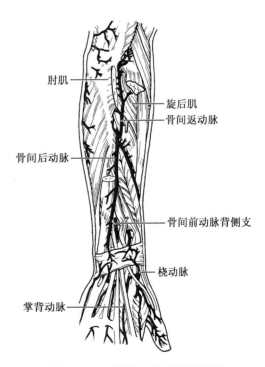

图 10-34　前臂的动脉（背侧面观）

177

6. **掌浅弓** superficial palmar arch 和**掌深弓** deep palmar arch 掌浅弓位于掌腱膜和屈指肌腱之间,分支有**小指尺掌侧动脉**和 3 支**指掌侧总脉**。前者分布于小指尺侧缘,后者达掌指关节附近各分 2 支**指掌侧固有动脉**,分布于第 2~5 指相对缘,手指出血时可在手指两侧压迫止血(图 10-35)。掌深弓位于屈指肌腱深面,约平腕掌关节高度由弓发出 3 条**掌心动脉**,至掌指关节附近,分别与相应的指掌侧总动脉吻合(图 10-36)。

(三)胸主动脉

胸主动脉 thoracic aorta 在第 4 胸椎下缘左侧续于主动脉弓,初沿脊柱左侧下行,逐渐转至其前方,于第 12 胸椎高度穿膈的主动脉裂孔,移行为腹主动脉(图 10-26)。胸主动脉是胸部的动脉干,发出壁支和脏支。

1. **壁支** 包括**肋间后动脉** posterior intercostal artery、**肋下动脉** subcostal artery 和**膈上动脉**(图 10-37)。第 1~2 对肋间后动脉来自锁骨下动脉,

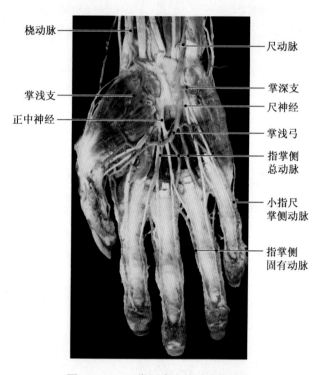

图 10-35 手掌侧浅层的动脉和神经

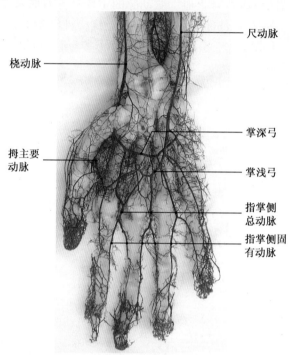

图 10-36 手的动脉(动脉铸型)

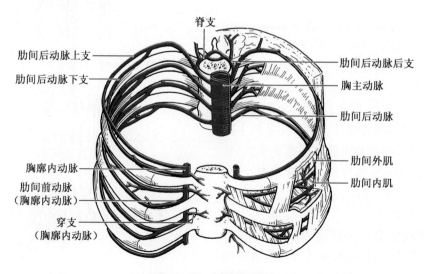

图 10-37 胸壁的动脉

178

第 3~11 对肋间后动脉和肋下动脉由胸主动脉的后外侧壁发出,每支在脊柱两侧各分前、后两支。**后支**细小,分布于脊髓、背部的肌和皮肤;**前支**粗大,在相应肋骨下缘的肋沟内与肋间后静脉和肋间神经伴行,分布于胸壁和腹壁上部。膈上动脉为 2~3 条小支,分布于膈上面的后部。

2. **脏支** 主要有**支气管支**、**食管支**和**心包支**,分布于气管、食管和心包。

(四)腹主动脉

腹主动脉 abdominal aorta 自膈的主动脉裂孔处续于胸主动脉,沿脊柱左前方下降,至第 4 腰椎下缘处分为左、右髂总动脉(图 10-27)。腹主动脉右侧有下腔静脉,前方有肝左叶、胰、十二指肠水平部和肠系膜根越过。

腹主动脉的分支,按其分布区域,亦可分为壁支和脏支,但不同于胸主动脉的分支,即其脏支较壁支粗大。

1. **壁支**

(1) **膈下动脉** inferior phrenic artery:左、右各一,除分支至膈下面以外,还发出细小的**肾上腺上动脉**至肾上腺。

(2) **腰动脉** lumbar artery:有 4 对,自腹主动脉后壁发出,分布于腰部和腹前外侧壁的肌和皮肤,也有分支营养脊髓及其被膜。

(3) **骶正中动脉** median sacral artery:1 支,自腹主动脉分叉处后壁发出,沿骶骨前面下降入盆,分支营养盆腔后壁的组织结构。

2. **脏支** 分为成对和不成对的两种。成对脏支有肾上腺中动脉、肾动脉和睾丸动脉(男)或卵巢动脉(女),不成对脏支有腹腔干、肠系膜上动脉和肠系膜下动脉。

(1) **肾上腺中动脉** middle suprarenal artery:约平第 1 腰椎处起自腹主动脉侧壁,分布于肾上腺,在腺内与肾上腺上动脉(始于膈下动脉)、肾上腺下动脉(始于肾动脉)吻合。

(2) **肾动脉** renal artery:约平对第 1、2 腰椎椎体之间起自腹主动脉侧壁,横行向外侧,到肾门附近分为前、后两干,经肾门入肾。并在入肾之前各发出 1 支**肾上腺下动脉**至肾上腺。

肾尚有不经肾门而从肾上端或下端入肾的**副肾动脉**。它可由肾动脉、腹主动脉、膈下动脉等动脉发出,在多数情况下,它是一支起始和行程有变异的动脉,结扎后可引起肾局部缺血坏死。

(3) **睾丸动脉** testicular artery:又称**精索内动脉**,细而长,在肾动脉起始处的稍下方由腹主动脉前壁发出,斜向下外,跨过输尿管前面,经腹股沟管至阴囊,分布于睾丸。在女性则为**卵巢动脉** ovarian artery,经卵巢悬韧带下行入盆腔,分布于卵巢和输卵管壶腹部。

(4) **腹腔干** celiac trunk(图 10-38,图 10-39):为一短而粗的动脉干,在主动脉裂孔稍下方,约平第 12 胸椎高度,自腹主动脉前壁发出,立即分为胃左动脉、肝总动脉和脾动脉。

1) **胃左动脉** left gastric artery:斜向左上方至胃的贲门,在小网膜两层之间沿胃小弯转向右行,与胃右动脉吻合。沿途分支至食管腹段、贲门和胃

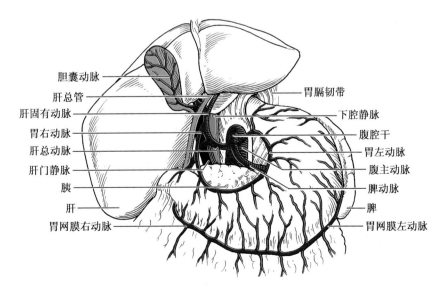

图 10-38 腹腔干及其分支(胃前面观)

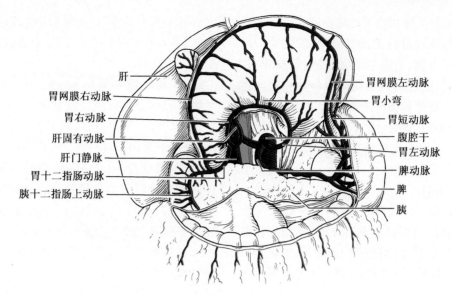

肝

胃网膜右动脉

胃右动脉

肝固有动脉

肝门静脉

胃十二指肠动脉

胰十二指肠上动脉

胃网膜左动脉

胃小弯

胃短动脉

腹腔干

胃左动脉

脾动脉

脾

胰

图 10-39　腹腔干及其分支（胃后面观）

小弯附近的胃壁。

2）**肝总动脉** common hepatic artery：向右前方在十二指肠上部的上缘进入肝十二指肠韧带内，分为肝固有动脉和胃十二指肠动脉。

① **肝固有动脉** proper hepatic artery：行于肝十二指肠韧带内，在肝门静脉前方、胆总管左侧上行至肝门，分为左、右两支进入肝的左、右叶。右支在入肝门前发出**胆囊动脉** cystic artery，经胆囊三角上行，分支分布于胆囊。肝固有动脉尚发出**胃右动脉** right gastric artery，在小网膜内行至幽门上缘，再沿胃小弯向左，与胃左动脉吻合，沿途分支分布于十二指肠上部和胃小弯附近的胃壁。

② **胃十二指肠动脉** gastroduodenal artery：自十二指肠上部后方下降，在幽门下缘分为**胃网膜右动脉** right gastroepiploic artery 和**胰十二指肠上动脉**。前者在大网膜两层间沿胃大弯左行，发出**胃支**和**网膜支**，分布于胃大弯和大网膜，并与胃网膜左动脉吻合；后者有前、后两支，在胰头与十二指肠降部之间下降，分布于胰头和十二指肠。

3）**脾动脉** splenic artery：沿胰的上缘左行，经脾肾韧带达脾门，分数支入脾。脾动脉沿途发出多条细小的**胰支**至胰体和胰尾，在未进脾门前发出3~5支**胃短动脉**，经胃脾韧带至胃底；发出**胃网膜左动脉** left gastroepiploic artery，在大网膜两层之间沿胃大弯右行，与胃网膜右动脉吻合，发出**胃支**和**网膜支**，分布于胃大弯和大网膜。

【临床意义】

胆囊动脉一般起于肝右动脉，本干分两支，分布于胆囊的前、后面。胆囊动脉起点变异较多，但胆囊动脉绝大多数（96%）可在胆囊三角（Calot 三角）内找到，胆囊摘除手术时，不要将肝右动脉误认为胆囊动脉结扎造成事故。

（5）**肠系膜上动脉** superior mesenteric artery（图 10-40）：在腹腔干稍下方，约平第1腰椎高度起自腹主动脉前壁，经胰头和胰体交界的后方下行，经十二指肠水平部的前面进入肠系膜根，向右髂窝方向走行。其分支有：

1）**胰十二指肠下动脉** inferior pancreaticoduodenal artery：经胰头与十二指肠之间，分支分布于胰和十二指肠，并与胰十二指肠上动脉吻合。

2）**空肠动脉** jejunal artery 和**回肠动脉** ileal artery：有13~18支，发自肠系膜上动脉左侧壁，走行于肠系膜内，分布于空肠和回肠。各支动脉的分支再吻合成**动脉弓**。空肠有1~2级动脉弓，回肠的动脉弓多至3~5级，最后一级动脉弓再发出**直支**入肠壁（图 10-41）。

3）**回结肠动脉** ileocolic artery（图 10-42，图 10-43）：为肠系膜上动脉右侧壁发出的最下一条分支，分布于回肠末端、盲肠和升结肠。另发出**阑尾动脉** appendicular artery，沿阑尾系膜游离缘至阑尾尖端，并分支营养阑尾。

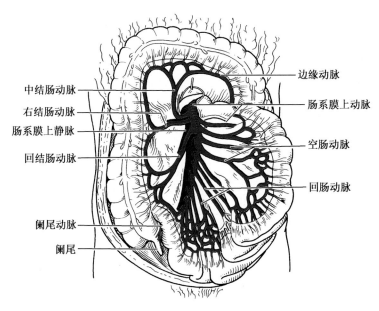

中结肠动脉
右结肠动脉
肠系膜上静脉
回结肠动脉
阑尾动脉
阑尾

边缘动脉
肠系膜上动脉
空肠动脉
回肠动脉

图 10-40 肠系膜上动脉及其分支

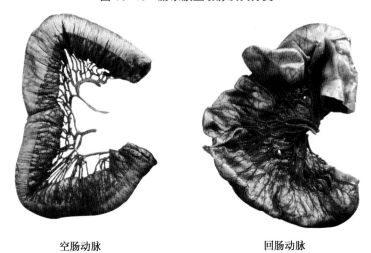

空肠动脉　　　　　　　回肠动脉

图 10-41 空、回肠动脉弓

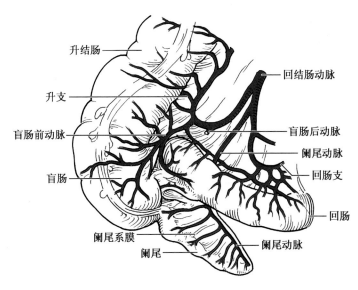

升结肠
升支
盲肠前动脉
盲肠
阑尾系膜
阑尾

回结肠动脉
盲肠后动脉
阑尾动脉
回肠支
回肠
阑尾动脉

图 10-42 回结肠动脉及其分支

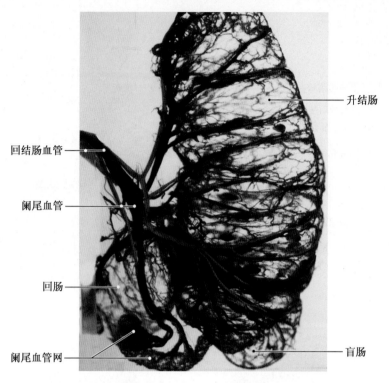

图 10-43　回盲部血管铸型

4）**右结肠动脉** right colic artery：在回结肠动脉上方发出向右行，分升、降支与中结肠动脉和回结肠动脉吻合，分支至升结肠。

5）**中结肠动脉** middle colic artery：在胰的下缘处发出，前行入横结肠系膜，分左、右支分别与左、右结肠动脉吻合，营养结肠。

（6）**肠系膜下动脉** inferior mesenteric artery（图

10-44）：约平第 3 腰椎高度起于腹主动脉前壁，行向左下方，至左髂窝进入乙状结肠系膜根内，继续下降入小骨盆。分支分布于降结肠、乙状结肠和直肠上部。

1）**左结肠动脉** left colic artery：沿腹后壁左行，分升、降支营养降结肠，并与中结肠动脉和乙状结肠动脉吻合。

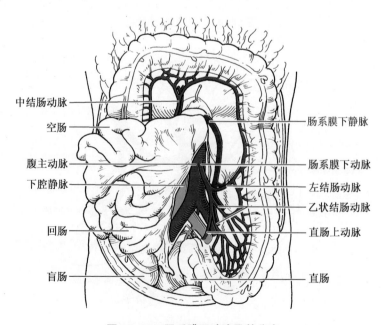

图 10-44　肠系膜下动脉及其分支

2）**乙状结肠动脉** sigmoid artery：常为 2~3 支，进入乙状结肠系膜内，相互吻合成动脉弓，分支分布于乙状结肠。乙状结肠动脉与左结肠动脉和直肠上动脉均有吻合。

3）**直肠上动脉** superior rectal artery：是肠系膜下动脉的直接延续，行至第 3 骶椎处分为两支，沿直肠上部两侧下降，分布于直肠上部，并与直肠下动脉的分支吻合。

（五）髂总动脉

髂总动脉 common iliac artery 左、右各一，在第 4 腰椎椎体下缘高度自腹主动脉分出，沿腰大肌的内侧向外下方斜行，至骶髂关节的前方，分为髂内动脉和髂外动脉。

1. **髂内动脉** internal iliac artery（图 10-45，图 10-46） 为一短干，沿盆腔侧壁下行，发出壁支和脏支。

（1）壁支

1）**闭孔动脉** obturator artery：沿骨盆侧壁行向前下，穿闭膜管出盆腔，至股内侧部，分布于髋关节和大腿内侧群肌。

2）**臀上动脉** superior gluteal artery 和**臀下动脉** inferior gluteal artery：分别经梨状肌上、下孔穿出至臀部，分支营养臀肌和髋关节（图 10-49）。

此外，髂内动脉尚发出**髂腰动脉**及**骶外侧动**

【临床意义】

闭孔动脉在穿闭膜管之前尚发出一耻骨支，在股环附近，可与腹壁下动脉的分支（闭孔支）吻合，形成**异常闭孔动脉**（出现率为 17%~18%），在做股疝手术时要注意此变异，以免伤及异常闭孔动脉而导致大出血。

脉，分布于髂腰肌、盆腔后壁及骶管内结构。

（2）脏支

1）**脐动脉** umbilical artery：是胎儿时期的动脉干，自髂内动脉的起始部发出，走向内下方，出生后远侧段闭锁形成脐内侧韧带，近侧段仍保留管腔，发出 2~3 支**膀胱上动脉** superior vesical artery，分布于膀胱尖和膀胱体。

2）**膀胱下动脉** inferior vesical artery：沿骨盆侧壁下行，男性分布于膀胱底、精囊腺和前列腺，女性分布于膀胱和阴道。

3）**直肠下动脉** inferior rectal artery：行向内下方，分布于直肠下部，并与直肠上动脉和肛动脉吻合。

4）**子宫动脉** uterine artery（图 10-46）：沿盆侧壁向内下方走行，进入子宫阔韧带两层之间，在子宫颈外侧 1~2 cm 处跨过输尿管的前上方并与之交叉，沿子宫颈及子宫侧缘上行，至子宫底，其分支

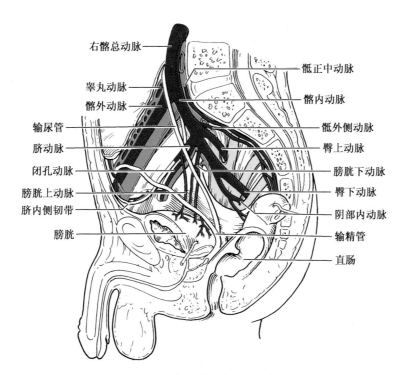

图 10-45　盆腔的动脉（男性，右侧）

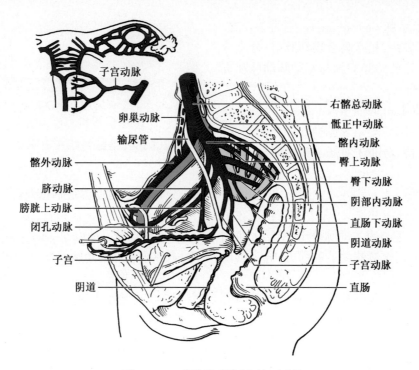

图 10-46 盆腔的动脉(女性,右侧)

分布于子宫、阴道、输卵管和卵巢,并与卵巢动脉吻合。

5) **阴部内动脉** internal pudendal artery(图 10-45,图 10-46,图 10-47):沿臀下动脉的前方下降,穿梨状肌下孔出盆腔,又经坐骨小孔至坐骨肛门窝,发出**肛动脉**、**会阴动脉**、**阴茎(蒂)动脉**等分支,分布于肛门、会阴部和外生殖器。

2. **髂外动脉** external iliac artery(图 10-45,图 10-46,图 10-48) 沿腰大肌内侧缘下降,经腹股沟中点(髂前上棘与耻骨联合上缘连线的中点)深面至股前部,移行为股动脉。其主要分支为**腹壁下动脉** inferior epigastric artery,经腹股沟管腹环内侧上行入腹直肌鞘,分布于腹直肌,并与腹壁上动脉吻合。此外,发出一支**旋髂深动脉**,沿腹股沟韧带外侧半的后方斜向外上,分支营养髂嵴及邻近肌,是临床上用于游离髂骨移植的主要血管。

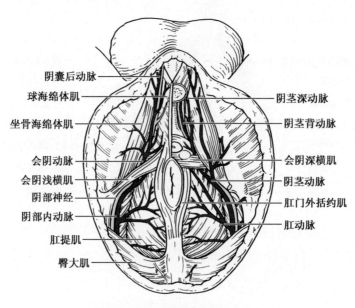

图 10-47 会阴部的动脉(男性)

184

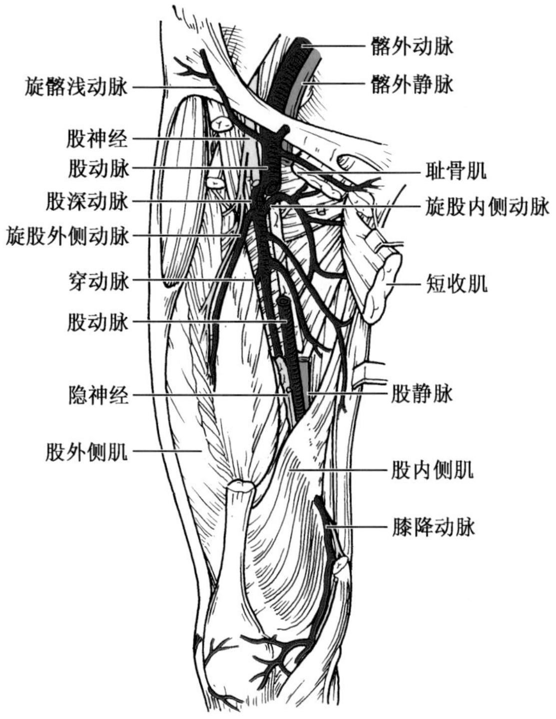
髂外动脉
髂外静脉
旋髂浅动脉
股神经
股动脉
耻骨肌
股深动脉
旋股内侧动脉
旋股外侧动脉
穿动脉
短收肌
股动脉
隐神经
股静脉
股外侧肌
股内侧肌
膝降动脉

图 10-48 股动脉及其分支(前面观)

【临床意义】

①**髂外动脉**发出一支**旋髂深动脉**,沿腹股沟韧带外侧半的后方斜向外上,分支营养髂嵴及邻近肌,是临床上用于游离髂骨移植的重要血管;②**股动脉**发出腹壁浅动脉和旋髂浅动脉两分支,临床上常将此两动脉及其分布区作为带血管皮瓣移植的供皮区;③**腓动脉**从胫后动脉起始处分出,沿腓骨内侧下行,分布于胫骨、腓骨和附近肌,临床上常取腓骨中段带腓动脉和腓骨滋养动脉(起自腓骨中上段)作为带血管游离骨移植的供骨;④**足背动脉**的位置表浅,于踇长伸肌腱的外侧可触及其搏动,在应用带蒂第 2 趾移植再造拇指手术中,足背动脉的行程及其分支具有重要的临床意义。

3. **股动脉** femoral artery(图 10-48) 在腹股沟中点深部续于髂外动脉,在股三角内下行,进入收肌管,由股前部转至股内侧,出收肌腱裂孔至腘窝,移行为腘动脉。在腹股沟中点下方可触及股动脉搏动,当下肢出血时,可在此处向后压迫止血。股动脉的分支有:

(1) **腹壁浅动脉** superficial epigastric artery:在腹股沟韧带稍下方自股动脉发出。穿至皮下,上行达腹前壁,分布于浅筋膜和皮肤。

(2) **旋髂浅动脉** superficial iliac circumflex artery:较细小,穿出阔筋膜,沿腹股沟韧带下方向外上方斜行至髂前上棘附近,分布于皮肤、浅筋膜和淋巴结。临床上常将上述两动脉及其分布区作为皮瓣移植的血管和皮瓣供区。

(3) **股深动脉** deep femoral artery:在腹股沟韧带下方 2~5 cm 处发自股动脉,经股动脉后方行向后内下方,沿途发出**旋股内侧动脉**、**旋股外侧动脉**和 3~4 支**穿动脉**(图 10-49)。旋股内侧动脉穿经耻骨肌和髂腰肌之间进入深层,分支营养附近肌和髋关节。旋股外侧动脉向外行,分数支分布于大腿前群肌和膝关节。各支穿动脉分别在不同高度穿过大收肌止点至股后部,分支营养大腿内侧群肌、后群肌和髋关节。

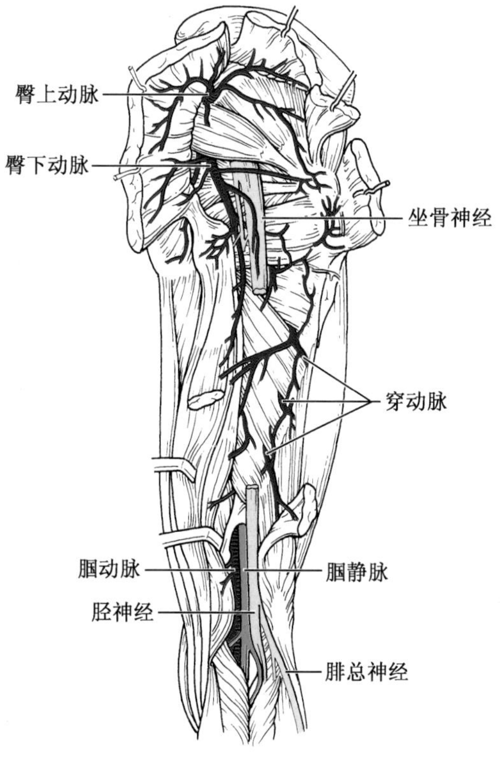
臀上动脉
臀下动脉
坐骨神经
穿动脉
腘动脉
腘静脉
胫神经
腓总神经

图 10-49 臀部和股后部动脉及其分支

4. **腘动脉** popliteal artery(图 10-49,图 10-50) 经收肌腱裂孔续于股动脉,经腘窝深部下行至腘肌下缘,分为胫前动脉和胫后动脉。此外,腘动脉在腘窝内尚发出数条**关节支**和**肌支**,分布于膝关节及邻近肌,并参与膝关节网的组成。

5. **胫后动脉** posterior tibial artery(图 10-50) 沿小腿后面浅、深层肌之间下行,经内踝后方进入足底,分为足底内侧动脉和足底外侧动脉。主要分支有:

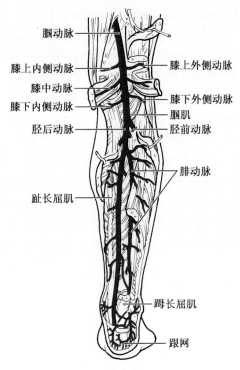

图 10-50　小腿的动脉(后面观)

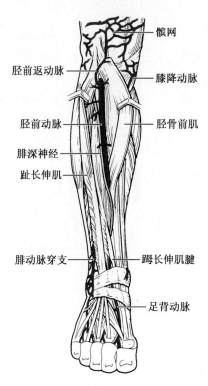

图 10-51　小腿的动脉(前面观)

（1）**腓动脉** peroneal artery：从胫后动脉起始处分出，沿腓骨内侧下行，分布于胫、腓骨和附近肌。临床上常取腓骨中段带腓动脉和腓骨滋养动脉(起自腓骨中上段)作为带血管游离骨移植的供骨。

（2）**足底内侧动脉** medial plantar artery：沿足底内侧前行，分布于足底内侧(图 10-53)。

（3）**足底外侧动脉** lateral plantar artery：沿足底外侧斜行，至第 5 跖骨底处，转向内侧至第 1 跖骨间隙，与足背动脉的足底深支吻合成足底弓。由弓发出 4 条跖足底总动脉，向前又各分 2 支跖足底固有动脉，分布于足趾的相对缘(图 10-53)。

6. **胫前动脉** anterior tibial artery(图 10-51)由腘动脉分出后，立即穿小腿骨间膜上端，行于小腿前群肌之间下行至足背(相当于踝关节的前方)，移行为足背动脉。胫前动脉沿途分支营养小腿诸伸肌和附近皮肤，并参与膝关节网的组成。

7. **足背动脉** dorsal artery of foot(图 10-52)　在踝关节的前方续于胫前动脉，经踇长伸肌腱与趾长伸肌腱之间前行，至第 1 跖骨间隙近侧端分为第 1 跖背动脉和足底深支。足背动脉位置表浅，在踝关节前方，内、外踝连线中点及踇长伸肌腱的外侧可触及其搏动，足背出血时可在该处向深部压迫足背动脉进行止血。足背动脉沿途分出数条**跗内、外侧动脉**至跗骨和跗骨间关节，其尚有以下分支：

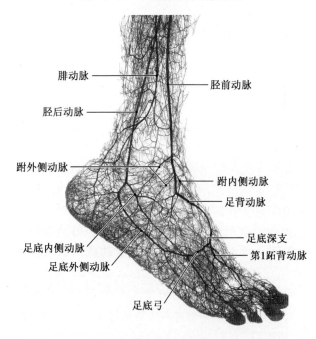

图 10-52　足背动脉及其分支铸型标本(前外侧面观)

（1）**弓状动脉**：在第 1、2 跗跖关节附近自足背动脉发出，沿跖骨底呈弓形向外侧，由弓的凸侧缘发出 3 条跖背动脉，前行至趾的基底部各分为两支细小的趾背动脉，分布于第 2~5 趾的相对缘。

（2）**第 1 跖背动脉**：为足背动脉的终支，沿第 1 跖骨间隙前行，分支分布于踇趾背面两侧缘和第 2 趾背面内侧缘。

（3）**足底深支**：为足背动脉的另一终支，穿第1跖骨间隙至足底，与足底外侧动脉吻合，形成**足底弓**（图10-53）。

【临床意义】

有关脉管学的临床意义见表10-1。

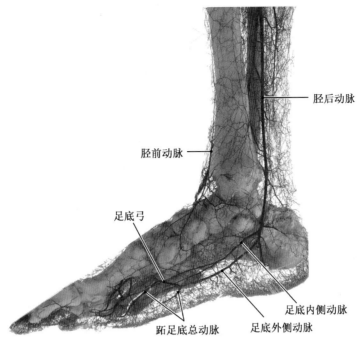

图10-53　足底动脉及其分支铸型标本（前外侧面观）

表10-1　人体某些动脉的体表投影、压迫部位和止血范围

名称	体 表 投 影	压 迫 部 位	止血范围
颈总动脉和颈外动脉	自胸锁关节至耳屏稍前下方作一连线，甲状软骨上缘以上示颈外动脉，以下示颈总动脉	环状软骨弓两侧，向内后方第6颈椎横突上压迫颈总动脉	一侧头面部
面动脉	自下颌骨体下缘咬肌前缘连向口角及内眦的引线为面动脉在面部的行程	下颌骨体表面，咬肌前缘处，向下颌骨压迫	面颊部
颞浅动脉		外耳门前方，向颞骨压迫	头前外侧部
锁骨下动脉	从胸锁关节上缘至锁骨中点划凸向上的线（最凸处在锁骨上方1.5 cm）	锁骨中点上方1~2指处，向后下方第1肋骨压迫	全上肢
肱动脉	上肢外展，掌心朝上，从锁骨中点至髁间线（肱骨内、外上髁间的连线）中点稍下方连一线，大圆肌下缘以上示腋动脉，以下示肱动脉	肱二头肌内侧沟，向肱骨压迫	压迫点以下的上肢
桡动脉	肱二头肌腱的内侧缘（肘曲处）和通常摸到桡动脉搏动处的连线	腕上横纹外侧端向深部压迫	手部
尺动脉	肱骨内上髁走向豌豆骨桡侧缘的连线，该线相当于尺动脉在前臂下半部的行程	腕上横纹内侧端向深部压迫	手部
指掌侧固有动脉		指根两侧偏前方，向指骨压迫	手指
股动脉	大腿外展、外旋，自腹股沟中点至收肌结节连一线，此线的上2/3	腹股沟中点，向深部耻骨上支压迫	全下肢
腘动脉		腘窝加垫，屈膝包扎	小腿和足部
胫前动脉和足背动脉	从胫骨粗隆与腓骨小头连线的中点起，经内、外踝之间至第1跖骨间隙近侧部作一连线，踝关节以上示胫前动脉，以下示足背动脉	内、外踝连线的中点向深部压迫足背动脉	足部
胫后动脉	自腘窝中点稍下方至内踝和跟骨结节之间的中点连线	内踝和跟骨结节之间向深部压迫	足部

【附】表10-2 体循环动脉简表

表10-2 体循环动脉简表

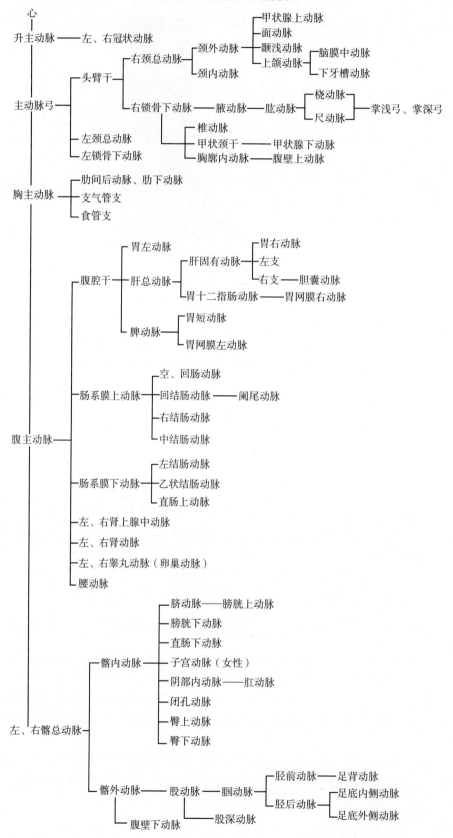

（湖南中医药大学 李新华 殷 坚）

第四节　静　脉

　　静脉 vein 始于毛细血管,血液沿静脉系统回流入心。静脉在结构和配布上与动脉有许多相似之处,但由于两者功能不同,又有区别,为适应血液回流的功能,静脉具有自身的特点。

　　动脉离开心后,其分支越分越细;然而静脉在向心回流的过程中,不断接受属支,越合越粗,最终以粗大的静脉终于心房。静脉起始于毛细血管静脉端,血流缓慢,压力较低,故管壁较薄,收缩力弱。静脉壁内有瓣膜,称为**静脉瓣** venous valve。静脉瓣由静脉管壁内膜形成,薄而柔软,形状像袋口朝向心的半月状小袋(图 10-54),是防止血液逆流或改变血流方向的装置,在导血回心过程中起着一定的促进作用。人体受重力影响较大的部位,静脉瓣就较多,如四肢,特别是下肢的静脉瓣最多。

　　体循环静脉可分为浅静脉和深静脉。**浅静脉**位于浅筋膜内,数目较多,不与动脉伴行。临床上常通过浅静脉进行注射、输液或采血。**深静脉**位于深筋膜的深面或体腔内,多与动脉伴行,其收集范围与伴行动脉的分布区域基本一致,名称也多相同。在某些部位,一条动脉有两条静脉伴行,称**伴行静脉**,如上肢的桡、尺静脉,下肢的胫前、后静脉等。

　　静脉的吻合比较丰富。浅静脉常吻合成网,深静脉在某些脏器周围吻合成静脉丛。特别是一些容积经常变化的脏器,如膀胱、直肠等,其静脉往往形成静脉丛。在器官扩张或受压的情况下,由于静脉丛的存在,可保证血液畅通无阻。浅静脉与深静脉之间存在交通支,将浅静脉血引流入深静脉。人体各部的浅静脉最终都汇入该部的深静脉主干。

　　此外,尚有几种结构特殊的静脉,如**硬脑膜窦** sinus of dura mater,为颅腔内一种结构特殊的静脉系统,硬脑膜参与窦壁的构成,窦壁无肌层、无瓣膜。由于硬脑膜附着于骨,故窦腔经常处于开放状态,血流畅通,但因窦壁不易闭合,受伤破裂时,往往出血不止。**板障静脉** diploic vein 是颅盖骨骨松质中的扁平静脉(图 10-55),壁薄无瓣膜,借贯穿颅骨的**导血管**向外连接头皮静脉,向内连接硬脑膜窦,借助这种交通关系,板障静脉和导血管一起参与脑血流量的调节。骨松质是人体内巨大的血库,与其周围的静脉有广泛的交通。

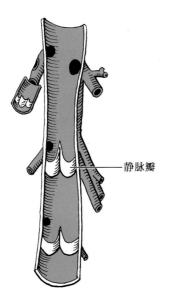

图 10-54　静脉瓣

静脉瓣

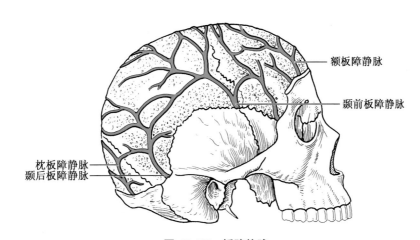

额板障静脉

颞前板障静脉

枕板障静脉
颞后板障静脉

图 10-55　板障静脉

189

一、肺循环的静脉

肺静脉 pulmonary vein 左、右各有两条,分别称为**左、右上肺静脉**和**左、右下肺静脉**,起自肺门,分别注入左心房。肺静脉与体循环动脉的相同点,在于肺静脉内为气体交换后含氧丰富的动脉血。

二、体循环的静脉

体循环的静脉包括上腔静脉系、下腔静脉系(含肝门静脉系)和心静脉系(见本章第二节)。

(一)上腔静脉系

上腔静脉系由收集头颈部、上肢、胸壁和部分胸腔脏器静脉血的血管组成。其主干为上腔静脉(表10-3)。

1. **上腔静脉** superior vena cava 是一条粗大的静脉干,在右侧第1胸肋结合处的后方由左、右头臂静脉汇合而成,在升主动脉右侧下行,至第3胸肋关节下缘处注入右心房。在注入右心房前接纳奇静脉(图10-56)。

2. **头臂静脉** brachiocephalic vein 又称**无名静脉** anonyme vein,左、右各一,在胸锁关节的后方由同侧的锁骨下静脉和颈内静脉汇合而成。汇合处的夹角称**静脉角** venous angle,是胸导管和右淋巴导管分别注入静脉的部位。头臂静脉的主要属支有颈内静脉和锁骨下静脉,还收纳椎静脉、胸廓内

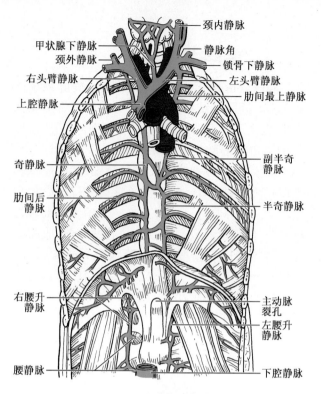

图10-56 上腔静脉及其属支

静脉、甲状腺下静脉等。

(1)**颈内静脉** internal jugular vein:上端在颈静脉孔处与乙状窦相续,沿颈内动脉和颈总动脉外侧下行,至胸锁关节后方与锁骨下静脉汇合成为头臂静脉。颈内静脉的管径较大,是头颈部静脉回流的主干(图10-57)。

表10-3 上腔静脉系

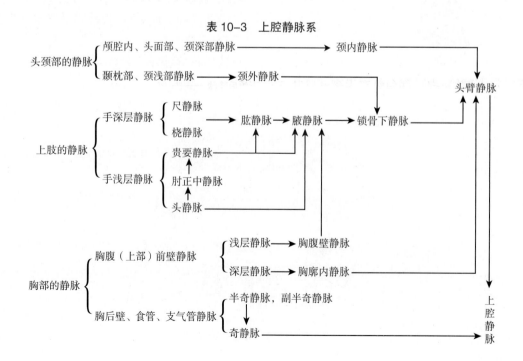

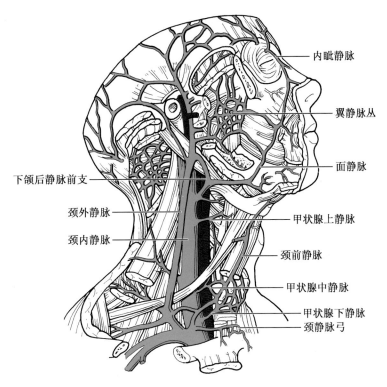

图 10-57 头颈部静脉

颈内静脉的管径平均为 1.3 cm,最大可达 2.4 cm。颈内静脉壁较薄,与颈动脉鞘的筋膜及其邻近的肌腱紧密相连,使管腔经常保持开放状态,有利于头颈部静脉血液的回流。但当颈内静脉受伤破裂时,由于管腔不易闭锁,胸腔负压对静脉回流的影响,有导致静脉内空气栓塞的可能。

颈内静脉的属支较多,按部位可分为颅内和颅外两种属支。

1) **颅内属支**:主要有脑膜、脑、颅骨、视器和前庭蜗器等部位的静脉,最终经乙状窦出颈静脉孔注入颈内静脉(见第十七章)。

2) **颅外属支**:有面静脉、下颌后静脉、舌静脉、咽静脉和甲状腺上、中静脉等。

① **面静脉** facial vein(图 10-57,图 10-58):起于眼内眦的**内眦静脉** angular vein。在面动脉后外侧向下外侧走行,至下颌角下方与下颌后静脉的前支汇合,汇合后的短干称**面总静脉**,至舌骨大角处注入颈内静脉。面静脉收集面前部的静脉血。

面静脉与颅内的海绵窦相交通,其主要交通途径有:通过内眦静脉借眼上静脉与海绵窦交通,通过**面深静脉** deep facial vein 经翼静脉丛、眼下静脉等与海绵窦交通。

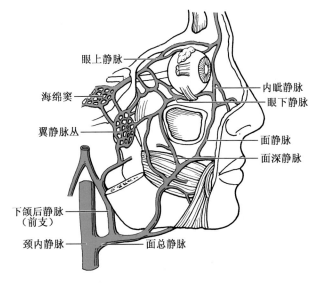

图 10-58 面静脉及其属支

【临床意义】

面静脉在口角以上部分无瓣膜,当口角以上的面部感染处理不当,如挤压化脓处时,可导致细菌栓子沿上述交通途径至海绵窦,造成颅内的继发感染。故通常将两侧口角至鼻根部的三角区称为"危险三角"。

② **下颌后静脉** retromandibular vein：由颞浅静脉与上颌静脉在腮腺实质内汇合而成，下行至腮腺下端时分为前、后两支。**前支**向前下方走行，与面静脉汇合；**后支**与耳后静脉和枕静脉汇合成颈外静脉。

颞浅静脉和**上颌静脉**收集同名动脉分布区的静脉血。上颌静脉起于**翼静脉丛** pterygoid venous plexus，此静脉丛位于颞下窝内的翼内、外肌之间，其将面深部的静脉血运输到上颌静脉，向内可借卵圆孔静脉丛和破裂孔导血管与颅内的海绵窦相交通，向外借面深静脉与面静脉相交通。下颌后静脉收集面侧部深层和颞部的静脉血。

③ **舌静脉**、**咽静脉**和**甲状腺上、中静脉**等：多直接注入颈内静脉本干。

（2）**颈外静脉** external jugular vein：在耳廓下方由下颌后静脉后支和耳后静脉、枕静脉汇合而成，是颈部最大的浅静脉，于胸锁乳突肌浅面斜向下后行，在锁骨上方穿深筋膜注入锁骨下静脉或静脉角，其末端尚接纳**颈前静脉**和**肩胛上静脉**等属支。颈外静脉主要收集耳廓、枕部和颈前区浅层的静脉血。

【临床意义】

颈外静脉的位置表浅而恒定，是临床行静脉穿刺抽血做化验检查，行静脉插管或穿刺抢救患者的常用血管。

（3）**锁骨下静脉** subclavian vein：是位于颈根部的静脉短干，在第 1 肋外侧缘由腋静脉延续而成，向内侧走行，在胸锁关节后方与颈内静脉汇合成头臂静脉。锁骨下静脉的位置较固定，管腔较大，可作为静脉穿刺或长期置管输液的选择部位。锁骨下静脉的属支主要有颈外静脉。

3. 上肢的静脉 有浅静脉和深静脉两种，这些静脉最终都汇入腋静脉。

（1）**上肢浅静脉**：手指浅静脉在指背形成相互吻合的指背静脉网，至手背部汇合成**手背静脉网**（图 10-59），继续上行，在上肢逐渐汇合成头静脉、贵要静脉和肘正中静脉（图 10-60）。

1）**头静脉** cephalic vein：起自手背静脉网的桡侧，沿前臂桡侧、前面上行至肘窝，沿肱二头肌外侧沟继续上行，经三角肌胸大肌间沟，穿锁胸筋膜注入腋静脉或锁骨下静脉。头静脉收纳手部和前臂

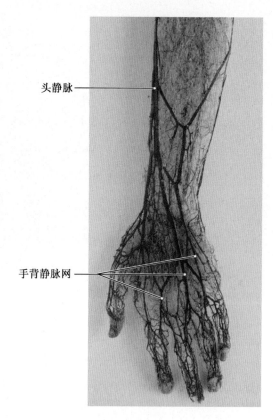

头静脉

手背静脉网

图 10-59　手背浅静脉（左侧，血管铸型）

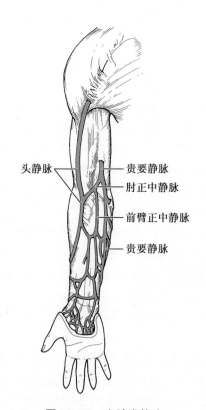

头静脉

贵要静脉

肘正中静脉

前臂正中静脉

贵要静脉

图 10-60　上肢浅静脉

桡侧浅层的静脉血,在肘窝处通过肘正中静脉与贵要静脉相交通。

2）**贵要静脉** basilic vein：起于手背静脉网的尺侧,沿前臂前面尺侧上行,在肘窝处与肘正中静脉汇合后,沿肱二头肌内侧沟上行,在臂部中点稍下方穿过深筋膜注入肱静脉,或伴随肱静脉汇入腋静脉。贵要静脉主要收集前臂尺侧浅层的静脉血。

3）**肘正中静脉** median cubital vein：是肘窝处斜行于浅筋膜内的浅静脉干,其变异较多,多由头静脉发出,经肱二头肌腱膜表面行向内侧,然后汇入贵要静脉。肘正中静脉常接受**前臂正中静脉**,后者有时分叉分别注入贵要静脉和头静脉。

【临床意义】

　　贵要静脉的位置表浅恒定,管径较粗,易于触摸和寻找,临床上经常在贵要静脉行穿刺抽血做化验检查。手背静脉、头静脉前臂段及肘正中静脉也是临床上取血、输液的常用血管。

（2）**上肢深静脉**：多为2条,与同名动脉伴行。深静脉之间及深、浅静脉之间有广泛的吻合支。两条肱静脉多在胸大肌下缘处汇合成一条腋静脉。**腋静脉** axillary vein 位于腋动脉前内侧,跨过第1肋外侧缘续为锁骨下静脉。腋静脉收集上肢浅、深静脉的静脉血。

4. **胸部的静脉**　包括胸后壁静脉和胸前壁静脉。胸后壁静脉有奇静脉及其属支的半奇静脉、副半奇静脉和椎静脉丛等（图10-56,图10-61）。

（1）**奇静脉** azygos vein：起于右腰升静脉,通过膈的右内侧脚和中间脚之间进入胸腔,沿胸椎椎体右前方上行至第4~5胸椎椎体高度,向前勾绕右肺根上方,注入上腔静脉。奇静脉沿途收集右肋间后静脉、食管静脉、支气管静脉和半奇静脉的血液。奇静脉是上、下腔静脉系的重要交通途径之一。

（2）**半奇静脉** hemiazygos vein：起于左腰升静脉,沿胸椎椎体左侧上行,到达第9~10胸椎高度,向右横过脊柱前方,汇入奇静脉。半奇静脉收集胸左下部肋间后静脉、副半奇静脉和食管静脉的血液。

（3）**副半奇静脉** accessory hemiazygos vein：主要收集左侧中、上部的肋间后静脉,沿脊柱左缘下行注入半奇静脉,或直接向右跨过脊柱前方注入奇静脉。

（4）**椎静脉丛** vertebral venous plexus：围绕脊柱周围有椎外静脉丛和椎内静脉丛（图10-61）。**椎外静脉丛**是在椎管外围绕脊柱形成的静脉丛,收集椎体及脊柱附近肌的静脉血。以颈段的椎外静脉丛最发达。**椎内静脉丛**位于椎管内骨膜与硬脊膜之间的硬膜外隙内,收集椎骨、脊膜和脊髓的静脉血。椎内、外静脉丛互相吻合,最后分别注入邻近的椎静脉、肋间后静脉、腰静脉和骶外侧静脉等。椎静脉丛的上部可经枕骨大孔与硬脑膜窦相连通,下部与盆腔静脉丛相交通,同时与颈、胸、腹、盆腔静脉的属支之间存有丰富的吻合支,而且其血管管径和血流方向可随体位及腹压的改变而变化。

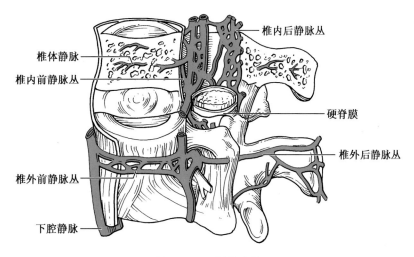

椎内后静脉丛
椎体静脉
椎内前静脉丛
硬脊膜
椎外后静脉丛
椎外前静脉丛
下腔静脉

图 10-61　椎静脉丛

【临床意义】

　　椎静脉丛是上、下腔静脉系的重要交通途径之一,也是颅腔内、外静脉的重要交通途径,在静脉回流中具有一定调节作用。另外,来自腹盆腔的感染、肿瘤或寄生虫也可经椎静脉丛侵犯颅内或其他远位的器官。

　　(5)**胸腹前壁静脉**:起于腹前壁,走行于浅筋膜内,沿躯干外侧上行注入腋静脉;深层静脉则沿胸廓内静脉注入头臂静脉。胸腹前壁静脉向下与腹壁浅静脉吻合,也是上、下腔静脉系之间的交通途

径之一。

　　综上所述,头颈部、上肢的静脉汇入颈内静脉和锁骨下静脉,两者又汇合成头臂静脉,左、右头臂静脉汇合成上腔静脉,奇静脉跨过右肺根上方注入上腔静脉。

　　(二)下腔静脉系

　　下腔静脉系由收集腹、盆部和下肢的静脉组成,收集膈以下及下半身的静脉血,最后形成下腔静脉注入右心房(图10-62,表10-4)。

　　1.**下腔静脉** inferior vena cava　是人体最粗大的静脉,在第4~5腰椎椎体右前方,由左、右髂总静

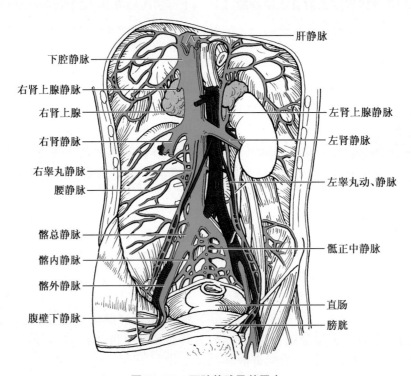

图 10-62　下腔静脉及其属支

表 10-4　下腔静脉系

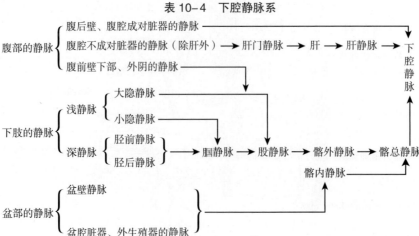

脉汇合而成,沿腹主动脉右侧上行,经肝后面的腔静脉沟,穿过膈的腔静脉孔入胸腔注入右心房。下腔静脉的属支除左、右髂总静脉外,尚有腹、盆部的壁支和脏支。下腔静脉收集膈以下,腹、盆部和下肢的静脉血。

2. **髂总静脉** common iliac vein　位于骶髂关节前方,长 4~7 cm,由髂内、外静脉汇合而成,斜向内上行,至第 4~5 腰椎处与对侧髂总静脉汇合成下腔静脉。髂总静脉的属支主要有髂腰静脉、骶正中静脉等,收集同名动脉分布区的静脉血。

(1) **髂内静脉** internal iliac vein:在坐骨大孔稍上方由盆部的静脉汇合形成,位于髂内动脉后内侧,在骶髂关节前方与髂外静脉汇合成髂总静脉。髂内静脉的属支有壁支和脏支两种。**壁支**有**臀上、下静脉**,**闭孔静脉**和**骶外侧静脉**等,收集同名动脉分布区的静脉血。**脏支**有**直肠下静脉**、**阴部内静脉**和**子宫静脉**等,收集同名动脉供应器官的静脉血,以上静脉分别来自**直肠静脉丛**、**膀胱静脉丛**和**子宫阴道静脉丛**,各静脉丛之间相互吻合连通。

【临床意义】

直肠静脉丛 rectal venous plexus(图 10-63)是门 - 腔静脉之间相互吻合的重要途径之一。直肠静脉丛的血液由以下途径回流:直肠上部的血液经直肠上静脉注入肠系膜下静脉,再回到肝门静脉;直肠中部的血液经直肠下静脉注入髂内静脉,直肠下部的血液经肛静脉注入阴部内静脉,直肠中、下部的血液最终都流入下腔静脉。

(2) **髂外静脉** external iliac vein:是股静脉的直接延续,在骶髂关节前方与髂内静脉汇合成髂总静脉。髂外静脉收集下肢所有浅、深静脉和腹前壁下部的静脉血,其本干和属支都与同名动脉伴行。

3. **下肢的静脉**　有浅静脉和深静脉两种。由于受重力的影响,下肢静脉回流阻力较大,因而静脉有较多的瓣膜,浅、深静脉之间有较多的交通支。

(1) **下肢浅静脉**

1) **足背静脉弓** dorsal venous arch of foot:在足部远端浅筋膜内的静脉丛相互吻合形成足背静脉弓,弓的两端沿足内、外侧缘上行,分别汇成大、小隐静脉。

2) **小隐静脉** small saphenous vein(图 10-64):起于足背静脉弓外侧端,经外踝后方,沿小腿后面

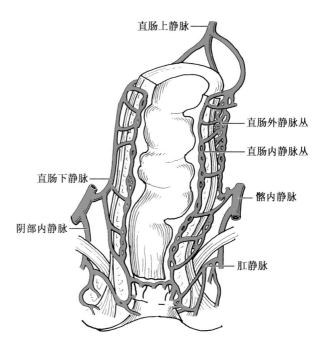

图 10-63　直肠和肛管的静脉

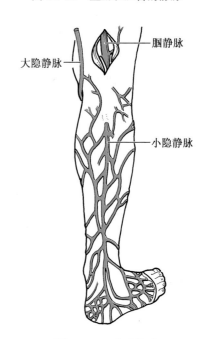

图 10-64　小隐静脉

正中上行,经腓肠肌两头之间至腘窝,穿过深筋膜注入腘静脉。小隐静脉沿途收集足外侧部和小腿后部浅层的静脉血液。

3) **大隐静脉** great saphenous vein(图 10-65):起于足背静脉弓内侧端,经内踝前方,沿小腿内侧上行,经过膝关节内后方,再沿大腿内侧转至大腿前面上行,于耻骨结节外下方 3~4 cm 处,穿过阔筋膜的隐静脉裂孔注入股静脉。大隐静脉是全身最长的浅静脉。其近段收纳 5 条属支,即**股内侧浅静**

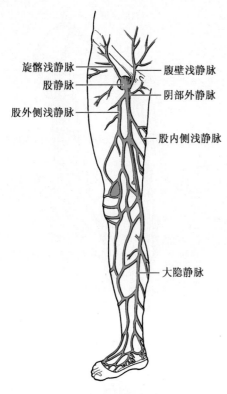

图 10-65　大隐静脉

脉、**股外侧浅静脉**、**腹壁浅静脉**、**旋髂浅静脉**和**阴部外静脉**。大隐静脉除收集足部、小腿内侧、大腿前内侧部浅层结构的静脉血以外，还收集大腿外侧、腹前壁脐以下浅层和外阴的静脉血。

【临床意义】

大隐静脉在经过内踝的前方时，其位置表浅且恒定，是临床上静脉输液或切开的常选部位。

（2）**下肢深静脉**：有两条并与同名动脉伴行，从足部来的深静脉逐渐汇合成**胫前静脉**和**胫后静脉**，这两条静脉在腘窝下缘汇成一条**腘静脉** popliteal vein，腘静脉上行穿经收肌腱裂孔移行为股静脉。

股静脉 femoral vein 伴随股动脉上行，初行于动脉外侧，渐转至其内侧，达腹股沟韧带深面延续为髂外静脉。股静脉的属支有大隐静脉和股动脉分支所伴行的静脉。股静脉收集下肢、腹前壁下部、外阴等处的静脉血。

【临床意义】

股静脉在腹股沟韧带下方位于股动脉内侧，其位置恒定，借股动脉的搏动可确定股静

脉的位置，临床常利用这个解剖学特征，在其他部位采血有困难时，在股静脉行穿刺插管抽血，进行临床诊断和治疗。

4. **腹部静脉**　主干为下腔静脉，直接注入下腔静脉的属支有壁支和脏支两种。不成对的脏支先汇合成肝门静脉，该静脉进入肝后，经肝静脉回流至下腔静脉。

（1）**壁支**：有 1 对**膈下静脉**和 4 对**腰静脉**，均与同名动脉伴行，并直接注入下腔静脉。各腰静脉之间有纵行分支相连，构成腰升静脉，左、右腰升静脉分别为半奇静脉和奇静脉的起始部。

（2）**脏支**

1）**睾丸静脉** testicular vein：起自睾丸和附睾，最初每侧有数条小静脉，呈蔓状缠绕睾丸动脉，形成**蔓状静脉丛** pampiniform plexus，向上逐渐汇合成一条静脉。右睾丸静脉直接以锐角注入下腔静脉。左睾丸静脉则以直角先汇入左肾静脉，而后注入下腔静脉。因此，左睾丸静脉常因回流不畅造成静脉曲张。女性的**卵巢静脉** ovarian vein 起自卵巢静脉丛，在卵巢悬韧带内上行汇合为卵巢静脉，回流方式与睾丸静脉相似。

2）**肾静脉** renal vein：位于肾动脉的前方，向内侧走行注入下腔静脉。左肾静脉较长，并跨越腹主动脉前方，而右肾静脉较短。肾静脉除收集肾的血液外，还收集左睾丸静脉（或卵巢静脉）和左肾上腺静脉血。

3）**肾上腺静脉** suprarenal vein：左、右各一，注入部位不同，左肾上腺静脉注入左肾静脉，右肾上腺静脉直接注入下腔静脉。

4）**肝静脉** hepatic vein：有 3 条，即**肝右静脉**、**肝中静脉**和**肝左静脉**。均位于肝实质内，收集肝血窦回流的静脉血，在肝下后方的腔静脉沟（第 2 肝门）处分别注入下腔静脉。

5. **肝门静脉系** system of hepatic portal vein　肝门静脉及其属支构成了肝门静脉系（图 10-66），主要功能是将消化道吸收的物质运输至肝内，在肝内进行分解、合成、解毒及储存。肝门静脉可以看做肝的功能性血管。

肝门静脉 hepatic portal vein 长为 6~8 cm，直径为 1.25 cm，是肝门静脉系的主干，由脾静脉和肠系膜上静脉在胰头和胰体交界处的后方汇合而成，相当于第 2 腰椎高度。向右上斜行进入肝十二指肠

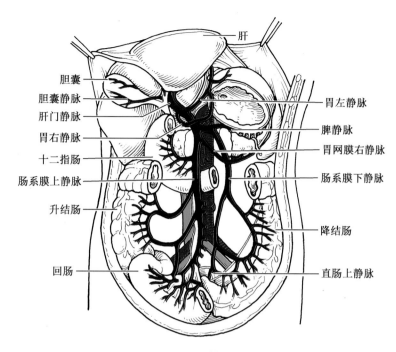

图 10-66 肝门静脉及其属支

韧带内,经肝固有动脉和胆总管的后方上行至肝门,入肝门前分为左、右两支,分别进入肝左、右叶,在肝内反复分支,最后汇入肝血窦,与肝固有动脉分支流入肝血窦的血,共同经过肝细胞代谢后又汇合成小静脉,然后逐级汇入肝静脉。肝门静脉与一般静脉不同的是,其回流的起始端和分支末端都与毛细血管相连,而且属支内没有功能性的静脉瓣。因此,当肝门静脉压过高时,血液易发生逆流。肝门静脉高压的患者常出现胃底静脉扩张、脾大、脐周静脉扩张等临床体征。

肝门静脉收集食管下段、胃、小肠、大肠(直肠下部除外)、胆囊、胰和脾等腹腔不成对器官的静脉血。

国人统计资料显示,肝门静脉有3种合成类型:Ⅰ型:由脾静脉与肠系膜上静脉合成,肠系膜下静脉注入脾静脉,占52.02%;Ⅱ型:由脾静脉、肠系膜上静脉与肠系膜下静脉合成,占13.29%;Ⅲ型:由脾静脉与肠系膜上静脉合成,而肠系膜下静脉注入肠系膜上静脉,占34.69%。

(1)肝门静脉的主要属支

1)**脾静脉** splenic vein:由数条小静脉在脾门处汇合而成,经过胰的后方、脾动脉下方向右行,与肠系膜上静脉以直角汇合成肝门静脉。脾静脉收集脾、胰和部分胃的静脉血,还常收纳肠系膜下静脉。

2)**肠系膜上静脉** superior mesenteric vein:走行于肠系膜内,与同名动脉伴行。收集十二指肠至结肠左曲以上肠管、部分胃和胰的静脉血,并与脾静脉共同形成肝门静脉。

回结肠附近的静脉干属支少而细,距下腔静脉近,在肝门静脉高压时,多在此处行肠系膜上静脉-下腔静脉吻合术,达到分流肝门静脉血液的作用,以治疗肝门静脉高压症。

3)**肠系膜下静脉** inferior mesenteric vein:与同名动脉伴行,在胰头后方注入脾静脉或肠系膜上静脉,少数注入上述两静脉汇合处的夹角。肠系膜下静脉收集降结肠、乙状结肠和直肠上部的静脉血。

4)**胃左静脉** left gastric vein:与胃左动脉伴行,收集胃和食管下段的静脉血,直接注入肝门静脉。胃左静脉在贲门处与食管静脉吻合,食管静脉吻合可注入奇静脉和半奇静脉,借此肝门静脉可与上腔静脉相交通。

5)**胃右静脉** right gastric vein:与胃右动脉伴行,在胃小弯处可与胃左静脉吻合,并在注入肝门静脉前收纳**幽门前静脉** prepyloric vein,此静脉是胃与十二指肠的分界标志之一。胃右静脉收集同名动脉分布区的血液。

6)**胆囊静脉**cystic vein:收集胆囊壁的静脉血,可注入肝门静脉或其右支,胆囊的静脉属支也可直接入肝。

197

7）**附脐静脉** paraumbilical vein：起于脐周静脉网，沿肝圆韧带向肝前下面走行，最终注入肝门静脉。当肝门静脉高压时，脐周的小静脉可形成静脉曲张。

（2）**肝门静脉系与上、下腔静脉系之间的吻合部位**：肝门静脉系与上、下腔静脉系之间有丰富的吻合，在肝硬化患者，肝门静脉回流受阻时，可通过这些吻合途径，分流肝门静脉血液。肝门静脉与上、下腔静脉的吻合有重要的临床意义，主要有以下吻合部位（图10-67）：

1）**食管静脉丛** esophagus venous plexus：肝门静脉系的胃左静脉属支，通过食管下段黏膜下层内的食管静脉丛，与上腔静脉系中的奇静脉的属支之间相互吻合交通。

2）**直肠静脉丛** rectal venous plexus：肝门静脉系的肠系膜下静脉属支，通过直肠下段黏膜下层内的直肠静脉丛，与下腔静脉系髂内静脉的属支之间相互吻合交通。

3）**脐周静脉丛** paraumbilical venous plexus：肝

门静脉系的附脐静脉，通过脐周围浅筋膜内的脐周静脉丛，使肝门静脉系的附脐静脉与上腔静脉系的腹壁上静脉和胸腹壁静脉之间相互吻合，并与下腔静脉系的腹壁下静脉和腹壁浅静脉之间相互吻合。

4）**脊柱静脉丛** vertebral venous plexus：靠近腹后壁的肠系膜上、下静脉和脾静脉的小属支，与上、下腔静脉系的肋间后静脉、椎静脉和腰静脉的属支间相互吻合。

5）**肝裸区等部位的静脉丛**：在肝裸区、胰、十二指肠、升结肠和降结肠等部位，肝门静脉的属支，如肠系膜上、下静脉的小属支，与上、下腔静脉系中的肋间后静脉、膈下静脉、腰静脉和肾静脉的小属支之间也有相互吻合。

【临床意义】

正常情况下，肝门静脉系和上、下腔静脉系之间的吻合支细小，血流量很小，各属支分别将血液引流向所属的静脉系。如因肝硬化等，肝门静脉回流受阻，由于肝门静脉内缺少

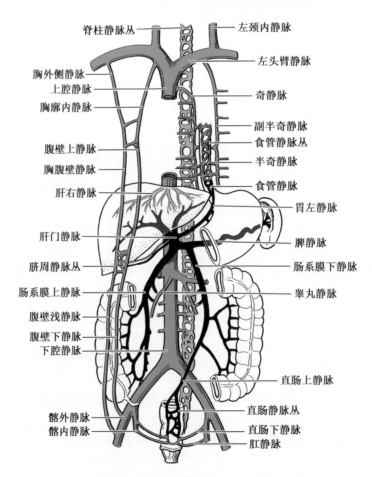

图10-67　肝门静脉系与上、下腔静脉系之间的吻合途径（示意图）

功能性瓣膜,其内的血液可以逆流,并通过上述诸吻合途径建立侧支循环,静脉血可分别经上、下腔静脉回流入心。因此,可造成吻合部位的细小静脉曲张,甚至破裂出血。如食管静脉丛曲张、破裂,造成消化道大出血;直肠静脉丛曲张、破裂,造成便血;脐周静脉丛和腹后壁等部位静脉曲张,则引起脐周及腹前壁静脉曲张、腹水等体征。另外,由于消化管吸收的有毒物质、代谢分解产物、药物等不能经肝门静脉输送至肝内进行分解、解毒,造成有害物质在体内积聚中毒,致使病情进一步恶化,甚者危及生命。

[复习思考题]

1. 脉管系统由哪几部分组成?淋巴系统和心血管系统有什么联系?

2. 肺循环和体循环的关系如何?试述它们的循环途径。

3. 试述心的位置、形态和心腔的构造。如何从心的外形上辨别左、右心房和左、右心室?

4. 心内正常血流方向是怎样的?有哪些结构保证血液正常的运行?并简要说明各结构在保证血液定向流动中的作用。

5. 试述心的动脉供应及静脉回流。

6. 为什么心房和心室能有节律地交替舒缩?心的正常起搏点位于何处?其兴奋是如何传导的?

7. 某患者,经常发生胸骨后针刺样疼痛,心电图检查发现心尖部心肌有缺血现象,请你根据冠状动脉的解剖学知识,考虑是哪支血管病变所致?

8. 请举例说明先天性心脏病畸形及其引起心的解剖结构上的变化。

9. 试述动脉导管的生理意义及其闭锁的临床意义。

10. 髂内动脉有哪些分支?分布于哪些器官?

11. 上、下肢动脉在配布上有哪些异同?

12. 在身体各部可以摸到哪些动脉搏动?有什么体表标志能作为寻找依据?

13. 试述上肢主要浅静脉的名称和位置,并说明头静脉的起始、行程和注入部位。

14. 试述大隐静脉的起始、行程和注入部位。

15. 试述肝门静脉的组成、位置和毗邻关系。

16. 肝门静脉的主要属支有哪些?

17. 试述下腔静脉的组成及属支。

18. 试述奇静脉的起始、行程及注入部位。

19. 试述从头静脉注射抗生素,药物到达肾的途径。

20. 简述颅内、外静脉交通的部位及途径。

21. 简述海绵窦的位置及其穿行结构。

22. 影响静脉血回流的因素有哪些?

23. 试述门-腔静脉间的吻合途径。

The Cardiovascular System

【Summary】 The circulatory system can be separated into two divisions: the cardiovascular system and the lymphatic system. The cardiovascular system is a continuous closed system, which includes the heart and the blood vessels. The lymphatic system consists of lymphatic vessels, organs, and tissues.

The heart is the pump which provide the force necessary to keep the blood flowing through the system of vessels. The vessels transport the blood to all parts of the body, permit the exchange of nutrients metabolic end products, hormones, and other substances between the blood and the interstitial fluid; and ultimately return the blood to the heart. Large vessels called arteries carry the blood away from the heart. The major arteries divide into smaller arteries, then into still smaller arteries and finally into tiny capillaries. The capillaries converge into very small vessels called venules, which in turn join to form larger vessel called veins. The major veins return blood to the atria of the heart. The lymphatic vessels collect tissue fluid from the spaces between the cells of the body and transport it to veins, then back to the heart. The lymphatic system participates in several important activities, including the destruction of bacteria, the removal of foreign particles from lymph, the specific immune responses, and the return of interstitial fluid to the bloodstream.

The vessels of circulatory system can be divided into two separate units: the systemic circulation which furnishes oxygen and nutrients to the entire body and carries wastes away; the pulmonary circulation which carries blood from the right side of the heart to the lungs and back to the left side of the heart.

The veins convey the blood from the capillaries of the different parts of the body to the heart. They consist of two distinct sets of vessels, the pulmonary and systemic.The systemic veins return the venous blood from the body generally to the right atrium of the heart.

The pulmonary veins, unlike other veins, contain arterial blood, which they return from the lungs to the left atrium of the heart. The portal vein, an appendage to the systemic venous system, is confined to the abdominal cavity, and returns the venous blood from the spleen and the viscera of digestion to the liver. This vessel ramifies in the substance of the liver and there breaks up into a minute network of capillary-like vessels, from which the blood is conveyed by the hepatic veins to the inferior vena cava. The veins commence by minute plexuses which receive the blood from the capillaries. The branches arising from these plexuses unite together into trunks, and these, in their passage toward the heart, constantly increase in size as they receive tributaries, or join other veins. The veins are larger and altogether more numerous than the arteries, hence, the entire capacity of the venous system is much greater than that of the arterial; the capacity of the pulmonary veins, however, only slightly exceeds that of the pulmonary arteries. The veins are cylindrical like the arteries; their walls, however, are thin and they collapse when the vessels are empty, and the uniformity of their surfaces is interrupted at intervals by slight constrictions, which indicate the existence of valves in their interior. They communicate very freely with one another, especially in certain regions of the body, and these communications exist between the larger trunks as well as between the smaller branches. Thus, between the venous sinuses of the cranium, and between the veins of the neck, where obstruction would be attended with imminent danger to the cerebral venous system, large and frequent anastomoses are found. The same free communication exists between the veins throughout the whole extent of the vertebral canal, and between the veins composing the various venous plexuses in the abdomen and pelvis, *e.g.*, the spermatic, uterine, vesical, and pudendal.

The systemic venous channels are subdivided into three sets, viz., superficial and deep veins, and venous sinuses.

（新乡医学院　付升旗）

数字课程学习······

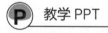 教学PPT　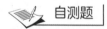 自测题　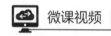 微课视频　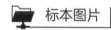 标本图片　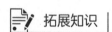 拓展知识

淋 巴 系 统

淋巴系统 lymphatic system 由各级淋巴管道、淋巴组织和淋巴器官构成（图 11-1）。淋巴系统内流动着无色透明的**淋巴** lymph。

当血液经动脉运行至毛细血管时，其中部分液体物质透过毛细血管进入组织间隙，形成了组织液。组织液与细胞之间进行物质交换后，大部分在毛细血管静脉端被吸收入血液，少部分进入毛细淋巴管成为淋巴。淋巴是淋巴管或淋巴结中的液体，沿淋巴管向心流动，最终经胸导管、右淋巴导管及某些侧支进入静脉。淋巴在向心流动过程中，沿途也经过淋巴结。淋巴结不仅有滤过淋巴的作用，而且它们与胸腺、脾等淋巴器官和淋巴组织，如扁桃体、肠系膜及黏膜下层的淋巴小结等，产生淋巴细胞，共同参与机体的免疫功能，是机体重要的防御屏障。

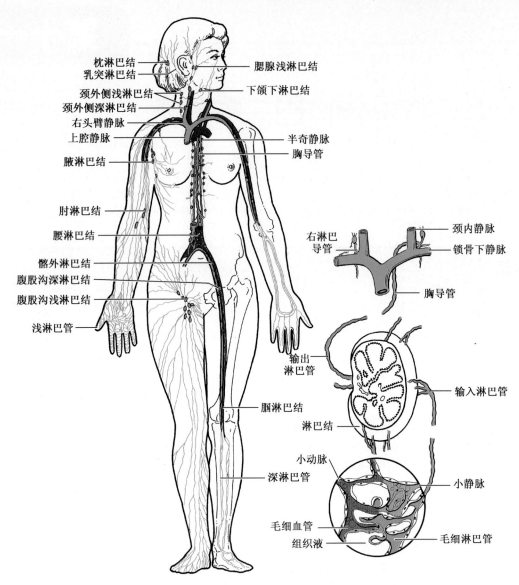

图 11-1 全身淋巴系统示意图

第一节 淋巴系统的结构和配布特点

一、淋巴管道

根据淋巴系统的结构和功能特点,可将淋巴管道分为毛细淋巴管、淋巴管、淋巴干和淋巴导管(图 11-1)。

1. 毛细淋巴管 lymphatic capillary 是淋巴管道的起始部,位于组织间隙内,管径大小不一,口径一般较毛细血管大,彼此吻合成网,进而形成淋巴管丛,发出淋巴管。

毛细淋巴管管壁由内皮细胞构成,无基膜和周细胞,内皮细胞间多呈叠瓦状邻接,细胞间有 0.5 μm 大小的间隙,有比毛细血管更大的通透性,一些大分子物质,如蛋白质、细菌和癌细胞等较易进入毛细淋巴管,这是某些癌症发生较早转移的原因之一。

毛细淋巴管分布广泛,目前认为,除脑、脊髓、脾髓、骨髓、上皮、角膜、晶状体、牙釉质和软骨等处缺乏形态明确的内皮样的淋巴管外,毛细淋巴管几乎遍布全身。

2. 淋巴管 lymphatic vessel 由毛细淋巴管丛汇集而成。淋巴管与静脉相比,管径细,管壁薄,瓣膜多。瓣膜附近管腔稍有扩张呈窦状,充盈的淋巴管外观呈串珠状(图 11-2)。当淋巴管局部阻塞时,其远侧的管腔扩大造成瓣膜关闭不全,可导致淋巴

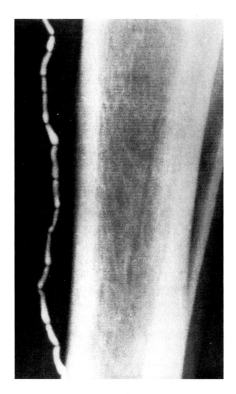

图 11-2 淋巴管瓣膜的"串珠状"图像

逆流。根据淋巴管的分布位置,分为浅、深淋巴管。在躯体和四肢的浅、深淋巴管以深筋膜为界。**浅淋巴管**行于皮下组织中,多与浅静脉伴行。**深淋巴管**走行在深筋膜深面或肌间隙内,收纳肌、肌腱、关节及骨的淋巴。实质性器官的浅淋巴管位于浆膜下,深淋巴管位于器官的实质内。浅、深淋巴管之间有交通支相互连通。

【临床意义】

　　当淋巴管或淋巴结阻塞时,阻塞部位的远侧淋巴管逐渐扩张,相邻的淋巴管形成广泛吻合的侧副支,同时瓣膜可出现关闭不全,淋巴可经吻合的路径逆流到广泛的区域,阻塞部位的远侧可形成淋巴水肿,反复感染后皮下纤维结缔组织增生,脂肪硬化,若为肢体则增粗。后期皮肤增厚、粗糙、坚韧如象皮,亦称"象皮肿"。

　　3. **淋巴干** lymphatic trunk 全身各部的浅、深淋巴管在向心行进过程中经过一系列局部淋巴结,其最后经过的淋巴结的输出淋巴管,汇合成较粗大的淋巴管称为**淋巴干**。全身共有 9 条淋巴干,即左、右颈干,左、右支气管纵隔干,左、右锁骨下干,左、右腰干和单一的肠干。

　　4. **淋巴导管** lymphatic duct 9 条淋巴干最终汇合成右淋巴导管和胸导管(图 11-3)。

　　(1) **右淋巴导管** right lymphatic duct:位于右颈根部,为一短干,长为 1~1.5 cm,管径约 2.0 mm,由右颈干、右锁骨下干和右支气管纵隔干汇合而成,末端注入**右静脉角**。右淋巴导管收纳右侧头颈部、右上肢、右侧半胸壁、右半心和右肺等处的淋巴,相当于全身右上 1/4 区域的淋巴。

　　(2) **胸导管** thoracic duct:为淋巴系统中最粗大的淋巴管道,引流下肢、盆部、腹部、左半胸部、左上肢和左侧半头颈部的淋巴,即约占全身 3/4 区域的淋巴。

　　一般成人胸导管长 30~40 cm,其起始部形成囊状膨大,称为**乳糜池** cisterna chyli,由左、右腰干和肠干汇合而成(图 11-3),通常位于第 1 腰椎椎体的前方。胸导管经主动脉裂孔入胸腔,在胸主动脉和奇静脉之间沿脊柱前面上行至第 4~5 胸椎处转向左上方,再沿食管左侧上行经胸廓上口达颈部,最后呈弓形弯曲,注入**左静脉角**。在胸导管末端入口处常出现壶腹样膨大,称为**胸导管壶腹**。左颈干、左锁骨下干和左支气管纵隔干多注入胸导管壶腹。胸导管入口处有一对发育良好的瓣膜,瓣膜游离缘朝向静脉,阻止血液逆流入胸导管。

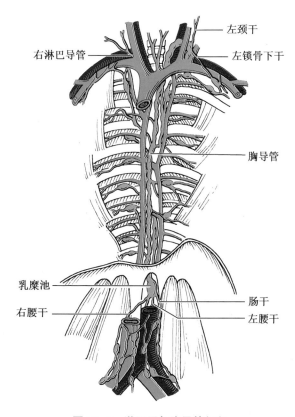

图 11-3 淋巴干与胸导管行程

【临床意义】

胸导管各部的形态和位置常有变异,胸导管的起始、入口部位变化也较大。在临床上,放射淋巴造影、胸部和颈根部手术,特别是有关乳糜胸、乳糜腹、肝病性腹水、心力衰竭等疾患的诊断和治疗过程中,常涉及胸导管的解剖学变异。

二、淋巴器官

淋巴器官包括淋巴结、扁桃体、脾和胸腺等。淋巴器官具有免疫功能,又称为**免疫器官**。

1. **淋巴结** lymph node 是淋巴管向心行进过程中的必经器官,一般为扁圆形小体,质软、灰红色,大小不等,直径一般在 5~20 mm 之间。淋巴结的一侧隆凸,另一侧凹陷称为**淋巴结门**,是神经、血管出入处(图 11-4)。与凸侧面相连的淋巴管为**输入淋巴管**,将淋巴注入淋巴结;与凹面相连的淋巴管称为**输出淋巴管**,其数目较少。淋巴管在回流淋巴的过程中,可经过数个淋巴结,所以,一个淋巴结的输出淋巴管可以成为另一个淋巴结的输入淋巴管。

以深筋膜为界,可将淋巴结分为浅、深两种。**浅淋巴结**位于皮下浅筋膜内,在活体上常易触及;位于深筋膜内或深筋膜以下的淋巴结为**深淋巴结**。四肢的淋巴结多位于关节屈侧或肌围成的沟、窝内。内脏的淋巴结多位于脏器的门附近或腹、盆部血管分支周围。所以,淋巴结常以其所在部位及附近的血管而命名。淋巴结的主要功能是过滤淋巴及产生淋巴细胞和浆细胞等,参与机体的免疫过程。

【临床意义】

全身各部位和各器官的淋巴,多遵循就近引流原则,身体局部区域或器官的淋巴管首先注入的淋巴结称为**局部淋巴结**,也可称为该区或该器官的一级淋巴结。局部淋巴结的输出淋巴管再进入的淋巴结可依次称为二级、三级或四级淋巴结。淋巴管可经过 1 个或数个淋巴结,然后注入淋巴干或淋巴导管。部分淋巴管也可不经过淋巴结直接注入胸导管或右淋巴导管。

局部淋巴结细胞增生、功能旺盛、体积增大和肿大常反映其淋巴引流区域内有病变存在。若局部淋巴结未能消灭或阻截住这些有害因子,则病变可沿淋巴流向继续蔓延。所以了解局部淋巴结的位置、收纳范围及引流去向,对诊断、治疗某些疾病有重要临床意义。

2. **扁桃体** palatine tonsil 为淋巴与上皮组织构成的淋巴器官,位于腭舌弓和腭咽弓之间的扁桃体窝内。此处是细菌易于存留的部位,所以扁桃体易发生感染。其他还有咽扁桃体、舌扁桃体等,都是重要的防御器官。

3. **脾** spleen 是人体最大的淋巴器官,位于左季肋区,腋中线后方,第 9~11 肋的深面,其长轴与第 10 肋相对一致,没有病变的脾在肋下触及不到(图 11-5)。脾的大小和质量个体差异较大。在同一个人也可因功能状况的不同而有所改变。

脾呈椭圆形,暗红色,分为膈、脏两面,上、下两缘和前、后两端。膈面平滑隆凸,与膈相贴。脏面凹陷,近中央处为脾门,是脾血管、神经的出入处。脏面

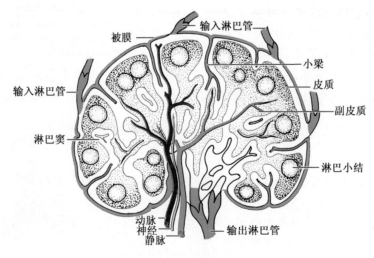

图 11-4　淋巴结模式图

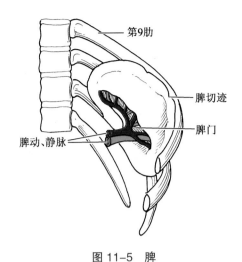

图 11-5 脾

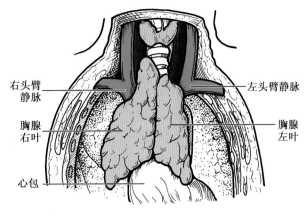

图 11-6 胸腺

小儿的胸腺体积较大,上端可伸至颈根部,有些可达甲状腺下缘;下端可伸入前纵隔,达心包的前面。

【临床意义】

胸腺肿大和胸腺瘤可压迫与其相邻的器官,出现相应的临床症状,还会对机体的免疫功能带来严重影响,使机体免疫自稳功能紊乱并伴发自身免疫病。

的前上部与胃底相邻,后下部与左肾上腺、左肾相邻,下方与结肠左曲和胰尾相接触。上缘较锐,朝向前上方,有 2~3 个切迹,称为**脾切迹**。下缘较钝,伸向后下方。前端钝圆,后端较宽阔,朝向前外方,与膈结肠韧带相接触。脾为腹膜内位器官,各面均被脏腹膜覆盖,并借腹膜构成的胃脾韧带、脾肾韧带、膈脾韧带和脾结肠韧带等支持固定。在脾的韧带内常含有被膜包绕的脾组织小块,称为**副脾**,其大小不等,数目不一,多位于胃脾韧带和大网膜中,有时候与脾相连。

【临床意义】

脾大时,可以触及脾切迹,此切迹可作为与其他器官和肿瘤鉴别的依据。临床上,脾功能亢进常行脾切除术,同时应将副脾一并切除,以免产生代偿性脾功能亢进。然而,从免疫角度考虑,一般不主张全脾切除。

4. **胸腺 thymus** 呈锥体形,可分为左、右不对称的两叶,质地柔软,呈长扁条状,两叶间借结缔组织相连(图 11-6)。胸腺的大小各年龄组差别很大,胚胎发育后期和新生儿,胸腺增长速度很快,自出生至 2 岁时,是胸腺发育的最佳期,质量为 15~20 g。随着年龄增长,胸腺继续发育增大,但较出生后至 2 岁的时期相对发育较慢。至青春期可达 25~40 g。青春期以后,胸腺开始萎缩退化。成人的胸腺仍保持原来的形状,但其结构上变化很大,淋巴细胞大量减少,胸腺组织多被脂肪组织所代替。

成人胸腺在胸骨柄后方上纵隔的前部。其后方与头臂静脉和主动脉弓相邻,两侧与纵隔胸膜和肺相邻。

三、淋巴组织

淋巴组织是含有大量淋巴细胞的网状结缔组织。在人体分布广泛,如呼吸道、消化道和尿生殖器的黏膜等处。它参与淋巴结、扁桃体、胸腺、脾等淋巴器官的构成,是防止有害因子侵入机体的屏障。

四、淋巴侧支循环

淋巴管相互间存在着大量侧支,形成丰富的淋巴侧副支通路。当某些原因致使淋巴通路中断或受阻、淋巴结摘除或破坏时,一方面经侧副支的侧支循环通路扩大,形成新的淋巴回流通路;另一方面淋巴管迅速再生,建立新的侧支循环恢复淋巴的回流。但是,淋巴侧支循环也可能成为疾病扩散或癌细胞转移的途径,癌细胞的转移常是通过淋巴侧支循环发生的。

第二节 人体各部的淋巴管和淋巴结

一、头颈部的淋巴管和淋巴结

(一)头部的淋巴结

头部的淋巴结多位于头颈交界处,由后向前作环状排列,依次为枕淋巴结、乳突淋巴结、腮腺淋巴结、下颌下淋巴结和颏下淋巴结等,它们引流头面部浅层的淋巴,直接或间接注入颈外侧深淋巴结(图11-7)。

1. 枕淋巴结 occipital lymph nodes　分浅、深两群,分别位于枕部皮下、斜方肌枕骨起点的表面,收纳枕部、项部的淋巴管。

2. 乳突淋巴结 mastoid lymph nodes　又称耳后淋巴结,位于耳后、胸锁乳突肌上端表面,收纳颅顶及耳廓后面的浅淋巴管。

3. 腮腺淋巴结 parotid lymph nodes　分浅、深两群,分别位于腮腺表面和腮腺实质内,收纳额部、颞部、耳廓和外耳道、鼓膜、颊部及腮腺等处的淋巴管。

4. 下颌下淋巴结 submandibular lymph nodes　位于下颌下三角内,下颌下腺附近,收纳面部、眼眶内、鼻部和口部的淋巴管。

5. 颏下淋巴结 submental lymph nodes　在颏下三角内,收纳颏部、舌前部、下唇皮肤和舌尖部的淋巴管。

(二)颈部的淋巴结

颈部的淋巴结分为颈前和颈外侧两组(图11-8,表11-1)。

1. 颈前淋巴结 anterior cervical lymph nodes　位

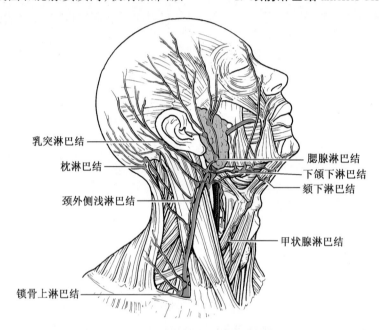

图 11-7　头颈部的淋巴管和淋巴结

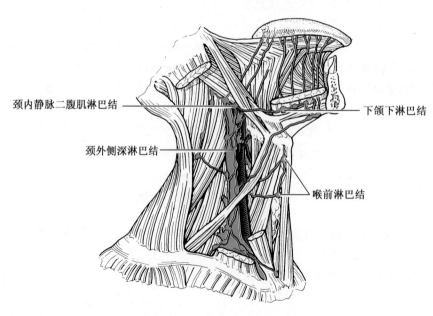

图 11-8　颈部的淋巴管和淋巴结

表 11-1　颈部淋巴结群

名　称	位　置	收纳范围	流　向	数目
颈前浅淋巴结	沿颈前静脉或颈正中静脉排列	舌骨下颈前部皮肤、肌	颈内静脉淋巴结	1~2
颈前深淋巴结	喉、气管、甲状腺附近	喉(声门以下)、气管、甲状腺	颈内静脉淋巴结	5~13
颈外侧浅淋巴结	沿颈外侧静脉排列	枕、乳突和耳下淋巴结的输出淋巴管	颈外侧浅淋巴结	1~5
颈外侧深淋巴结	沿颈内静脉和颈总动脉排列	颈外侧浅淋巴结,颈前淋巴结,乳突、腮腺、颏下、下颌下等淋巴结的输出淋巴管	颈淋巴干、胸导管、右淋巴导管和锁骨下干等	25~65
咽后淋巴结	鼻咽部后方	鼻腔、腭部、中耳、扁桃体、咽等	颈外侧深淋巴结	1~3

于颈前正中部,舌骨下方及喉、甲状腺、气管等器官的前方。可分为浅、深两群,**颈前浅淋巴结**沿颈前静脉或颈正中静脉排列,收纳颈前部浅层的淋巴;**颈前深淋巴结**位于颈部器官的前面或外侧,可分为喉前淋巴结、甲状腺淋巴结、气管前淋巴结和气管旁淋巴结,收纳上述器官的淋巴管。以上两组淋巴结的输出淋巴管注入颈外侧深淋巴结。

2. **颈外侧淋巴结** lateral cervical lymph nodes　位于颈部两侧,包括沿浅静脉排列的颈外侧浅淋巴结和沿深静脉排列的颈外侧深淋巴结。

(1) **颈外侧浅淋巴结** superficial lateral cervical lymph nodes:沿颈外静脉两侧排列,上部的淋巴结位于腮腺后缘与胸锁乳突肌前缘之间,下部的淋巴结位于胸锁乳突肌的表面。收纳颈部浅层的淋巴,并汇集枕淋巴结、乳突淋巴结和耳下淋巴结的输出淋巴管。其输出淋巴管注入颈外侧深淋巴结。

(2) **颈外侧深淋巴结** deep lateral cervical lymph nodes:数目多达 25~65 个,从颅底到颈根部沿颈内静脉排列成纵形淋巴结链。此群淋巴结分为内侧群和外侧群,内侧群沿颈内静脉排列,也称为**颈内静脉淋巴结**;外侧群沿副神经和颈横动脉排列,称为**副神经淋巴结**和**颈横淋巴结**。

颈外侧深淋巴结收纳头颈部、胸壁上部、乳房上部、舌、咽、腭扁桃体、喉、气管、甲状腺等处的淋巴管,其输出淋巴管汇合成颈干。左颈干注入胸导管,右颈干注入右淋巴导管,在汇入部位常缺少瓣膜。

【临床意义】

颈外侧深淋巴结群中较重要的淋巴结有:①**咽后淋巴结**:位于鼻咽部后方,收纳鼻、鼻旁窦和鼻咽部等处的淋巴,鼻咽癌首先转移至此群淋巴结;②**颈内静脉二腹肌淋巴结**:又称**角淋巴结**,位于二腹肌后腹与颈内静脉交角处,收纳舌后和腭扁桃体的淋巴管;③**颈内静脉肩胛舌骨肌淋巴结**:位于肩胛舌骨肌与颈内静脉交叉处,收纳颏下和舌尖部的淋巴管,舌癌首先转移至此群;④**锁骨上淋巴结**:位于锁骨下动脉和臂丛附近,食管癌和胃癌晚期,癌细胞可沿胸导管或颈干逆流转移至左锁骨上淋巴结使其肿大,而被患者发现就医。

二、上肢的淋巴管和淋巴结

上肢浅淋巴管引流皮肤及浅筋膜的淋巴,多伴浅静脉走行,深淋巴管引流肌、肌腱、骨和关节等处的淋巴,淋巴管注入局部淋巴结。上肢的淋巴结主要集中在肘部和腋窝。

(一) 肘淋巴结

肘淋巴结 cubital lymph nodes 有 1~2 个,位于肘窝和肱骨内上髁附近,又称**滑车上淋巴结**,收纳伴贵要静脉和尺血管上行的手和前臂尺侧半浅、深部的淋巴管,其输出淋巴管伴肱静脉上行注入腋淋巴结。

(二) 腋淋巴结

腋淋巴结 axillary lymph nodes 有 15~20 个(图 11-9),位于腋窝内腋血管及其分支周围,按其排列位置可分为 5 群:①**外侧淋巴结**:沿腋动、静脉远侧周围排列,引流上肢浅、深淋巴管的淋巴;②**胸肌淋巴结**:位于胸外侧动、静脉周围,胸小肌下缘,收纳胸腹外侧壁、乳房外侧和中央部的淋巴管;③**肩胛下淋巴结**:位于腋窝后壁肩胛下动、静脉周围,收纳项背部和肩胛区的淋巴管;④**中央淋巴结**:位于腋窝内的脂肪组织中,接受上述 3 群淋巴结的输出淋巴管;⑤**尖淋巴结**:位于腋窝尖部,沿腋动、静脉的近侧端排列,收纳中央淋巴结输出淋巴管和乳房上部的淋巴管,其输出淋巴管大部分汇成锁骨下干,少数注入锁骨上淋巴结。腋淋巴结收纳上肢、乳房、胸

207

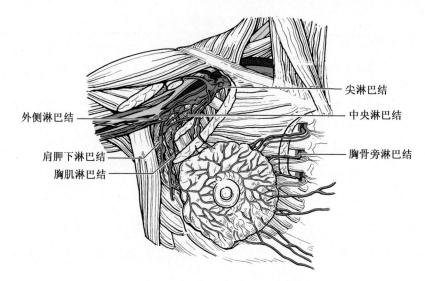

图 11-9　腋淋巴结与乳房淋巴引流

壁和腹壁上部等处的淋巴管,其输出淋巴管汇成锁骨下干后,左侧注入胸导管,右侧注入右淋巴导管。

三、下肢的淋巴管和淋巴结

下肢淋巴管分为浅、深两组。浅淋巴管收纳皮肤和浅筋膜中的淋巴,沿浅静脉走行;深淋巴管收纳肌肉、肌腱、筋膜、骨和关节的淋巴,沿深部血管走行,最后都直接或间接注入腹股沟淋巴结(图 11-1,图 11-10)。浅、深淋巴管之间有相互吻合的交通支。下肢主要的淋巴结有:

(一)腘淋巴结

腘淋巴结 popliteal lymph nodes 位于腘窝内,分为浅、深两群。**腘浅淋巴结**位于小隐静脉与腘静脉的汇合处,腘筋膜内或筋膜深面,有 1~3 个淋巴结。收纳足外侧和小腿后面浅层淋巴管,其输出淋巴管注入深淋巴结。**腘深淋巴结**位于腘窝深部,沿腘静脉排列,有 1~6 个,接受腘浅淋巴结的输出淋巴管,沿腘静脉、股静脉上行汇入大腿深部的淋巴管,最终注入腹股沟淋巴结。

(二)腹股沟淋巴结

腹股沟淋巴结 inguinal lymph nodes 位于腹股沟韧带的下方,股三角内,分为浅、深两群。

1. **腹股沟浅淋巴结**　有 8~10 个,位于阔筋膜浅面的皮下组织内,分上、下组。上组位于腹股沟韧带下方,与腹股沟韧带平行排列,有 2~6 个淋巴结,又分为上外侧群和上内侧群。下组位于大隐静脉末端周围,呈纵行排列,有 2~7 个淋巴结,以大隐静脉为界可分为下外侧群和下内侧群。收纳腹前壁下部、臀部、会阴、外生殖器、下肢大部分浅淋巴管,其输出淋巴管大部分注入腹股沟深淋巴结,少部分注入髂外淋巴结(图 11-10)。

【临床意义】

腹股沟浅淋巴结在体表易触摸到,特别在下肢有感染时,此群淋巴结肿大,更易扪及。临床常切取此淋巴结作活检。

2. **腹股沟深淋巴结**　位于股静脉根部周围,多位于股静脉内侧和前方,少数位于股静脉外侧。腹股沟深淋巴结有 2~5 个,其大小差异较大。收纳腹股沟浅淋巴结的输出淋巴管和下肢的深淋巴结,其输出淋巴管汇入髂外淋巴结(图 11-11)。

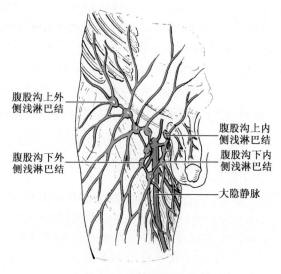

图 11-10　腹股沟浅淋巴结

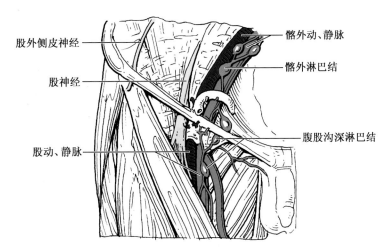

图 11-11 腹股沟深淋巴结

图中标注：股外侧皮神经、股神经、股动、静脉、髂外动、静脉、髂外淋巴结、腹股沟深淋巴结

四、胸部的淋巴管和淋巴结

胸部的淋巴管和淋巴结可分为：胸壁和胸腔脏器的淋巴管和淋巴结。

（一）胸壁的淋巴结

胸壁的淋巴结包括胸骨旁淋巴结、肋间淋巴结和膈上淋巴结等，收纳胸壁浅、深部的淋巴管，它们的输出淋巴管分别注入纵隔前、后淋巴结或参与支气管纵隔干的构成，或直接汇入胸导管。

1. **胸骨旁淋巴结** parasternal lymph nodes 沿胸廓内动、静脉排列，收纳脐以上胸腹前壁、乳房内侧部、膈和肝上面的淋巴管，输出淋巴管汇入支气管纵隔干或直接注入胸导管（左侧）和右淋巴导管（右侧）。

2. **肋间淋巴结** intercostal lymph nodes 位于胸后壁肋间隙内，沿肋间后动、静脉排列，收纳胸后壁深层和壁胸膜的淋巴管，其输出管多汇入胸导管。

3. **膈上淋巴结** superior phrenic lymph nodes 位于膈上面，分前、中、后 3 组，收纳膈、心包、胸膜和肝上面的淋巴管，其输出淋巴管向前汇入胸骨旁淋巴结、纵隔前淋巴结，向后汇入纵隔后淋巴结。

（二）乳房的淋巴引流

乳房各部的淋巴主要有以下几个引流途径（图 11-9）：

1. 乳房外侧部、中央部和外侧上部的淋巴管 向外上方走行，经胸大肌下缘，注入腋淋巴结前群或中央群，是乳房淋巴引流的主要途径。

2. 乳房内上部的淋巴管 可直接向上注入锁骨上淋巴结，少数注入腋淋巴结尖群和锁骨下淋巴结。

3. 乳房内侧部的淋巴管 向内侧走行注入胸骨旁淋巴结。内侧部的一部分浅淋巴管，可越过中线与对侧的乳房淋巴管吻合。当其他部位的淋巴管通路受阻时，一侧的部分淋巴可引流到对侧乳房淋巴管至腋淋巴结。

4. 乳房下内侧部的淋巴管 向下达胸骨剑突处，与腹直肌鞘、肝和膈肌的淋巴管丛相交通，或直接与膈下间隙和腹腔的淋巴管相连通。

5. 乳房深部的淋巴管 走向深部穿过胸大肌，多数注入胸肌间淋巴结，或直接经胸小肌上缘，注入腋淋巴结尖群。

【临床意义】

乳腺癌是女性恶性肿瘤发病率较高的一种，主要通过淋巴转移，故熟悉乳房的淋巴引流有相当重要的临床意义。癌细胞可沿以上途径转移到腋窝、锁骨上、胸骨旁等处的淋巴结，还可通过膈转移至肝或腹腔，甚至可经腹膜腔进入骨盆腔；女性乳房的淋巴管十分丰富，与对侧的淋巴管也有交通支，癌细胞可从一侧转移到对侧。

（三）胸腔脏器的淋巴结

1. **纵隔前淋巴结** anterior mediastinal lymph nodes 位于心大血管与心包前方，收纳胸腺、心包、心、膈和肝上面的淋巴管，其输出淋巴管注入支气管纵隔干。

2. **纵隔后淋巴结** posterior mediastinal lymph nodes 位于食管和胸主动脉周围，收纳食管和胸主动脉周围的淋巴管，并收纳部分支气管肺淋巴结及膈上淋巴结的输出淋巴管，其输出淋巴管多直接汇入胸导管（图 11-12）。

3. **气管、支气管和肺淋巴结** 肺淋巴结位于肺内,收纳肺内的淋巴,其输出淋巴管注入**支气管肺门淋巴结**,也称为**肺门淋巴结**,收纳食管和肺等处的淋巴管。其输出淋巴管注入**气管支气管淋巴结** tracheobronchial lymph nodes,它们的输出淋巴管注入**气管旁淋巴结** paratracheal lymph nodes。左、右气管旁淋巴结和纵隔前淋巴结的输出淋巴管分别汇合成左、右支气管纵隔干,分别注入胸导管和右淋巴导管(图 11–13)。

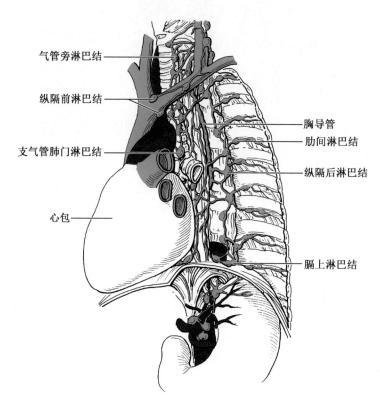

图 11–12 胸腔脏器的淋巴结

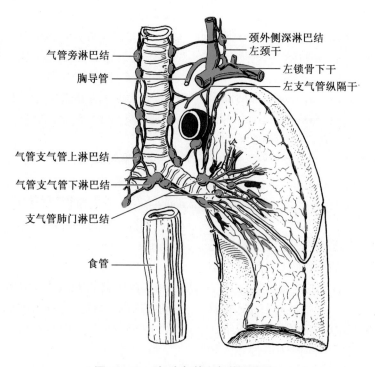

图 11–13 肺、支气管和气管淋巴结

(四) 食管的淋巴引流

食管的淋巴引流可分为颈段、胸段和腹段 (图 11-12)。

1. **食管颈段** 淋巴管向上或向外侧走行,注入气管旁淋巴结,部分注入颈外侧深淋巴结。

2. **食管胸段** 气管杈水平以上的淋巴管注入气管支气管淋巴结和纵隔后淋巴结。气管杈到肺门下缘的淋巴管,注入食管旁淋巴结和肺韧带淋巴结。食管胸部下段的淋巴管,注入食管旁淋巴结、椎前淋巴结、贲门淋巴结或直接注入胃、胰淋巴结和腹腔淋巴结。

3. **食管腹段** 淋巴管注入贲门淋巴结、胃胰淋巴结和腹腔淋巴结。

【临床意义】

食管各段都可发生肿瘤,肿瘤可沿淋巴管转移至以上局部或远处淋巴结。食管胸上段和中段的少数淋巴管,可直接注入胸导管,在食管颈段、胸下段也有这种情况,这样肿瘤细胞可不经过局部淋巴结直接至胸导管,从胸导管进入血液,是形成血源性转移,较迅速累及其他器官的原因之一。

五、腹部的淋巴管和淋巴结

(一) 腹壁的淋巴管和淋巴结

脐平面以上腹前壁的淋巴管一般注入腋淋巴结,脐平面以下腹前壁的淋巴管注入腹股沟浅淋巴结。腹后壁的淋巴管注入腰淋巴结。**腰淋巴结** lumbar lymph nodes 位于下腔静脉和腹主动脉周围 (30~50 个),除收纳腹后壁的淋巴管外,还收纳腹腔成对器官(如肾、肾上腺、睾丸和卵巢等器官)的淋巴管和髂总淋巴结的输出淋巴管。腰淋巴结的输出淋巴管汇合成左、右腰干,参与乳糜池的构成。

(二) 腹腔成对脏器的淋巴管和淋巴结

腹腔成对脏器有:肾上腺、肾和睾丸(卵巢)等器官,其淋巴管主要汇入腰淋巴结。只有肾上腺上部的淋巴管,沿肾上腺上动、静脉向上行注入膈下淋巴结。左肾上腺的少数淋巴管可沿左侧内脏大神经上行注入纵隔后淋巴结。

(三) 腹腔不成对脏器的淋巴管和淋巴结

1. **腹腔淋巴结** celiac lymph nodes 位于腹腔干周围,有 1~3 个,借腹腔干分支周围的局部淋巴结,收纳肝、胆囊、胰、脾、胃和十二指肠等器官的淋巴管,其输出淋巴管汇入肠干。

沿腹腔干分支排列的局部淋巴结有:**胃左、右淋巴结**、**胃网膜左、右淋巴结**、**幽门上、下淋巴结**、**肝淋巴结**、**脾淋巴结和胰淋巴结**等(图 11-14),这些淋巴结沿同名动脉排列,收纳范围与相应血管的分布范围相一致,输出淋巴管均直接或间接注入腹腔淋巴结。

2. **肠系膜上淋巴结** superior mesenteric lymph nodes 位于肠系膜上动脉的根部周围,沿该动脉分支附近的局部淋巴结,接受来自沿肠系膜上动脉及其分支分布的淋巴结的淋巴,其输出淋巴管

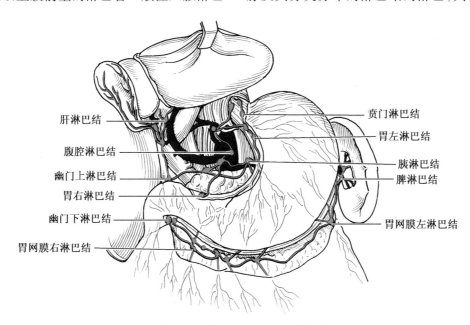

图 11-14 胃淋巴引流有关淋巴结

肝淋巴结
腹腔淋巴结
幽门上淋巴结
胃右淋巴结
幽门下淋巴结
胃网膜右淋巴结

贲门淋巴结
胃左淋巴结
胰淋巴结
脾淋巴结
胃网膜左淋巴结

汇入肠干。

肠系膜上淋巴结包括**胰十二指肠前、后淋巴结,肠系膜淋巴结,回结肠淋巴结,右结肠淋巴结**和**中结肠淋巴结**,它们均位于同名动脉的周围(图11-15),收纳同名动脉分布区内的淋巴,其输出淋巴管汇入肠系膜上淋巴结和腰淋巴结。肠系膜上淋巴结的输出淋巴管参与组成肠干。

3. **肠系膜下淋巴结** inferior mesenteric lymph nodes 位于肠系膜下动脉根部周围,沿肠系膜下动脉分支排列,收纳结肠左曲以下至直肠上部的淋巴,其输出淋巴管汇入肠干。

肠系膜下淋巴结包括**左结肠淋巴结、乙状结肠淋巴结**和**直肠上淋巴结**等(图11-15),这些淋巴结沿同名动脉排列,收纳该动脉分布区的淋巴,其输出淋巴管皆注入肠系膜下淋巴结。

腹腔淋巴结、肠系膜上淋巴结和肠系膜下淋巴结输出淋巴管汇合成肠干,肠干一般多为一条,向上注入乳糜池。

【临床意义】

肠干中的淋巴含有肠道吸收的脂肪微粒,所以呈乳糜状。寄生虫、原发性或继发性淋巴管梗阻可造成引流区域的淋巴回流困难,淋巴管曲张破裂,形成乳糜腹。当乳糜池和胸导管的淋巴回流受阻时,可形成乳糜反流至腹部、盆部甚至下肢的淋巴管,引起淋巴管扩张或淋巴瘘。当肾内淋巴管淤积破裂时,乳糜状淋巴在肾盏、肾盂内与尿液混合排出,则形成乳糜尿。

4. **胃的淋巴引流** 胃有以下4个淋巴引流方向(图11-14)。

(1)胃小弯侧、胃底右侧及贲门部的淋巴管汇入胃左淋巴结和贲门淋巴结。

(2)胃底大部、胃大弯左半侧的淋巴管注入胃网膜左淋巴结和胰、脾淋巴结。

(3)胃幽门部大弯侧和胃体大弯侧右半的淋巴管注入胃网膜右淋巴结和幽门下淋巴结。

(4)胃幽门部小弯侧的淋巴管注入幽门上淋巴结。

以上淋巴结的输出淋巴管均注入腹腔淋巴结。

【临床意义】

胃各区的淋巴管之间存在广泛的吻合,故一个区域的癌变可累及其他区域相应的淋巴结。

六、盆部的淋巴管和淋巴结

盆部的淋巴结分为盆壁和盆腔脏器旁淋巴结(图11-16)。盆壁淋巴结沿血管排列,盆腔脏器旁

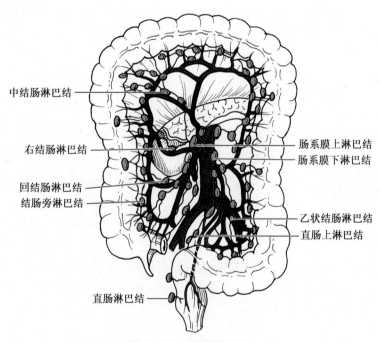

中结肠淋巴结

右结肠淋巴结

回结肠淋巴结
结肠旁淋巴结

肠系膜上淋巴结
肠系膜下淋巴结

乙状结肠淋巴结
直肠上淋巴结

直肠淋巴结

图 11-15 大肠的淋巴结

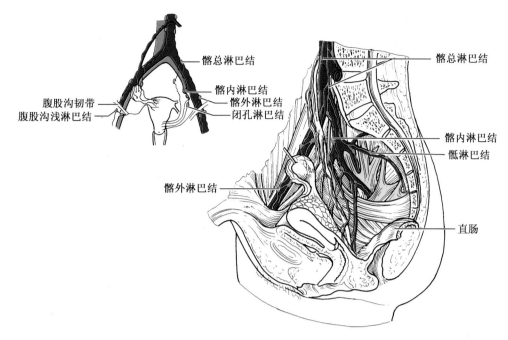

图 11-16　盆壁淋巴结及子宫的淋巴引流

淋巴结位于盆腔脏器的附近。主要收纳下肢、盆壁、下腹壁和盆腔脏器的淋巴。

（一）盆部的淋巴结

1. **髂内淋巴结** internal iliac lymph nodes　沿髂内动脉及其分支配布，收纳大部分盆壁、盆腔脏器、会阴深部、臀部和大腿后面的深淋巴管，其输出淋巴管汇入髂总淋巴结。

2. **骶淋巴结** sacral lymph nodes　沿骶正中动脉和骶外侧动脉配布，收纳盆后壁、直肠、前列腺或子宫的淋巴管，其输出淋巴管汇入髂内或髂总淋巴结。

3. **髂外淋巴结** external iliac lymph nodes　沿髂外动脉配布，主要收纳腹股沟浅、深淋巴结的输出淋巴管和腹前壁下部、膀胱、前列腺或子宫颈和阴道上部的淋巴管，其输出淋巴管注入髂总淋巴结。

4. **髂总淋巴结** common iliac lymph nodes　沿左、右髂总血管配布，收纳上述 3 组淋巴结的输出淋巴管，收集下肢、盆壁、盆腔脏器和腹壁下部的淋巴，其输出淋巴管分别注入左、右腰淋巴结。

（二）盆腔脏器主要的淋巴引流

1. **直肠的淋巴引流**　直肠齿状线以上的大部分淋巴管沿直肠上动脉上行，注入直肠上淋巴结；少部分淋巴管向两侧沿直肠下动脉，注入髂内淋巴结。齿状线以下的淋巴管沿阴部外静脉注入腹股

沟深淋巴结。

【临床意义】

直肠的淋巴管与乙状结肠、会阴部等处的淋巴管之间存在广泛的交通支，所以直肠癌可广泛转移。

2. **子宫的淋巴引流**　子宫的淋巴管沿血管、韧带等向四周走行，有以下引流途径（图 11-16）。

（1）子宫底和子宫体的部分淋巴管：主要沿卵巢血管走行，并与卵巢、输卵管的淋巴管汇合，经卵巢悬韧带向上注入腰淋巴结。

（2）子宫体上部的部分淋巴管：沿子宫圆韧带向前走行，经腹股沟管汇入两侧的腹股沟浅淋巴结。

（3）子宫体下部和子宫颈的淋巴管：向两侧走行，沿子宫动脉注入髂内淋巴结和髂外淋巴结。

（4）子宫体下部和子宫颈的小部分淋巴管：沿骶子宫韧带走行，向后注入骶淋巴结。

【临床意义】

子宫的淋巴管与膀胱和直肠的淋巴管之间存在广泛的交通，当子宫患有癌症时，可累及邻近器官，子宫癌切除术时，应广泛地清除有关的淋巴结。

3. 膀胱的淋巴引流 膀胱的淋巴按以下引流方向注入局部淋巴结。

（1）膀胱前壁的淋巴管：向前或外侧走行，注入膀胱前淋巴结或膀胱外侧淋巴结。

（2）膀胱侧壁的淋巴管：伴膀胱下血管和阴部内血管走行，注入膀胱外侧淋巴结或直接注入髂内淋巴结。

（3）膀胱上壁的淋巴管：大部分沿脐动脉索走行，注入髂内淋巴结，部分淋巴管向外侧走行注入髂外淋巴结。

4. 前列腺的淋巴引流

（1）前列腺前部的淋巴管：沿膀胱上血管分支走行，注入膀胱前淋巴结，部分淋巴管直接注入髂外淋巴结。

（2）前列腺前外侧部的淋巴管：沿膀胱外侧壁向后上走行，注入骶淋巴结或髂内淋巴结。

（3）前列腺后部的淋巴管：可与精囊的淋巴管汇合，沿输尿管走行注入髂内淋巴结，部分淋巴管注入骶淋巴结。

［复习思考题］

1. 试述胸导管的起始、行程和注入部位。

2. 试述腋淋巴结的分群和各群的位置及收纳范围。

3. 试述胸腺、脾的形态及位置。

4. 试述头、颈部淋巴结的名称及配布规律。

5. 试述食管、胃和直肠的淋巴引流。

6. 试述腹股沟淋巴结的分群、位置及其引流范围。

7. 试述子宫颈和子宫体下部的淋巴回流。

8. 试述胃癌患者左锁骨上淋巴结肿大的淋巴转移途径。

9. 哪些部位感染可引起腹股沟浅淋巴结肿大？

10. 在体表可扣及的淋巴结有哪些？它们的肿大有何临床意义？

The Lymphatic System

【Summary】 The lymphatic system is closely related both anatomically and functionally to the circulatory system. After entering the lymphatic vessels, the tissue fluid is called lymph. Lymph has a composition quite similar to blood plasma: it consists mostly of water, electrolytes, and variable amounts of plasma proteins that have escaped from the blood through the capillaries. Lymph differs from blood primarily in the absence of blood corpuscles. Lymph is colorless except some appear milky because of its fatty content.

Lymphatic system is composed of lymphatic vessels, lymphatic tissues and lymphatic organs. Lymphatic vessels arise from lymphatic capillaries that pass through lymph nodes then converge to form nine lymphatic trunks. Each trunk drains a definite part of body and empty into lymphatic ducts. Two great terminal vessels are thoracic and right lymphatic duct. They return lymph to blood circulation at left and right venous angles separately. Lymph tissues include diffused lymphatic tissues and lymph nodules. Lymph nodes, tonsils, thymus and spleen are lymph organs serve as both filters and sources of lymphocytes.

The lymphatic system participates in several important functions, including the destruction of bacteria, the removal of foreign particles from lymph, and the return of interstitial fluid to the bloodstream. In addition to act as accessory system of cardiovascular, lymphatic system can also transports fats from digestive tract to blood, produce lymphocytes and develop antibodies.

（贵州医科大学　朱俊德）

数字课程学习······

 教学PPT　 自测题　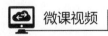 微课视频　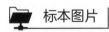 标本图片　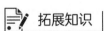 拓展知识

感 觉 器 官

感觉器官 sensory organ 也称感觉器或简称感官，是接受机体内、外环境各种不同刺激的结构，是感受器及其附属装置的总称。

感受器 receptor 广泛分布于身体的各个部位，种类繁多，其结构和功能各不相同。有些感受器结构极为简单，仅为感觉神经的游离末梢所形成，如痛觉感受器；有的结构则较为复杂，如位于皮肤内的环层小体、触觉小体等，除感觉神经末梢外，还有一些组织结构包裹共同形成一个末梢感受器；有些感受器则极为复杂，在结构和功能上除具有高度分化的特殊感受器外，还有复杂的辅助装置。这些由特殊感受器及其附属装置共同组成的结构被称为**感觉器官**或称**感觉器**。人体的感受器有以下两种分法。一是根据其特化程度分为：①**一般感受器**：分布于全身各部，如痛、温、触、压觉等感受器；②**特殊感受器**：如视、听、平衡、嗅、味觉的感受器，则仅分布于头部。二是按感受器所在的部位和刺激的来源分为：①**内感受器** interoceptor：分布于内脏、心血管等处，接受物理和化学刺激，如渗透压、温度、离子和化合物浓度等的刺激。其中嗅黏膜的嗅觉感受器和舌的味蕾，刺激虽来自外界，但这两种感受器与内脏活动有关，通常也将其列入内感受器。②**外感受器** exteroceptor：分布在皮肤、黏膜、视器和听器等处，刺激主要来自外界，如触、压、痛、温度、光、声等。③**本体感受器** proprioceptor：分布于肌、肌腱、关节和内耳的位置觉感受器，接受来自机体运动时所产生的刺激。感觉的产生是由感受器、传入通路和大脑皮质3个部分共同活动完成的。这3个部分中任何一个部分受到损伤，都会影响感觉的产生。

第十二章

视　　器

视器 visual organ 接受外来光的刺激，借视觉传导通路传导至大脑的视觉中枢而产生视觉。视器由眼球及其附属结构组成，后者包括眼睑、结膜、泪器、眼球外肌、眶筋膜和眶脂体，以及眼的血管、神经等。

第一节　眼　　球

眼球 eyeball 居眼眶内，是视器的主要部分。眼球前面角膜的中央称**前极** anterior pole，后面巩膜的中央称**后极** posterior pole，前、后极连线称**眼轴**。从瞳孔中央至视网膜中央凹的连线与视线一致，称**视轴** optic axis。眼轴与视轴相交呈锐角。眼球前后极中点的圆周线称**赤道**，即中纬线，通过中纬线可将眼球分成前、后两半；环绕前、后极的连线称**经线**，它与中纬线呈直角相交（图 12-1）。眼球由眼球壁及其内容物等构成。

一、眼球壁

眼球壁可分为 3 层，即外膜、中膜和内膜（图 12-2）。

（一）外膜

外膜组织强韧，也称**纤维膜**，对眼球有支持和保护作用。可分为角膜和巩膜两部分。角膜与巩膜交界处称**角膜缘**。

1. **角膜** cornea　位于眼球正前方，占外膜的前 1/6，为一清晰透明组织，很像手表的表面玻璃，有屈光作用。角膜无血管，但有丰富的感觉神经末梢，损伤时会引起剧烈疼痛。如遇刺激即引发闭眼反应，称**角膜反射**。当全身麻醉时，角膜感觉最后消失。因此，角膜反射是否存在及反射的程度，可作为区别昏迷程度的依据之一。

2. **巩膜** sclera　呈乳白色，位于角膜后方，占外膜后 5/6，质地坚韧且不透明，对维持眼球的外形有良好的保护作用。巩膜的厚度不一致，后部稍厚，约 1 mm，其中视神经穿出处巩膜形成许多小孔，称**巩膜筛板**，是眼球外膜结构上薄弱的解剖部位之一；巩膜越向前越薄，最薄处约 0.3 mm，在眼球外肌附着处再次增厚，约 0.6 mm。

3. **角膜缘**　是角膜至巩膜之间宽约 1.0 mm 的移行带。它不是一条简单的分界线，在解剖学上它是角膜、巩膜和球结膜的汇集区。它的重要性在于其深面有一环形不规则的小管间隙，称**巩膜静脉窦** sinus venosus sclerae 或 Schlemm 管，是房水循环的主要通道。同时也是大多数眼内手术切口必经之路。

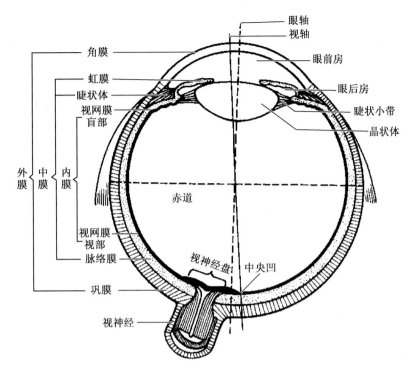

图 12-1 眼球的水平切面

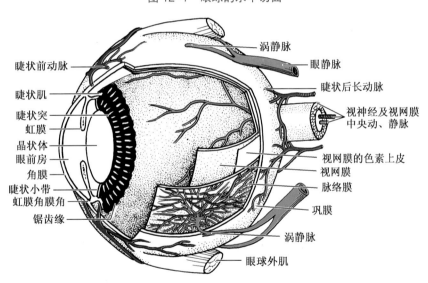

图 12-2 眼球壁的 3 层膜

（二）中膜

中膜层富有血管和色素，形似紫色葡萄，故又名为**血管膜**或**葡萄膜**。中膜由后往前可分为：脉络膜、睫状体和虹膜（图 12-1，图 12-2）。

1. **脉络膜** choroid 占血管膜后部 2/3。脉络膜是眼球最富有血管的组织，具有眼部最大的血流量，对眼内压的调节起重要作用。

2. **睫状体** ciliary body 是血管膜的中间部分。其特点是形成肌装置，它的前缘与虹膜根部相连，后缘与脉络膜相接。如将眼球在赤道部切成前后

两半，睫状体内面在锯齿缘前方较平坦的后部称**睫状环** ciliary ring；再向前方有 70~80 条大小不等的纵行嵴，称**睫状突** ciliary processes，全部突起整齐排列称睫状冠或皱襞部（图 12-3）。

睫状体由两层结构组成，外层为平滑肌即**睫状肌** ciliary muscle；内层即血管层，为脉络膜的延续。在睫状体表面有无数纤细的均质透明的胶样纤维，称**睫状小带**或**悬韧带**。所有小带纤维都附着于晶状体被膜。睫状肌的收缩与舒张，可使睫状小带松弛和紧张，以调节晶状体的曲度，使视物焦点能准

217

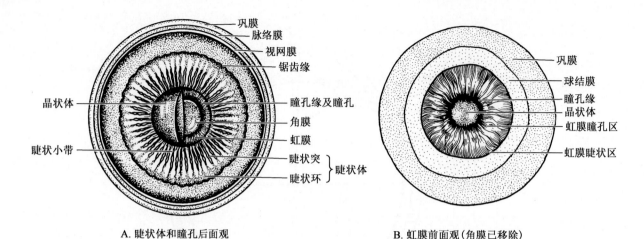

巩膜
脉络膜
视网膜
锯齿缘

晶状体

瞳孔缘及瞳孔
角膜
虹膜

睫状小带

睫状突
睫状环 } 睫状体

A. 睫状体和瞳孔后面观

巩膜
球结膜
瞳孔缘
晶状体
虹膜瞳孔区

虹膜睫状区

B. 虹膜前面观（角膜已移除）

图 12-3　眼球前半部

确投射到视网膜上。

3. **虹膜** iris　位于血管膜的最前部，呈圆盘状，居角膜之后，晶状体前方。其中央有一孔，称**瞳孔** pupil（图 12-3）。在活体，透过角膜能见到虹膜和瞳孔。在虹膜内，位于瞳孔缘处有呈环形的瞳孔括约肌，受动眼神经的副交感纤维支配，收缩时使瞳孔缩小；在瞳孔括约肌的外侧有呈放射状排列的瞳孔开大肌，受交感神经支配，收缩时使瞳孔扩大。正常时在强光下瞳孔缩小，在弱光下则扩大，它能调控到视网膜上光线的多少，很像照相机的光圈。

虹膜的颜色有明显的种族差异，白种人所含色素少，故呈浅蓝色；中国人虹膜色素较多而呈棕黑色。眼白化病患者因缺乏色素，虹膜血管均透现，呈微红色。

（三）内膜

内膜即**视网膜** retina，居眼球壁的最内层，是一种高度分化的神经组织，故也称**神经性膜**。因视杆细胞中含有视紫红质，活体呈紫红色。视网膜的范围自视神经盘起，直至虹膜的瞳孔缘为止。但从功能上由后往前可分为两部：一为有感光作用的**视部**，其范围与脉络膜相当，故称**视网膜脉络膜部**；另一为无感光作用的**盲部**，其位置相当于虹膜和睫状体，故也称**视网膜虹膜睫状体部**。视部与盲部以锯齿缘为界，通常所说的视网膜是指视网膜视部（图 12-1，图 12-2，图 12-3）。

视网膜后部，能清晰见到两个极为重要的结构：①**视神经盘** optic disc：位于眼球后极鼻侧（内侧）约 3 mm 处，为一直径 1.5 mm 的圆盘或稍呈椭圆形，故也称**视神经乳头** optic papilla，是视神经纤维穿过巩膜筛板与视神经相接处，也是视网膜中央动、静脉出入的部位。正常的视神经盘边缘清楚，色浅红。由于此处无感光细胞，也无感光作用，故称**生理盲点**。②**黄斑** macula lutea：位于眼底后极，视神经盘的外侧（颞侧）3~4 mm 处稍偏下方，其大小相当于视神经盘，呈横椭圆形，边缘微隆起，中心有一浅凹称**中央凹** fovea centralis，是视力最敏锐之处。在活体，黄斑区一般有黄色色素沉着，故称**黄斑**。黄斑也是眼底镜检查的主要内容之一（图 12-4）。

视网膜的视部可分为两层。外层为色素上皮层，由大量的单层色素上皮细胞构成；内层为神经层，由 3 层神经细胞组成，由外至内依次为：感光细胞层（视杆细胞和视锥细胞）、双极细胞层、节细胞层（图 12-5）。节细胞层的轴突向视神经盘集中组成视神经。内、外两层之间有一潜在性间隙，在病理情况下，此间隙是造成视网膜剥离的解剖学基础。由于色素上皮层紧贴脉络膜，而与内层非紧密接触，故色素层总是残留在脉络膜上。

光线通过眼球的屈光系统→视网膜节细胞层→双极细胞层→到达感光细胞层。视细胞的突起接受光线的刺激，将光能转换成电能，引起神经冲动，再经相反的方向传递→双极细胞→节细胞，由节细胞轴突形成视神经→脑（图 12-6）。

【临床意义】

眼底通常是指可见到的眼球赤道部的全部结构。临床上一些全身性疾病，尤其是与循环系统有关的疾病，如动脉硬化、高血压、妊娠毒血症及颅内压增高导致的疾病等，会出现眼底的改变。正常眼底的结构特点是：视网膜中央动脉色鲜红，血管细而较直，其中央部有明显的反光带，分支之间不互相吻合，动脉之间不交叉;视网膜中央静脉色紫红,血管较粗且较弯曲,反光带较暗。视网膜中央动脉与静脉粗细比例为2:3,动、静脉间可以交叉,但不会有中断压迫现象。所以,从解剖学角度来看,作眼底镜检查应注意:①屈光物质是否正常,有无混浊;②视神经盘的大小、形状、边缘、颜色,有无隆起和凹陷等;③视网膜中央动、静脉血管粗细的比例、弯曲度和管壁情况及动、静脉

有无交叉压迫现象;④黄斑有无水肿、渗出物、出血或色素等;⑤视网膜有无局部炎症病灶或肿瘤,有无渗出物、出血等。

二、眼球的内容物

眼球的内容物包括房水、晶状体和玻璃体。它们都是无血管分布的透明结构,与角膜共同组成透

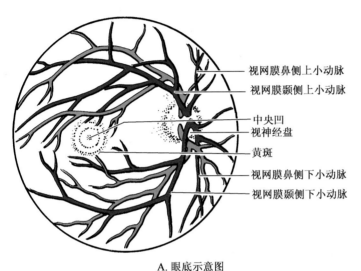

A. 眼底示意图

视网膜鼻侧上小动脉
视网膜颞侧上小动脉
中央凹
视神经盘
黄斑
视网膜鼻侧下小动脉
视网膜颞侧下小动脉

B. 眼底镜下图像

图 12-4 正常眼底结构
B 图为中山大学眼科医院陈雪梅医师提供

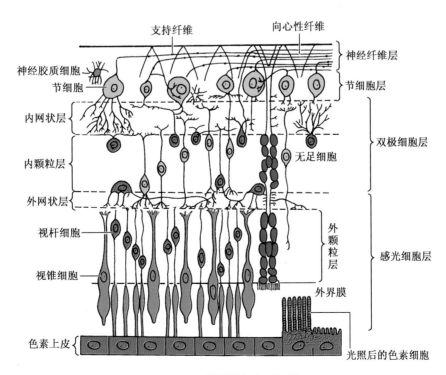

支持纤维　向心性纤维
神经胶质细胞
节细胞
内网状层
内颗粒层
外网状层
视杆细胞
视锥细胞
色素上皮

神经纤维层
节细胞层
双极细胞层
无足细胞
外颗粒层
感光细胞层
外界膜
光照后的色素细胞

图 12-5 视网膜结构示意图

219

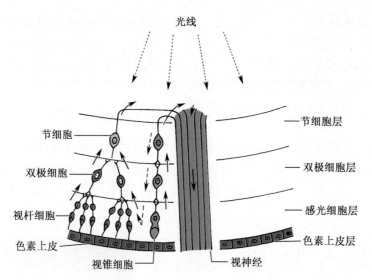

图 12-6　视网膜结构与功能示意图
虚线箭头示光线方向,实线箭头示神经冲动方向

明的屈光物质或屈光系统。它们各自的折射率都
不相同,但通过互相之间精巧的配合,使物体发出
的光线经过多次折射后,能准确成像于视网膜上。
由于眼折光成像的原理与物理学上单球面成像原理
相同,为了便于理解,常把屈光系统简化为一个单球
面折射系统,生理学上称之为简约眼(图 12-7)。

（一）眼房和房水

1. **眼房**　为位于角膜与玻璃体之间的间隙。
被虹膜分隔为较大的眼前房和较小的眼后房。位
于虹膜之前者称**眼前房**,虹膜之后称**眼后房**。前、
后房借瞳孔相通(图 12-1,图 12-2,图 12-8)。眼
房内充满的透明液体称房水或眼内液。

眼前房为位于角膜与虹膜之间的空间。前房
中央处(相当于瞳孔处)最深,向周边逐渐变浅、变

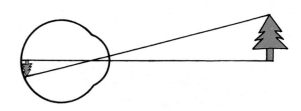

图 12-7　眼单球面折光成像示意图

宽。前房周边部称**前房角**或**虹膜角膜角**,后房的前
界为虹膜后面的色素上皮,后界为晶状体、睫状体
和睫状小带。

2. **房水** aqueous humor　位于眼房内,为无色
透明的液体,是决定眼内压的主要因素之一。

房水由睫状体产生,产生后先进入眼后房,经
瞳孔流入眼前房。再经虹膜角膜角的虹膜角间隙

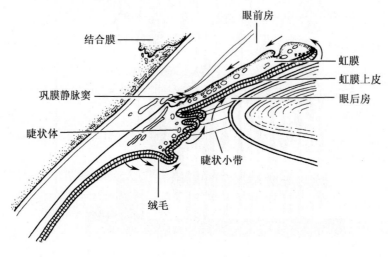

图 12-8　眼房

滤帘,渗入巩膜静脉窦,导入巩膜表层静脉丛,然后注入睫状前静脉,再经涡静脉回流至眼上、下静脉(图 12-9)。正常情况下,房水的产生与排出总是保持恒定的动态平衡,房水循环一旦发生障碍将引起眼内压升高,视力受损,临床上称为青光眼。

(二)晶状体

晶状体 lens 是眼屈光系统的一个重要组成部分。为一双凸面的扁形弹性无色透明体,其后面较前面隆凸,位于虹膜和玻璃体之间,前面与瞳孔缘微有接触,后面坐落在玻璃体前面的晶状体凹内,借睫状小带保持其位置(图 12-1)。晶状体本身无血管,

其所需营养完全通过房水交换而获得。

晶状体外面包以厚度不均匀且具有高度弹性的薄膜,称为**晶状体囊**。晶状体实质由平行排列的晶状体纤维所组成,周围部称**晶状体皮质**,质软具有弹性,中央部称为**晶状体核**(图 12-10)。凡是由先天或后天因素引起的晶状体混浊称为白内障。

晶状体借睫状小带(晶状体悬韧带)系于睫状体,是眼球屈光系统的主要装置。晶状体的曲度随所视物的远近不同而改变。当视近物时,睫状体内纵行和环行排列的肌收缩,向前内牵引睫状突使之变厚,睫状小带松弛,晶状体则由于其本身的弹性

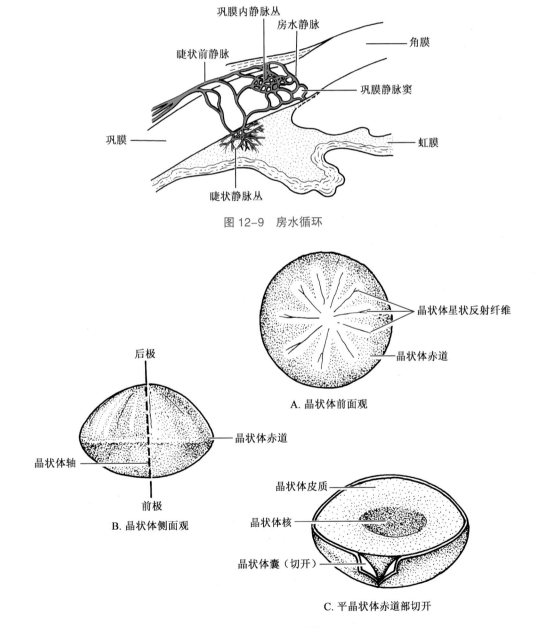

图 12-9 房水循环

图 12-10 晶状体

而变凸,屈光度加强,使物像清晰地聚焦于视网膜上;当视远物时,则与此相反。如果眼轴较长或屈光装置的屈光率过强,则物像落在视网膜前方,称为近视;如果眼轴较短或屈光装置的屈光率过弱,物像落在视网膜后方,称为远视。通常随年龄增长,晶状体逐渐失去弹性,调节作用也随之减弱,视近物发生困难,但远视力不受影响,此现象俗称老花眼,矫正方法是带凸透镜,调整光线适度汇聚后,使物像前移至视网膜上。

(三) 玻璃体

玻璃体 vitreous body 位于晶状体后面,约占眼球内容积的 4/5;为无色透明具有光学性能的胶质体,表面被覆玻璃体膜。玻璃体对视网膜起支撑作用,若支撑作用减弱,可导致视网膜剥离。

第二节　眼的辅助装置

眼辅助装置包括眼睑、结膜、泪器、眼球外肌、眶筋膜和眶脂体等,对眼球起保护、支持和运动作用。

一、眼睑

眼睑 eyelids 为一能活动的皮肤皱襞,俗称"眼皮",位于眼球前方,对眼球起保护作用,避免异物、强光、烟尘对眼的损害;眼睑对人的容貌也具有重要的意义,因此眼睑也是面部整容的主要内容之一。

眼睑分**上睑**和**下睑**,游离缘称**睑缘**,上、下睑缘之间的裂隙称**睑裂**。睑裂两侧上、下眼睑结合处分别称为睑内侧连合、睑外侧连合。睑裂两端成锐角分别称**内眦**和**外眦**(图 12-11)。上、下睑游离缘可见排列整齐的睫毛,上、下睫毛均弯曲向前,有防

止灰尘进入眼内和减弱强光照射的作用。如果睫毛长向角膜,则为倒睫,严重时可引起角膜溃疡、瘢痕、失明。内眦较圆钝,附近有微凹陷的空隙,称**泪湖** lacrimal lacus。泪湖的底部有蔷薇色隆起,称**泪阜** lacrimal caruncle。在上、下睑缘近内侧端各有一小隆起,称**泪乳头** lacrimal papilla,其顶部有一小孔称**泪点** lacrimal punctum,是泪小管的开口。开口朝向后方,正对泪湖,便于吸入泪液。

眼睑由浅至深依次分为:皮肤、皮下组织、肌层、睑板和睑结膜 5 层。①皮肤:为全身皮肤中最薄者,容易形成皱襞。②皮下组织:薄而疏松,缺乏皮下脂肪。患某些疾病时,可发生明显的眼睑水肿。由于皮肤及皮下组织结构特别,导致眼睑皮肤易于移动和伸展,在眼睑整形外科中有重要的意义。③肌层:主要为眼轮匝肌睑部,该肌收缩时有闭眼作用。睑部手术做皮肤切口时,应与肌纤维方向平行,以利于切口愈合。在上睑还有上睑提肌,该肌以宽阔的腱膜止于上睑上部,可提上睑,瘫痪则上睑下垂。④睑板及睑板腺:睑板由致密的结缔组织构成,呈半月形,上、下各一(图 12-12)。睑板内有呈麦穗状分支的**睑板腺** tarsal gland,为特化的皮脂腺,分泌油脂样液体,富含脂肪、脂酸和胆固醇等,其使睑缘滑腻,以防止泪液经过结膜囊时流出结膜囊外,同时也可防止上、下睑缘彼此黏着。在睡眠时,由于有睑板腺分泌物的作用,可使睑裂紧密闭合,防止泪液外溢和蒸发,以免角膜干燥。当睑板腺管阻塞时,形成睑板腺囊肿,也称霰粒肿。

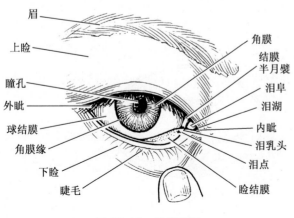

图 12-11　睑外面观

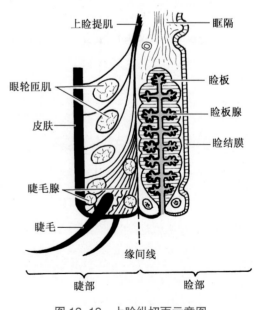

图 12-12　上睑纵切面示意图

222

在临床上常把眼睑的5层结构分为浅、深2层。浅层为皮肤、皮下组织和肌层,深层为睑板和睑结膜。浅、深两层在睑缘的中央呈一浅灰色线,称缘间线或灰线;其前半部有睫毛,后半部有睑板腺开口,是睑成形手术的标志(图12-12)。

二、结膜

结膜 conjunctiva 是一层薄而光滑透明、富有血管的黏膜,覆盖在眼睑内面和眼球前面,止于角膜缘。由于其连接眼睑与眼球,故得此名。按所在位置,结膜可分为3部(图12-13):①**睑结膜** palpebral conjunctiva:是衬覆于上、下睑内面的部分,与睑板结合紧密。②**球结膜** bulbar conjunctiva:为覆盖在眼球前面的部分。在近角膜缘处,移行为角膜上皮。在角膜缘处与巩膜结合紧密,其余部分连接疏松易于移动。③**穹窿结膜** fornical conjunctiva:位于睑结膜与球结膜互相移行处,其反折处分别构成结膜上穹和结膜下穹。结膜上穹较结膜下穹深。当上、下睑闭合时,整个结膜形成囊状腔隙,称**结膜囊** conjunctival sac。此囊通过睑裂与外界相通。

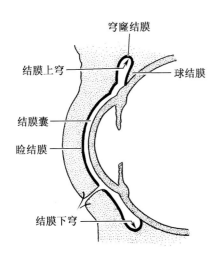

图 12-13 结膜的分部和结膜囊(眼球矢状切面)

结膜囊的上部和外部较深,结膜也多,所以各种结膜整形术时,多由上部或外部移动结膜。结膜炎时,穹窿结膜易出现肿胀及水肿,睑结膜和穹窿结膜还是沙眼的好发部位。

三、泪器

泪器按其结构和功能可分为两部分,即分泌泪液的泪腺和导流泪液的泪道系统。

（一）泪腺

泪腺 lacrimal gland 位于眼眶上外方的泪腺窝

内(图12-14),有10~20条排泄管开口于结膜上穹的外侧部。泪液能够供给眼球表面的湿润度,借以调节角膜上皮的膨胀度,达到维持角膜透明,同时维持眼球表面清洁、抑制细菌繁殖的目的。多余的泪液则流向**泪湖**,经泪点、泪小管进入泪囊,通过鼻泪管排送至鼻腔。

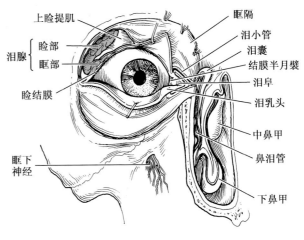

图 12-14 泪器

（二）泪道系统

泪道系统由泪点、泪小管、泪囊和鼻泪管4部分组成(图12-14)。

1. **泪点** lacrimal punctum 是泪道系统的起始部,为一针眼大小的小孔,上、下睑各一,位于内眦睑后缘内侧,泪乳头的尖端。正常的上、下泪点借泪乳头紧贴眼球表面,即使眼球向上、下转动时泪点也不外露,始终浸于泪湖中,以便吸取泪液。泪点异常可引起溢泪症。

2. **泪小管** lacrimal ductule 为连接泪点与泪囊的小管,分为上泪小管和下泪小管,分别垂直向上、下行,继而几乎成直角转向内侧汇合在一起,开口于泪囊上部。

3. **泪囊** lacrimal sac 位于眶内侧壁的泪囊窝中,为一膜性的盲囊。上端为盲端,下端移行为鼻泪管。泪囊的前面有睑内侧韧带和眼轮匝肌睑部的纤维横过,眼轮匝肌还有少量的肌束跨过泪囊的深面。该肌收缩时,牵引睑内侧韧带可扩大泪囊,使泪囊内产生负压,促使泪液流入泪囊。

4. **鼻泪管** nasolacrimal canal 为膜性管道。鼻泪管的上部包埋于骨性泪道中,与骨膜紧密结合;下部在鼻腔外侧壁黏膜的深面,开口于下鼻道外侧壁的前部。由于开口处的黏膜内有丰富的静

223

脉丛,故感冒时,黏膜充血肿胀可使鼻泪管口闭塞,泪液向鼻腔引流不通畅,故感冒时常有流泪的现象。

四、眼球外肌

眼球外肌包括运动眼球的肌和提上睑的肌,共7条,均属骨骼肌。其中6条均与眼球运动有关,包括4条直肌和2条斜肌(图12-15);睑肌为上睑提肌。

1. **上睑提肌** levator palpebrae superioris 起自视神经管上方的眶壁,在上直肌上方向前行,止于上睑皮肤,有提上睑、开大眼裂的作用,受动眼神经支配。

2. **4条直肌** 分别为:**上直肌** superior rectus、**下直肌** inferior rectus、**内直肌** medial rectus 和**外直肌** lateral rectus。各直肌共同起自眶尖视神经管周围的总腱环,呈漏斗形,也称 Zinn 肌环或肌圆锥(图12-16)。4条直肌分别沿眶壁前行,止于赤道部以前巩膜的上、下、内、外侧。其中上直肌和下直肌的止端不与角膜平行,而是鼻(内)侧较颞(外)侧略靠前,且附着中心点位于眼球垂直子午线的鼻侧,使眼肌平面与眼球视轴成 23°~25° 角,收缩时使眼球斜向上内和下内;内、外直肌分别在眼球的内侧和外侧,可使眼球转向内侧和外侧(图12-17)。除外直肌受展神经支配外,上、下直肌和内直肌均为动眼神经支配。

3. **2条斜肌**

(1)**上斜肌** superior oblique:眼球外肌中最长的一条,起自总腱环的内上方,向前行达眶内上缘附近,穿过由纤维组织形成的“滑车”,然后急转向后,经上直肌的下面,止于眼球赤道后外侧的巩膜

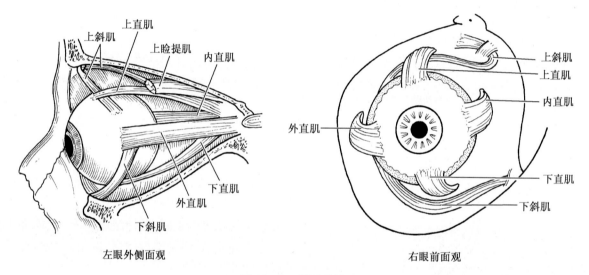

左眼外侧面观　　　　　　　右眼前面观

图 12-15　眼球外肌

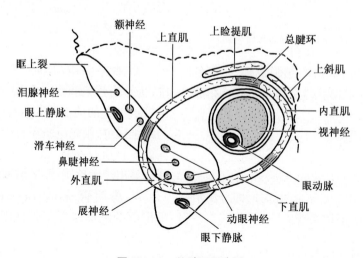

图 12-16　总腱环示意图

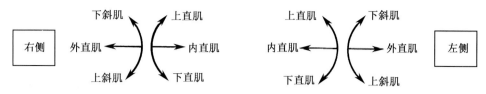

A. 单眼注视时各肌动作的基本方向示意图

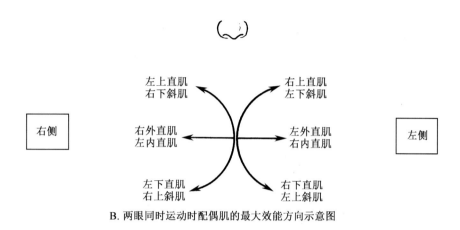

B. 两眼同时运动时配偶肌的最大效能方向示意图

图 12-17 眼球外肌的作用方向

上。上斜肌的作用实际上只限于滑车与眼球间的一段，故上斜肌的滑车可视为"上斜肌的生理功能起点"，此肌受滑车神经支配。收缩时可使眼球转向下外方。

（2）**下斜肌** inferior oblique：位于眶底前部，起于眶下壁内侧近前缘处，在下直肌与眶底之间向外、向上后方，再经眼球与外直肌之间，止于眼球外侧赤道后方的巩膜上。该肌使眼球转向上外方，受动眼神经支配。

正常情况下，眼球运动并非某一条肌收缩，而是两眼多条肌协同作用的结果。如眼向上仰视时，两眼上直肌和下斜肌同时收缩；俯视时，两眼下直肌和上斜肌同时收缩；侧视时，一侧眼的外直肌和另一侧眼的内直肌共同收缩；两眼汇聚中线时，两眼内直肌共同收缩。当某一条肌出现问题时，可出现斜视或复视。

五、眶筋膜和眶脂体

眼球并非完全充满眼眶，其余空间由眶筋膜和眶脂体等填充。这些组织对眼球在眶内的固定和活动有重要意义。

（一）眶筋膜

眶筋膜包括眶骨膜、眼球筋膜鞘、眼肌筋膜鞘和眶隔（图 12-18）。

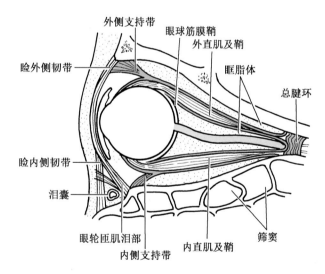

图 12-18 眶筋膜和眶脂体

1. **眶骨膜** 衬于眶腔内面，一般疏松附于眶壁上。但眶骨膜在眶缘、骨缝、各个眶裂、孔、泪囊等处则与眶骨壁牢固愈着，不易分离。在眶上裂、视神经管和筛孔则与硬脑膜相连接。在视神经管内，骨膜分裂成两层，内层与硬脑膜相续包绕神经，外层则被覆于眶骨壁上。故行眶内容物摘除术时，沿眶缘切开骨膜后，向眶尖分离骨膜并不困难。

2. **眼球筋膜鞘** 又名 Tenon 囊或眼球囊，是位于眶脂体与眼球之间的薄而致密的纤维组织，包绕眼球的大部分。眼球筋膜鞘内膜光滑，其与眼球之间并非紧密相连，与巩膜之间称巩膜外隙,其内穿插十分纤细而疏松的纤维,故不妨碍眼球的自由活动。手术时可将麻醉药注入巩膜外隙内。眼球摘除术是在眼球筋膜鞘内进行,无需打开此囊,以防止颅内感染;人工眼球术,也是将眼球放置在眼球筋膜鞘内。

3. **眼肌筋膜鞘** 系指包绕在眼球外肌周围的结缔组织膜,有如手指套戴在手指上。在前部与眼球筋膜鞘相延续,前部的眼肌筋膜鞘稍厚,向后部则逐渐变薄。

(二)眶脂体

眶脂体是充填于眼球、眼肌与眶骨膜之间的脂肪组织,一般以肌漏斗分成中央与周围两部:中央部脂肪位于眼球后肌漏斗内,较疏松;周围部脂肪较细密,位于肌漏斗与眶骨膜之间。眶脂体对眼球、血管、神经和泪器有保护作用,借此可固定各个软组织的位置,使其充分发挥功能,使眼球运动圆滑,对眼球本身起软垫作用;还可减少外来震动对眼球的影响。

第三节　眼的血管和神经

一、动脉

眼动脉 ophthalmic artery(图 12-19)是眼球血供的主要动脉。当颈内动脉穿海绵窦后,在前床突内侧发出眼动脉,伴随视神经,经视神经管入眶。先位于视神经外侧,以后转至其上方,沿上斜肌下面迂曲前行,终支出眶达鼻背。眼动脉在行程中发出分支供应眼球、眼球外肌、泪腺和眼睑等。其主要分支有:

1. **视网膜中央动脉** central artery of retina(图 12-19) 口径仅 0.28 mm,是供应视网膜内层的唯一动脉。因此,该动脉血液供应的轻微紊乱,就会引起视力的严重后果。视网膜中央动脉先在视神经下面前行,在距眼球后方 10~15 mm 处,向上穿视神经,行走于视神经中央,经视神经盘穿出,先分成上、下两支,然后每支又分成视网膜内(鼻)侧上、下和外(颞)侧上、下动脉。如此,在视神经盘平面上可见 4 支血管,它们分别供应视网膜鼻侧上、下和颞侧上、下 4 个扇形区(图 12-4)。这些动脉反复分支,走向锯齿缘,最后形成不与其他血管系统吻合的毛细血管。

2. **睫状动脉** 有睫状后短动脉和睫状后长动脉,穿巩膜至脉络膜,故又称**脉络膜动脉**(图 12-20)。

3. **泪腺动脉** 通常自眼动脉起始处发出,沿上直肌上缘至泪腺,并分出小支供应睑和结膜。

4. **筛动脉** 通常有筛前、后动脉,穿筛前、后孔,供应鼻腔等处。

5. **眶上动脉** 是眼动脉本干的终支,在眶上壁向前行,经眶上切迹,供应眼睑及额部肌和皮肤。

二、静脉

1. **眼静脉** ophthalmic vein(图 12-21) 眶内结构的血液主要通过眼静脉回流。有眼上、下静脉,通常眼上静脉较眼下静脉略粗。**眼上静脉**由眶内上角的小静脉汇合而成,并在该处与内眦静脉及鼻额静脉等吻合,收集与眼动脉分支伴行的静脉血,向后经眶上裂注入海绵窦。**眼下静脉**起于眼眶前下部的小静脉,收集邻近的静脉血,通常分成两支,一支注入眼上静脉,合成一干后注入海绵窦;另一支行向外下方,经眶下裂,注入面深静脉及翼静脉丛。眼静脉无静脉瓣,且与面静脉、海绵窦、鼻腔、翼腭窝的翼静脉丛有丰富的吻合。基于上述的解剖特点,若面部皮肤或鼻旁窦感染均有可能通过这些吻合蔓延至眼眶或颅内。

2. **视网膜中央静脉** central vein of retina 在视神经内与同名动脉伴行。穿出视神经后,注入眼上静脉。

3. **涡静脉** vorticose 或称**睫状后静脉**,由脉络膜、巩膜来的小静脉呈旋涡状汇集形成而得名(图 12-20)。通常有 4 条,在上、下直肌的两侧,位

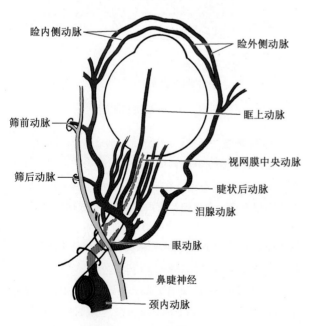

睑内侧动脉
睑外侧动脉
眶上动脉
筛前动脉
视网膜中央动脉
筛后动脉
睫状后动脉
泪腺动脉
眼动脉
鼻睫神经
颈内动脉

图 12-19　眼的动脉

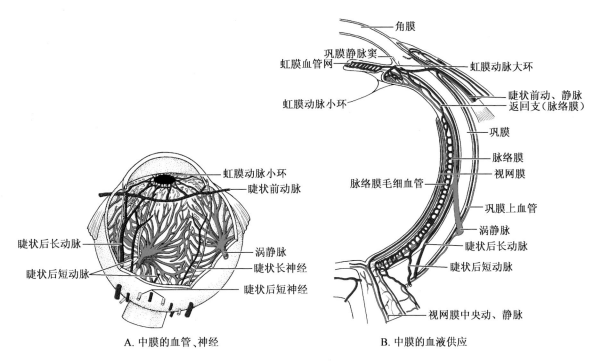

A. 中膜的血管、神经   B. 中膜的血液供应

图 12-20　中膜的动脉和涡静脉

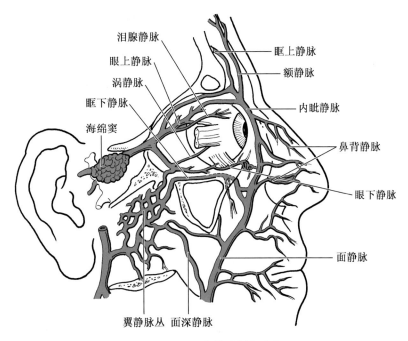

图 12-21　眶内静脉及其交通

于眼球靠赤道部的后方斜向穿出巩膜。两条上涡静脉直接进入眼上静脉,两条下涡静脉可直接注入眼下静脉,或先通过吻合支再注入眼上静脉。

三、神经

视器的神经支配来源较多,主要有:

1. 运动神经　眼球外肌的神经支配,动眼神经支配上直肌、下直肌、内直肌、下斜肌和上睑提肌,滑车神经支配上斜肌,展神经支配外直肌。

眼球内肌的瞳孔括约肌和睫状肌由动眼神经的副交感纤维支配,瞳孔开大肌由交感神经支配。泪腺分泌由面神经中的副交感纤维支配。

2. 感觉神经　除视神经为特殊感觉神经外,眼的一般感觉由三叉神经的眼神经分支支配。

[复习思考题]

1. 根据眼球壁和眼球内容物的结构特点，如何理解其各自在视物过程中的作用？

2. 如何理解眼房与眼房角的关系？

3. 试述房水和泪液的来源、去向及功能。

4. 眼底正常能见到哪些主要的结构？有何临床意义？

5. 根据眼球外肌起止和位置，如何理解眼肌的功能？

6. 眼眶内除了眼球、眼肌和相关的血管、神经外，还有哪些结构？对眼球起什么作用？

The Eye

【 Summary 】 The visual organ is composed of eyeball and its accessory structures.The eyeball consists of three coats and some contents. Its coats are the outer coat(fibrous tunic), middle coat(vascular tunic) and the inner coat(retina) respectively.The contents of eyeball include vitreous body, lens and aqueous humor.The accessory eye structures are the eyelid, the conjunctiva, the lacrimal gland, the orbit muscles and etc. All these structures have important value in maintaining normal visual function and the retina is the exact structure that can receive light stimulation.The macula lutea and the optic disc are the distinctive structures in the ocular fundus under ophthalmoscope, so we should recognize them clearly.The central artery of retina can be observed directly through ophthalmoscope, from which we can know the circulation system's condition and diagnosis some related diseases.

The cornea, vitreous body, lens and aqueous humor make up of the optic system and the precisely adjustment among them can make sure the picture arrive at the retina correctly.These structures also are the important structures of the visual pathway.Of them, the aqueous humor keeps a dynamic balance between its origins and absorb.The dynamic balance depends on the no obstruction of the aqueous humor circulation system and the anterior chamber angle is the most important site to the dynamic balance and the special location need to be paid more attention when seen through the ophthalmoscope.

The orbit muscles are the essential structures in maintaining the eyeball's motion and the harmony motion between two eyes.Taken together, the orbit muscle, the nerves, the orbit volume and some other factors will affect the visual function of eyes.

（广东药科大学　刘　靖）

数字课程学习……

 教学 PPT　 自测题　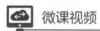 微课视频　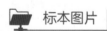 标本图片　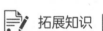 拓展知识

前 庭 蜗 器

一、掌握

1. 前庭蜗器的组成、分部及各部的功能。

2. 外耳道的位置、分部、结构特点。鼓膜的形态、位置和分部。

3. 中耳鼓室的形态、位置和交通,鼓室壁的名称、结构及毗邻。

4. 听骨链的组成、连结和功能。

5. 内耳的位置和分部,半规管、前庭和耳蜗的形态和功能。

6. 声波的传导途径。

二、了解

1. 耳廓的形态结构。

2. 鼓室内的有关肌。

3. 咽鼓管的解剖位置、连通情况和年龄差异。

4. 内耳淋巴的生成和循环。

5. 内耳道有关结构。

前庭蜗器 vestibulocochlear organ 包括**听器** auditory organ 和**前庭器** vestibular organ 两部分。它们的功能虽然不同,但在结构上却紧密相关,难以分割。前庭蜗器包括外耳、中耳和内耳 3 部分(图 13-1),其中外耳和中耳是收集声波和传导声波的装置,内耳才是真正接受声波和位置刺激的感受器所在部位。

第一节 外 耳

外耳包括耳廓、外耳道和鼓膜 3 部分。

一、耳廓

耳廓 auricle 位于头的两侧,大部分以弹性软骨为基础,外覆皮肤,皮下组织少;只有下方的小部分无软骨,由结缔组织和脂肪组成,称**耳垂**,是临床采血的部位。耳廓分前外、后内侧面,前外侧面凹凸不平,内侧面隆凸。耳廓以软骨为主,除耳垂外,皮下组织较少,皮肤较薄,血管位置表浅,对寒冷的防御能力较差,在寒冬季节易发生冻疮。

从前外侧面观察耳廓,其周缘卷曲称**耳轮**,起于外耳门上方的称**耳轮脚**,其下端连于耳垂,与耳轮前方平行的弧形隆起称**对耳轮**。对耳轮向上、向前分成上、下两脚,两脚之间的浅窝称**三角窝**。对耳轮向下终于对耳屏,对耳屏前面,恰在外耳门的前方称**耳屏**,形成外耳门前方的屏障。耳屏、对耳轮下脚、对耳轮、对耳屏等围成的腔称**耳甲**。耳甲被耳轮脚分成上、下两部,上部称**耳甲艇**,下部称**耳甲腔**,耳甲腔通入外耳门(图 13-2)。耳廓的外部形态可作为耳针治疗时取穴定位的标志。

耳廓借皮肤、韧带、肌和软骨附着于头部两侧,耳廓软骨续于外耳道软骨部,当患外耳道炎牵引耳廓时,可发生剧痛。

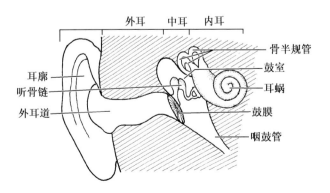

图 13-1 前庭蜗器全貌示意图

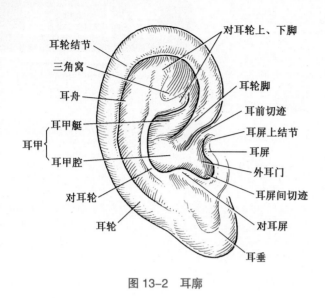

图 13-2 耳廓

二、外耳道

外耳道 external acoustic meatus 是自耳甲腔底的外耳道口至鼓膜的管道,成人长 2.0~2.5 cm。由骨和软骨两部分组成,其中软骨部占外侧 1/3,骨部占内侧 2/3。外耳道弯曲,外侧 1/3 向内,先向前上,继而稍向后;内侧 2/3 转为向内、向前、向下。耳镜检查成人鼓膜时,须将耳廓向上、向后提起使外耳道成一直线。婴儿的外耳道骨部和软骨部尚未发育完全,故外耳道短而直,鼓膜近于水平位,检查鼓膜时需将耳廓拉向后下方。

外耳道皮肤是耳廓皮肤的延续。在软骨部富有毛囊、皮脂腺和耵聍腺,其分泌物对耳道有保护作用,而骨部缺如。由于外耳道皮下组织很少,又含有丰富的神经末梢,皮肤与软骨膜及骨膜紧密相贴,故外耳道发生皮肤疖肿时会引起剧痛。外耳道的前下方与腮腺、颞下颌关节紧邻,用示指尖放入外耳道,可明显感知颞下颌关节的运动。当外耳道患疖肿,在张口、咀嚼、打哈欠时由于颞下颌关节运动,会使疼痛加剧。

三、鼓膜

鼓膜位于外耳道与中耳鼓室之间,详见中耳鼓室外侧壁中的描述。

第二节 中 耳

中耳包括鼓室、咽鼓管、乳突窦和乳突小房,是声波传导的主要部分。

一、鼓室

鼓室 tympanic cavity 为位于颞骨岩部内含气的不规则小腔(图 13-3)。鼓室有 6 个壁,内有听小骨、韧带、肌、神经和血管等。鼓室内面及上述结构皆覆有黏膜,此黏膜与咽鼓管和乳突小房的黏膜相延续。

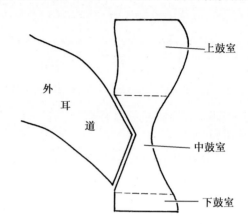

图 13-3 鼓室分部示意图

(一) 鼓室壁

鼓室为一不规则腔隙,可分为 6 个壁。

1. **外侧壁** 向前、下、外倾斜,大部分由鼓膜构成,故也称**鼓膜壁**,鼓膜上方为骨性部,即鼓室上隐窝的外侧壁(图 13-4)。

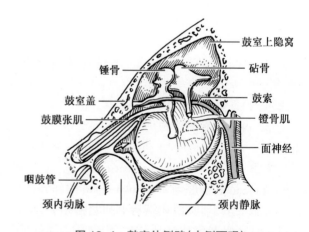

图 13-4 鼓室外侧壁(内侧面观)

鼓膜 tympanic membrane(图 13-5)为半透明、椭圆形的薄膜,位于外耳道与中耳之间。其与外耳道底构成 45°~50° 的倾斜角,故外耳道的前下壁长于后上壁。鼓膜在活体呈银灰色,有光泽,似浅漏斗状,凹面向外,中心向内凹陷称**鼓膜脐**,相当于锤骨柄的末端。由鼓膜脐沿锤骨柄向上,可见鼓膜分别向前、后形成两个皱襞。在两个皱襞之间,鼓膜

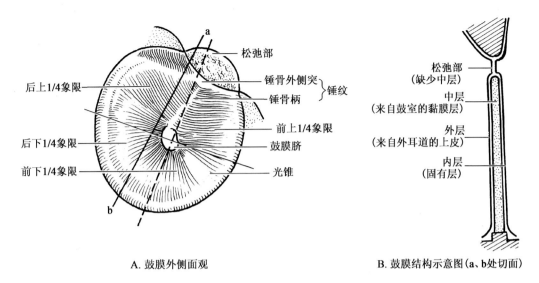

A. 鼓膜外侧面观　　　　　　　B. 鼓膜结构示意图（a、b处切面）

图 13-5　鼓膜的形态和结构示意图

上 1/4 的三角形区为**松弛部**,薄而松弛,在活体呈淡红色。鼓膜的下 3/4 区坚实紧张,称**紧张部**。在其前下方有一呈三角形的反光区,称为**光锥**,是外来光线被鼓膜的凹面集中反射而形成的,中耳病变会导致正常光锥的改变或消失。

　　2. **上壁**　也称**鼓室盖壁**,与颅中窝仅借厚 3~4 mm 的薄骨板相隔,故中耳疾病可穿破此壁侵入颅腔（图 13-6）。

　　3. **下壁**　也称**颈静脉壁**,借一薄骨板与颈内静脉起始部分隔（图 13-6）。此壁有时可出现先天性缺损,故透过鼓膜蓝色的颈内静脉球隐约可见。

　　4. **前壁**　为**颈动脉壁**,上宽下窄,相当于颈动脉管后壁,下部以极薄骨板与颈内动脉相隔。此壁上部有两管及其开口,上为**鼓膜张肌半管**的开口,内有鼓膜张肌;下为**咽鼓管半管**,其向鼓室的开口称**咽鼓管鼓室口**。两个半管合称**肌咽鼓管**,由肌咽鼓管隔分隔,但此薄骨板隔有时不完整,可成为感染时向外传播的途径。

　　5. **后壁**　为**乳突壁**,上部有大而不规则的乳突窦口（图 13-7）。鼓室借乳突窦向后与乳突小房相通,故中耳炎可经此途径蔓延至乳突小房。在乳突窦口的内侧有外半规管凸,其后端即为面神经管,是确认面神经管的重要标志之一。后壁下内有一骨性突起,称为**锥隆起**,其内有镫骨肌;该隆起为面神经水平段与垂直段交界处的标志。

　　6. **内侧壁**　为**迷路壁**,其表面凹凸不平,也是鼓室各壁中结构较重要的一个。为便于记忆,通常以鼓岬为中心进行描述（图 13-7）。**鼓岬**

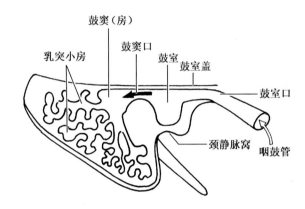

图 13-6　鼓室上壁及下壁（中耳纵切面）

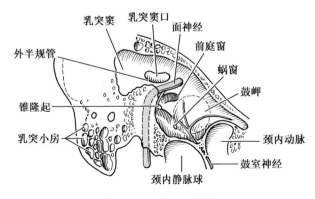

图 13-7　鼓室内侧壁

promontory of tympanum 位于内侧壁的中央部,为耳蜗底突向鼓室所形成。其后上方有卵圆形的**前庭窗** fenestra vestibuli（也称**卵圆窗**）,为通入内耳前庭阶的孔,该孔在活体为镫骨底及环状韧带所封闭。鼓岬的后下方有一圆形小孔,称**蜗窗** fenestra cochleae（又名**圆窗**）,向内通入耳蜗的鼓阶。在活体被**蜗窗膜**(称第二鼓膜)所封闭。蜗窗膜为一层薄膜,鼓膜、听骨链正常功能受损害时,此膜有代偿鼓膜的功能。在前庭窗后上方有一弓状隆起,称**面神经管凸** prominence of facial canal,内有面神经的水平段;此段面神经管的管壁较薄,且往往有先天性裂隙或缺损,是中耳炎引起面瘫的原因之一。

（二）鼓室内的结构

鼓室内含有 3 块听小骨、2 条肌和面神经的分支鼓索等。

1. **听小骨**　每侧有 3 块(图 13-8,图 13-9)。

（1）**锤骨** malleus:形似小锤,有锤骨头、外侧突、前突与柄。头上有砧骨关节面与砧骨的锤骨关节面形成的锤砧关节。头下方稍细称颈,颈向下方延伸为锤骨柄,末端稍向前外方弯曲,接鼓膜脐。在颈与柄之间发出前突和外侧突,使鼓膜形成锤前、后皱襞,是鼓膜松弛部和紧张部的分界标志。

（2）**砧骨** incus:形似"铁砧",有体和长、短两脚。体与锤骨头形成锤砧关节,长脚与镫骨头相接构成砧镫关节,短脚以韧带连于鼓室后壁。

（3）**镫骨** stapes:形态酷似马镫而得名。可分为头、颈、前脚、后脚及底。镫骨头向外接砧骨长脚,构成砧镫关节,底借环状韧带与前庭窗相连接,封闭前庭窗。

2. **听骨链**　3 块听小骨借锤砧关节和砧镫关节及其韧带形成听骨链(图 13-8)。锤骨柄与鼓膜相连,而镫骨底借韧带固定于前庭窗,与内耳外淋巴发生联系。由听骨链组成以锤骨柄为长臂,砧骨长脚为短臂,在两臂之间成固定角度的杠杆系统,而支点刚好在整个听骨链的重心上;这样的杠杆系统在能量的传递过程中惰性最小,效率最高,可提高声波的传递效率。当声波震动鼓膜时,通过这个杠杆系统,可加强镫骨底在前庭窗上的摆动。因此,听骨链的

任何一环节受到损害都有可能造成声波传送中断,使听力下降。

3. **运动听小骨的肌**　**鼓膜张肌**位于咽鼓管上方的鼓膜张肌半管内,起于蝶骨大翼和咽鼓管软骨部,肌腱至鼓室内,成直角转向外下,止于锤骨柄(图 13-9)。该肌受三叉神经的下颌神经分支鼓膜张肌支支配,其作用为牵引锤骨柄向内(鼓室),使鼓膜紧张。**镫骨肌**起于锥隆起的内腔,以细腱经隆起尖端小孔进入鼓室,附于镫骨的内侧。收缩时牵拉镫骨向后,则镫骨底的前部离开前庭窗,以减低内耳迷路内压,是鼓膜张肌的拮抗肌。该肌受面神经的分支镫骨肌支支配。

4. **鼓索和鼓室丛**　见神经系统。

二、咽鼓管

咽鼓管 auditory tube(图 13-6,图 13-9)是中耳鼓室与鼻咽部相连的管,成人长 3.5~4.0 cm,可分为骨性和软骨性两段。**骨性段**是连接鼓室的一段,即外侧段,约占全长的外 1/3,其上的开口(咽鼓管鼓室口)经常敞开。**软骨性段**即内侧段,为接近鼻咽部的一段,约占全长的内 2/3,在咽部开口称咽鼓管咽口,此口平时处于关闭状态,仅在吞咽或用力张口时开放。成人鼓室口高于咽口 2~2.5 cm。咽鼓管对调整中耳与外界大气压间的平衡起重要作用。当咽鼓管闭塞时可影响中耳的正常功能。小儿咽鼓管短而宽,且呈水平位,故咽部的感染可经咽鼓管波及鼓室(图 13-10)。

三、乳突窦和乳突小房

乳突窦和乳突小房(图 13-6,图 13-7)是鼓室向后的延伸。乳突窦是鼓室与乳突小房间的小腔,

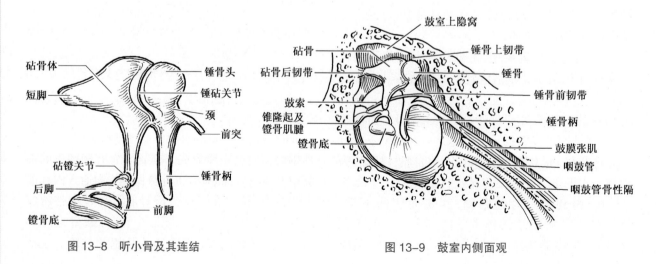

图 13-8　听小骨及其连结

图 13-9　鼓室内侧面观

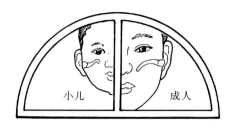

图 13-10 小儿与成人咽鼓管的比较示意图

向前开口于鼓室,向后与乳突小房相连通。乳突小房为颞骨乳突内许多含气小腔隙,大小不等,形态不一,互相连通,腔内衬以黏膜,且与乳突窦和鼓室的黏膜相连续。

【临床意义】

中耳虽分为几部分,但在解剖结构上,均应视为一个整体。因为解剖位置紧邻,黏膜互连,故一旦感染,必然互相影响。如急性化脓性中耳炎,如治疗不及时或处理不当,都有可能导致乳突炎等并发症。尤其是小儿,由于鼓室上壁的岩鳞缝尚未闭合,中耳炎有可能发生颅内并发症。

第三节 内 耳

内耳为听觉和平衡(位置)觉感受器所在的部位,深埋于颞骨岩部骨质内,位于鼓室内侧壁和内耳道底之间,由结构复杂的管道系统组成,故也称

迷路。按解剖结构可分为骨迷路和膜迷路两部。骨迷路包套膜迷路,即前者位于外面,后者藏于骨迷路内,两者的形状基本相似(图 13-11)。在骨迷路和膜迷路之间的空隙充满外淋巴;膜迷路内为一封闭的管道系统,管内充满内淋巴。内、外淋巴互不相通。

一、骨迷路

骨迷路是由致密的骨质构成的腔式管,依其位置由前内向后外沿颞骨岩部长轴排列,分成 3 部:正对鼓室内侧壁处的中间部为前庭,靠后上的为骨半规管,位于前下呈蜗牛状的为耳蜗,它们是互相通连的管道(图 13-12,图 13-13)。

（一）前庭

前庭 vestibule 为一不规则的椭圆形腔隙,是骨迷路的中间部,向前连耳蜗,向后接 3 个半规管。按其位置可分为内侧壁和外侧壁。内侧壁适对内耳道底,其上有一前庭嵴,借此嵴将内侧壁分成上、下两窝,位于后上的窝称**椭圆囊隐窝**,位于后下的窝为**球囊隐窝**,分别容纳同名囊;窝底上有筛孔,前庭神经由此通过;两窝之间有一小孔,为前庭小管内口,经前庭小管至位于内耳门后外侧的前庭小管外口(或称内淋巴囊裂)(图 13-14)。外侧壁即中耳内侧壁,其上前庭窗被镫骨底及环状韧带所封闭,在此窗后下方的蜗窗,为第二鼓膜所封闭。前庭窗的后端(壁)较宽,有 5 个小孔与半规管相通;前端(壁)较窄,借一长圆形的孔通耳蜗的前庭阶。

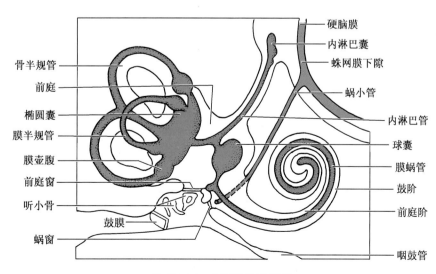

图 13-11 内耳结构示意图

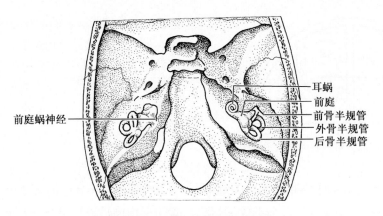

前庭蜗神经

耳蜗
前庭
前骨半规管
外骨半规管
后骨半规管

图 13-12 骨迷路在颅底的位置

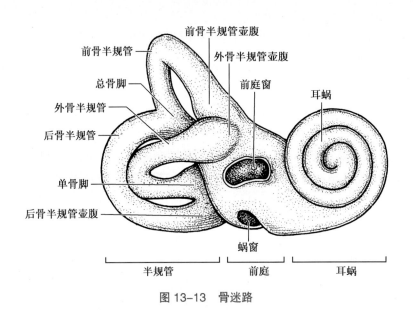

前骨半规管

总骨脚

外骨半规管

后骨半规管

单骨脚

后骨半规管壶腹

前骨半规管壶腹

外骨半规管壶腹

前庭窗

耳蜗

蜗窗

半规管　　　前庭　　　耳蜗

图 13-13 骨迷路

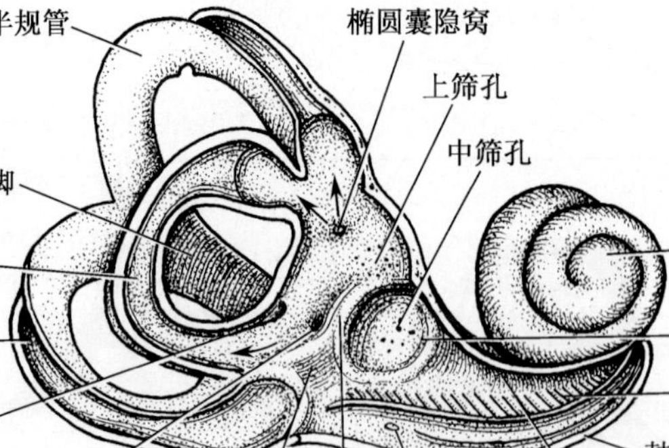

前骨半规管

总骨脚

外骨半规管

后骨半规管

总骨脚开口

前庭小管内口

下筛孔

椭圆囊隐窝

上筛孔

中筛孔

蜗顶

球囊隐窝

骨螺旋板

鼓阶

前庭阶

前庭嵴

蜗小管内口

图 13-14 骨迷路(已切开)

（二）骨半规管

骨半规管 bony semicircular canal 为 3 个 "C" 形的互成直角排列的骨管。

1. **前骨半规管**　凸向上前外方,与颞骨岩部的长轴垂直。

2. **外骨半规管**　凸向后外侧,呈水平位,是 3

个半规管中最短的 1 个。

3. 后骨半规管　凸向后上外方,与颞骨岩部的长轴平行,是 3 个半规管中最长的 1 个。

每个骨半规管皆有两个骨脚连于前庭,一个骨脚膨大称**壶腹骨脚**,壶腹骨脚的膨大称**骨壶腹**;另一骨脚细小称**单骨脚**,前、后骨半规管的单骨脚合成一个**总骨脚**,因此,3 个半规管只有 5 个孔开口于前庭(图 13-14)。

前骨半规管和后骨半规管所在的平面互相垂直,后半规管和外骨半规管所在的平面亦互为直角,但外骨半规管与前骨半规管所在的平面约成 79.3°角,小于直角。左、右两侧外骨半规管的形态、位置对称,在同一平面上;但两侧外骨半规管并非与地面平行,而成 24°~30°角,故头呈前倾 30°时,外骨半规管才与地平面平行;两侧前骨半规管所在平面向后延长且互相垂直;两侧后骨半规管所在平面向前延长也互相垂直,一侧的前骨半规管和另一侧的后骨半规管所在的平面向前延长也互相垂直;一侧的外骨半规管和另一侧的后骨半规管所在的平面互相平行(图 13-14)。因此,无论头向哪个方向运动,均能引起半规管内的淋巴流动,产生神经冲动发出信息。所以,可认为半规管装置很似一架十分灵敏的平衡仪,随时传送体位的平衡信息。

(三) 耳蜗

耳蜗 cochlea 位于前庭的前方,形似蜗牛壳,由蜗轴和环绕蜗轴外周的蜗螺旋管构成。蜗底朝向内耳道底,尖端称**蜗顶**,朝向前外,由蜗底至蜗顶共盘绕 2½ 或 2¾ 圈,高约 5 mm。起端连于前庭,底圈隆起处突向鼓室内侧壁,构成鼓岬后部。

蜗轴是位于蜗底至蜗顶呈锥体形的骨松质结构。骨松质内有螺旋神经节及其发出的纤维和血管穿行。耳蜗盘绕蜗轴而旋转,由蜗轴伸入骨螺

旋管内的薄骨板很像螺丝钉的螺纹,称**骨螺旋板**,此板不完全地将骨螺旋管分隔为上、下两部,上方称**前庭阶** vestibular scala,通至前庭窗;下方为**鼓阶** tympanic scala,通至蜗窗。骨螺旋板到达蜗顶时偏离蜗轴呈镰刀状的小骨片,称**螺旋板钩**。此钩与蜗轴之间留下一孔,称**蜗孔**。位于前庭阶与鼓阶的外淋巴经蜗孔相通(图 13-15)。在活体骨螺旋板游离缘与蜗螺旋管外壁之间有膜螺旋板(基底膜)附着,前庭阶与鼓阶才被完全分隔。其中前庭阶又被一很薄的前庭膜分成两腔。故整个螺旋管内共有 3 个管,即前庭阶、膜蜗管和鼓阶(图 13-16)。前庭阶与鼓阶充满外淋巴,借蜗孔相通,鼓阶外淋巴则通过蜗小管与蛛网膜下隙相沟通。膜蜗管内为内淋巴,与鼓阶、前庭阶内的外淋巴无任何管孔相通连。

二、膜迷路

膜迷路是套在骨迷路内封闭的膜性管和囊,似骨迷路的铸型,但不完全充满骨迷路,借纤维组织

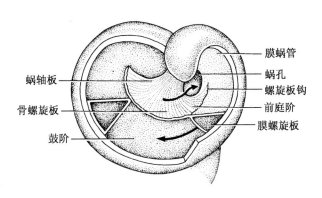

图 13-15　蜗顶示蜗孔

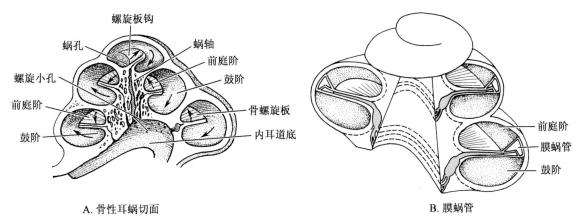

A. 骨性耳蜗切面

B. 膜蜗管

图 13-16　鼓阶、前庭阶及膜蜗管示意图

固定于骨迷路的壁上。膜迷路也相应地分为 3 部分:前庭内有椭圆囊和球囊,骨半规管内有膜半规管,骨蜗管内有膜蜗管。3 个膜半规管借 5 个孔与椭圆囊相通,球囊借连合管与膜蜗管相连通。椭圆囊和球囊各有一管互相连接成为内淋巴导管,通向内淋巴囊,故膜迷路为一盲管系统(图 13-11,图 13-17)。

(一)椭圆囊和球囊

椭圆囊 utricle 为椭圆形而略扁的膜囊,位于前庭上方的椭圆囊隐窝内。囊的后壁借 5 个开口连接 3 个膜半规管,前壁以椭圆囊球囊管连接球囊和内淋巴管(图 13-17)。椭圆囊的底部及前壁有**椭圆囊斑**。**球囊** saccule 较小,位于前庭前下方的球囊隐窝内。前下端借连合管与蜗管相连,向后借椭圆囊球囊管及内淋巴管连接椭圆囊和内淋巴囊。在球囊内的前壁上有**球囊斑**。椭圆囊斑和球囊斑都是位置觉感受器,感受头部静止的位置及直线变速(加速或减速)运动引起的刺激,神经冲动由前庭神经传入脑。

(二)膜半规管

膜半规管的形态与骨半规管相似,套在同名的半规管内,但比较细小,直径仅为骨半规管的 1/3 或 1/4。各膜半规管亦有相应的球形膨大部分,称**膜壶腹**。壶腹壁上有膜增厚的隆起称**壶腹嵴** ampullary crest,属位置觉感受器,能感受头部变速旋转运动时的刺激。3 个膜半规管壶腹嵴相互垂直,能感受人体三维空间中的运动变化,并转化为神经冲动,经前庭神经传入脑。

(三)蜗管

蜗管 cochlear duct 套在蜗螺旋管内,其内充满内淋巴,是介于骨螺旋板与蜗螺旋管外侧壁之间的盲管,一端起自前庭,并借一细的连合管连于球囊;另一端是细小的盲端,终于蜗顶,称顶盲端(图 13-16,图 13-17)。蜗管横切面呈三角形,有 3 个壁。

1. **下壁** 即蜗管鼓壁(又称**基底膜**,或**膜螺旋板**),与鼓阶相隔。在螺旋膜上有**螺旋器**,又称 **Corti 器**,是听觉感受器(图 13-18)。

2. **外侧壁** 为蜗螺旋管内表面骨膜的增厚部分。上皮有丰富的毛细血管,这部分上皮称**血管纹**,一般认为血管纹与内淋巴产生有关,并参与调节内淋巴的组成成分和向内淋巴输送氧气。

3. **上壁** 即**前庭壁**,是一层很薄的膜,位于前庭阶与蜗管之间,起自骨性螺旋板上的内骨膜,斜行伸向螺旋韧带的上方,膜的中间仅为一层很薄的结缔组织,毛细血管很少,此膜的两面均覆盖扁平上皮。

(四)内耳淋巴

内耳淋巴是一种特殊的组织间液,对维持内耳正常的生理功能有重要作用,包括外淋巴和内淋巴。

1. **外淋巴** 位于骨迷路和膜迷路之间。外淋巴的来源、循环和吸收尚不清楚。一般认为,外淋巴是由外淋巴腔中毛细血管血液超滤液所产生,并经过蜗小管和蜗神经周围隙、蜗轴中的血管周围隙从脑脊液中得到补充。

外淋巴通过两种途径被吸收,一是进入淋巴腔邻近的组织间隙,经毛细血管吸收,最后汇入螺旋静脉;二是通过

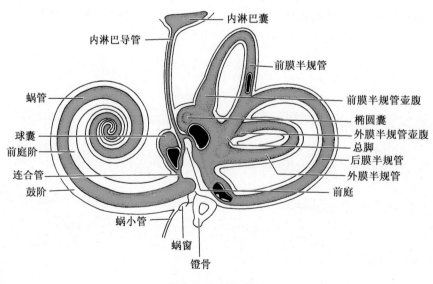

图 13-17 膜迷路

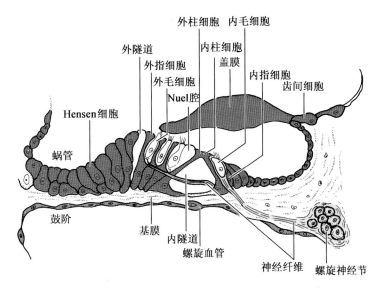

图 13-18　Corti 器结构示意图

圆窗膜处的疏松结缔组织进入中耳淋巴管。

2. **内淋巴**　蜗管、球囊、椭圆囊、膜半规管、内淋巴囊及连合管内充满内淋巴，它是较特殊的淋巴液。内淋巴液的生成是一个极为复杂的生理过程，现在认为主要是由外淋巴液的滤过液生成。膜迷路内的内淋巴经内淋巴管引流至内淋巴囊，再经内淋巴囊进入周围的静脉丛内。

（五）声音的传导

声音通过两条途径，即空气传导和骨传导传入内耳（图 13-19）。正常情况下以空气传导为主。

1. **空气传导**　有两种情况：一是声波经外耳道振动鼓膜→听骨链运动→前庭窗→引起前庭阶的外淋巴振动→前庭膜振动→引起膜迷路内淋巴液振动→ Corti 器感受声觉→经蜗神经→大脑听觉中枢。这条通路是正常情况下最主要的听觉传导途径。另一途径是声波→鼓室→蜗窗→鼓阶的外淋巴振动→基底膜→蜗管内的内淋巴振动→ Corti 器感受声音→经蜗神经→大脑听觉中枢。正常情况下此路径并不重要，一般人们感觉不到它的存在，因为正常时经鼓膜、听骨链推动前庭窗的声波的强度比鼓室空气推动蜗窗的要大 1 000 倍。仅在空气传导途径发生障碍（如鼓膜穿孔、中耳疾患），正常功能受到破坏时，才起一定作用。

2. **骨传导**　是声波经耳周围的颅骨（骨迷路）传导至内耳的过程。正常情况下骨传导的功能意义不大，但在听力检查时较为重要。

外耳和中耳疾患引起的耳聋为传导性耳聋，此时空气传导途径阻断，但骨传导可部分代偿，故不会产生完全性耳聋。内耳、蜗神经及听觉中枢疾患引起的耳聋为神经性耳聋，此时虽然空气传导和骨传导的途径正常，但不能产生听觉，故为完全性耳聋。

三、内耳的血管和神经

（一）动脉

内耳的动脉来自迷路动脉（内听动脉）及茎乳动脉（图 13-20）。**迷路动脉**多发自小脑下前动脉或基底动脉，伴前庭蜗神经至内耳门后，分出蜗支、前庭支和前庭蜗支，供应耳蜗、前庭和半规管等。**茎乳动脉**发自耳后动脉，主要供应中耳，但也有小支至内耳半规管。当颈椎病时椎动脉血运受阻，以致基底动脉供血不足，可以影响内耳的血液供应，常是引起眩晕的原因之一。

（二）静脉

内耳的静脉与动脉伴行（图 13-20）。耳蜗的静脉回流到蜗轴的基底，然后汇成**迷路（内听）静脉**，再回流至岩上窦或横窦。一部分小静脉称为前庭静脉和蜗轴螺旋静脉，汇入蜗小管静脉，进入岩上窦。

（三）内耳的神经

内耳的神经即**前庭蜗神经**（Ⅷ），属特殊躯体感觉神经，由前庭神经和蜗神经组成。但两者的功能完全不同，前庭

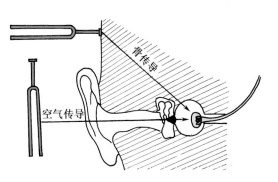

图 13-19　声音传导示意图

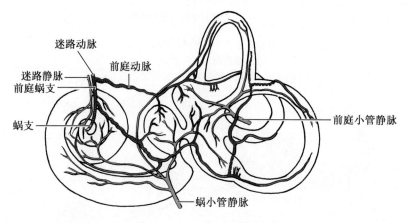

图 13-20 内耳的血液供应

神经与位置觉有关,蜗神经则司听觉。它们紧密相伴经内耳门至内耳道底才彼此分开。前庭神经分成 3 支:上支,分布于椭圆囊斑和前、外膜半规管的壶腹嵴,称**椭圆囊壶腹神经**;下支,分布于球囊斑,称**球囊神经**;后支,分布于后膜半规管,称**壶腹神经**。蜗神经经内耳道底筛状区至内耳蜗轴螺旋管内。

四、内耳道

内耳道 internal acoustic meatus 位于颞骨岩部中部后面,自内耳门至内耳道底,长 7~12 mm,内有前庭蜗神经、面神经及迷路血管等穿行。内耳道底被一垂直骨片所封闭,形成骨迷路的内侧壁,其表面不光滑,被一横嵴分成上、下两部。上部较小,有一明显的垂直嵴,再分成前、后两区。前小区位置稍上,有面神经经迷路段的进口,面神经自此进入;后小区位置稍下,为前庭上区,有数个小孔,有至椭圆囊及前、外两半规管的前庭上神经通过。下部较大,亦有一不十分明显的嵴分成较大的前区和较小的后区。前区有排列成螺旋状的小孔,称螺旋束孔,有蜗神经通过。后区分为前庭下区,也有数小孔,有球囊神经通过;前庭下区的后下

方有一单孔,壶腹神经由此通过。因此,在内耳道底上有上、下、内、外 4 个开口,分别为面神经、耳蜗神经和前庭神经进出。故内耳道底的横嵴和垂直嵴是内耳道手术的重要标志,借此可辨认面神经、蜗神经和前庭神经的位置关系(图 13-21)。

【临床意义】

内耳神经为前庭蜗神经(Ⅷ),含有两种完全不同的成分,前庭神经司平衡觉,蜗神经司听觉。因此,内耳的疾患可能有两种完全不同的症状。听力减退或全聋,是耳蜗神经受损的结果;平衡失调、眩晕、呕吐及眼球震颤等,是半规管、球囊或椭圆囊的病变所致。

【附】其他感受器

特殊感受器除视器和前庭蜗器外,还有嗅器和味器等。

一、嗅器

嗅器位于鼻腔嗅区的嗅黏膜上,相当于上鼻甲

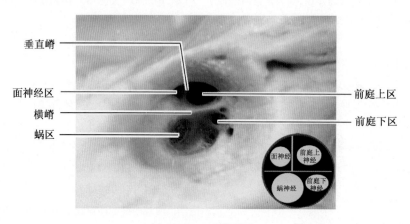

图 13-21 内耳道底

及相对的鼻中隔部分。嗅区黏膜呈棕黄色,此部黏膜内含双极的嗅细胞。胞体呈梭形,细胞的周围突末端呈小球状膨大,称嗅小泡,自嗅小泡发出6~12根纤毛,称嗅毛。细胞的中枢突集成约20条嗅丝,穿过筛板的筛孔进入嗅球。

二、味器

味器即**味蕾**,人类味蕾主要分布于舌黏膜上的轮廓乳头、菌状乳头和叶状乳头上,但以轮廓乳头数量最多。此外,软腭上皮、会厌后面上皮等处也有少量味蕾存在。舌前2/3的味蕾由面神经分布,舌后1/3的味蕾由舌咽神经分布,软腭、会厌等处的味蕾则由迷走神经分布。

三、皮肤

皮肤是人体痛、温、触、压等外部刺激各种感受器所在部位,故也是一个感觉器官。皮肤的附属器官包括皮脂腺、汗腺、毛发和指(趾)甲等。皮肤由表皮和真皮组成。

1. 表皮　是由外胚层分化来的角化的复层鳞状上皮,无血管分布。表皮的基底层细胞之间有色素细胞。色素细胞的多少是决定肤色的重要因素。

2. 真皮　由结缔组织组成,位于表皮深面,含有毛发、毛囊、皮脂腺、汗腺及从深层来的毛细血管、淋巴管、小神经和神经末梢等。

皮肤的厚薄在身体各部不等,眼睑部皮肤最薄,背部、手掌、足底处最厚,四肢的伸侧皮肤比屈侧厚。皮肤的颜色有种族差异和个体差异。在身体的乳头、阴囊、阴茎、大阴唇、会阴及肛门附近等处色素较深。

[复习思考题]

1. 试述前庭蜗器的组成、分部和各部的功能。

2. 鼓膜的位置和形态如何?其两侧的压力是如何调节的?为何咽部的感染有可能蔓延至中耳?

3. 试述鼓室的位置、交通、鼓室各壁的名称和毗邻结构。

4. 内耳分为几部分?内耳有哪些感受器?这些感受器各有何功能?

5. 声波是如何传导至Corti器的?

The Ear

【**Summary**】The receptors for hearing and those for balance or equilibrium are both located in the ear. The ear is divided into external, middle, and inner regions. The external ear is essentially a funnel-shaped structure used for collecting sound waves, which include the auricle, external auditory meatus and eardrum. The middle ear is a small air-filled chamber in the temporal bone. It is separated from the external auditory meatus by the tympanic eardrum and separated from the inner ear by a bony wall in which there are two small membrane-covered openings the oval window and the round window. The middle ear contains three small bones called ossicles that transmit sound waves from the external ear to the inner. The inner ear is composed of a system of fluid-filled semicircular canals and chambers that contain receptors for the perception of sound, as well as receptors concerned with equilibrium.

Mechanisms of hearing are the followings: ①Sound waves enter the external auditory meatus and cause tympanic membrane to vibrate. ②Ossicles carry vibration from tympanic membrane to oval window of cochlea. ③Vibratings are transmited through endolymph of cochlear duct, which vibrates specific regions of basilar membrane. ④Nerves from hair cells of organ of Corti, located on basilar membrane, carry impulses to cortex of temporal lobe of brain.

Static balance receptors locate in utricle saccule, otoliths in heavy gel cause pressure on hairs due to gravity. Dynamic balance receptors locate in ampullae of semicircular canals, hair cells displaced by rotary movement due to inertia of endolymph.

(承德医学院　马　泉　广东药科大学　刘　靖)

数字课程学习······

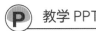 教学PPT | 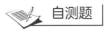 自测题 | 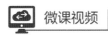 微课视频 | 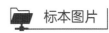 标本图片 | 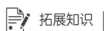 拓展知识

系统解剖学

神经系统

学习目标

一、掌握

1. 神经系统的区分。

2. 神经系统的常用术语。

二、了解

1. 神经系统在机体中的作用和地位。

2. 神经元的基本构造和分类,突触的基本概念。

3. 神经系统活动的基本方式。

人类**神经系统** nervous system 包括脑和脊髓,以及附于脑和脊髓并分布于全身各处的周围神经。神经系统活动的基本方式是**反射**,完成反射的结构基础是**反射弧**,包括感受器、传入神经、神经中枢、传出神经和效应器。神经系统通过与它相连的各种感受器,接受内、外环境变化的各种刺激,这些刺激经传入神经传递到脊髓和脑的各级中枢,通过中枢对传入信息进行整合,再将神经冲动经传出神经传至相应的效应器,产生各种适应性的反应,这个过程称为反射。通过神经系统的作用,控制和协调人体不同细胞、组织、器官和系统间的活动,使之成为有机的整体,以适应内、外环境的不断变化,维持机体内环境的稳定与平衡及自身和种系的生存、发展,保证生命活动的正常进行。

人类神经系统是人体结构和功能最复杂的系统,经过漫长的生物进化过程而获得,与脊椎动物神经系统有相似之处,也有其自身特点。这是由于人类长期从事生产劳动、语言交流和社会活动,使大脑皮质高度发展,不仅具有与高等动物类似的感觉和运动中枢,而且具有更复杂的分析语言的中枢,使人类大脑皮质成为思维、意识活动的物质基础。因此,人类神经系统无论是在形态结构还是功能上,都远远超越了一般动物的范畴,使人不仅能适应和认识世界,而且能够改造世界。

一、神经系统的区分

为了叙述的方便,可将神经系统区分为**中枢神经系统** central nervous system(CNS)和**周围神经系统** peripheral nervous system 两部分(神经图 –1)。但在结构和功能上,这两部分是不可分割的整体。

中枢神经系统包括位于颅腔内的脑和椎管内的脊髓;周围神经系统指与脑和脊髓相连的神经,包括**脑神经** cranial nerves、**脊神经** spinal nerves。脑神经与脑相连,共 12 对,主要分布于头颈部,但也分布至胸、腹腔脏器;脊神经与脊髓相连,共有 31 对,主要分布于躯干和四肢。周围神经根据其分布部位的不同,分为躯体神经和内脏神经。**躯体神经** somatic nerves 经脑神经和脊神经分布于体表、骨、关节和骨骼肌。**内脏神经** visceral nerves 则通过脑神经、脊神经连于脑和脊髓,并随脑神经和脊神经分布于内脏、心血管、平滑肌和腺体。

在周围神经系统中,躯体神经和内脏神经都有感觉和运动纤维成分,分别称为感觉神经和运动神经。**感觉神经**将神经冲动自感受器传向中枢部,故又称**传入神经** afferent nerves;**运动神经**则将中枢部的神经冲动传向周围的效应器,故又称**传出神经** efferent nerves。内脏运动神经分为**交感神经** sympathetic nerves 和**副交感神经** parasympathetic nerves。

二、神经系统的组成

构成神经系统的基本组织是神经组织,由神经元和神经胶质组成。

(一)神经元

神经元 neuron 即神经细胞,是一种高度分化的细胞,是神经系统结构和功能的基本单位,具有接受刺激和传导神经冲动的功能。

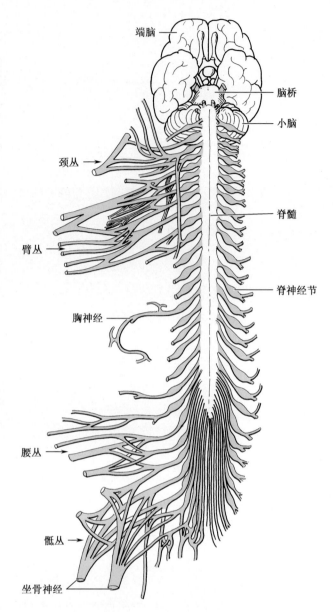

神经图 –1 神经系统的区分

端脑
脑桥
小脑
颈丛
脊髓
臂丛
脊神经节
胸神经
腰丛
骶丛
坐骨神经

1. **神经元的构造** 人类神经系统中含有多达 100 亿个形态各异的神经元(神经图 –2,神经图 –3),每一个神经元都包括胞体和突起两部分,胞体为神经元的代谢中心,除具有一般细胞的基本结构(如细胞核、细胞质、细胞器和细胞膜)外,还含有明显的**尼氏体** Nissl body 和**神经原纤维** neurofibril。尼氏体的化学本质是核糖体,是蛋白质合成的场所;神经原纤维与神经细胞内的物质转运有关,并对神经细胞有支持作用。与神经元胞体相连的突起有两类:**树突** dendrite 和**轴突** axon。神经元的树突是接受来自其他神经元或感受器传入信息的装置,通常有多个,是胞体向外伸出的较短的树枝状突起,故其内部结构与胞体相似。有些神经元的树突具有小的突起,称为**树突棘** dendrite spine,多为

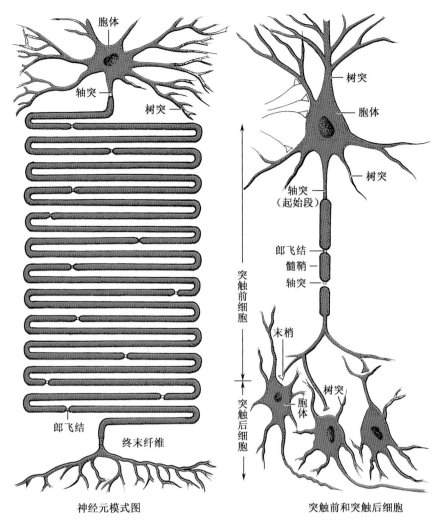

胞体

轴突

树突

郎飞结

终末纤维

神经元模式图

树突

胞体

树突

轴突
（起始段）

郎飞结

髓鞘

轴突

突触前细胞

末梢

突触后细胞

胞体

树突

胞体

突触前和突触后细胞

神经图 -2　神经元和神经元间的连结

与其他神经元构成突触的部位。神经元胞体发出的轴突通常只有一条，但可发出侧支，轴突的长短粗细不一，直径为 0.2~20 μm，长度可达 1 m 以上。轴突是神经元的主要传导装置，把神经冲动自轴突起始部传向末端。一般认为轴突内缺乏核糖体，因而不能合成蛋白质，大分子的合成并组装成细胞器的过程都是在胞体中完成的，并在胞体和轴突之间进行单向或双向的流动，这种现象称为**轴质运输**。若神经元胞体受损，轴突就会溃变甚至死亡。

2. **神经元的分类**　依据神经元突起的数目可将神经元分为 3 类。①**假单极神经元**：自胞体发出一个短突起，随即呈"T"形分为两支，一支分布于周围组织的感受器，称**周围突**；另一支入脑或脊髓，称**中枢突**。脑、脊神经节中的初级感觉神经元属此类。②**双极神经元**：自胞体两端各发出一个突起，分别至感受器（周围突）或进入中枢部（中枢突），如

视网膜内的双极细胞，前庭神经节内的感觉神经元。③**多极神经元**：具有多个树突和一个轴突，中枢内的神经元多属于此类（神经图 -3）。

根据神经元的功能及神经兴奋的传导方向，也可把神经元分成 3 类。①**感觉神经元** sensory neuron：将内、外环境变化的各种刺激传向中枢部，故又称之为**传入神经元**，双极神经元和假单极神经元即属此类。②**运动神经元** motor neuron：位于中枢部，属多极神经元，将中枢部的冲动传向周围部，故又称**传出神经元**，支配骨骼肌、心肌、腺体和平滑肌的活动。③**联络神经元** association neuron：或称**中间神经元**，在中枢神经系统内位于感觉神经元和运动神经元之间，形态上属于多极神经元，这类神经元占神经元总数的 99%。

按神经元轴突的长短，可将联络神经元分为：①Golgi Ⅰ

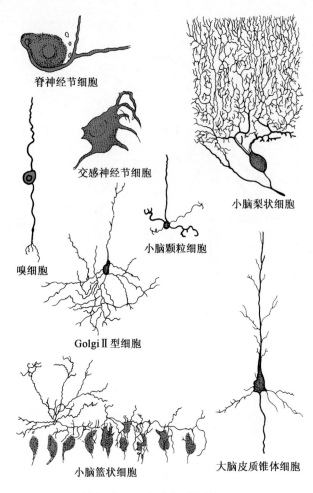

脊神经节细胞

交感神经节细胞

小脑梨状细胞

小脑颗粒细胞

嗅细胞

Golgi Ⅱ 型细胞

小脑篮状细胞

大脑皮质锥体细胞

神经图 -3 各种类型的神经元

型细胞:轴突较长,将神经冲动从中枢的某一部位传向另一部位,故称之为**接替**或**投射性中间神经元**。②Golgi Ⅱ 型细胞:轴突较短,仅在局限的小范围内传递信息,也称为**局部中间神经元**。

此外,根据神经元所含的化学递质不同,可将神经元分为:①**胆碱能神经元**:以乙酰胆碱为神经递质,分布于中枢部和部分内脏中。②**单胺能神经元**:包括儿茶酚胺能神经元(可分泌去甲肾上腺素或多巴胺等)、5- 羟色胺和组胺能神经元,广泛分布于中枢和周围神经。③**氨基酸能神经元**:以谷氨酸、γ- 氨基丁酸、甘氨酸等为神经递质,主要位于中枢神经内。④**肽能神经元**:这类神经元种类多,分布广,富含生长抑素、P 物质、脑啡肽等。

3. **神经干细胞** 是存在于神经系统中,能够增殖并分化为神经元和神经胶质细胞的细胞。它具有干细胞的基本特性:自我更新能力和多向分化潜能。传统观点认为,哺乳类动物神经元的形成在出生前已完成,成熟的神经系统中不存在神经干细胞。20 世纪 70 年代,Altrman 和 Das 首次在新生大鼠的海马和嗅球发现了可分化为神经元和神经胶

质细胞的神经干细胞,打破了这一观点。近十余年来,研究人员又陆续从成体侧脑室下区(subventricular zone,SVZ)、脊髓、小脑、大脑皮质、纹状体等处发现有神经干细胞的存在。这些发现为中枢神经系统损伤修复的研究开辟了新的思路。

4. **神经纤维 nerve fiber** 神经元较长的突起连同其外所包被的结构称为**神经纤维**。根据胶质细胞是否卷绕神经元轴索形成**髓鞘**,可将神经纤维分为**有髓纤维**和**无髓纤维**。周围神经有髓纤维的髓鞘由施万细胞(Schwann cell)的突起形成多层同心圆螺旋膜板层结构,中枢神经有髓纤维的髓鞘由少突胶质细胞的突起形成。周围神经的无髓纤维轴索也有施万细胞包绕,但没有形成多层的板层样结构。神经纤维的表面有一薄层结缔组织包绕,称为**神经内膜**。若干条神经纤维由疏松结缔组织集合成束,由较细密的一层结缔组织包绕,称**神经束膜**(perineurium)。神经束膜可分为内、外两层,外层由多层纵行的胶原纤维构成,纤维间有少量成纤维细胞和巨噬细胞;内层由 15~20 层称为神经束膜上皮的扁平细胞构成,其内、外面均有基底膜。神经束膜内也含有血管,束膜上皮细胞含有吞饮小泡、微丝束及磷酸化的酶,有人认为,神经束膜具有重要的机械和渗透屏障功能,以维持神经纤维恒定、适宜的内环境。由粗细不等的神经束集中构成了神经,其外被致密结缔组织包绕,称**神经外膜**(epineurium)。神经外膜为致密的胶原纤维层,与脑神经和脊神经中枢端的硬膜相连。神经外膜可分为两层:包绕单个神经束或束间的结缔组织称**内侧神经外膜**(internal epineurium),包绕整条神经的结缔组织鞘称**束外神经外膜**或**外侧神经外膜**(external epineurium)。神经外膜除纤维外,还含有成纤维细胞和脂肪及淋巴管和血管。

5. **突触 synapse** 是神经元之间或神经元与效应器之间特化的接触区域(神经图 -4)。一个神经元必须通过突触才能影响另一个神经元或效应器的活动。大多数突触需借助化学递质的作用才能完成冲动的传递,称**化学性突触**。典型的化学性突触包括突触前部、突触间隙和突触后部 3 部分。**突触前部**有大量的**突触小泡**,内含高浓度的神经递质。当神经冲动传至突触前部时,此处的突触小泡即释放神经递质到**突触间隙**,与突触后膜上相应的受体结合,导致**突触后膜**的电位变化产生神经冲动,完成神经元间的冲动传递。此外,体内少数部位存在**电突触**,其突触间隙很小,以致一个神经元的电变化可以直接导致另一个神经元的电变化。大多数突触是一个神经元的轴突末梢与另一个神经元的树突或胞体接触,称为**轴 – 树**或**轴 – 体突触**。但也有**轴 – 轴、树 – 树、体 – 体、树 – 体突触**(神经图 -5)。

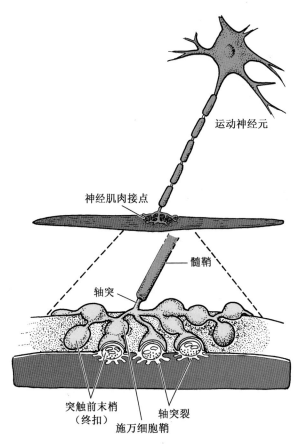

神经图-4　运动神经元与骨骼肌细胞之间的突触结构——神经肌肉接点

胞仅仅是对神经元起支持和营养作用,近年来的研究表明,星形胶质细胞具有多种功能。①调节神经元代谢和离子环境:星形胶质细胞能够摄取神经元释放的神经递质,并参与神经递质的代谢;星形胶质细胞可以吸收神经元兴奋时外流到细胞外间隙的过多的钾离子,保持细胞外间隙离子的稳定和平衡。②合成和分泌神经营养因子等活性物质:星形胶质细胞能合成和分泌神经生长因子(NGF)、碱性成纤维细胞生长因子(bFGF)、纤维粘连蛋白等,维持神经元生存和促进神经突起生长。③参与脑免疫和炎症反应:星形胶质细胞表面有主要组织相容性复合体(MHC)Ⅱ类蛋白分子,能够结合处理过的外来抗原,将其呈递给 T 淋巴细胞。④引导神经元迁移:在神经系统发育过程中,星形胶质细胞的突起可以引导神经元迁移到一定部位,同时可引导神经元的突起向靶区迁移,使神经系统建立完善的连接。

2. **小胶质细胞**　实际上是神经系统中的巨噬细胞,分布于灰质和白质,但灰质内更多。它们可能起源于血液中的单核细胞,进入发育中的中枢神经系统,转变成具有吞噬能力的阿米巴样小胶质细胞,吞噬发育中的一些自然退变的残余物,同时自我增殖。中枢神经系统发育完成后,它们即转变为静止状态的小胶质细胞,其突起处于不断的运动状态,对神经系统内的局部微环境进行动态监测。中枢神经受损伤时,处于静止状态的小胶质细胞被激活,变为巨噬细胞并进行增殖,吞噬和清除细胞碎片及溃变物质。

小胶质细胞不仅是中枢神经系统的巨噬细胞,也是免疫效应细胞和抗原呈递细胞。其可以动态地适应局部神经组织的微环境,参与神经发育过程中的多种生理过程,如血管重塑和突触修剪等。小胶质细胞激活介导的免疫炎症反应在各种神经系统疾病的病理过程中扮演重要的角色。在损伤或病理情况下,可以最早引起小胶质细胞的形态学改变、增生、细胞表面抗原呈递及不同的表达改变,进入反应或激活状态。激活状态的小胶质细胞分为经典激活型(即

(二)神经胶质

神经胶质 neuroglia 或称**胶质细胞** glial cell(神经图 -6),包括星形胶质细胞、小胶质细胞、少突胶质细胞和室管膜细胞等。在中枢神经系统中,神经胶质的数量比神经元要高数十倍,神经胶质不能传导神经冲动。

1. **星形胶质细胞**　是最大的胶质细胞,数量也最多,分布于神经元胞体及其突起之间。以往认为,星形胶质细

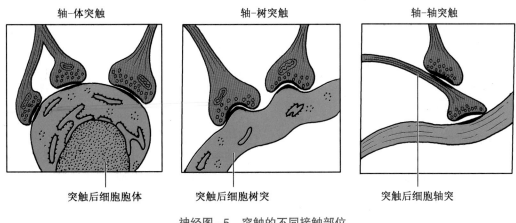

神经图 -5　突触的不同接触部位

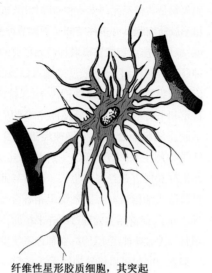

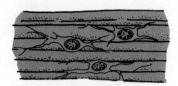

在纤维束之间的少突胶质细胞

纤维性星形胶质细胞,其突起
形成终足附着在血管壁上

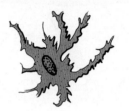

在灰质中的小胶质细胞

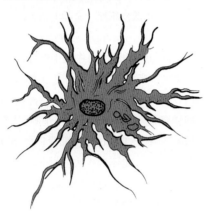

原浆性星形胶质细胞

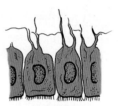

室管膜细胞

神经图-6　中枢神经系统内的各种神经胶质细胞

M1 型)和选择激活型(即 M2 型)两种极化类型。M1 型主要有杀菌和促炎作用,M2 型则发挥抗炎和促进神经修复作用,小胶质细胞在损伤和病理过程中扮演着双重角色。

3. **少突胶质细胞**　分布于 CNS 血管周围、脑和脊髓白质的纤维束之间及灰质的神经元周围。少突胶质细胞的功能主要是形成 CNS 内有髓纤维的髓鞘。

4. **室管膜细胞**　是一层立方、柱形或扁平的上皮细胞,覆盖脑室和脊髓中央管,称之为室管膜。室管膜细胞参与神经组织与脑脊液之间的物质交换。

三、神经系统的常用术语

1. **灰质** gray matter　在中枢神经系统,神经元的胞体及树突聚集的部位,因其富含血管,在新鲜标本上色泽灰暗,故名灰质。

2. **皮质** cortex　是分布于脑表面的灰质,如大脑皮质、小脑皮质。

3. **神经核** nucleus　除皮质以外,形态和功能相似的神经元胞体在中枢神经系统内聚集成团或柱,称为**神经核**。

4. **白质** white matter 和**髓质** medulla　在中枢神经系统,神经纤维聚集的部位称白质,因髓鞘含有类脂质,色泽亮白而得名,如脊髓白质;位于大脑皮质和小脑皮质深面的白质称为髓质。

5. **纤维束** fasciculus tract　在中枢神经系统内,起止、行程和功能基本相同的神经纤维集合在一起称为纤维束。

6. **神经节** ganglion　在周围神经系统,神经元胞体聚集的部位称神经节,包括感觉神经节和内脏运动神经节。前者由假单极或双极神经元等感觉神经元的胞体聚集而成;后者由传出神经元的胞体聚集而成,支配心血管、腺体、平滑肌的活动。

7. **神经** nerve　神经纤维在周围神经系统聚

集成粗细不等的神经。

8. **网状结构** reticular formation 　在某些中枢神经系统,神经纤维交织成网状,其间散在分布有大小不一的神经元胞体,称为网状结构,其间的神经核特称网状核。

[复习思考题]

1. 人类神经系统包括哪些部分? 在机体各系统中处于怎样的地位?

2. 为了叙述方便,人类神经系统是如何划分的?

The Nervous System

【**Summary**】The nervous system is the most complicated and highly organized among the various systems which make up the human body. It is responsible for the correlation and integration of various bodily processes and the reactions and adjustments of the organism to its environment. It may be divided into two parts, central and peripheral nervous systems. The central nervous system consists of the spinal cord and brain; the peripheral nervous system consists of a series of nerves by which the central nervous system is connected with the various tissues of the body. They are associated with the functions of the special and general senses and with the voluntary movements of the body, and with the involuntary movements of viscera and cardiovascular and smooth muscles.

(首都医科大学　高　艳)

数字课程学习……

 教学PPT　　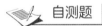 自测题　　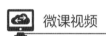 微课视频　　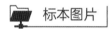 标本图片　　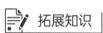 拓展知识

第十四章

中枢神经系统

学习目标

学习目标

一、掌握

1. 脊髓的位置和外形,脊髓节段的概念。

2. 脊髓横切面上灰质与白质的配布及各部的名称。

3. 脑干的组成,脑干各部的主要外部结构;菱形窝的构成与结构及第四脑室的位置与连通;脑干各段横切面上灰、白质的配布;脑神经核和主要纤维传导束的名称、位置和功能。

4. 间脑的位置和分部,背侧丘脑的分部、特异性中继核及其纤维联系,下丘脑和后丘脑的主要结构。

5. 小脑的位置和分部,小脑的分区,小脑扁桃体的临床意义。

6. 大脑半球的外形、分叶及各叶重要沟回,大脑皮质的功能定位,基底核、侧脑室的位置、立体概念、相互关系,内囊的位置、分部及各部通过的纤维束。

7. 脑室系统的组成和连通。

二、了解

1. 小脑分叶,小脑3对脚和小脑核,小脑的传出、传入联系。

2. 底丘脑和上丘脑的组成,第三脑室的位置和连通。

3. 胼胝体、前连合、穹窿的位置,神经构成成分与联系。

4. 边缘系统的概念及功能。

中枢神经系统包括脊髓和脑,脑可以分为延髓、脑桥、中脑、小脑、间脑和端脑6个部分。延髓、脑桥和中脑合称为脑干。中枢神经系统内的结构可分为灰质、白质和**神经核**等。其中有纤维束构成神经传导束,有些将感觉信息传递到高级中枢,或将运动信息传递到脊髓前角运动细胞和脑干的脑神经运动细胞。

第一节 脊 髓

脊髓起源于胚胎时期神经管的尾部,与脑相比较,保留了神经管原始结构的空间构筑模式,且具有明显的节段性,其功能也相对简单。脊髓通过脊神经及脊髓内部上行和下行的纤维束,与躯干、四肢和脑产生广泛的联系,完成各种感觉和运动信息的传导。在正常生理状况下,脊髓能够独立完成许多反射活动。在脑的控制下可执行更复杂的功能。

一、脊髓的位置和外形

脊髓 spinal cord 呈圆锥状,位于椎管内,上端在平枕骨大孔处续于延髓,末端变细称为**脊髓圆锥** conus medullaris(图 14-1)。成人于约第1腰椎下缘处,延续为无神经组织的**终丝** filum terminate,在第2骶椎水平以下被硬脊膜包裹,止于尾骨的背面。脊髓呈前后略扁的圆柱状,全长 42~45 cm,粗细不等,有两个膨大:**颈膨大** cervical enlargement 自第4颈节至第1胸节,**腰骶膨大** lumbosacral enlargement 自第2腰节至第3骶节。这两个膨大的出现是由于这些脊髓节段内神经元数量相对较多,与四肢的神经配备有关。

脊髓表面借前、后两条位于脊髓正中的纵行沟分为对称的左、右两半。前面的纵沟较深,称**前正中裂** anterior median fissure;后面的纵沟较浅,称**后正中沟** posterior median sulcus。此外,在脊髓表面还有两对外侧沟，即**前外侧沟**和**后外侧沟**，分别有脊神经的前根和后根的根丝附着。

脊髓具有明显的节段性。组成每一对脊神经前、后根根丝所附着的脊髓范围称为一个**脊髓节段**。因为脊神经有 31 对，脊髓也分为相应的 31 个节段：8 个颈节（C）、12 个胸节（T）、5 个腰节（L）、5 个骶节（S）和 1 个尾节（C_o）。

在胚胎 3 个孕月以后，由于脊柱的生长延伸速度较脊髓快，导致成人脊髓与脊柱的长度不相等，脊髓节段与脊柱的节段不完全对应。了解脊髓节段与椎骨的对应关系，对脊髓病变的定位诊断和麻醉平面的选择具有重要的意义。在成人的推算方法是：上颈髓节（$C_{1\sim4}$）大致与同序数的椎骨相对应，下颈髓节（$C_{5\sim8}$）和上胸髓节（$T_{1\sim4}$）约与同序数椎骨的上一个椎体平对，中胸部脊髓节段（$T_{5\sim8}$）约与同序数椎骨的上 2 节椎体平对，下胸部脊髓节段（$T_{9\sim12}$）约与同序数椎骨的上 3 节椎体平对，腰髓节约平对第 10~12 胸椎，骶髓和尾髓约平对第 1 腰椎。因此，腰、骶、尾的脊神经前、后根丝在脊髓蛛网膜下隙内下行一段距离再出相应的椎间孔，这些脊神经根丝形成**马尾** cauda equina（图 14-2）。临床上常在第 3、4 或第 4、5 腰椎棘突之间进针行蛛网膜下隙穿刺抽取脑脊液或注入麻醉药物，以避免损伤脊髓。

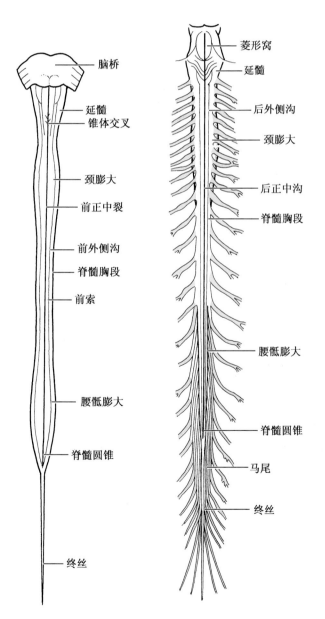

图 14-1　脊髓的外形

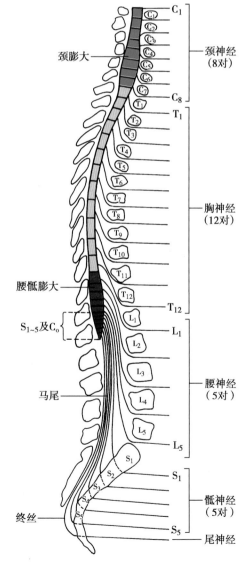

图 14-2　脊髓节段与椎骨序数的关系模式图

二、脊髓的内部结构

在脊髓的横切面上(图14-3,图14-4),可见脊髓由位于中部的"H"形或蝶形的**灰质**和位于灰质周围的**白质**组成,正中央为管腔狭小的**中央管** central canal,纵贯脊髓全长,内含脑脊液,向上通第四脑室,向下于脊髓圆锥处扩大为**终室**,成人中央管可被细胞碎屑部分阻塞。每侧灰质的前部扩大为**前角** anterior horn,后部较狭细为**后角** posterior horn,前角和后角之间的区域称**中间带** intermediate zone,在胸髓和上2~3节腰髓,中间带常向外侧伸出**侧角** lateral horn,中央管前后的灰质为前、后**灰质连合** gray commissure。白质借脊髓表面的纵行沟分为3个索:前正中裂与前外侧沟之间为**前索** anterior funiculus,后外侧沟与后正中沟之间为**后索** posterior funiculus,前、后外侧沟之间为**外侧索** lateral funiculus。在灰质前连合前方,有左、右越边的横行纤维构成**白质前连合**;在后角基部的外侧与白质之间,灰、白质混合交织,称**网状结构**,在颈段脊髓最为明显。

(一)脊髓灰质

脊髓灰质富含大小不等的多极神经元和神经胶质细胞。在横切面上多数神经元的胞体组合成群或层,可形成边界较分明的神经核。在脊髓纵切面上,这些细胞群沿脊髓纵轴排列成柱。

根据 Rexed 等(20世纪50年代)对脊髓灰质细胞构筑的研究,可以把脊髓灰质分成10个板层(图14-5),从后向前分别用罗马数字Ⅰ~Ⅹ命名。该分层模式已被广泛用于描述脊髓灰质的构筑。

Ⅰ层 lamina Ⅰ 边界不清,内含**后角边缘核** posterior marginal nucleus,接受后根的传入纤维。

Ⅱ层 lamina Ⅱ 相当于**胶状质** substantia gelatinosa,纵贯脊髓全长,由大量密集的小型细胞组成,对传入脊髓的感觉信息尤其是痛觉信息起调制作用。

Ⅲ层 lamina Ⅲ 与Ⅰ、Ⅱ层平行,神经元胞体较Ⅱ层略大。

Ⅳ层 lamina Ⅳ 较厚,细胞大小不一。Ⅲ、Ⅳ板层内含**后角固有核** nucleus proprius,接收大量的后根传入纤维。

Ⅴ层 lamina Ⅴ 位于后角颈部,可分为内、外两部分。外侧部细胞较大,与白质的边界不清,形成网状结构(网状核)。该部的许多细胞发出轴突越边到对侧,参与组成脊髓丘脑束。

Ⅵ层 lamina Ⅵ 位于后角基底部,于颈、腰骶膨大处明显,主要接受与深部感觉有关的后索内传入纤维。

Ⅶ层 lamina Ⅶ 占据中间带大部分,内含几个易于分辨的核团:**中间外侧核** intermediolateral nucleus,位于T_1~L_3节段的侧角,是交感神经节前神经元胞体所在处,该核中的神经元发出节前纤维经前根入脊神经,再经白交通支到交感干。**中间内侧核** intermediomedial nucleus,位于Ⅹ层外侧,纵贯脊髓全长,接受后根内脏感觉纤维的传入。**胸**

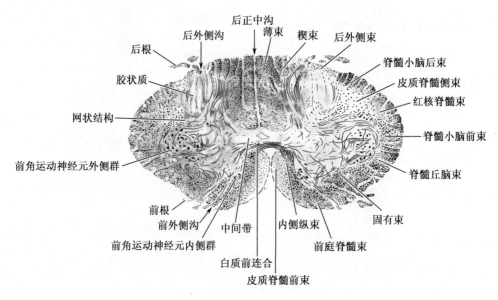

图14-3 新生儿第8颈髓的横切面

后正中沟　后外侧沟　后根　胶状质　网状结构　前角运动神经元外侧群　前根　前外侧沟　中间带　前角运动神经元内侧群　白质前连合　皮质脊髓前束　薄束　楔束　后外侧束　脊髓小脑后束　皮质脊髓侧束　红核脊髓束　脊髓小脑前束　脊髓丘脑束　固有束　内侧纵束　前庭脊髓束

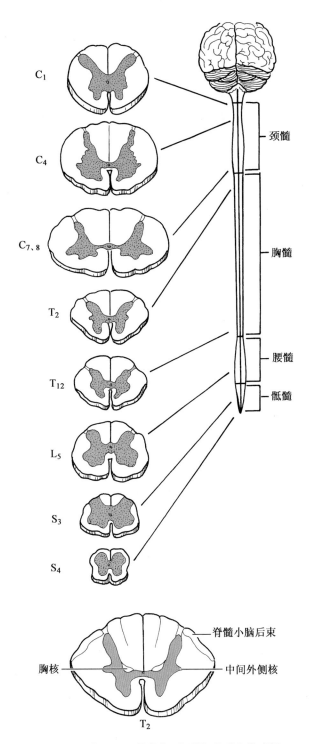

图 14-4　脊髓不同节段灰、白质构成形态模式图

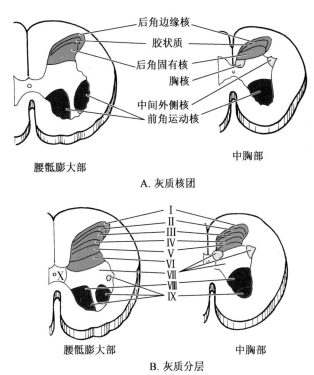

A. 灰质核团

B. 灰质分层

图 14-5　脊髓灰质主要核团及 Rexed 分层模式图

核 thoracic nucleus，又称**背核**或 **Clarke 柱**，该核仅见于 $C_8 \sim L_2$ 脊髓节段，位于后角基部内侧，发出纤维参与脊髓小脑后束的组成。**骶副交感核** sacral parasympathetic nucleus，位于 $S_2 \sim S_4$ 节段Ⅶ层的外侧部，是支配盆腔脏器的副交感神经节前神经元胞体所在的部位。

Ⅷ层 lamina Ⅷ　位于前角，由中间神经元组成，接受大量来自脑部的下行纤维，并发出纤维至Ⅸ层的前角运动神经元。

Ⅸ层 lamina Ⅸ　位于前角最腹端，由前角运动神经元等组成。在颈、腰骶膨大处，前角运动神经元分为内、外侧两群。内侧群称**前角内侧核**，位于前角腹内侧部，支配肢带肌和四肢肌；外侧群称**前角外侧核**，位于前角前外侧部，支配四肢肌。前角运动神经元包括 α- 运动神经元和 γ- 运动神经元。**α- 运动神经元**支配梭外骨骼肌纤维，直接引起关节的运动；**γ- 运动神经元**胞体小，支配梭内骨骼肌纤维，调节肌张力。

脊髓前角运动神经元接受锥体系和锥体外系的下行信息，成为运动传导通路的**最后公路** final common pathway。若前角运动神经元或其轴突受损，可导致其所支配的骨骼肌瘫痪并萎缩，肌张力降低，腱反射减退或消失，称为弛缓性瘫痪（如脊髓灰质炎）。

Ⅹ层 lamina Ⅹ　为中央管周围的灰质，部分后根传入纤维终止于此层。

（二）脊髓白质

脊髓白质主要由纵行的纤维束构成，各纤维束的界线并不很清楚，而且不少纤维束之间相互重叠并行。因此，图 14-6 所提供的各纤维束的位置，仅

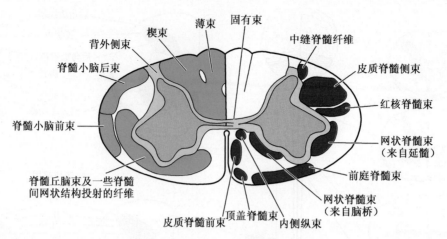

图 14-6　颈髓白质上、下行纤维束分布模式图
左侧为上行纤维束,右侧为下行纤维束

表示该纤维束集中的部位。

　　脊髓白质中的纤维束包括长的上、下行纤维束和短的固有束。长上行纤维束将各种感觉信息传递到背侧丘脑、小脑等;长下行纤维束将脑部的运动信息下传到脊髓;短的固有纤维完成脊髓各节段间的联系,其起止均在脊髓内,紧靠灰质分布,组成脊髓**固有束** fasciculus proprius。

　　后根纤维进入脊髓灰质的部位称为**后根进入带**,位于后索与外侧索之间,后角的背侧。进入后根的纤维可分为内、外侧两部分。外侧部由无髓或薄髓的细纤维组成,这些纤维进入脊髓后上升或下降1~2节段,组成**背外侧束**(或 **Lissauer 束**),从该束发出侧支或终支进入灰质,主要止于Ⅰ、Ⅱ、Ⅴ层,这些纤维主要传导痛觉、温度觉和内脏感觉信息。后根内侧部的纤维较粗,其升支组成薄束和楔束,降支主要止于Ⅲ、Ⅳ板层,传导本体感觉和精细触压觉。

　　1. 上行纤维束(或称感觉传导束)

　　(1) **薄束** fasciculus gracilis 和**楔束** fasciculus cuneatus:位于后索,是同侧后根内侧部粗纤维的直接延续。薄束起自同侧 T_5 以下脊神经节细胞的中枢突,楔束起自同侧 T_4 以上脊神经节细胞的中枢突。这些脊神经节细胞的周围突分布于躯干、四肢的肌、腱、关节、韧带、骨膜等深部感受器(本体感觉感受器)及皮肤的精细触觉感受器;中枢突经后根内侧部入脊髓组成薄、楔束上行,分别止于延髓薄束核和楔束核。薄束和楔束分别传导来自身体同侧下半部和上半部的本体感觉(肌、腱、关节、骨膜的位置觉、运动觉和振动觉)及精细触觉(如辨别两

点之间的距离和物体的质地、纹理粗细)。当脊髓后索病变或损伤时,本体感觉和精细触觉的信息不能上传至大脑皮质,患者伤侧损伤平面以下的本体感觉和精细触觉丧失,表现为:患者闭目时不能确定自身的空间位置,站立摇晃,不能直线行走;洗脸时都可能发生跌倒;上楼梯举足过高,不能辨别所触摸物体的性状和纹理粗细等。

　　(2) **脊髓小脑后束** posterior spinocerebellar tract:位于外侧索周边的背侧部,起自同侧 L_2 以上的背核,上行经小脑下脚止于小脑皮质。传导来自同侧躯干下部和下肢的本体感觉(肌梭和腱器),反馈其活动的信息至小脑,参与调节下肢肌张力和肌间的共济协调等过程。

　　(3) **脊髓小脑前束** anterior spinocerebellar tract:位于外侧索周边的腹侧部,起自双侧(以对侧为主)腰髓以下节段Ⅴ~Ⅸ层,经小脑上脚入小脑皮质。

　　(4) **脊髓小脑吻侧束** rostral spinocerebellar tract:位于颈部脊髓外侧索周边,起自同侧颈膨大Ⅴ~Ⅶ层,与脊髓小脑前、后束有部分重叠,纤维经小脑上、下脚入小脑皮质,传导来自上肢的本体感受器(肌梭和腱器)及皮肤触压觉感受器的信息。该束相当于脊髓小脑前束。

　　(5) **脊髓丘脑束** spinothalamic tract:分为**脊髓丘脑侧束**(位于外侧索前半部)和**脊髓丘脑前束**(位于前索)。脊髓丘脑束起自对侧脊髓灰质的Ⅰ层和Ⅳ~Ⅶ层细胞,以颈、腰骶膨大处最为集中。纤维经白质前连合越边至对侧,在上1~2节对侧白质外侧索和前索上行,终于背侧丘脑。脊髓丘脑束传导对侧半躯干和肢体的痛觉、温度觉和粗略触觉,

该束纤维具有明确的定位关系,即由内向外依次为颈、胸、腰、骶节的纤维。一侧脊髓丘脑束损伤,对侧损伤平面1~2节以下区域痛温觉减退或消失。

2. **下行纤维束**(或称**运动传导束**)

(1) **皮质脊髓束** corticospinal tract:起自大脑皮质中央前回中、上部和中央旁小叶前部,下行至延髓下部锥体,大部分纤维越边到对侧于脊髓侧索后部下行,称为**皮质脊髓侧束** lateral corticospinal tract,该束终于S₄脊髓节段,沿途发出纤维止于同侧脊髓灰质,支配上、下肢骨骼肌的随意运动。来自上述额叶运动皮质的纤维主要止于脊髓灰质Ⅳ~Ⅸ层,少数纤维可直接与外侧群的前角运动神经元(主要是支配肢体远端小肌的神经元)形成突触。该束纤维的躯体定位自内向外的排列为颈、胸、腰、骶,即终止于颈段脊髓的纤维位于该束的最内侧,而止于骶段脊髓的纤维位于最外侧。少数皮质脊髓束纤维在延髓不交叉而直接下行于脊髓前索的最内侧,称为**皮质脊髓前束** anterior corticospinal tract,止于双侧的前角运动神经元,支配双侧躯干肌的随意运动。因此,支配上、下肢骨骼肌随意运动的脊髓前角运动细胞只接受对侧大脑皮质运动中枢的纤维,而支配躯干肌随意运动的前角运动神经元则接受双侧大脑皮质运动中枢的控制。在脊髓损伤一侧皮质脊髓束时,仅表现伤侧损伤平面以下肢体的瘫痪,而躯干肌不瘫痪。与脊髓前角运动神经元损伤所致的瘫痪(软瘫)不同的是,皮质脊髓束损伤时,伤侧肢体肌张力增强,腱反射亢进,出现病理反射,且无明显的肌萎缩,称为硬瘫。

(2) **红核脊髓束** rubrospinal tract:位于外侧索皮质脊髓侧束前方,两者无明显的界线。该束起自中脑红核,纤维交叉至对侧在脊髓外侧索下行,终止于上位颈髓的Ⅴ~Ⅶ层。此束对支配屈肌的脊髓前角运动神经元有较强的兴奋作用,与皮质脊髓束一起对肢体远端肌运动发挥重要影响。

(3) **前庭脊髓束** vestibulospinal tract:起自前庭神经外侧核,向下行于同侧前索外侧部,止于板层Ⅷ和部分板层Ⅶ。主要兴奋躯干肌和肢体的伸肌,在调节身体平衡中起重要作用。

(4) **网状脊髓束** reticulospinal tract:起自脑桥和延髓的网状结构,大部分纤维在同侧下行于白质前索和外侧索前内侧部,止于Ⅶ、Ⅷ层。该束主要参与躯干和肢体近端肌运动的控制。

(5) **顶盖脊髓束** tectospinal tract:起自对侧中脑上丘,纤维行经中脑导水管周围灰质腹侧与被盖背侧之间,交叉越边下行于脊髓前索,止于上颈髓Ⅵ、Ⅶ层,参与完成视听反射。

(6) **内侧纵束** medial longitudinal fasciculus:主要起自双侧前庭神经核,于前索下行至颈髓,止于Ⅶ、Ⅷ层,主要协调眼球的运动和头、颈部的运动。

三、脊髓的功能

脊髓是中枢神经系统的低级部分,在功能上起着上传下达的作用,但脊髓本身也可以完成许多反射活动。

在脑的各级中枢的调控下,脊髓可以完成上、下行信息的传递和中继;通过脊髓内部神经元的特定联系,脊髓可以完成固有的反射活动。

1. **牵张反射** stretch reflex(图 14-7)　是最常见的一种骨骼肌反射,反射弧由传入、传出两个神经元构成,属单突触反射。当骨骼肌受牵拉变长时,肌内的感受器如肌梭等受刺激产生神经冲动,经后根神经节内假单极神经元中枢突传入脊髓,其侧支可直接兴奋α-运动神经元,反射性地引起被拉长的肌收缩。临床上常用的深反射(腱反射)检查有膝反射、跟腱反射和肱二头肌反射等。人体正常安静状态下姿势的维持,有赖于γ-反射袢的影响。一些下行传导束(如网状脊髓束和前庭脊髓束等)可兴奋γ-运动神经元,导致梭内肌纤维收缩,兴奋肌梭感受器,通过牵张反射途径兴奋α-运动神经元,使相应的骨骼肌的梭外肌收缩。

2. **屈曲反射** flexor reflex(图 14-8)　是一种保护性反射活动,属多突触反射,至少有3个神经元参与完成。即皮肤感受器将信息经后根神经节中枢突传入脊髓,经中间神经元传给α-运动神经元

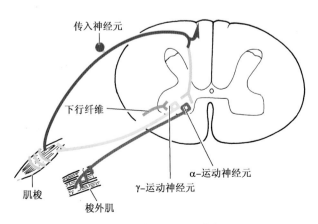

图 14-7　牵张反射弧模式图

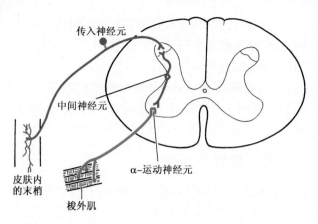

传入神经元

中间神经元

α-运动神经元

皮肤内
的末梢

梭外肌

图 14-8 屈曲反射弧模式图

引起肌收缩。如当肢体皮肤受到伤害性刺激时会立即缩回肢体即属此种反射。肢体收缩常涉及肌群的活动。因此,α-运动神经元的兴奋常常是多节段的。

【临床意义】

1. **脊髓完全横断** 损伤平面以下全部感觉和随意运动丧失,脊髓横断早期(数日至数周),各种脊髓反射均消失,处于无反射状态,称为脊髓休克。此后,各种脊髓反射可逐渐恢复,但损伤平面以下的感觉和骨骼肌运动不能恢复,可表现有肌张力增高,腱反射亢进,不能随意控制排便、排尿反射等。

2. **脊髓半横断** 损伤同侧平面以下位置觉、震动觉和精细触觉(深感觉)消失及同侧肢体硬瘫,损伤平面以下对侧痛、温觉(浅感觉)消失。这些症状称之为布朗-塞卡综合征 Brown-Sequard syndrome。

3. **脊髓空洞症** 脊髓中央管扩大使脊髓中央形如空洞,若病变伤及白质前连合,则可造成传导痛、温觉的脊髓丘脑束纤维在此处受损,导致损伤平面以下双侧节段性痛、温觉消失。但深部感觉正常,这种现象称为感觉分离。

4. **脊髓灰质炎** 脊髓灰质炎病毒感染致脊髓灰质前角病变,表现为其所支配区域骨骼肌(如一侧下肢)弛缓性瘫痪、肌张力低下、腱反射消失、肌萎缩,但感觉正常。

(海南医学院　张海英)

第二节　脑

脑 brain(或 encephalon)位于颅腔内,成人脑平均质量为 1 400 g 左右。一般将脑分为端脑、间脑、中脑、脑桥、延髓和小脑 6 个部分(图 14-9,图 14-10)。胚胎期,神经管的前部演化成**前脑** forebrain(或 prosencephalon)、**中脑** midbrain(或 mesencephalon)

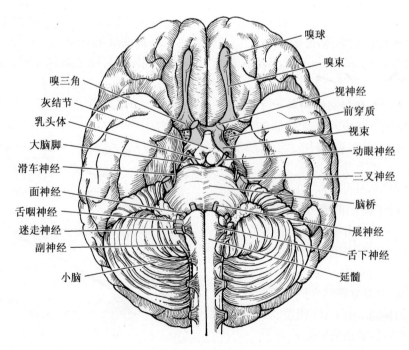

嗅三角
灰结节
乳头体
大脑脚
滑车神经
面神经
舌咽神经
迷走神经
副神经
小脑

嗅球
嗅束
视神经
前穿质
视束
动眼神经
三叉神经
脑桥
展神经
舌下神经
延髓

图 14-9 脑的底面

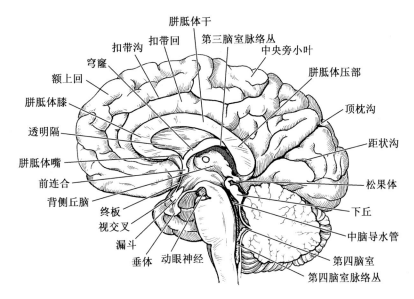

图 14-10 脑的正中矢状切面

和**菱脑** hindbrain（或 rhombencephalon）。端脑和间脑由前脑分化而来，中脑的变化较小。菱脑进一步分化为**末脑** myelencephalon 和**后脑** metencephalon。脑桥和小脑由后脑分化而来，延髓则成自末脑。习惯上将中脑、脑桥和延髓合称为脑干。延髓向下经枕骨大孔连于脊髓。随脑的发育，神经管腔在脑的各部内形成脑室系统。

一、脑干

脑干 brain stem 位于脊髓和间脑之间，是中枢神经系统中一个较小的部分，由下而上包括延髓、脑桥和中脑三部分，延髓和脑桥的背面经小脑脚与小脑相连，它们之间的脑室腔为第四脑室，此室向下与延髓和脊髓中央管相续，向上连通中脑的中脑导水管（图 14-10）。

（一）脑干的外形

1. **延髓** medulla oblongata（图 14-11，图 14-12） 外形似倒置的圆锥体，位于脑干下部，其下端在枕骨大孔处连于脊髓，后上方为小脑，其上端与脑桥在腹侧面以横行的**延髓脑桥沟** bulbopontine sulcus 为界，在背侧以菱形窝中部横行的髓纹 striae medullares 为界。

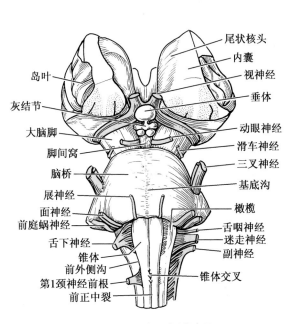

图 14-11 脑干腹侧面观

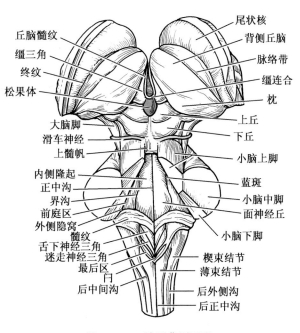

图 14-12 脑干背侧面观

在延髓腹侧面,前正中裂两侧的纵行隆起称为**锥体** pyramid,主要由皮质脊髓束纤维组成。在延髓下端,锥体内的纤维大部分越边到对侧,阻断了前正中裂,形成外形上可见的**锥体交叉** decussation of pyramid,锥体背外侧可见卵圆形隆起的**橄榄** olive,内有下橄榄核。橄榄与锥体之间的前外侧沟中有舌下神经根丝出脑;在橄榄的背侧,由上而下依次排列有舌咽神经、迷走神经和副神经根丝。

延髓下部中央管未敞开,形似脊髓,背侧面后正中沟两侧的薄束、楔束向上伸延并分别扩展成膨隆的**薄束结节** gracile tubercle 和**楔束结节** cuneate tubercle,其深面分别有薄束核和楔束核,是薄、楔束的终止核团。在楔束结节的外上方有隆起的**小脑下脚** inferior cerebellar peduncle。中央管在延髓背面上部敞开为第四脑室,构成菱形窝的下部。

2. **脑桥** pons(图 14-11,图 14-12) 脑桥腹侧面宽阔膨隆,称**基底部** basilar part,正中有纵行的**基底沟** basilar sulcus,容纳基底动脉。下缘借延髓脑桥沟与延髓为界,上端连中脑的大脑脚。在延髓脑桥沟中,自内向外有展神经、面神经(运动根和中间神经)和前庭蜗神经。基底部向后外逐渐变窄,移行为**小脑中脚** middle cerebellar peduncle,由脑桥进入小脑的纤维构成。在小脑中脚与脑桥基底部之间有三叉神经根(包括粗大的感觉根和位于其前内侧细小的运动根)。在延髓脑桥沟的外侧端,延髓、脑桥与小脑之间的区域,临床上称之为**脑桥小脑三角** pontocerebellar trigone,面神经根和前庭蜗神经根位于此处。因此,该部位的肿瘤常引起累及这些脑神经和小脑的各种临床症状。

脑桥背面为第四脑室底的上半,其外侧壁为左、右**小脑上脚** superior cerebellar peduncle,两上脚之间的薄层白质称为**上髓帆** superior medullary velum,参与第四脑室顶的构成,滑车神经根自上髓帆出脑,这是唯一从脑干背面出脑的脑神经。

3. **菱形窝** rhomboid fossa(图 14-12) 即**第四脑室底** floor of the fourth ventricle,位于延髓上部和脑桥的背面,其上外侧界为小脑上脚,下外侧界由内下向外上依次为薄束结节、楔束结节和小脑下脚。此窝正中有纵行的**正中沟** median sulcus,其外侧有纵行的**界沟** sulcus limitans。界沟外侧呈三角形的区域为**前庭区** vestibular area,其深面有前庭神经核,前庭区外侧角处的小隆起称**听结节** acoustic tubercle,内有蜗神经背核;界沟与正中沟之间的区域称**内侧**

隆起 medial eminence。在髓纹以下可见两个小的三角形区域:**舌下神经三角** hypoglossal triangle,位于内上方,内有舌下神经核;**迷走神经三角** vagal triangle,位于外下方,内含迷走神经背核。迷走神经三角与菱形窝下外侧缘之间的狭长区域称为**最后区** area postrema,此区含丰富的血管和神经胶质。在髓纹上方的内侧隆起上有一圆形隆起,称为**面神经丘** facial colliculus,内隐面神经膝和展神经核。在新鲜标本上,界沟上端可见一蓝黑色的小区域,称为**蓝斑** locus ceruleus,内有含色素的去甲肾上腺素能神经元。

4. **第四脑室** fourth ventricle(图 14-10,图 14-13) 是位于脑桥、延髓与小脑之间的脑室腔,它的顶朝向小脑,前部由两侧的小脑上脚及位于两脚之间的薄片白质上髓帆组成,后部由**下髓帆** inferior medullary velum 和第四脑室脉络组织组成。下髓帆亦为薄片白质,与上髓帆均伸入小脑并在小脑中相会。附着于下髓帆和菱形窝下角之间的上皮性室管膜与其表面的软膜和血管共同形成**第四脑室脉络组织**。部分脉络组织的血管反复分支缠绕成丛突入室腔,成为**第四脑室脉络丛** choroid plexus of fourth ventricle,能产生脑脊液。

第四脑室经其脉络组织上的 3 个孔与蛛网膜下隙相通:不成对的**第四脑室正中孔** median aperture of fourth ventricle,位于菱形窝下角尖的上方;成对的**第四脑室外侧孔** lateral apertures of fourth ventricle,位于第四脑室外侧隐窝的尖端。

5. **中脑** mesencephalon(midbrain)(图 14-11,图 14-12) 腹侧面上界为间脑的视束,下界为脑桥上缘。中脑腹侧部为一对粗大隆起,称**大脑脚** crus

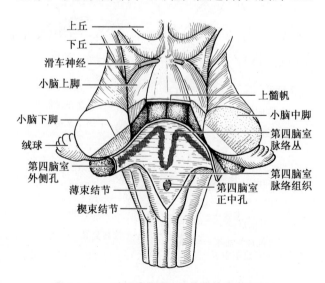

图 14-13 脑干背侧面(示第四脑室脉络丛)

cerebri,由大量发自大脑皮质的下行纤维构成。两侧大脑脚之间的凹陷为**脚间窝** interpeduncular fossa,窝底有许多小血管出入,称为**后穿质** posterior perforated substance,脚间窝内有动眼神经根出脑。

中脑背侧面有两对圆形的隆起,上方的一对称**上丘** superior colliculus,下方的一对称**下丘** inferior colliculus。上丘和下丘连于间脑外侧膝状体和内侧膝状体之间的条状隆起分别称为**上丘臂** brachium of superior colliculus 和**下丘臂** brachium of inferior colliculus。胚胎时期的神经管在中脑为**中脑导水管** mesencephalic aqueduct,向下通第四脑室,向上通第三脑室(图14-10)。

(二)脑干的内部结构

脑干的内部结构包括灰质、白质和网状结构。其中灰质有脑神经核和非脑神经核之分。

1. 脑神经核

(1)脑神经核的性质及分类:第Ⅲ~Ⅻ对脑神经均出入脑干,与这些脑神经相关联的脑神经核团都位于脑干内。这些脑神经核在脑干内的排列模式可从脊髓灰质排列模式推导理解。在脊髓灰质中,感觉性核团与运动性核团的排列是背腹关系,但在脑干内由于中央管向两侧敞开成为第四脑室,导致背、腹排列的脊髓灰质成为由外侧向内侧排列的室底灰质。以第四脑室底的界沟为界,界沟外侧的为感觉性核团,界沟与正中沟之间的为运动性核团。此外,由于头面部特殊感觉器官的出现(如位听器和味蕾等),在脑干内出现了与这些结构相关联的神经核团。

脑神经核团按性质分为7种,在脑干内排列成纵行的功能柱,但是,每一个柱并不是纵贯脑干全长,多数由不连续的多个核团组成(图14-14)。①**躯体运动柱**:支配由肌节衍化的骨骼肌,即舌肌和眼球外肌,相当于脊髓前角运动核。②**特殊内脏运动柱**:支配由鳃弓衍化的骨骼肌,如咀嚼肌、面部表情肌、咽喉肌等。低等脊椎动物鱼类的鳃与呼吸功能有关,因此把源于早期人胚胎短暂出现的鳃弓中的骨骼肌描述为内脏运动肌,事实上咀嚼肌、咽喉肌也确实是在消化、呼吸活动中起作用。③**一般**

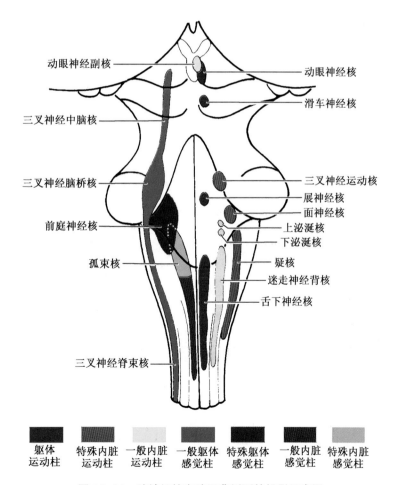

图 14-14 脑神经核在脑干背侧面的投影示意图

内脏运动柱:支配头、颈、胸、腹部器官的平滑肌,心肌和腺体,相当于脊髓骶副交感核。④一般内脏感觉柱:接受来自脏器和心血管的初级感觉纤维,与脊髓中间内侧柱相当。⑤特殊内脏感觉柱:接受味觉的初级传入纤维。⑥一般躯体感觉柱:接受来自头面部皮肤和口、鼻腔黏膜的初级感觉传入纤维。相当于脊髓后角Ⅰ~Ⅳ层并与之相延续。⑦特殊躯体感觉柱:接受内耳听觉和平衡觉的初级传入纤维。因内耳膜迷路起源于胚胎时期的外胚层,因此把听觉和平衡觉归入"躯体"感觉。

上述7类脑神经核中,"一般"是指脊髓和脑干中共有的功能柱,而"特殊"则仅见于脑干。这与头面部某些结构的进化演变有关。但是需要指出的是,一般内脏感觉核与特殊内脏感觉核实际上是孤束核的不同部位,该核的上部接受属于特殊内脏感觉的味觉传入,而其下部接受一般内脏感觉纤维,因此,每侧脑干内只有6个脑神经核功能柱(图14-15)。

(2)脑神经核的位置与功能

1)**躯体运动柱** somatic motor column:此柱位于正中线两侧,由4个核团组成,由上而下依次是**动眼神经核** oculomotor nucleus(Ⅲ)、**滑车神经核** trochlear nucleus(Ⅳ)、**展神经核** abducens nucleus(Ⅵ)和**舌下神经核** hypoglossal nucleus(Ⅻ)。①**动眼神经核**:位于中脑上丘平面,中脑导水管腹侧

(图14-25)。动眼神经核包括成对的外侧核和不成对的正中核。这些核团发出的纤维行向腹侧经脚间窝的内侧出脑,构成动眼神经(Ⅲ)的一般躯体运动纤维,支配除外直肌和上斜肌以外的眼球外肌和上睑提肌。②**滑车神经核**:位于中脑下丘平面的中脑导水管腹侧(图14-24)。该核发出纤维行向后绕中脑导水管周围灰质,在上髓帆内左右纤维完全交叉,在脑干背侧出脑,支配上斜肌。③**展神经核**:位于脑桥中下部面神经丘的深面(图14-20)。该核发出纤维行向腹外侧,在脑桥基底部与锥体上端交界处出脑,支配外直肌。④**舌下神经核**:位于延髓上部的舌下神经三角深面(图14-18)。该核发出的纤维组成舌下神经根丝,在锥体与橄榄之间出脑,支配同侧所有的舌内、外肌。

2)**特殊内脏运动柱** special visceral motor column:该柱位于躯体运动柱的腹外侧,自上而下由4个核团组成:**三叉神经运动核** motor nucleus trigeminal nerve(Ⅴ)、**面神经核** facial nucleus(Ⅶ)、**疑核** nucleus ambiguus(Ⅸ、Ⅹ、Ⅺ)和**副神经核** accessory nucleus(Ⅺ)。①**三叉神经运动核**:位于脑桥中部(图14-22)。发出纤维行向腹外侧,形成三叉神经运动根并加入到下颌神经,支配咀嚼肌、下颌舌骨肌、二腹肌前腹等。②**面神经核**:位于脑桥中、下部(图14-20),自该核发出的纤维先行向背内侧,绕过展神经核形成面神经膝,再走向腹外侧,经

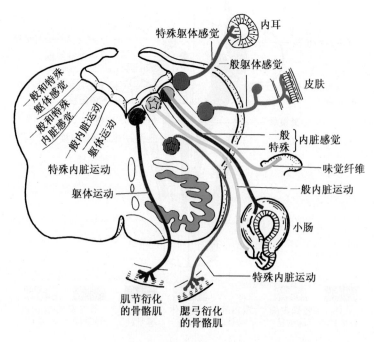

图14-15 延髓上部横切面示脑神经核的排列规律

面神经核的外侧于延髓脑桥沟间出脑(图 14-21)，组成面神经运动根，支配面肌、二腹肌后腹、茎突舌骨肌、镫骨肌和颈阔肌。③**疑核**：位于延髓中、上部的网状结构中(图 14-17)。该核发出的纤维自上而下分别加入舌咽神经(Ⅸ)、迷走神经(Ⅹ)和副神经(Ⅺ)。其中经舌咽神经的纤维支配茎突咽肌；经迷走神经的纤维支配软腭、咽喉和食管上段的骨骼肌；经副神经的纤维构成副神经的颅根，出颅后并入迷走神经，并随迷走神经的咽支和喉返神经支配部分腭肌和喉内肌。④**副神经核**：位于延髓锥体交叉至上 5 或 6 节颈髓的前角背外侧区(图 14-16)。

该核发出纤维构成副神经脊髓根，支配胸锁乳突肌和斜方肌。

3）**一般内脏运动柱** general visceral motor column：位于躯体运动柱的外侧靠近界沟处。由 4 个核团组成，自上而下为**动眼神经副核** accessory nucleus of oculomotor nerve(Ⅲ)、**上泌涎核** superior salivatory nucleus(Ⅶ)、**下泌涎核** inferior salivatory nucleus(Ⅸ)和**迷走神经背核** dorsal nucleus of vagus nerve(Ⅹ)。这些核团与骶副交感核同属于副交感神经低级中枢，均发出副交感神经的节前纤维。①**动眼神经副核**：又称 Edinger-Westphal 核，位于上丘平面动

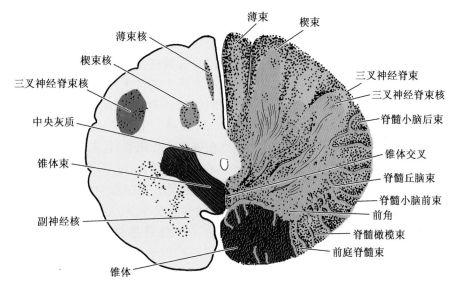

图 14-16 延髓横切面（经锥体交叉）

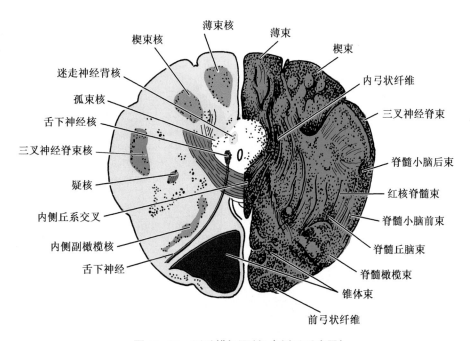

图 14-17 延髓横切面（经内侧丘系交叉）

眼神经核的背内侧(图14-25),与动眼神经核共同形成**动眼神经核复合体**。该核发出副交感神经节前纤维加入动眼神经出脑,与睫状神经节内的神经元形成突触联系。由该节发出副交感神经节后纤维支配眼球的瞳孔括约肌和睫状肌,使瞳孔缩小和调节晶状体的曲度,参与完成瞳孔对光反射和调节反射。②**上泌涎核**:位于脑桥下部的网状结构内,核团界域不清。该核发出副交感神经节前纤维加入面神经(Ⅶ),经翼腭神经节交换神经元后支配泪腺;经下颌下神经节交换神经元,支配舌下腺和下颌下腺的分泌。③**下泌涎核**:位于延髓橄榄上部的网状结构内,该核团界限也不清。该核发出副交感神经节前纤维加入舌咽神经(Ⅸ),经耳神经节交换神经元后支配腮腺的分泌。④**迷走神经背核**:位于迷走神经三角深面,舌下神经核的外下方(图14-18)。该核发出副交感神经节前纤维加入迷走神经,在橄榄背侧出脑,经所属靶器官的壁内神经节交换神经元后,支配颈部、胸和腹腔大部分脏器的活动。

4) **内脏感觉柱** visceral sensory column:接受一般内脏感觉和特殊内脏感觉(味觉)的传入,由单一的**孤束核** nucleus of solitary tract 构成(图14-17,图14-18)。该核位于界沟外侧,上端达脑桥下部,下端至内侧丘系交叉平面。味蕾的初级传入纤维终止于该核的头部,并由此发出纤维达背侧丘脑,经接替后传入大脑皮质;而来自颈动脉体、咽喉、心、肺和胃肠道等的内脏感觉纤维则终止于该核的尾部。上述传入纤维入脑后,在延髓背侧聚集成纵行

的**孤束** solitary tract,构成孤束核的神经元分布于孤束的周围,并接受其纤维终止。

5) **一般躯体感觉柱** general somatic sensory column:位于内脏感觉柱的腹外侧,由3个与三叉神经有关的核团构成:**三叉神经中脑核** mesencephalic nucleus of trigeminal nerve(Ⅴ)、**三叉神经脑桥核** pontine nucleus of trigeminal nerve(Ⅴ)和**三叉神经脊束核** nucleus of spinal trigeminal tract(Ⅴ、Ⅶ、Ⅸ、Ⅹ)。它们接受来自位于三叉神经节内的初级感觉神经元的中枢投射。①**三叉神经中脑核**:是一般躯体感觉柱的最头端,是外周假单极感觉神经元位于脑干内的特例,该核与咀嚼肌、面肌和牙齿的本体感觉传导有关(图14-22,图14-23)。②**三叉神经脑桥核**:位于脑桥中部(图14-22),向下延续为**三叉神经脊束核**,后者向下续为脊髓后角的Ⅰ~Ⅳ层。主要接受来自牙齿、面部皮肤和口、鼻腔黏膜的一般躯体感觉的传入。这些纤维主要经三叉神经(Ⅴ)入脑。止于三叉神经脊束核的纤维于脑干内在该核的外侧下行,形成**三叉神经脊束** spinal tract of trigeminal nerve,与脊髓的背外侧束相接。一般躯体感觉柱还接受少量来自面神经(Ⅶ)、舌咽神经(Ⅸ)和迷走神经(Ⅹ)的传入纤维。

6) **特殊躯体感觉柱** special somatic sensory column:位于内脏感觉柱的外侧,脑桥下部与延髓上部水平,菱形窝外侧前庭区的深面,由2个核团组成,即**蜗神经核** cochlear nucleus(Ⅷ)和**前庭神经核** vestibular nucleus(Ⅷ)(图14-18,图14-19)。①**蜗神经核**:包括蜗腹侧核 ventral cochlear nucleus 和蜗

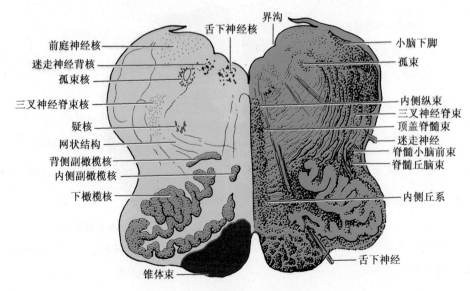

图14-18 延髓横切面(经橄榄中部)

背侧核 dorsal cochlear nucleus，分别位于小脑下脚的腹外侧和背外侧。蜗神经核接受来自螺旋神经节（蜗神经节）的初级听觉纤维。②**前庭神经核**：由若干核团组成，接受经前庭神经节传导的初级平衡觉纤维和小脑传来的纤维。

2. **非脑神经核**　作为脑干内上行或下行传导通路的中继核，有广泛的传入、传出纤维联系，一般不与脑神经直接相关联，而与各级脑部和脊髓形成联系。

（1）延髓的非脑神经核

1）**薄束核** gracile nucleus 和**楔束核** cuneate nucleus（图 14-16，图 14-17）：分别位于延髓中下部背侧薄束结节和楔束结节的深面，薄束和楔束的纤维分别止于这两个核团。该二核发出的纤维呈弓形绕中央灰质行向腹侧，在中线上左、右侧交叉，称之为**内侧丘系交叉** decussation of medial lemniscus。交叉后的纤维在中线两侧上行成为**内侧丘系**。因此，薄、楔束核是躯干和四肢本体感觉和精细触觉的中继性核团。

2）**下橄榄核** inferior olivary nucleus（图 14-18，图 14-19）：位于延髓橄榄深面，在水平切面上呈袋口向内的囊形灰质团块。该核接受来自脊髓、中脑红核及大脑皮质等处的传入纤维，发出纤维越边向对侧，与脊髓小脑后束共同组成小脑下脚，经第四脑室外侧折向背侧进入小脑。下橄榄核参与调节小脑对运动的控制，特别是对运动的学习和记忆起重要作用。

3）**楔副核** accessory cuneate nucleus 或**楔外侧核** lateral cuneate nucleus：位于内侧丘系交叉到橄榄中部水平，楔束核背外侧，埋于楔束内。该核接受来自同侧颈髓及上段胸髓后根神经节中枢突，发出纤维参与构成楔小脑束，经小脑下脚止于同侧小脑皮质。功能上楔副核相当于脊髓背核，将同侧躯干上部和上肢的本体感觉和皮肤触压觉冲动传递到小脑。

（2）脑桥的非脑神经核

1）**上橄榄核** superior olivary nucleus（图 14-20）：位于脑桥中下部外侧丘系的背内侧，主要接受双侧蜗神经核发出的上行纤维，发出上行纤维加入双侧外侧丘系。其功能

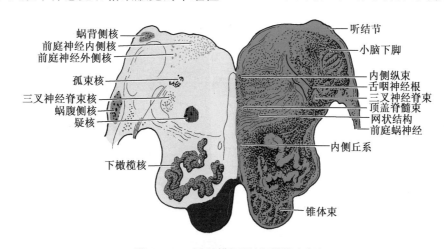

图 14-19　延髓横切面（经橄榄上部）

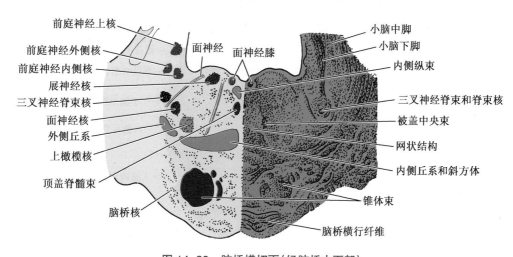

图 14-20　脑桥横切面（经脑桥中下部）

是根据双耳传导声音的时间差和强度差,对音响来源进行空间定位。

2) **脑桥核** pontine nucleus(图14-20,图14-22,图14-23):由若干散布于脑桥基底部纵横纤维之间的神经元群构成,接受来自同侧大脑皮质广泛区域的**皮质脑桥纤维** corticopontine fiber,发出大量横

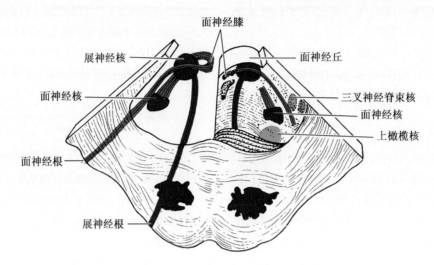

图 14-21　面神经根纤维脑内段的行径

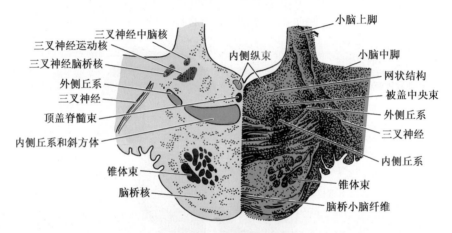

图 14-22　脑桥中部横切面

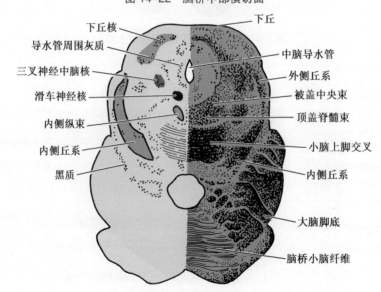

图 14-23　脑桥上部横切面

行的**脑桥小脑纤维** pontocerebellar fiber，越边到对侧，组成粗大的小脑中脚进入对侧小脑新皮质。该核是传递大脑皮质运动信息到小脑的最主要的中继核。

（3）中脑的非脑神经核

1）**下丘** inferior colliculus（图 14-24）：位于中脑背侧下部，由大量中小型细胞组成，是听觉传导通路上重要的中继核。该核主要接受起自蜗神经核的外侧丘系纤维，发出纤维组成下丘臂到达间脑的内侧膝状体，传递听觉信息。此外，下丘也发出纤维到上丘，参与完成由声音引起的视听反射活动，即头和眼球转向声源的方位。

2）**上丘** superior colliculus（图 14-25）：位于中脑背侧上部，该核内的灰、白质交替呈层状排列。

主要接受来自视网膜和大脑皮质视区的传入纤维，也接受来自下丘、脊髓及其他脑部的纤维。上丘发出的大部分纤维环绕中央灰质，在中脑导水管腹侧左、右侧交叉，称之为**被盖背侧交叉** dorsal tegmental decussation，再沿中线两侧下行形成顶盖脊髓束，止于颈髓中间带和前角内侧部。上丘发出的部分不交叉纤维在同侧脑干内下行止于脑干内与眼球活动有关的运动核。参与完成由声、光刺激所引起的反射活动。

3）**顶盖前区** pretectal region：为中脑与间脑的交界处、紧邻上丘头端的细胞群。该区接受视网膜经上丘臂来的纤维，发出纤维到双侧动眼神经副核，参与完成瞳孔对光反射。

4）**红核** red nucleus（图 14-25）：位于中脑上丘

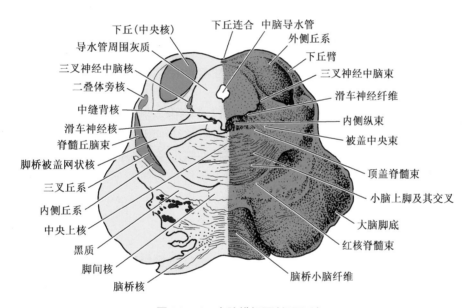

图 14-24 中脑横切面（经下丘）

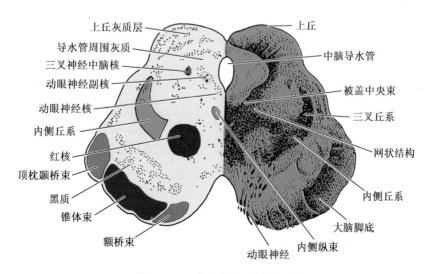

图 14-25 中脑横切面（经上丘）

水平的被盖部,黑质的后内侧,横切面上为一圆形核团。红核包括小细胞部和大细胞部,前者在人类十分发达,几乎占红核全部,后者在低等动物发达。红核的传入纤维主要来自小脑和大脑皮质。来自小脑的纤维起自小脑齿状核,经小脑上脚至脑桥上部左、右侧交叉,少部分纤维止于红核,大部分纤维穿越或环绕红核,终止于背侧丘脑的核团,中继后投射到大脑额叶运动皮质;来自大脑皮质的红核传入纤维也起自额叶皮质。起自红核大细胞部的传出纤维在上丘下部水平被盖腹侧越边交叉(被盖腹侧交叉)到对侧下行,形成**红核脊髓束** rubrospinal tract,主要终止于颈髓中间带和前角外侧部。起自红核小细胞部的传出纤维在同侧脑干内下行至下橄榄核,经中继后到达对侧小脑。在功能上,红核参与躯体运动的调节。

5) **黑质** substantia nigra(图 14-24,图 14-25):位于中脑被盖和大脑脚底之间,可分为两部分。①**网状部** pars reticulate:为靠近大脑脚底的部分,该部的细胞形态、纤维联系和功能与端脑的苍白球相似,包括大量的 γ- 氨基丁酸能神经元 GABAergic neuron。②**致密部** pars compacta:为黑质近被盖的部分,主要由多巴胺能神经元组成,胞质内含神经黑色素颗粒 neuromelanin,是脑内合成多巴胺的主要场所。致密部的多巴胺能神经元与端脑新纹状体(尾状核和壳)有往返的纤维联系。通过黑质至新纹状体投射,将黑质合成的多巴胺输送到新纹状体。Parkinson 病(或震颤麻痹)是由于黑质的多巴胺能神经元因某些原因而发生变性,黑质和新纹状体内多巴胺水平降低所致。患者表现为肌强直,运动受限、减少并出现震颤。在生理状况下,黑质是调节随意运动的重要中枢。

6) **腹侧被盖区** ventral tegmental area:位于中脑黑质与红核之间,富含多巴胺能神经元,属边缘系统。该区的传出纤维主要终止于下丘脑、海马结构、杏仁体等边缘系统结构,形成**中脑边缘多巴胺能系统**,参与人的学习、记忆、情绪及精神活动的调节。

3. 长距离纤维束

(1) 长上行纤维束

1) **内侧丘系** medial lemniscus(图 14-17,图 14-18,图 14-19,图 14-22):薄束核和楔束核发出的纤维在延髓中央管腹侧交叉后上行,即称为内侧丘系。在延髓,该系位于中线和下橄榄核之间,锥体背侧;至脑桥后,位于被盖腹侧,与基底部相邻;到中脑则移向红核外侧,最后止于背侧丘脑腹后外侧核。内侧丘系传导对侧半躯干和肢体的意识性本体感觉和精细触觉,其中由薄束核发出的传递下肢感觉的纤维,在延髓行于该系的腹侧部,在脑桥和中脑行于该系的内侧;而楔束核发出的传递上肢感觉的纤维,在延髓行于该系的背侧部,在脑桥以上行于该系的外侧部。

2) **脊髓丘脑束**和**脊髓丘系** spinothalamic lemniscus(图 14-18):脊髓丘脑束进入脑干后,与一些起自脊髓投向上丘的纤维并行称为脊髓丘系。该系行于延髓外侧区,相当于下橄榄核的背外方,在脑桥和中脑行于内侧丘系的背外侧,终止于背侧丘脑腹后外侧核。传导对侧躯干和上、下肢的痛、温和粗略触觉。

3) **脊髓小脑前束**或腹束 ventral spinocerebellar tract 和**脊髓小脑后束**或背束 dorsal spinocerebellar tract(图 14-18):行于延髓外侧周边部,脊髓小脑后束于延髓上部经小脑下脚入小脑;脊髓小脑前束则上行到脑桥上部,经小脑上脚入小脑。传导非意识性本体感觉。

4) **外侧丘系** lateral lemniscus(图 14-22 至图 14-24):由双侧上橄榄核和对侧蜗神经核发出的上行听觉纤维组成,行于脑桥和中脑下丘水平被盖的腹外侧边缘部。部分听觉纤维在形成外侧丘系前,于脑桥被盖腹侧横穿上行的内侧丘系,这部分纤维组成**斜方体** trapezoid body。该系止于中脑下丘,中继后投射到间脑的内侧膝状体,传导双侧听觉信息。

5) **内侧纵束** medial longitudinal fasciculus(图 14-18,图 14-24):主要来自前庭神经核,部分纤维越边到对侧,上行于第四脑室底中线两侧,止于支配眼球外肌的诸运动核团。部分纤维下行到脊髓颈段,止于中间带和前角内侧部。

6) **三叉丘系** trigeminal lemniscus(图 14-24,图 14-25):由三叉神经脊束核和三叉神经脑桥核发出的纤维,越边到对侧上行组成三叉丘系。该系纤维行于内侧丘系的外侧并与之伴行,止于背侧丘脑的腹后内侧核。传递来自对侧头面部皮肤、黏膜、角膜、结膜和脑膜的痛、温、触觉(包括精细触觉)的信息。

(2) 长下行传导束

1) **锥体束** pyramidal tract(图 14-16,图 14-17,图 14-20,图 14-25):起自大脑半球额、顶叶皮质,控制骨骼肌的随意运动,其中部分纤维下行到脊髓,直接或经中继后间接止于脊髓前角运动细胞,称为**皮质脊髓束** corticospinal tract；另一部分纤维止于脑干内躯体运动核和特殊内脏运动核，称为**皮质核束** corticonuclear tract。锥体束经内囊下行至脑干，先行于中脑的大脑脚底中 3/5，穿越脑桥基底部被脑桥横行纤维分隔成若干小束，在脑桥下端重新聚合，构成延髓锥体，在延髓下部，皮质脊髓束的大部分纤维越边到对侧下行，形成**皮质脊髓侧束**，少部分不交叉的纤维在同侧下行，形成**皮质脊髓前束**。

2）起自脑干的下行纤维束：**红核脊髓束**和**顶盖脊髓束**分别起自中脑红核和上丘，两束发出后均立即交叉到对侧下行，止于脊髓灰质；**前庭脊髓束**起自脑桥前庭神经核，**网状脊髓束**起自脑干网状结构，两束也止于脊髓灰质，参与随意运动的调节。

4. **脑干网状结构**　在脑干内，除脑神经核、边界清楚的非脑神经核团和长距离的纤维束以外的区域，神经纤维纵横交织，其间散在分布有大量大小不等的神经细胞群，称为**网状结构** reticular formation（图 14-18，图 14-20，图 14-25，图 14-26）。网状结构的特点包括：①进化上比较古老，保持多突触联系的形态特征；②联系广泛，网状结构接受所有的感觉系统的信息，其传出纤维直接或间接到达中枢神经系统的各个部分；③功能复杂，涉及睡眠觉醒周期，脑和脊髓对运动的调控及各种内脏活动的调节。

（1）脑干网状结构的主要核团

1）**投射到小脑的核团**：包括**外侧网状核**、**旁正中网状**

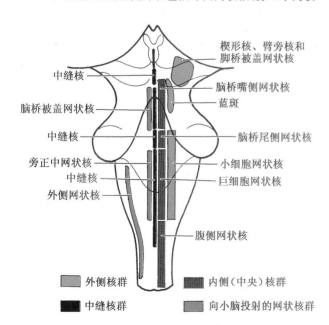

图 14-26　脑干网状结构的核团在脑干背面的投影示意图

核和脑桥被盖网状核，传递来自脊髓、大脑皮质感觉和运动区及前庭神经核的信息到小脑。

2）**中缝核**：位于脑干中缝两侧，形成纵行的细胞柱，主要由 5- 羟色胺能神经元构成。

3）**中央群核团**：近中线两侧，位于延髓的有**腹侧网状核**和**巨细胞网状核**，位于脑桥的有**脑桥尾侧网状核**和**脑桥嘴侧网状核**。中央群核团接受来自脊髓、脑神经感觉核、上丘、小脑、大脑运动和感觉皮质的信息，发出长的轴突，经多突触联系投射到大脑皮质或经网状脊髓束下行至脊髓前角运动细胞，因此可以认为中央群核团是网状结构的"效应区"。

4）**外侧核群**：在延髓和脑桥有**小细胞网状核**，在中脑有**楔形核**、**脚桥被盖网状核**和**臂旁核**。接受各种感觉纤维的侧支，与内侧区形成突触联系。可认为外侧核群是脑干网状结构的"感受区"。

5）**蓝斑** locus coeruleus：是脑干内最大的产生去甲肾上腺素的核团。该核内的神经元轴突投射到中枢神经系统的各个部分，树突分布广泛，在脑的整体活动中发挥重要影响，对血管运动也有调节作用。

（2）网状结构的功能组合

1）**上行网状激动系统** ascending reticular activating system：包括向网状结构的感觉传入，由网状结构向间脑的丘脑板内核、网状核和下丘脑等的投射及由间脑向大脑皮质广泛的投射。与视、听、躯体感觉的"特异性"投射不同，上行网状激动系统传递的上行信息是"非特异性"的，并不引起特定的感觉，但可使大脑皮质处于觉醒和警觉状态，保持皮质的神经元活动水平，使皮质对各种传入信息有良好的感知力，在人的觉醒和睡眠周期的维系中起重要作用。某些麻醉药物和安眠药物就是通过阻抑上行网状激动系统的某个环节而发挥作用的。此外，若该系统受损，会造成不同程度的意识障碍，直至深度昏迷。

2）**躯体运动相关的部分**：网状脊髓束起自脑桥和延髓网状结构，在同侧下行止于脊髓中间带和前角内侧部，参与对躯体运动和肌张力的调节。发出网状脊髓束的神经元也接受来自与躯干、四肢运动控制有关的高级中枢（如大脑运动皮质、小脑和基底核等）的信息传入。

3）**内脏活动相关的部分**：脑桥下部和延髓网状结构中有调节内脏活动的重要中枢，如呼吸中枢、心血管运动中枢等。如果损伤这些结构，会导致呼吸、循环障碍，甚至危及生命。

4）5- 羟色胺能中缝核群：位于中脑、脑桥部中缝核的 5-羟色胺能神经元主要接受来自边缘系统和下丘脑的纤维。

（三）脑干各代表性横切面

1. **锥体交叉阶段横切面**（图 14-16） 在延髓下端腹侧部，左、右锥体束纤维经中央管灰质腹侧交叉越边，组成**锥体交叉**，交叉纤维使前正中裂变形，对侧前角被分割。在此阶段的前角内有自颈髓上延的副神经核。位于后索的薄束和楔束深面，分别出现了薄束核和楔束核，楔束外侧有三叉神经脊束，该束的内侧为三叉神经脊束核，中央管周围的灰质称**中央灰质**，前角的背外侧为**网状结构**。脊髓丘脑束及脊髓小脑前、后束和红核脊髓束位于相当于脊髓外侧索的部位。

2. **内侧丘系交叉阶段横切面**（图 14-17） 位于锥体交叉平面稍上方，该切面最明显的变化是：薄、楔束核增大，并发出纤维绕行于中央灰质的外缘，称**内弓状纤维**，于中央管腹侧交叉越边形成**内侧丘系交叉**。交叉后的纤维于中线两侧上行，称为**内侧丘系**。锥体束聚集而成的锥体位于其腹侧。**网状结构**位于中央灰质的腹外侧，其他纤维束的位置与前一平面相比变化不大。

3. **橄榄中部横切面**（图 14-18） 该平面主要的变化包括：锥体背外侧橄榄的深面出现下橄榄核，中央管敞开成为第四脑室，脑室底与锥体之间的部分称为**被盖部**。室底灰质以界沟为界，界沟内侧为运动性脑神经核，外侧属感觉性。自正中沟两侧向外依次有舌下神经核、迷走神经背核、孤束核及其包围的孤束和前庭神经核。在室底灰质腹侧的网状结构中有疑核。在中线的两侧，由腹侧向背侧依次有锥体束、内侧丘系、顶盖脊髓束和内侧纵束。脊髓小脑后束已加入小脑下脚，在小脑下脚的腹内侧可见三叉神经脊束及其内侧的三叉神经脊束核。在下橄榄核的背侧有舌咽神经、迷走神经和副神经根出脑，在锥体和橄榄之间有舌下神经出脑。

4. **橄榄上部横切面**（图 14-19） 此平面相当于第四脑室外侧隐窝平面，菱形窝最宽处。小脑下脚的外侧有蜗神经后核和蜗神经前核，接受前庭蜗神经的蜗根的终止，小脑下脚的腹侧有舌咽神经根通过。下橄榄核形体变小，其他纤维束的位置基本同上一横切面。

5. **脑桥中下部横切面**（经面神经丘）（图 14-20） 脑桥在横切面上可分为位于腹侧的**基底部**和位于背侧的**被盖部**，两者之间以横行的**斜方体**为界，纵行的内侧丘系从斜方体中间穿过，斜方体的纤维在上橄榄核外侧缘折向上行成为外侧丘系。脑桥基底部有纵横交织的纤维，脑桥核散在其中，它们发出横行的纤维越边交叉到对侧，并向外聚集形成小脑中脚，向后进入小脑。纵行的纤维有锥体束等，前者被横行的脑桥小脑纤维分成若干小束。脑桥被盖部与延髓被盖部相延续，其外侧有小脑下脚进入小脑，室底中线两侧与界沟之间有隆起的面神经丘，深面有面神经膝和展神经核。界沟的外侧可见前庭神经核。面神经核位于外侧丘系的背内侧，它发出纤维绕展神经核，然后再转向腹外侧出脑，三叉神经脊束核和三叉神经脊束位于面神经核背外侧。网状结构位于被盖中央，其他纤维束的位置与前述延髓上部切面大致相同。

6. **脑桥中部横切面**（经三叉神经根）（图 14-22） 脑桥基底部的结构同上一横切面，但变得宽大，被盖部背侧第四脑室缩小，小脑上脚、中脚自内向外构成其侧壁。三叉神经根穿小脑中脚入被盖部，其外侧有三叉神经脑桥核，内侧有三叉神经运动核。

7. **脑桥上部横切面**（经滑车神经交叉）（图 14-23） 脑桥基底部变小，纵行纤维位于基底部外缘。第四脑室缩得更小，室顶为上髓帆。滑车神经根在上髓帆内交叉后出脑。外侧丘系位于被盖外侧浅表部，其腹内侧为脊髓丘系、内侧丘系和三叉丘系。三叉神经中脑核位于室周灰质的外侧，其腹内侧为蓝斑。小脑上脚纤维在被盖腹侧网状结构的中线上越边，形成小脑上脚交叉。

8. **下丘阶段横切面**（图 14-24） 中脑横切面由背侧向腹侧包括：顶盖、中脑导水管周围灰质和大脑脚。顶盖由顶盖前区、上丘和下丘组成；大脑脚底由纵行的纤维束构成，自内侧向外侧依次为：额桥束、锥体束及顶、枕、颞桥束；大脑脚底的背侧是黑质，黑质背侧与中脑导水管周围灰质腹外侧之间的部分为中脑被盖。该平面的顶盖为下丘，外侧丘系的纤维散入其内。内侧纵束位于导水管中央灰质腹侧的中线两侧，滑车神经核位于该束的背侧，该束的腹侧有小脑上脚交叉，交叉纤维的腹侧为红核脊髓束。内侧丘系位于黑质背侧，脊髓丘系位于内侧丘系背外侧，三叉丘系位于其背内侧。网状结构位于被盖的背外侧部。

9. **上丘阶段横切面**（图 14-25） 该平面顶盖部为上丘，在导水管周围灰质腹侧有动眼神经核及位于其背内侧的动眼神经副核，该二核发出动眼神经根纤维行向腹侧，于大脑脚底内侧出脑。在被盖部有大而圆的**红核**，其外侧是内侧丘系、三叉丘系和脊髓丘系，在红核的背侧有顶盖脊髓束交叉，腹侧有红核脊髓束交叉。大脑脚底、黑质与下丘平面相同。

【临床意义】

1. **延髓内侧综合征** 由一侧供应延髓的椎动脉分支阻塞所致。若为一侧损伤，引起舌下神经交叉性瘫痪，累及的结构有：锥体、内侧丘系和舌下神经根。临床表现有：对侧上、下肢痉挛性瘫痪,对侧躯干和肢体位置、运动觉和精细触觉消失,伸舌时舌尖偏向损伤侧。

2. **延髓背外侧综合征**(或称 Wallenberg 综合征) 由供应延髓外侧区的椎动脉分支小脑下后动脉阻塞所致。损害的结构有:三叉神经脊束和脊束核、脊髓丘脑束和疑核。患者表现为:损伤同侧头面部及对侧躯干、肢体痛觉、温度觉减退或消失,同侧软腭、咽喉肌麻痹致吞咽困难、声音嘶哑。若伤及由下丘脑投射到胸髓中间带外侧核的交感神经下行通路,可引起 Horner 综合征,表现为:伤侧瞳孔缩小,上睑下垂,面部皮肤潮红及汗腺分泌障碍。若病变向背外扩展,可伤及小脑下脚或前庭神经核,患者会出现小脑性共济失调和眩晕等。

3. **脑桥基底部综合征** 伤及一侧脑桥中下部基底部,可损伤锥体束、展神经根。表现为:对侧上、下肢硬瘫,同侧眼球不能外展。

4. **Weber 综合征** 为中脑的大脑脚底损伤所致,伤及的结构有:锥体束、动眼神经根。患者表现为:对侧上、下肢硬瘫;同侧眼球外肌除外直肌和上斜肌外均瘫痪,瞳孔散大。

二、小脑

小脑 cerebellum 位居颅后窝,与端脑枕叶底面有小脑幕相隔。小脑的上面平坦,中部较狭窄称**小脑蚓** vermis,两侧膨大称**小脑半球** cerebellar hemispheres,下面中部凹陷,两侧呈半球形隆起(图 14-9,图 14-27)。近枕骨大孔外上方,小脑蚓两侧的半球较膨出称**小脑扁桃体** tonsil of cerebellum。当颅脑外伤或颅内肿瘤等导致颅内高压时,小脑扁桃体可嵌入枕骨大孔,形成小脑扁桃体疝,压迫延

髓,危及生命。小脑前方借 3 对小脑脚连于脑干的背面(图 14-12)。小脑下脚主要由起于脊髓和下橄榄核的纤维组成,于小脑中脚的内下方入小脑;小脑中脚的纤维起于对侧的脑桥核;小脑上脚主要由小脑的传出纤维组成,两上脚之间有薄片状的上髓帆。

小脑表面的灰质称为**小脑皮质** cerebellar cortex。小脑表面有许多大致平行的横沟,将小脑分成许多薄片,称为**小脑叶片** cerebellar folia。位于小脑深面的白质称为**髓质** medullary center,位于髓质内的灰质团块称为**小脑核** cerebellar nuclei 或**中央核** central nuclei。小脑核有 4 对(图 14-28):**齿状核** dentate nucleus 最大,其内侧有**栓状核** emboliform nucleus 和**球状核** globose nucleus,第四脑室顶上方中线两侧为**顶核** fastigial nucleus。这些核团主要接受小脑皮质的纤维,发出小脑的传出纤维。

(一) 小脑的分叶和分区

1. **小脑的分叶** 小脑表面有两条深沟,以此将小脑分为 3 叶:小脑上面前 1/3 与后 2/3 交界处的深沟称为**原裂** primary fissure。原裂以前的小脑半球和小脑蚓为**前叶** anterior lobe,原裂以后和小脑下面的大部分为**后叶** posterior lobe。在小脑下面,**后外侧裂**是小脑后叶与**绒球小结叶** flocculonodular lobe 的分界。

2. **小脑的功能分区** 绒球小结叶主要与前庭神经核和前庭神经相联系,称为**前庭小脑** vestibulocerebellum,在进化上该部出现最早,故又称为**古小脑** archicerebellum 或原小脑;小脑蚓和小脑半球中间部共同组成**旧小脑** paleocerebellum,主要接受来自脊髓的信息,又称**脊髓小脑** spinocerebellum;小脑半球外侧部接受大脑皮质经脑桥核中继后的信

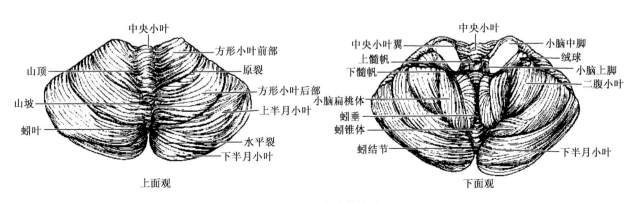

图 14-27 小脑的外形

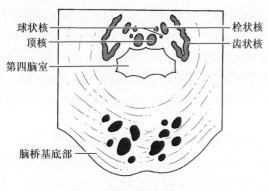

图 14-28　小脑核

息，称为**大脑小脑** cerebrocerebellum，进化上出现最晚，与大脑皮质的发展有关，为**新小脑** neocerebellum。

（二）小脑皮质细胞构筑特点

小脑皮质的神经元由内向外排成 3 层：颗粒细胞层、梨状细胞层和分子层（图 14-29）。

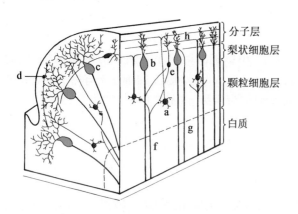

a. 颗粒细胞；b. 梨状细胞；c. 篮状细胞；d. 星形细胞；
e. Golgi 细胞；f. 苔藓纤维；g. 攀缘纤维；h. 平行纤维

图 14-29　小脑皮质的细胞构筑模式图

1. **颗粒细胞层** granular cell layer　由大量密集的颗粒细胞构成，颗粒细胞的树突与主要来自脊髓、脑桥核、脑干网状结构等处的苔藓纤维形成突触联系；颗粒细胞的轴突进入分子层呈"T"形分叉，形成与小脑叶片长轴平行的平行纤维 parallel fiber。颗粒细胞属兴奋性中间神经元。

2. **梨状细胞层** Purkinje cell layer　由单层的**梨状细胞**（Purkinje 细胞）构成。其树突呈扇形伸入分子层，扇面方向与平行纤维垂直，并与平行纤维形成大量的突触联系，细胞的树突与来自对侧下橄榄核的攀缘纤维 climbing fiber 直接形成突触联系，后者是小脑的另一兴奋性传入纤维，对细胞有很强的兴奋作用。梨状细胞的轴突是小脑皮质唯一的传出通路，大部分止于小脑核，小部分止于前庭神经核，对这些核团起抑制作用。

3. **分子层** molecular layer　细胞成分少，主要由颗粒

细胞的轴突、梨状细胞的树突构成。

（三）小脑的纤维联系和功能

1. **前庭小脑（古小脑）**　主要接受来自同侧前庭神经节和前庭神经核发出的纤维，经小脑下脚入小脑。传出纤维由绒球小结叶皮质直接发出，主要至同侧前庭神经核，经前庭脊髓束和内侧纵束，调节躯干肌和眼球外肌运动神经元的功能，并借此参与肌紧张、身体平衡等的调节（图 14-30）。

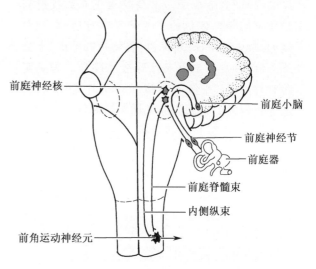

图 14-30　前庭小脑的主要传入、传出联系

2. **脊髓小脑（旧小脑）**　传入纤维主要来自脊髓小脑束（包括脊髓小脑前、后束，脊髓小脑吻侧束和楔小脑束）的纤维，获取运动过程中身体位置与肌张力各种变化着的信息。其传出纤维经顶核和中间核（球状核和栓状核）接替后离开小脑。其中，小脑蚓部发出纤维至顶核，经接替后投射到前庭神经核和网状结构，通过前庭脊髓束和网状脊髓束，支配同侧前角内侧部运动神经元，调节躯干肌和肢体近侧端肌的肌张力和运动协调。小脑半球中间部发出的纤维经中间核接替后，经小脑上脚交叉至对侧，一部分纤维终止于对侧红核，另一部分纤维止于对侧背侧丘脑腹外侧核，接替后投射到对侧大脑皮质运动区。再分别经红核脊髓束和皮质脊髓束，止于同侧脊髓前角外侧部运动神经元，调节运动中的肢体远侧端肌的肌张力和运动协调（图 14-31）。

3. **大脑小脑（新小脑）**　传入纤维来自对侧脑桥核，经小脑中脚至小脑新皮质，接受来自对侧大脑皮质（特别是额叶和顶叶）的信息。传出纤维经小脑齿状核接替后，经小脑上脚交叉到对侧，终止于对侧背侧丘脑腹外侧核，再投射到大脑皮质运动

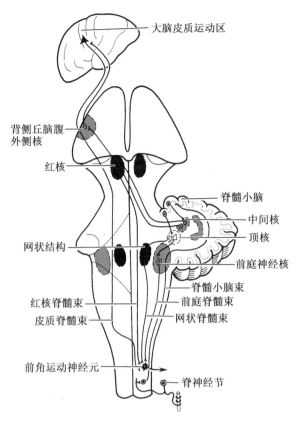

图 14-31　脊髓小脑的主要传入、传出联系

标注（自上而下、自左而右）：
大脑皮质运动区
背侧丘脑腹外侧核
红核
网状结构
红核脊髓束
皮质脊髓束
前角运动神经元
脊髓小脑
中间核
顶核
前庭神经核
脊髓小脑束
前庭脊髓束
网状脊髓束
脊神经节

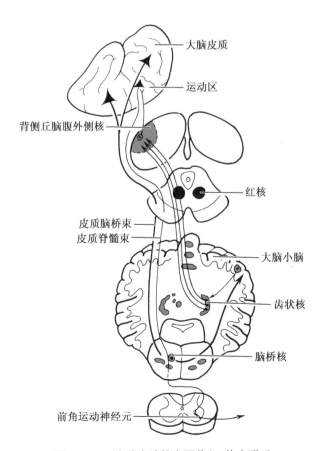

图 14-32　大脑小脑的主要传入、传出联系

标注：
大脑皮质
运动区
背侧丘脑腹外侧核
皮质脑桥束
皮质脊髓束
红核
大脑小脑
齿状核
脑桥核
前角运动神经元

区。大脑皮质运动区发出皮质脊髓束，经锥体交叉到同侧脊髓前角外侧部运动神经元（图 14-32）。通过小脑-大脑反馈，影响大脑对肢体精细运动的起始、计划和协调，包括确定运动的力量、方向及范围。

【临床意义】

1. 原小脑综合征　前庭小脑损伤所致，患者表现为：平衡失调，站立不稳，行走时两腿间距过宽，步态蹒跚。

2. 新小脑综合征　小脑半球损伤所致，也常累及旧小脑。患者表现为：患侧肢体共济失调，运动时关节和肌之间不协调，不能准确地用手指点鼻（指鼻试验阳性），不能快速作交替运动（轮替运动不能）；肢体运动时，表现为非随意有节奏的摆动，当接近目标时，摆动加剧（意向性震颤），此外，患者还表现为肌张力低下和眼球震颤。

三、间脑

间脑 diencephalon 位于中脑和端脑之间，由胚胎时的前脑泡发育而来。除腹侧部的视交叉、视束、灰结节、漏斗、垂体和乳头体露于脑底外，间脑的其他部分被大脑半球所覆盖（图 14-9）。间脑可分为背侧丘脑、上丘脑、下丘脑、后丘脑和底丘脑 5 个部分。其体积不到中枢神经系统的 2%，但结构和功能相当复杂，是仅次于端脑的中枢高级部位。

间脑中间的矢状狭窄间隙为**第三脑室**，后者顶部为第三脑室脉络组织，底为视交叉、灰结节、漏斗和乳头体；前界为终板，后经中脑导水管通第四脑室，两侧为背侧丘脑和下丘脑（图 14-10，图 14-33）。

（一）背侧丘脑

背侧丘脑 dorsal thalamus 又称**丘脑**（图 14-33 至图 14-35），为两个椭圆形的灰质团块借**丘脑间黏合**连接而成，前端突出称**丘脑前结节**，后端膨大称**丘脑枕**，两侧背侧丘脑之间为第三脑室，第三脑室侧壁有一自室间孔走向中脑导水管的浅沟，称**下丘脑沟** hypothalamic sulcus，是背侧丘脑和下丘脑的分界线。

在背侧丘脑内部有一自外上斜向内下的"Y"形白质板，称**内髓板** intenal medullary lamina，将背侧丘脑分隔为 3 个部分（图 14-36）：内髓板前部分

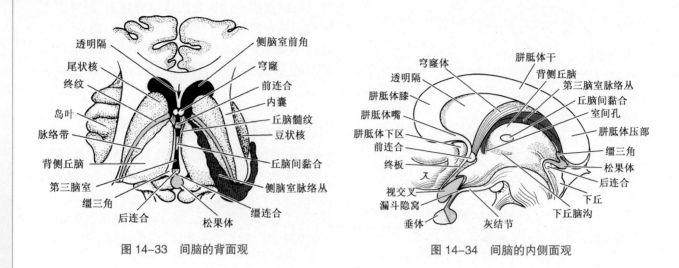

图 14-33 间脑的背面观

图 14-34 间脑的内侧面观

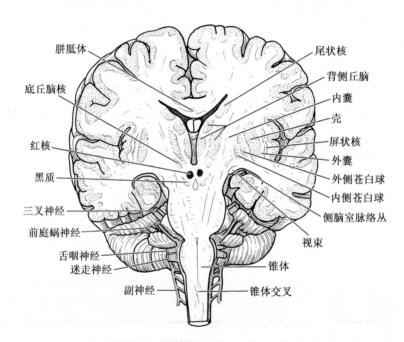

图 14-35 脑冠状切面(示底丘脑核)

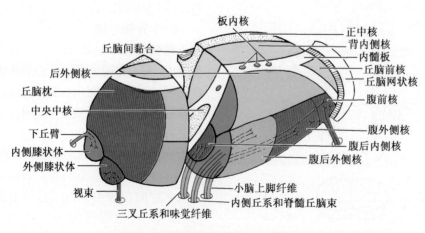

图 14-36 人右侧背侧丘脑核团的立体观(丘脑网状核仅显示一部分)

叉处前方的**前核群**、**内侧核群**、**外侧核群**分别位于内髓板的内侧和外侧。外侧核群分为背、腹两层，这两层核团之间无明显界限。背层核群由前向后分为**背外侧核**、**后外侧核**和**丘脑枕**；腹层核群由前向后分为**腹前核** ventral anterior nucleus、**腹中间核** ventral intermediate nucleus（又称**腹外侧核**）和**腹后核** ventral posterior nucleus，腹后核又分为**腹后外侧核** ventral posterolateral nucleus 和**腹后内侧核** ventral posteromedial nucleus。此外，在内髓板内有若干**板内核**，第三脑室侧壁的薄层灰质称**正中核**；在背侧丘脑外面还有薄层的**丘脑网状核**。

上述众多的背侧丘脑核团可归纳为以下 3 类。

1. **非特异性投射核团** 在进化上比较古老，包括正中核和板内核等，主要接受脑干网状结构的传入纤维，传出纤维至下丘脑和纹状体等结构，与这些结构形成往返的纤维联系。脑干网状结构上行激动系统的纤维，经这些核团中继后，投射到大脑皮质广泛区域，参与调节机体的觉醒状态。

2. **联络性核团** 在进化上属最新的背侧丘脑核群，包括内侧核、外侧核群背层及前核群，接受广泛的传入纤维，与大脑皮质联络区有往返的纤维联系。

3. **特异性中继核团** 在进化上属较新的背侧丘脑核群，包括腹前核、腹中间核和腹后核。其中腹前核和腹中间核主要接受小脑齿状核、纹状体和黑质的纤维，发出纤维到大脑皮质运动区。腹后内侧核接受三叉丘系和由孤束核发出的味觉纤维，腹后外侧核接受内侧丘系和脊髓丘系的纤维。腹后核发出纤维投射到大脑皮质中央后回的躯体感觉中枢。上述腹后核传入纤维的终止有严格的定位关系，即传导头面部感觉信息的纤维投射到腹后内侧核，传导上肢、躯干和下肢感觉信息的纤维由内向外依次投射到腹后外侧核。

因此，背侧丘脑是皮质下感觉的最后中继站，并可能感知粗略的痛觉。当背侧丘脑受损时，可引起感觉功能障碍和痛觉过敏、自发性疼痛等。此外，通过腹中间核和腹前核，将大脑皮质与小脑、纹状体、黑质连为一体，实现对躯体运动的调节。

（二）后丘脑

后丘脑 metathalamus 位于丘脑枕后下方，包括**内侧膝状体** medial geniculate body 和**外侧膝状体** lateral geniculate body（图14-36），属特异性中继核。内侧膝状体接受下丘经下丘臂来的听觉纤维，经中继后发出纤维组成听辐射，投射至颞叶的听觉中枢；外侧膝状体接受视束的传入纤维，中继后发出纤维组成视辐射，投射至枕叶的视觉中枢。

（三）上丘脑

上丘脑 epithalamus 位于第三脑室顶部的周围，包括**松果体** pineal body、**缰三角**和**丘脑髓纹**等（图14-33）。松果体为内分泌腺，产生褪黑素，具有抑制性腺和调节生物钟的功能。十几岁后松果体钙化倾向明显增加，可作为 X 线诊断颅内占位性病变的定位标志。丘脑髓纹是位于背侧丘脑背侧面和内侧交界处的一束纵行纤维。髓纹纤维来自隔核，它向后进入缰三角，止于缰三角内的缰核，缰核发出纤维经**后屈束**止于脚间核，因此，缰核是边缘系统与中脑之间的中继核。

（四）底丘脑

底丘脑 subthalamus 是间脑与中脑之间的移行区，内含底丘脑核，与纹状体、黑质、红核等有密切的纤维联系（图14-35）。属锥体外系的重要结构。

（五）下丘脑

下丘脑 hypothalamus 位于背侧丘脑下方，构成第三脑室侧壁的下半和底壁，上方借下丘脑沟与背侧丘脑为界。在脑底面，**视交叉** optic chiasma 和**终板**位于下丘脑最前部，向后延伸为视束，视交叉后方有**灰结节** tuber cinereum，灰结节向前下移行为**漏斗** infundibulum 和**垂体** hypophysis，灰结节后方有**乳头体**（图14-10）。

下丘脑神经核团边界不甚明显，细胞大小不一，以肽能（如后叶升压素、催产素、生长抑素等）神经元为主。主要核团有：在视交叉背外侧的**视上核** supraoptic nucleus、第三脑室侧壁上部的**室旁核** paraventricular nucleus、漏斗深面的**漏斗核** infundibular nucleus、中线两侧视交叉上方的**视交叉上核**、乳头体深面的**乳头体核**等（图14-37）。

下丘脑的纤维联系较复杂，其传入纤维有两类（图14-38）：**前脑内侧束** medial forebrain bundle，起自端脑边缘系的隔核和嗅脑，经下丘脑外侧区至中脑被盖，与下丘脑有往返纤维联系；**穹窿** fornix，是下丘脑最粗大的传入纤维束，起自海马，止于乳头体核。经脑干和脊髓传导的躯体和内脏信息，主要经网状结构中继到达下丘脑。下丘脑的传出纤维主要有：①乳头丘脑束和乳头被盖束，分别自乳头体核投射到背侧丘脑前核群和中脑被盖，前者与大脑皮质扣带回有往返纤维联系。②**下丘脑 –**

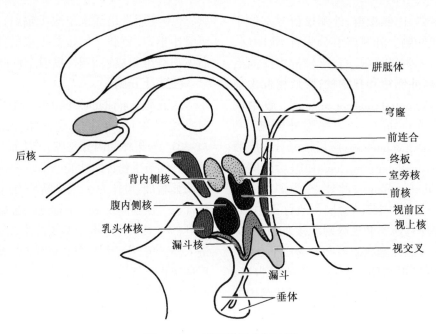

图 14-37　下丘脑的主要核团

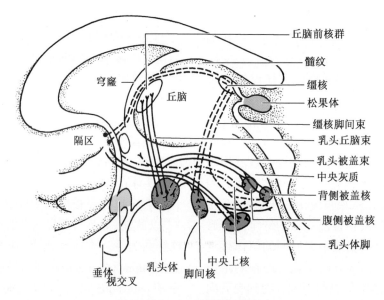

图 14-38　下丘脑的纤维联系

脑干、脊髓纤维：自室旁核至迷走神经背核和脊髓侧角；**背侧纵束** dorsal longitudinal fasciculus，自室周灰质至中脑中央灰质和被盖。③**下丘脑垂体束** hypothalamohypophyseal tract：**视上垂体束**和**室旁垂体束**分别起自视上核和室旁核，将下丘脑神经内分泌神经元产生的升压素和催产素等运输至正中隆起或垂体后叶（神经垂体），再经垂体后叶的血管扩散到全身。**结节垂体束**或**结节漏斗束**起自漏斗核和下丘脑基底内侧部的一些神经元，止于正中隆起的毛细血管，将促肾上腺皮质激素（ACTH）、促激

素释放或抑制素等神经内分泌物质经**垂体门脉系统**运送至垂体前叶，控制垂体前叶的内分泌功能（图 14-39）。

　　下丘脑的功能：下丘脑为神经内分泌中心，通过下丘脑与垂体之间的联系，将神经调节与体液调节融为一体。下丘脑是皮质下调节内脏活动的高级中枢，参与对体温、摄食、生殖、水电解质平衡和内分泌活动等的调节；通过下丘脑与边缘系统的联系，参与对情绪活动的调节；此外，视交叉上核与人类昼夜节律有关，调节人体的昼夜节律。

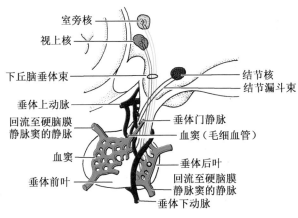

图 14-39　下丘脑与垂体间的联系

的最高级中枢,由胚胎时的前脑泡演化而来,人类大脑半球高度发育,遮盖间脑和中脑,左、右大脑半球借胼胝体相连。大脑半球的结构包括:**大脑皮质、白质或髓质、基底核和侧脑室。**

四、端脑

端脑 telencephalon 包括左、右大脑半球,是脑

(一)端脑的外形和分叶

大脑半球表面有许多隆起的脑回和深陷的脑沟。**大脑纵裂** cerebral longitudinal fissure 分隔左、右大脑半球,纵裂的底为胼胝体。**大脑横裂** cerebral transverse fissure 分隔大脑与小脑。每侧大脑半球有 3 个面,即上外侧面、内侧面和底面。半球表面有 3 条恒定的沟,借此将半球分为 5 叶(图 14-40,图 14-41):**外侧沟** lateral sulcus,又称 Sylvian 裂,是半球最深的沟,起自半球的下面,转至上外侧面行向后上方;**中央沟** central sulcus,起自半球上缘中点稍后方,斜向前下,下端与外侧沟隔一脑回,上

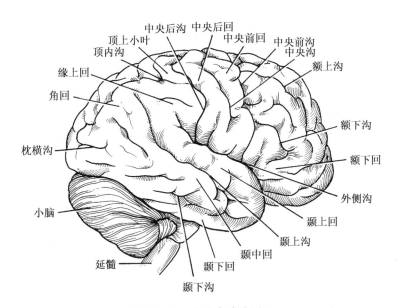

图 14-40　大脑半球外侧面

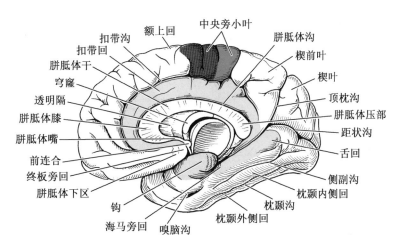

图 14-41　大脑半球内侧面

端延转至半球内侧面;**顶枕沟** parietooccipital sulcus,位于半球内侧面的后部,由前下斜向后上并转延至上外侧面。中央沟以前,外侧沟以上的部分为**额叶** frontal lobe;中央沟以后,顶枕沟以前的部分为**顶叶** parietal lobe;外侧沟以下的部分为**颞叶** temporal lobe;顶枕沟以后的部分为**枕叶** occipital lobe,在上外侧面枕叶的前界是自顶枕沟到**枕前切迹**(枕极前方约 4 cm 处)的连线;在外侧沟深面,被额、顶、颞 3 叶掩盖的岛状皮质称为**岛叶** insula(图 14-42)。

在额叶中央沟前方,有一条与之平行的**中央前沟**,两沟间为**中央前回** precentral gyrus;中央前沟的前方,有两条与半球上缘大致平行的沟,分别称为**额上沟**和**额下沟**;两沟将上外侧面额叶其余部分分为**额上回**、**额中回**和**额下回**。在顶叶中央沟的后方,也有一条与其平行的沟称**中央后沟**,两沟之间的脑回称**中央后回** postcentral gyrus;中央后沟后方有一条与半球上缘平行的沟称**顶内沟**,借此将顶叶其余部分分为上方的**顶上小叶**和下方的**顶下小叶**,顶下小叶中包绕外侧沟末端的部分称**缘上回** supramarginal gyrus,围绕颞上沟末端的部分称为**角回** angular gyrus。在颞叶,有两条大致与外侧沟平行的**颞上沟**和**颞下沟**,两沟将颞叶分为**颞上回**、**颞中回**和**颞下回**;颞上回转入外侧沟底可见 2~3 条自外上斜向内下的**颞横回** transverse temporal gyrus。

在半球内侧面(图 14-41),中央前、后回背外侧面延至内侧面的部分为**中央旁小叶** paracentral lobe,在中部有前后方向呈弓形的巨大纤维束断面,称为**胼胝体**,在胼胝体背面有**胼胝体沟**,其上方有与之平行的**扣带沟** cingulate gyrus,两者之间的脑回为**扣带回**,胼胝体沟绕过胼胝体后方,向前移行为**海马沟**。在胼胝体后下方有呈弓形的**距状沟**

calcarine sulcus,向后行至枕叶后端,此沟中部与顶枕沟相续,距状沟与顶枕沟之间称**楔叶**,距状沟下方为**舌回**。

在半球的底面(图 14-41,图 14-43),额叶靠内侧有纵行的**嗅束**,其前端膨大为**嗅球**,与嗅神经相连,后端扩大为**嗅三角**,嗅三角与视束之间的区域称**前穿质**,有许多小血管穿入脑实质内。颞叶下面有与半球下缘平行的**枕颞沟**,此沟内侧与之平行的浅沟为**侧副沟**。侧副沟内侧为**海马旁回** parahippocampal gyrus(又称**海马回**),海马旁回前端弯曲称**钩** uncus。海马旁回内侧为**海马沟**,沟的上方呈锯齿状的窄条皮质称**齿状回** dentate gyrus,在齿状回外侧,侧脑室下角底壁上有一弓状隆起的**海马** hippocampus。海马和齿状回构成**海马结构** hippocampal formation(图 14-44)。

在半球内侧面,可见位于胼胝体周围和侧脑室下角底壁的一圈弧形结构,包括隔区(胼胝体下区和终板旁回)、扣带回、海马旁回、海马和齿状回等,在进化上属于原、旧皮质,上述结构加上岛叶前部、颞极,合称为**边缘叶** limbic lobe(图 14-41)。

传统上认为,额叶与躯体运动、语言及高级思维活动有关,顶叶与躯体感觉、味觉及语言等有关,枕叶与视觉信息整合有关,颞叶与听觉、语言和学习记忆功能有关,岛叶与内脏感觉有关,边缘叶与情绪、行为和内脏活动有关。

(二)端脑的内部结构

大脑半球表层的灰质称大脑皮质,深面的白质又称髓质,白质中的若干灰质团块为基底核。半球内的室腔为侧脑室。

1. **侧脑室** lateral ventricle 左右各一,内含脑脊液,略呈"C"形延伸至半球各叶,可分为 4 部,

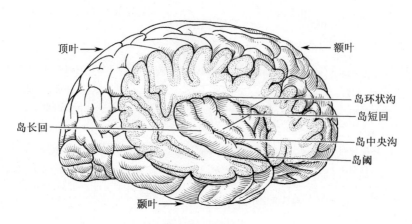

图 14-42 岛叶

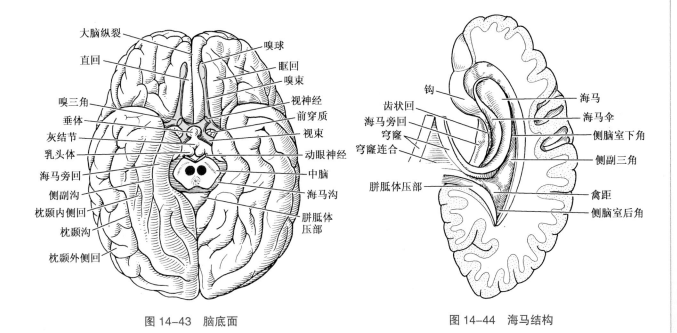

图 14-43 脑底面

图 14-44 海马结构

中央部位于顶叶，自此向前、后、下发出 3 个角：前角向前伸入额叶，后角向后伸入枕叶，下角向前下伸入颞叶（图 14-45，图 14-46）。侧脑室经**室间孔** interventricular foramen 与第三脑室相通。在中央部和下角有侧脑室脉络丛，产生脑脊液。

2. **基底核** basal nuclei 包括纹状体、屏状核和杏仁体（图 14-47）。

（1）**纹状体** corpus striatum：包括尾状核和豆

状核，在前端两核借灰质条索互相连接。外观呈条纹状，故称纹状体。**尾状核** caudate nucleus（图 14-33）位于背侧丘脑的外侧，呈 "C" 形围绕豆状核和背侧丘脑，可分为头、体、尾 3 部，延伸于侧脑室前角、中央部和下角。**豆状核** lentiform nucleus 位于背侧丘脑的外侧，岛叶的深部，在水平切面上该核呈尖向内侧的楔形，且被 2 个白质板分为 3 部，外侧部称**壳** putamen，内侧的两部分合称为**苍白球**

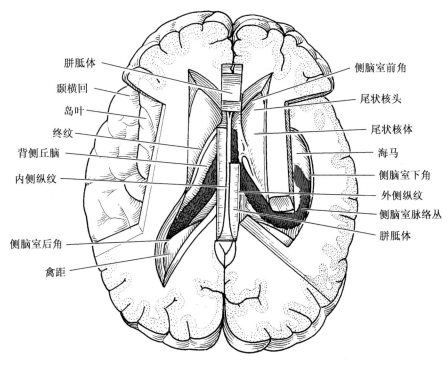

图 14-45 侧脑室

275

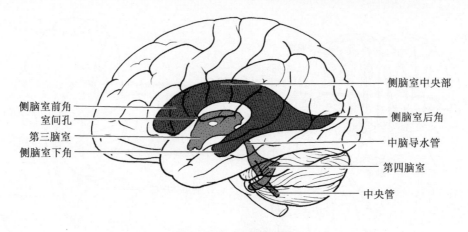

图 14-46　侧脑室投影

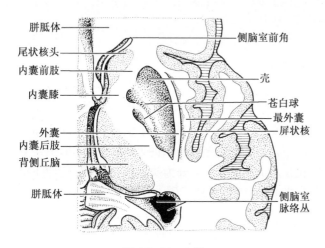

图 14-47　内囊

globus pallidus（图 14-47）。在种系发生上，尾状核和壳属于较新的结构，故称**新纹状体**；苍白球为较古旧的部分，称**旧纹状体**。纹状体是锥体外系的重要组成部分，是躯体运动的一个主要调节中枢。

（2）**屏状核** claustrum：为岛叶与豆状核之间的薄层灰质，屏状核与壳之间的薄层白质为**外囊**，屏状核与岛叶之间的白质为**最外囊**。屏状核的功能不明。

（3）**杏仁体** amygdaloid body：位于海马旁回钩深面，与尾状核相连，为边缘系统的组成部分。其传入纤维来自嗅脑、间脑和新皮质等。传出纤维至间脑、额叶皮质和脑干，与情绪及内分泌和内脏活动的调节有关。

3. **大脑皮质** cerebral cortex　是神经系统的最高级中枢。按种系发生可将大脑皮质分为古或原皮质（海马和齿状回）、旧皮质（嗅脑）和其余大部分的新皮质。原皮质和旧皮质为 3 层结构，新皮质基本为 6 层结构。

（1）**大脑新皮质的分层**：新皮质的 6 层结构是：Ⅰ为分子层，Ⅱ为外颗粒层，Ⅲ为外锥体细胞层，Ⅳ为内颗粒层，Ⅴ为内锥体细胞（或节细胞）层，Ⅵ为多形细胞层（图 14-48）。以内颗粒层为界，又可将皮质分为粒上层（Ⅰ~Ⅲ层）和粒下层（Ⅴ、Ⅵ层）。粒上层在人脑最为发达（原、旧皮质无此层），接受和发出联络性纤维，完成皮质内联系。内颗粒层主要接受间脑的特异性投射纤维的传入。粒下层主要发出投射纤维与皮质下结构联系，控制躯体运动和内脏运动。

（2）**大脑皮质各层神经元相互作用方式**：①反馈：如第Ⅳ层的马丁诺蒂（Martinotti）细胞可由锥体细胞的轴突接受信息，再经本身的轴突与锥体细胞的树突形成突触联系。②同步：第Ⅰ层水平细胞的轴突可同时与多个锥体细胞的树突形成突触，产生同步效应。③汇聚：第Ⅳ层内颗粒细胞可同时接受传入和传出纤维侧支，进行整合处理。④扩散：一根传入纤维可终止于Ⅱ、Ⅲ、Ⅳ层的不同神经元，引起信息的广泛扩散。⑤局部回路：在大脑皮质的各类神经元中，存在大量的神经回路，是协调大脑神经活动的重要形态学基础（图 14-48）。

（3）**大脑皮质的分区**：大脑新皮质的基本结构形式是 6 层细胞构筑，但其存在区域差异，学者们根据皮质的细胞构筑和神经纤维的配布，将整个大脑皮质分成若干区。较常用的是 Brodmann 分区法，将大脑皮质分为 52 区（图 14-49，图 14-50）。

（4）**皮质柱**：是贯穿大脑皮质全层的**柱状结构** columnar organization。柱状结构的大小不等，可占一个或几个神经元的宽度。每个皮质柱由各种神经元构成，均有其传入、传出及联络神经纤维，构成垂直的柱内回路，也可通过柱内神经元的轴突和轴突侧支与相邻的皮质柱相联系。皮质柱被认为是大脑皮质的结构和功能单位，传入冲动进入Ⅳ层，在柱内垂直扩布，最后由Ⅴ、Ⅵ层细胞发出传出冲动离开大脑皮质。

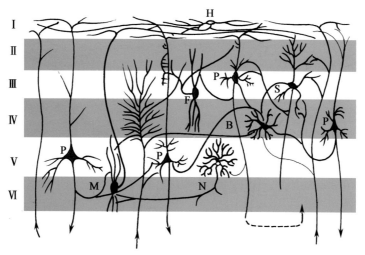

P. 锥体细胞；M. 马丁诺蒂细胞；F. 梭形细胞；H. 水平细胞；B. 篮状细胞；
N. 神经胶质样细胞；S. 星形细胞

图 14-48　新皮质神经元相互间及与传入纤维(蓝色)间联系模式图

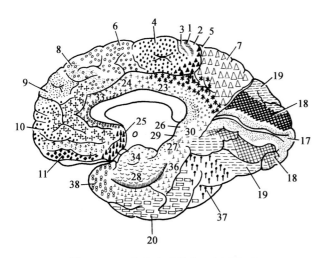

图 14-49　大脑皮质的分区(内侧面)

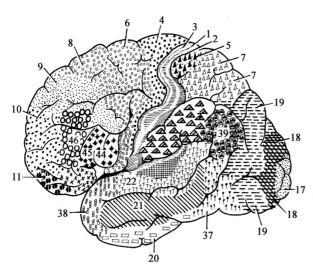

图 14-50　大脑皮质的分区(外侧面)

(5) **大脑皮质的功能定位**：大脑皮质不同区域执行不同的主要功能，这些具有一定功能的脑区称为"中枢"。但是这些中枢只是执行某种功能的核心部位，与其相邻的皮质也可能有类似的功能。如中央前回主要司全身骨骼肌的随意运动，但也接受部分感觉信息；中央后回司躯体感觉，但刺激它也可引发少量运动。因此，大脑皮质功能定位是相对的，当某一中枢受损时，其他相关的脑区可产生一定的代偿。此外，大脑皮质的大部分区域不局限于某种功能，而是对各种信息进行加工整合，完成更高级的神经精神活动，称为**联络区**。

1) **第Ⅰ躯体运动区** primary motor area(图14-51)：位于中央前回和中央旁小叶前部，包括Brodmann 4区和6区。该区管理人体各部骨骼肌收缩，特点为：①投射定位关系上下颠倒，足在上，头在下，但头面部正立，即中央前回最上部和中央旁小叶前部与下肢运动有关，中部与躯干和上肢运动有关，下部与面、舌、咽、喉运动有关；②左右交叉，即一侧运动区控制对侧肢体的运动，但一些与联合运动有关的肌则受双侧运动区控制，如面上部肌、咀嚼肌、呼吸肌和躯干、会阴肌；③身体各部皮质投影区的大小取决于所执行功能的重要性和复杂程度，与身体靶区或器官的大小无关。该区接受中央后回、背侧丘脑腹前核、腹外侧核和腹后核的纤维。发出纤维组成锥体束，至脑干躯体运动核和脊髓前角，控制骨骼肌随意运动。中央前回第Ⅴ层中巨型锥体细胞(Betz细胞)的轴突是锥体束中最粗大的纤维，支配精细的随意运动。

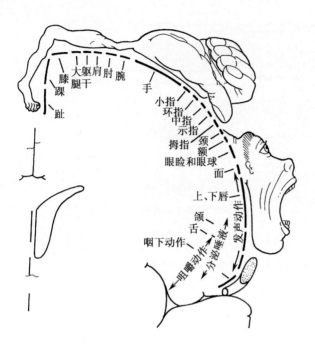

图 14-51　人体各部在第Ⅰ躯体运动区的定位

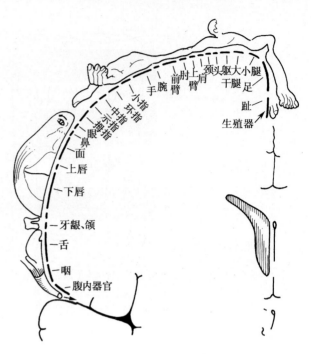

图 14-52　人体各部在第Ⅰ躯体感觉区的定位

2) **第Ⅰ躯体感觉区** primary somatosensory area (图 14-52):位于中央后回和中央旁小叶后部(3、1、2 区),接受背侧丘脑腹后核传来的对侧半身体痛、温、触、压觉及位置觉和运动觉信息。身体各部在此区的投影与第Ⅰ躯体运动区相似:①上下颠倒,但头部正立;②左右交叉;③身体各部在该区投影的大小取决于该部感觉的灵敏程度,与形体的大小无关。

此外,在人脑还有第Ⅱ躯体运动区和第Ⅱ躯体感觉区,均位于中央前、后回下面的岛叶皮质,两者相互重叠,与对侧上、下肢运动的控制和双侧躯体感觉有关。

3) **视觉区** primary visual cortex:位于枕叶内侧面距状沟两侧皮质(17 区),接受来自外侧膝状体发出的视辐射纤维。因视神经在视交叉处来自鼻侧半视网膜节细胞的轴突交叉到对侧,因此一侧视区接受同侧视网膜颞侧半和对侧视网膜鼻侧半传来的视觉信息,故一侧视区损伤可导致双眼对侧视野同向性偏盲。

4) **听觉区** primary auditory cortex:位于颞横回(41、42 区),接受内侧膝状体发出的传导两耳听觉信息的听辐射纤维。因此,一侧听区损伤,可引起双耳听力下降,但不致全聋。

5) **平衡觉区**:一般认为位于中央后回下部头面部代表区附近。

6) **味觉区** gustatory cortex:可能位于中央后回下方的岛叶。

7) **嗅觉区** olfactory cortex:位于海马旁回钩的附近。

8) **语言中枢** language centers:思维、意识、语言等高级神经功能活动是人类大脑皮质所特有的。因此,人的大脑皮质还存在语言中枢。语言中枢通常在一侧半球上发展,与语言功能有关的半球称为**"优势半球"**,绝大多数人的语言中枢位于左侧半球,仅极少数善用左手(左利手)者其语言中枢在右侧半球。语言中枢包括说话、听话、书写和阅读 4 个区(图 14-53)。

① **运动性语言中枢**(说话中枢):位于额下回后部(44、45 区),又称 Broca 区,若该区受损,虽患者的发音器官未瘫痪,也能发出声音,但不能说出连续字、句(电报式语言),称**运动性失语症**。

② **书写中枢**:位于额中回后部(8 区)近中央前回的上肢特别是手的代表区。若该区受损,虽然手部的运动没有障碍,但不能写出正确的文字,称**失写症**。

③ **听觉性语言中枢**:位于颞上回后部(22 区),该区能调整自己的语言,听取和理解别人的语言。若该区受损,虽然患者的听觉正常,能够听到别人讲话,但不能听懂、理解别人说话的意思,自己讲话常错、乱而不自知,故不能正确回答问题和正常说

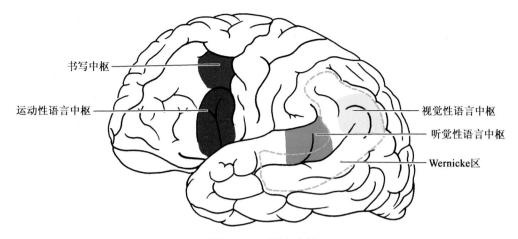

图 14-53　语言中枢

话,称感觉性失语症。

④ 视觉性语言中枢(阅读中枢):位于角回(39区),靠近视觉中枢。若该区受损,视觉无障碍,但患者不能理解文字符号的意义,称为失读症。

听觉性语言中枢与视觉性语言中枢没有明显的界线,两者均包含于 Wernicke 区内,该区包括颞上回后部、颞中回后部及缘上回和角回。Wernicke 区损伤,将导致严重的感觉性失语症。此外,各语言中枢并不是彼此孤立存在的,它们之间有着密切的联系,语言能力需要大脑皮质有关区域协调配合才能完成。人类左、右大脑半球的功能基本相同,但由于长期的进化和发育,导致左、右大脑半球的功能呈不对称性。左侧大脑半球与语言、意识、数学分析等密切相关,右侧大脑半球则主要感知非语言信息、音乐、图形和时空概念。因此,左、右大脑半球各有其优势,称之为大脑半球功能侧化 lateralization。但是两半球间互相协调与配合才能

完成各种高级神经精神活动。

4. 大脑半球的髓质　由大量神经纤维组成,可分为以下 3 类。

(1) 联络纤维:是连接同侧大脑半球内的回与脑回或叶与叶之间的纤维。短纤维联系相邻的脑回称弓状纤维。长纤维联系同侧大脑半球各叶,主要的有:①钩束:连接额、颞叶的前部。②上纵束:连接额、顶、枕、颞叶。③下纵束:连接枕叶和颞叶。④扣带:位于扣带回和海马旁回的深部,连接边缘叶的各部。

(2) 连合纤维:是连接左、右半球皮质的纤维,包括胼胝体、前连合和穹窿连合(图 14-54)。

1) 胼胝体 corpus callosum:位于大脑纵裂底,是最大的连合纤维,连接两侧大脑半球相对应部位的皮质,在脑的正中矢状切面上呈弓形,由前向后可分为嘴、膝、干和压部 4 部分。嘴部向下连于第三脑室前壁的终板。

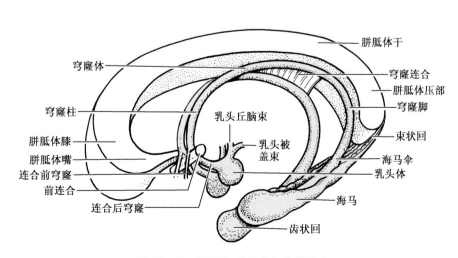

图 14-54　胼胝体、前连合和穹窿连合

2）**前连合** anterior commissure：紧邻终板的后方，穹窿柱的前方，连接左、右侧嗅球和颞叶。

3）**穹窿** fornix 和**穹窿连合** fornical commissure：穹窿是海马发出至下丘脑乳头体的弓形纤维束，贴近胼胝体下方前行并互相靠近。其中一部分纤维越至对侧，连接对侧海马，称穹窿连合。连接边缘叶各部。

（3）**投射纤维**：联系大脑皮质和皮质下中枢的上、下行纤维，这些纤维绝大多数通过内囊（图14-35，图14-47，图14-55）。

内囊 internal capsule 为一宽厚白质，位于尾状核、背侧丘脑与豆状核之间。在端脑水平切面上，内囊呈尖向内侧的"><"形，可分为3部分：①**内囊前肢**（或称**额部**）：位于豆状核与尾状核之间，有额桥束和丘脑前辐射的纤维通过。②**内囊后肢**：位于豆状核与背侧丘脑之间，有皮质脊髓束、皮质红核束、丘脑中央辐射、顶枕颞桥束、视辐射和听辐射的纤维通过。③**内囊膝**：位于内囊前、后肢会合处，有皮质核束通过。

【临床意义】

内囊损伤时，患者可出现对侧半身浅、深感觉丧失（丘脑中央辐射受损），对侧半身痉挛性瘫痪（皮质脊髓束、皮质核束受损），伤侧视野的鼻侧偏盲和健侧视野的颞侧偏盲（视辐射损伤），即所谓的"三偏症"。

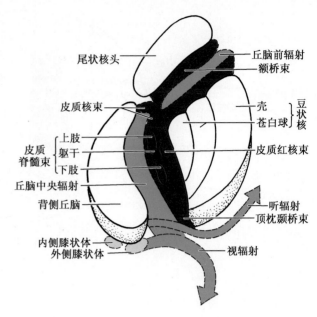

图14-55 内囊模式图

（三）边缘系统

边缘系统 limbic system 由边缘叶及其他有关的皮质和皮质下结构（如杏仁体、下丘脑、上丘脑、背侧丘脑前核和中脑被盖等）共同组成（图14-56）。该系统在进化上属脑的古老部分，与嗅觉和内脏活动的调节、情绪反应及性活动密切相关，还涉及个体生存功能（如觅食、防御、攻击等）和种系延续，海马还与学习记忆功能有关系。

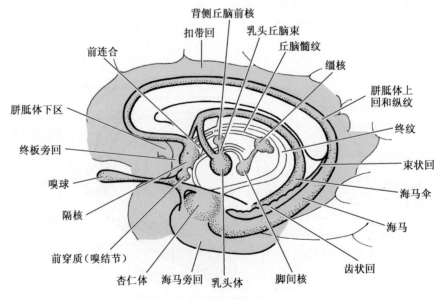

图14-56 嗅脑和边缘系统模式图

[复习思考题]

1. 脊髓 T_4 水平半横断损伤会出现哪些症状？简述引起这些症状的原因。

2. 脑干内脑神经躯体运动核有哪些？分别位于什么部位？简述它们的纤维联系。

3. 间脑有哪些特异性中继核团？试述它们的纤维联系。

4. 简述内囊的位置、分部、各部通过的纤维束。若一侧内囊损伤，患者会出现什么功能障碍？并简述引起这些症状的原因。

The Central Nervous System

【Summary】The central nervous system is consisted of the brain and spinal cord, both of which develop from the embryonic neural tube. The spinal cord may be considered as an extension of the brain. The brain contains more than 90 percent of the total neurons in the body. It is divided into four principal parts: brain stem, cerebellum, diencephalon and telencephalon.

The telencephalon has the right and left hemispheres, with the largest part being the cerebrum. Because the cerebrum is extensively expanded in human, it completely envelops the diencephalon and obscures much of the rhombencephalon. The cerebral cortex covers the surface of the cerebrum, with the gray matter occupying the layers and the white matter located deep to the gray matter. Deep inside each cerebral hemisphere are several additional gray matter structures called the basal ganglia (or basal nuclei). The cerebal cortex is folded, with the ridges called convolutions or gyri that are separated by fissures called sulci. Based on several consistent large sulci as landmarks, each hemisphere is divided into the frontal, parietal, temporal and occipital lobes. A portion of the cerebral cortex called the insula is located deep within the lateral fissure. The insula is covered by portions of the frontal, parietal and temporal lobes. The main functional areas of the cerebal cortex are primary motor, primary sensory, visual association and auditory association areas. Included in the basal ganglia are the long arching caudate nucleus, the amygdaloid complex, the lentiform nucleus and the claustrum. The basal ganglia, as with the neurons of the precentral gyrus, participates in somatic motor functions. There are three types of fiber tracts in the white matter of the cerebrum: projection tracts, association tracts and commissural tracts. The diencephalon is mostly buried by the cerebral hemispheres, which can be divided into five parts: (dorsal) thalamus, hypothalamus, epithalamus, metathalamus and subthalamus. The structures involved in emotional responses are referred to as the limbic system. Midbrain, pons and medulla oblongata are collectively called as the brain stem, which is located between the diencephalon and spinal cord. The cerebellum is composed of two lateral cerebellar hemispheres connected in the midline by the vermis. The surface of the cerebellum consists of a thin cortex of gray matter. The cerebellum coordinates the activities of the skeletal muscles through sensory information carried to it from receptors for proprioception, equilibrium and balance.

The spinal cord performs two main functions: ① conducting nerve impulses to and from the brain; ② processing sensory information in a limited manner, making it possible for the cord to initiate stereotyped reflex actions without the control by higher centers in the brain. The spinal cord is located in the vertebral canal of the vertebrae. It can be divided into cervical, thoracic, lumbar, sacral and coccygeal segments. The cervical, thoracic, lumbar, sacral, coccygeal nerves leave the vertebral canal via the intervertebral foramen. The spinal cord, like the brain, consists of areas of white matter and gray matter.

（中南大学 严小新 范春玲）

数字课程学习……

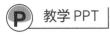 教学PPT 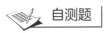 自测题 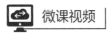 微课视频 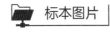 标本图片 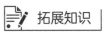 拓展知识

第十五章

周围神经系统

学习目标

一、掌握

1. 脊神经的构成、区分,前、后根和前、后支的纤维成分及前支的分布概况。

2. 颈丛的组成、位置,皮支的名称及膈神经的组成、行径和分布。

3. 臂丛的组成、位置和分支。肌皮神经、正中神经、尺神经、桡神经和腋神经的起源、行程及其肌支的分布。

4. 胸神经前支的行程及其皮支分布的节段性。

5. 腰丛的组成及位置,股神经和闭孔神经的组成、行程及其分布范围。

6. 骶丛的组成及位置;坐骨神经出盆腔的位置及分支部位;胫神经的行程及肌支支配的肌群;腓总神经的行程,腓浅神经和腓深神经的行程及其肌支支配的范围;阴部神经的行程、主要分支及分布范围。

7. 12 对脑神经的排列顺序和名称,连接脑的部位及进出颅腔的部位。

8. 视神经的行程及功能。

9. 动眼神经的纤维成分,躯体运动纤维和内脏运动纤维的分布;睫状神经节的位置及性质。

10. 滑车神经和展神经的行程及分布。

11. 三叉神经的纤维成分,其 3 大分支在头面部皮肤的分布范围;眼神经的分支及分布范围;上颌神经主干行程及分支的分布范围;下颌神经各分支的行程及分布范围;三叉神经节的位置和性质。

12. 面神经的纤维成分及不同成分的分布,面神经主干及分支的行程和分布,翼腭神经节和下颌下神经节的位置和性质。

13. 前庭蜗神经的组成、行程及功能。

14. 舌咽神经的纤维成分及不同成分的分布,耳神经节的位置及性质。

15. 迷走神经主干的行程,纤维成分及不同纤维成分的分布情况;喉上神经和左、右喉返神经的行程及分布;迷走神经前干和后干在腹腔的分支和分布。

16. 副神经主干的行程及分布。

17. 舌下神经主干的行程及分布。

18. 内脏神经系统的构成及各构成部分的分布范围和功能。

19. 内脏运动神经与躯体运动神经的区别。

20. 节前神经元和节后神经元,节前纤维和节后纤维的概念。

21. 交感神经低级中枢所在的位置,交感神经椎旁节和椎前节的位置,交感干的构成及形态学意义。

22. 副交感神经低级中枢所在的位置及中枢核团的名称。

23. 迷走神经节前纤维的来源,换元部位及节后纤维的分布范围。

24. 内脏大神经和内脏小神经的组成、走向、终止的神经节及节后纤维的分布范围。

25. 交感神经与副交感神经在形态结构和功能上的差别。

二、了解

1. 胸长神经、肩胛上神经、肩胛背神经、胸背神经和肩胛下神经的分布范围。

2. 正中神经、尺神经、桡神经和腋神经损伤后运动及感觉障碍的主要表现。

3. 髂腹下神经、髂腹股沟神经、生殖股神经和股外侧皮神经的行径及其分布范围。

4. 臀上神经、臀下神经、股后皮神经的位置和分布。

5. 胫神经和腓总神经损伤后运动和感觉障碍的主要表现。

6. 嗅神经的起止、走行及功能。

7. 动眼神经、三叉神经、面神经、喉返神经和舌下神经损伤后的主要症状。

8. 交感神经白交通支与灰交通支的概念。

9. 交感神经节前纤维和节后纤维的不同去向。

10. 交感神经颈上神经节、颈中神经节和颈下神经节的位置及节后纤维的分布概况。

11. 腰内脏神经节前纤维的来源，换元部位及节后纤维的分布范围。

12. 交感神经骶神经节的位置及节后纤维的分布范围。

13. 盆内脏神经节前纤维的来源、换元部位及节后纤维的分布范围。

14. 各主要内脏神经丛的组成、部位和分布范围。

15. 内脏感觉神经的形态结构、分布范围及其功能概况。

16. 牵涉性痛的基本概念。

周围神经系统 peripheral nervous system 由分布于躯体各处的神经、神经节、神经丛和神经终末装置等构成，与中枢神经系统有着形态和功能上的联系。周围神经系统向中枢神经系统传递躯体和内脏的各种感觉信号，同时接收来自中枢的运动信号指令并将其传送至躯体的各种效应器，从而引发躯体和内脏的运动。周围神经与中枢神经系统的脑和脊髓都有形态联系，因此可以根据周围神经与中枢的联系部位将其分为脑神经和脊神经两部分。脑神经是指与脑连接的周围神经部分，主要分布于头面部；脊神经则是与脊髓连接的部分，主要分布于躯干和四肢。另外，周围神经中的不同纤维成分分布于身体的不同结构部分，如大部分神经纤维分布于躯干和四肢的骨骼肌及皮肤，还有部分纤维分布于内脏、心血管和腺体。因此，又可以根据分布部位的不同将周围神经分为躯体神经和内脏神经两部分。尽管两种不同的分类方法将周围神经分

成了 4 个部分，但是 4 个部分并不是完全独立的，而是相互重叠的。为了叙述的方便，将周围神经分为 3 个部分来讲述是合理的，即脊神经、脑神经和内脏神经。在脊神经和脑神经两个部分，以讲述其躯体神经性质的部分为主要内容；而内脏神经部分则是将脊神经和脑神经中内脏神经性质的部分抽出来，组织成一个完整体系来进行描述。

第一节 脊 神 经

一、概述

（一）脊神经的构成、分布和纤维成分

脊神经 spinal nerves 共 31 对，每对脊神经借**前根** anterior root 和**后根** posterior root 连于脊髓。前、后根均由许多根丝所构成，前根属运动性，后根属感觉性，后根较前根略粗，两者在椎间孔处合成一条脊神经，它既含有感觉纤维又含有运动纤维，为混合性的。在椎间孔附近脊神经后根有椭圆形膨大，称**脊神经节** spinal ganglion。

31 对脊神经中包括 8 对**颈神经** cervical nerves，12 对**胸神经** thoracic nerves，5 对**腰神经** lumbal nerves，5 对**骶神经** sacral nerves，1 对**尾神经** coccygeal nerve。

第 1 颈神经干通过寰椎与枕骨之间穿出椎管，第 2~7 颈神经干均通过同序数颈椎上方的椎间孔穿出椎管，第 8 颈神经干经第 7 颈椎下方的椎间孔穿出，12 对胸神经干和 5 对腰神经干都通过同序数椎骨下方的椎间孔穿出，第 1~4 骶神经经同序数的骶前、后孔穿出，第 5 骶神经和尾神经由骶管裂孔穿出。由于椎管长而脊髓短，各部椎体和椎间盘厚度不同，所以各节段脊神经前、后根在椎管内走行的方向和长短也各不相同。颈神经根最短，行程近水平位；胸部的脊神经根斜行向下；而腰骶部的神经根较长，在椎管内近乎垂直下行，构成**马尾** cauda equina。在椎间孔处，脊神经有重要的毗邻关系。其前方是椎间盘和椎体，后方是关节突关节和黄韧带，上、下方分别为上位椎骨的椎下切迹和下位椎骨的椎上切迹。因此脊柱的病变，如椎间盘脱出、椎骨骨折、骨质或韧带增生等常可累及脊神经，出现感觉和运动障碍。

脊神经是混合性神经，含有 4 种纤维成分。①**躯体感觉纤维**：始于脊神经节的假单极神经元，假单极神经元的中枢突组成后根入脊髓；周围突加

入脊神经,分布于皮肤、肌、关节,将躯体的感觉冲动传向中枢。②内脏感觉纤维:也来自脊神经节的假单极神经元,假单极神经元的中枢突组成后根入脊髓;周围突分布于内脏、心血管和腺体的感受器等,将内脏的感觉冲动传向中枢。③躯体运动纤维:由脊髓灰质前角运动神经元的轴突组成,分布于骨骼肌。④内脏运动纤维:由脊髓胸腰部($T_1 \sim L_3$)侧角和骶副交感核($S_2 \sim S_4$)的轴突组成,分布于平滑肌和腺体(图15-1)。

感觉神经纤维 { 1. **躯体感觉纤维**:分布于皮肤、骨骼肌、肌腱和关节,将皮肤的浅部感觉(痛、温度等)和肌腱、关节的深部感觉冲动传入中枢
2. **内脏感觉纤维**:分布于内脏、心血管和腺体,将内脏的感觉冲动传向中枢

运动神经纤维 { 3. **躯体运动纤维**:分布于骨骼肌,支配其运动
4. **内脏运动纤维**:分布于内脏、心血管和腺体,支配平滑肌和心肌的运动,控制腺体的分泌

(二)脊神经的分支

脊神经干很短,出椎间孔后立即分为4支,即前支、后支、脊膜支和交通支(图15-1)。

1. **脊膜支** meningeal branch 细小,经椎间孔返回椎管,分为横支、升支和降支,分布于脊髓的被膜、脊柱的韧带、骨膜和椎间盘等处。

2. **交通支** communicating branch 为连于脊神经与交感干之间的细支。其中发自脊神经连至交感干的称**白交通支**,而发自交感干连于每条脊神经的称**灰交通支**(详见本章第三节)。

3. **后支** posterior branch 较细,为混合性的,经相邻椎骨横突之间或骶后孔向后走行,都有肌支和皮支,**肌支**分布于项、背及腰骶部深层肌,**皮支**分布于枕、项、背、腰及臀部的皮肤,其分布有明显的节段性。其中,第2颈神经后支的皮支粗大,称**枕大神经**,穿斜方肌腱达皮下,分布于枕项部的皮肤。腰神经后支分为内侧支和外侧支。内侧支细小,经横突下方向后,分布于腰椎棘突附近的短肌和长肌。在腰椎骨质增生或韧带硬化的患者,可因其压迫腰神经后支而引起腰腿痛。第1~3腰神经后支的外侧支较粗大,分布于臀上部的皮肤,称**臀上皮神经**。第1~3骶神经后支的皮支分布于臀中区的皮肤,称**臀中皮神经**。

4. **前支** anterior branch 粗大,是混合性的,分布于躯干前外侧及四肢的肌和皮肤。在人类,胸神经前支保持着明显的节段性走行和分布,其余各部的前支分别交织成丛,即颈丛、臂丛、腰丛和骶丛等(图15-2,图15-5,图15-14)。由丛再发出分支分布于相应的区域。

下面将脊神经前支及其各丛分别加以叙述。

二、颈丛

(一)颈丛的组成和位置

颈丛 cervical plexus 由第1~4颈神经的前支交

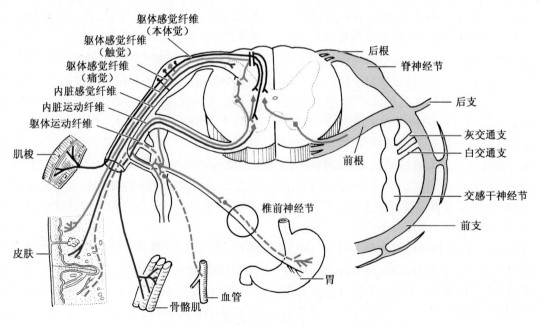

图15-1 脊神经的组成和分支、分布模式图

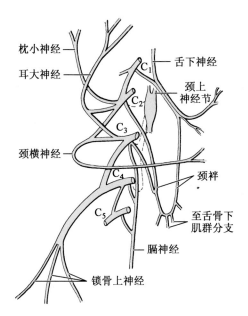

图 15-2　颈丛的组成及颈袢（模式图）

织而成（图 15-2），位于胸锁乳突肌上部的深方，中斜角肌和肩胛提肌起始端的前方。

（二）颈丛的分支

颈丛的分支包括浅支、深支和与其他神经的交通支（图 15-2，图 15-3，图 15-4）。浅支由胸锁乳突肌后缘中点附近穿出，散开行向各方，其浅出部位位置表浅，是颈部浅层结构浸润麻醉的一个阻滞点。主要的分支有：

1. **枕小神经** lesser occipital nerve（C_2）　沿胸锁乳突肌后缘上升，分布于枕部及耳廓背面上部的皮肤。

2. **耳大神经** great auricular nerve（C_{2-3}）　沿胸锁乳突肌表面向耳垂方向上行，至耳廓及其附近的皮肤。

3. **颈横神经** transverse nerve of neck（C_{2-3}）　横过胸锁乳突肌浅面向前行，分布于颈部皮肤。常与面神经有交通支。

4. **锁骨上神经** supraclavicular nerves（C_{3-4}）　有 2~4 支辐射状行向外下方，分布于颈侧部、胸壁上部和肩部的皮肤。

颈丛深支主要支配颈部深肌、肩胛提肌、舌骨下肌群和膈。

5. **膈神经** phrenic nerve（C_{3-5}）（图 15-4）　是颈丛中最重要的分支。先在前斜角肌上端的外侧，继而沿该肌前面下降至其内侧，在锁骨下动、静脉之间经胸廓上口进入胸腔，再与心包膈血管伴行经过肺根前方，在纵隔胸膜与心包之间下行达膈肌。膈神经的运动纤维支配膈肌，感觉纤维分布于胸膜、心包和膈下面的部分腹膜。一般认为，右膈神经的感觉纤维尚分布于肝、胆囊和肝外胆道的浆膜等。

膈神经损伤的主要表现是同侧半的膈肌瘫痪，腹式呼吸减弱或消失，严重者可有窒息感。膈神经

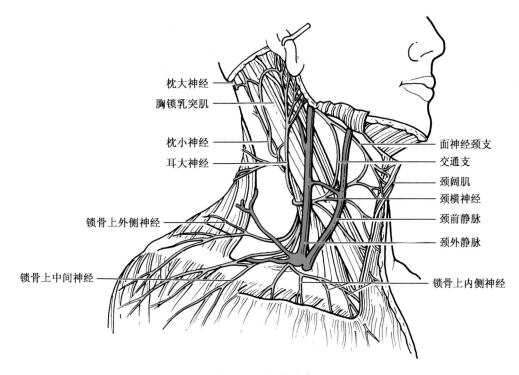

图 15-3　颈丛皮支

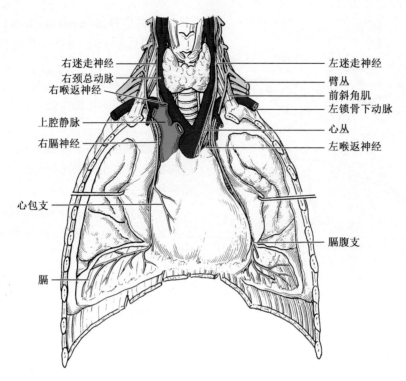

图 15-4 膈神经

受刺激时可产生呃逆。

副膈神经:中国人副膈神经的出现率约为48%,大多发自第4、5或第5、6颈神经。常见于一侧,并多在锁骨下静脉后方加入膈神经。

6. 颈神经降支(C$_{2~3}$)**和颈袢**(图 15-2) 第1颈神经部分纤维加入舌下神经并随舌下神经下降,除分出甲状舌骨肌支和颏舌肌支外,其余纤维随即离开舌下神经继续下降构成舌下神经降支,与起自第2、3颈神经的部分纤维组成的颈神经降支在环状软骨水平合成**颈袢** cervical ansa(也称**舌下神经袢**),再由袢发出分支支配舌骨下肌群。

三、臂丛

(一)臂丛的组成和位置

臂丛 brachial plexus 由第5~8颈神经前支和第1胸神经前支的大部分纤维组成,先从斜角肌间隙走出,向下行于锁骨下动脉后上方,继而经锁骨后方进入腋窝(图 15-5,图 15-6)。臂丛的分支主要

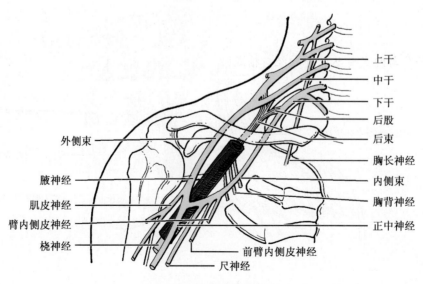

图 15-5 臂丛组成模式图

286

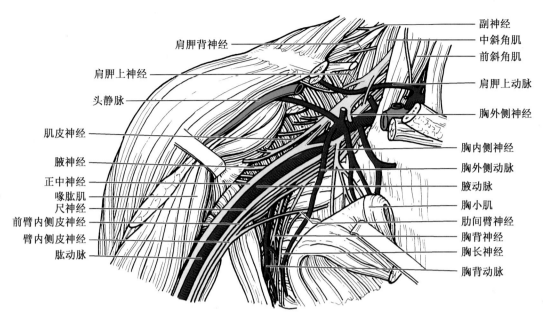

图 15-6　臂丛及其分支

分布于胸上肢肌、上肢带肌、背浅部肌(斜方肌除外)及臂、前臂、手的肌、关节、骨和皮肤。

如图 15-5 所示,组成臂丛的 5 个神经根先合成上、中、下 3 个干,每个干在锁骨上方或后方又分为前、后两股,由上、中干的前股合成**外侧束**,下干的前股自成**内侧束**,3 干后股汇合成**后束**。在腋腔内,3 束分别从内侧、外侧、后方 3 面包围腋动脉。臂丛在锁骨中点后方比较集中,位置浅表,容易摸到,常作为臂丛阻滞麻醉的部位。

【临床意义】

臂丛损伤及其临床表现:

(1) 颈部和腋区的疾病和外伤:均有可能造成臂丛的损伤,臂丛的损伤可以发生在臂丛的不同部位,如参与组成臂丛的脊神经前根或后根,C_5 至 T_1 脊神经的前支,臂丛的干或束及臂丛分支的发起处。臂丛损伤的部位决定损伤后的症状。臂丛的损伤常常导致肌运动和皮肤感觉的丧失。肌运动的丧失有程度上的不同,可以是不完全瘫痪或者是完全瘫痪。皮肤感觉的丧失可以通过检查患者对痛觉刺激的感受来确定。由于挤压或钝性冲击所造成的轻微损伤通常在几周后恢复,但是如果一条神经被切断或者粉碎性损伤,顺行性溃变将从损伤处向神经的远侧端发展,最后导致整个神经元的坏死。一条神经被切断后其断端如果

迅速被拉拢缝合,神经的功能可在数月后部分恢复。

(2) 臂丛上部的损伤:多由颈部和肩部之间的拉伤所致,在身体相互接触的激烈体育比赛或摩托车事故中多有发生;胎儿分娩时,如果过度拉扯胎儿的颈部也可以造成类似的损伤。此类损伤中如果 C_5 和 C_6 颈神经的前根和后根被从脊髓扯脱,肌的瘫痪和皮肤感觉障碍主要集中在肩胛区,上肢可有较轻微的运动障碍和感觉障碍,因为 C_5 和 C_6 神经支配的肌是三角肌、肱肌、肱桡肌、冈上肌、冈下肌和小圆肌。但是如果损伤局限在 C_5 神经,通常不表现出感觉障碍。颈部的刀伤或枪伤有可能损伤臂丛的上干,这会导致肩关节屈、展和外旋功能及肘关节前屈功能的丧失。上干损伤的典型体征为:上肢呈内旋位,悬垂于身体侧方。

(3) 臂丛下部的损伤:比较少见,但是向上猛烈拉扯上肢有可能造成此部神经的损伤。臂丛下部的损伤主要伤及由 C_8 和 T_1 组成的下干,可致相应脊神经前根和后根与脊髓的脱离。由于尺神经的纤维来源主要为 C_8 和 T_1 神经,因此主要表现为尺神经分布的肌性结构和皮肤的功能障碍,如屈腕和手部精细运动的障碍及尺神经分布区的感觉障碍。

(4) **颈肋综合征** cervical rib syndrome:大约

有1%的人由于胚胎第7颈椎的肋突没有退化，发育成为颈肋。该肋的前端可以是游离的，也可以与第1肋或者胸骨相连。颈肋可以对臂丛的下干造成压迫，尤其是在向下牵拉上肢时。正常情况下，颈肋的存在不会引起症状，但是如果锁骨下动脉和臂丛下干在颈肋处受到压迫，就有可能引起神经、血管压迫症状，主要表现为上肢的麻木和感觉迟钝及循环障碍。

（二）臂丛的分支

臂丛的分支可依其发出的局部位置分为锁骨上部分支和锁骨下部分支（图 15-6）。

1. 锁骨上部分支　多是一些短的肌支，发自臂丛的根和干，分布于颈深肌、背浅肌（斜方肌除外）、部分胸上肢肌及上肢带肌等。其主要的肌支有：

（1）**胸长神经** long thoracic nerve（$C_{5\sim7}$）（图 15-6，图 15-7）：起自神经根，经臂丛后方进入腋窝，沿前锯肌表面伴随胸外侧动脉下降，支配前锯肌

和乳房。损伤可引起前锯肌瘫痪，出现"翼状肩"体征。

（2）**肩胛背神经** dorsal scapular nerve（$C_{4\sim5}$）：起自神经根，穿中斜角肌向后，在肩胛骨与脊柱间伴肩胛背动脉下行，支配菱形肌和肩胛提肌。

（3）**肩胛上神经** suprascapular nerve（$C_{5\sim6}$）：起自臂丛上干，向后经肩胛上切迹入冈上窝，再转入冈下窝，分布于冈上、下肌和肩关节（图 15-7）。若损伤则表现为冈上、下肌无力，肩关节疼痛等症状。

2. 锁骨下部分支　分别发自臂丛的3个束，多为长支，分肌支和皮支，分布于肩、胸、臂、前臂和手的肌、关节和皮肤。

（1）**肩胛下神经** subscapular nerve（$C_{5\sim7}$）：发自后束，常分上、下两支，沿肩胛下肌前面下降，支配肩胛下肌和大圆肌。

（2）**胸内、外侧神经**（$C_5\sim T_1$）：分别起自内侧束和外侧束，胸外侧神经穿经锁胸筋膜，两者均发出分支分布于胸大肌、胸小肌。

（3）**胸背神经** thoracodorsal nerve（$C_{6\sim8}$）（图 15-

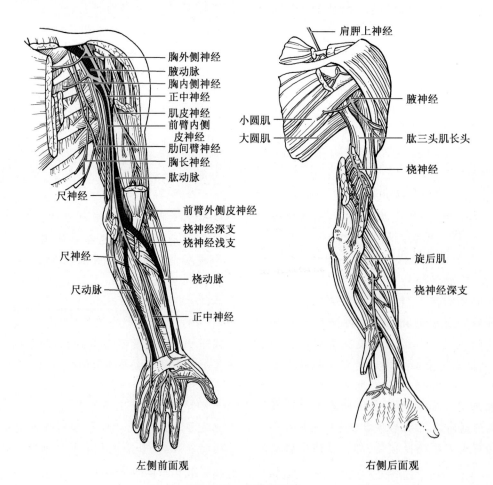

左侧前面观　　　　　右侧后面观

图 15-7　上肢的神经

6):起自后束,沿肩胛骨外侧缘伴肩胛下血管下降,支配背阔肌。在乳腺癌根治术清除腋淋巴结群时,应注意勿损伤此神经。

(4)**腋神经** axillary nerve($C_{5\sim6}$)(图15-6,图15-7):在腋窝发自臂丛后束,穿经腋腔后壁的四边孔,绕肱骨外科颈至三角肌深方。肌支支配三角肌和小圆肌。皮支称**臂外侧上皮神经**,由三角肌后缘穿出,分布于肩部和臂外侧区上部的皮肤。

肱骨外科颈骨折、肩关节脱位或腋杖的压迫,都可造成腋神经损伤而致三角肌瘫痪,使臂不能外展,三角肌区皮肤感觉障碍。由于三角肌萎缩,肩部失去圆隆的外形。

(5)**肌皮神经** musculocutaneous nerve($C_{5\sim7}$)(图15-6,图15-7):自外侧束发出后,向外斜穿喙肱肌,在肱二头肌和肱肌间下行,发出肌支支配喙肱肌、肱二头肌和肱肌。其终支在肘关节稍下方穿出深筋膜,称为**前臂外侧皮神经**,分布于前臂外侧的皮肤(图15-7)。

(6)**正中神经** median nerve($C_6\sim T_1$)(图15-6,图15-7):由正中神经内侧根、外侧根合成,它们分别发自臂丛内、外侧束。两根夹持着腋动脉,向下成锐角汇合成正中神经干。在臂部,正中神经沿肱二头肌内侧沟下行,并由外侧向内侧跨过肱动脉的浅面与血管一起下降至肘窝。从肘窝向下穿旋前圆肌及指浅屈肌腱弓,继而向下行于前臂正中的指浅、深屈肌之间达腕部。然后从桡侧腕屈肌腱和掌长肌腱之间进入腕管,在掌腱膜深面到达手掌。

正中神经在臂部一般无分支,在肘部和前臂发出许多肌支和沿前臂骨间膜前面下行的**骨间前神经**,支配除肱桡肌、尺侧腕屈肌和指深屈肌尺侧半以外的所有前臂的屈肌和旋前肌。在屈肌支持带下方的桡侧,由正中神经外侧缘发出一粗短的**返支**(图15-8),行于桡动脉掌浅支的外侧并向外侧进入鱼际,分布于拇收肌以外的鱼际肌。在手掌,正中神经发出数支**指掌侧总神经**,下行至掌骨头附近,指掌侧总神经又分为两支**指掌侧固有神经**,沿手指的相对缘至指尖,分布于第1、2蚓状肌及掌心、鱼际、桡侧3个半指的掌面及其中节和远节手指背面的皮肤(图15-8,图15-9,图15-10)。

正中神经的体表投影:可自肱动脉始端搏动点开始,向下至肱骨内、外上髁间连线中点稍内侧,再循前臂正中下行达腕部桡侧腕屈肌腱和掌长肌腱之间的连线。

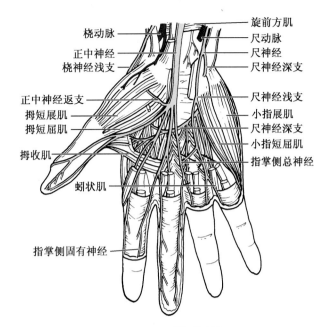

图15-8　手掌面的神经

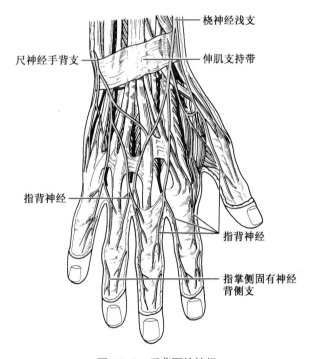

图15-9　手背面的神经

【临床意义】

正中神经干如在臂部受损伤,运动障碍表现为正中神经支配的肌全部无力。由于鱼际肌萎缩,手掌平坦,称为"猿手"(图15-11)。感觉障碍以拇指、示指和中指的远节最为显著。

腕管综合征 carpal tunnel syndrome:正中神经与至掌部的诸多屈指肌腱共同穿过腕管进

入手掌,任何可能引起腕管空间狭窄的病变都可能造成对正中神经的压迫,如腕横韧带的炎症、腕关节的炎性改变、腕骨解剖位置的改变及腱鞘炎都可以引起正中神经的压迫症状。由于穿腕管后的正中神经发出两条分支分布于手部,因此正中神经受压后,手指可能出现感觉异常、感觉缺失或感觉减退,但是手掌部的

皮肤一般不出现感觉障碍,因为正中神经在进入腕管前发出了一支掌浅支至手掌。如果正中神经受压的状况不改善,则会出现拇指进行性的运动障碍,最后导致拇指精细运动功能的丧失。为了减轻腕管综合征的症状,可以采用外科手术方法,部分或完全切断屈肌支持带,以解除对正中神经的压迫。

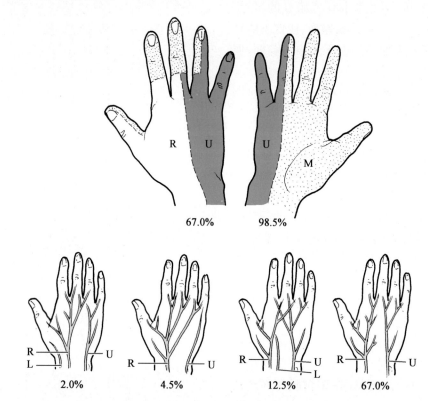

U. 尺神经;R. 桡神经;M. 正中神经;L. 前臂外侧皮神经

图 15-10　手部皮神经的分布和变异

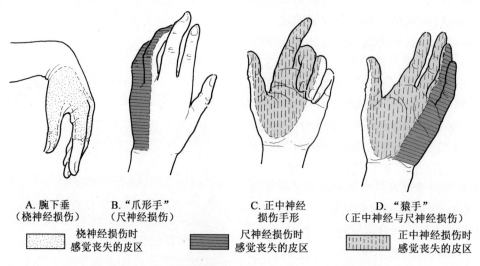

图 15-11　桡、尺、正中神经损伤时的手形及皮肤感觉丧失区

(7) **尺神经** ulnar nerve（$C_8 \sim T_1$）（图 15-6，图 15-7）：发自臂丛内侧束，出腋窝后在肱动脉内侧下行，至三角肌止点高度穿过臂内侧肌间隔至臂后区内侧，下行至内上髁后方的尺神经沟，在此处，其位置表浅又贴近骨面，隔皮肤可触摸到，易受损伤。再向下穿过尺侧腕屈肌起端转至前臂前内侧，继而于尺侧腕屈肌和指深屈肌之间、尺动脉的内侧下降，在桡腕关节上方发出手背支后，本干于豌豆骨的桡侧下行，经屈肌支持带的浅面分为浅、深两支，经掌腱膜深面进入手掌。

尺神经在臂部没有分支，在前臂上部发出肌支分布于尺侧腕屈肌和指深屈肌的尺侧半。**手背支**转向手背侧，分布于手背尺侧半和小指、环指及中指尺侧半背面的皮肤（图 15-10）。**浅支**分布于小鱼际、小指和环指尺侧半掌面的皮肤。**深支**支配小鱼际肌、拇收肌、骨间掌侧肌、骨间背侧肌及第 3、4 蚓状肌（图 15-8）。

尺神经的体表投影：自胸大肌下缘肱动脉始端搏动点至肱骨内上髁后方与鹰嘴间，向下由肱骨内上髁后方经前臂尺侧至豌豆骨外侧缘的连线。

【临床意义】

尺神经干受伤时，运动障碍表现为屈腕力减弱，环指和小指的远节指骨不能屈曲。小鱼际肌萎缩变平坦，拇指不能内收，骨间肌萎缩，各指不能互相靠拢，各掌指关节过伸，出现"爪形手"。手掌及手背内侧缘皮肤感觉丧失。

正中神经与尺神经在前臂的交通支：有时前臂的正中神经在完全离断的情况下，前臂屈肌并不完全瘫痪。这是因为在前臂正中神经与尺神经之间有交通支存在。这些交通支只是一些细小分支，但是在正中神经损伤时可起到代偿作用。

(8) **桡神经** radial nerve（$C_5 \sim T_1$）（图 15-7，图 15-8，图 15-9）：为发自臂丛后束的一条粗大神经，在腋窝内位于腋动脉的后方，并向外下与肱深动脉伴行，先经肱三头肌长头与内侧头之间，然后沿桡神经沟绕肱骨中段背侧旋向下外，在肱骨外上髁上方穿经臂外侧肌间隔，至肱桡肌与肱肌之间，继而向下行于肱肌与桡侧腕长伸肌之间。桡神经在肱骨外上髁前方分为浅、深两支。

桡神经在臂部发出的分支有：①**皮支**：臂后皮神经，分布于臂背面皮肤；臂外侧下皮神经，分布于臂下外侧皮肤；前臂后皮神经，分布于前臂背面皮肤。②**肌支**：支配肱三头肌、肘肌、肱桡肌和桡侧腕长伸肌。

1) **浅支** superficial branch：为皮支，自肱骨外上髁前外沿桡动脉外侧下降，在前臂中、下 1/3 交界处转向背面，并下行至手背，分成 4~5 支指背神经，分布于手背桡侧半和桡侧两个半手指近节背面的皮肤（图 15-9，图 15-10）。

2) **深支** deep branch：较粗大，主要为肌支，经桡骨颈外侧穿旋后肌至前臂后面，在前臂伸肌群的浅、深层之间下行，沿途发出分支支配前臂的伸肌。

桡神经的体表投影：自腋后壁下缘外侧端与臂交点处向外下斜过肱骨后方，至肱骨外上髁的连线为桡神经干投影。

【临床意义】

肱骨中段或中、下 1/3 交界处骨折时，容易合并损伤桡神经。主要运动障碍是前臂伸肌瘫痪，表现为抬前臂时呈"垂腕"状态（图 15-11）。感觉障碍以第 1、2 掌骨间隙背面皮肤最为明显。桡骨颈骨折时，也可伤及桡神经深支，主要表现伸腕能力弱和不能伸指等症状。

(9) **臂内侧皮神经** medial brachial cutaneous nerve（$C_8 \sim T_1$）：发自臂丛内侧束，分布于臂内侧、臂前面的皮肤（图 15-6）。

(10) **前臂内侧皮神经** medial antebrachial cutaneous nerve（$C_8 \sim T_1$）：也发自臂丛内侧束，分布于前臂前内侧区前、后面的皮肤（图 15-6，图 15-7）。

四、胸神经前支

胸神经前支共 12 对。第 1~11 对各自位于相应的肋间隙中，称**肋间神经** intercostal nerves，第 12 对胸神经前支位于第 12 肋下方，故名**肋下神经** subcostal nerve。肋间神经在肋间内、外肌之间，肋间后血管的下方，沿各肋沟前行至腋前线附近离开肋骨下缘，行于肋间隙中的肋间内、外肌之间（图 15-12）。上 6 对肋间神经在胸腹壁侧面发出**外侧皮支**，分布于胸侧壁和肩胛区的皮肤，其本干继续前行，到达胸骨侧缘处穿至皮下，则称**前皮支**，分布于胸前壁的皮肤；其肌支支配肋间肌、上后锯肌和胸横肌。下 5 对肋间神经和肋下神经斜向前下，

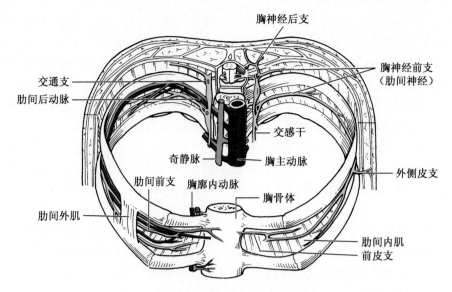

图 15-12　肋间神经走行和分支

行于腹内斜肌与腹横肌之间,并在腹直肌外侧缘进入腹直肌鞘,前行至腹白线附近穿至皮下,成为**前皮支**。其肌支支配相应的肋间肌和腹肌的前外侧群,皮支除分布于胸、腹壁的皮肤外,还分布于胸、腹膜壁层。其中第 4~6 肋间神经的外侧皮支和第 2~4 肋间神经的前皮支,均有分支分布于乳房。第 2 肋间神经的外侧皮支又称肋间臂神经,该神经横行通过腋窝到达臂内侧与臂内侧皮神经交通,分布于臂上部内侧份的皮肤。

胸神经前支在胸、腹壁皮肤的节段性分布最为明显,由上向下按顺序依次排列。如 T_2 分布区相当于胸骨角平面,T_4 相当于乳头平面,T_6 相当于剑突平面,T_8 相当于肋弓平面,T_{10} 相当于脐平面,T_{12} 则分布于耻骨联合与脐连线中点平面(图 15-13)。临床上常以上述节段性分布平面为标志检查感觉障碍的节段位置。

五、腰丛

(一)腰丛的组成和位置

腰丛 lumbar plexus(图 15-14,图 15-15)由第 12 胸神经前支的一部分、第 1~3 腰神经前支和第 4 腰神经前支的一部分组成。第 4 腰神经前支的其余部分和第 5 腰神经前支合成**腰骶干** lumbosacral trunk 向下加入骶丛。腰丛位于腰大肌深面腰椎横突前面,除发出肌支支配髂腰肌和腰方肌外,还发出下列分支分布于腹股沟区及大腿的前部和内侧部。

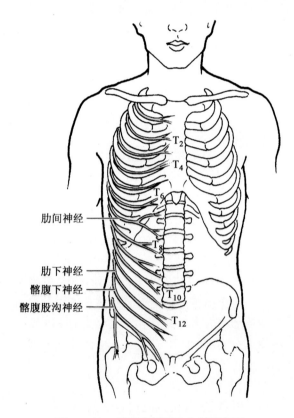

图 15-13　躯干的神经分布(前面观)

(二)腰丛的分支

1. **髂腹下神经** iliohypogastric nerve(T_{12}、L_1)(图 15-15)从腰大肌外侧缘穿出,经肾后面和腰方肌前面行向外下,经髂嵴上方进入腹内斜肌和腹横肌之间,继而在腹内斜肌、腹外斜肌间前行,最后在腹股沟管浅环上方 3 cm 处穿腹外斜肌腱膜至皮下。沿途发出分支支配腹壁肌,其皮支

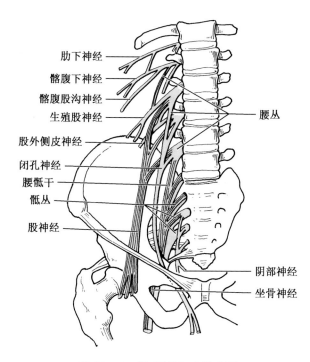

肋下神经
髂腹下神经
髂腹股沟神经
生殖股神经
股外侧皮神经
闭孔神经
腰骶干
骶丛
股神经

腰丛

阴部神经
坐骨神经

图 15-14　腰、骶丛组成模式图

分布于臀外侧部、腹股沟区和下腹部皮肤。

2. **髂腹股沟神经** ilioinguinal nerve(L_1)（图 15-15）　自腰大肌外侧缘髂腹下神经的下方穿出，走行方向与该神经略同，在髂嵴前端附近穿经腹横肌，在腹横肌与腹内斜肌之间前行，向下穿腹股沟管并伴精索（子宫圆韧带）浅面，自腹股沟管浅环外出，分布于腹股沟部和阴囊或大阴唇皮肤，肌支分布于腹壁肌。

3. **股外侧皮神经** lateral femoral cutaneous nerve(L_{2-3}) 自腰大肌外侧缘穿出，行向前外侧，斜越髂肌表面，达髂前上棘内侧，经腹股沟韧带深面达股部，在髂前上棘下方 5~6 cm 处穿出深筋膜，分布于大腿前外侧部的皮肤（图 15-15，图 15-16）。

4. **股神经** femoral nerve(L_{2-4})（图 15-15，图 15-16）　是腰丛中最大的分支，自腰丛发出后，先在腰大肌与髂肌之间下行，在腹股沟韧带中点稍外侧，经腹股沟韧带深面、股动脉外侧到达股三角，随即分为数支。①**肌支**：支配髂肌、耻骨肌、股四头肌和缝匠肌。②**皮支**：有数条较短的皮支，即股中间、股内侧皮神经，分布于大腿和膝关节前面的皮肤；最长的皮支称**隐神经** saphenous nerve，伴随股动脉入收肌管下行，至膝关节内侧浅出至皮下后，伴随大隐静脉沿小腿内侧面下行达足内侧缘，沿途分布于髌下、小腿内侧面和足内侧缘的皮肤。

股神经损伤后出现屈髋无力，坐位时不能伸小腿，行走困难，股四头肌萎缩，膝反射消失，大腿前面和小腿内侧面皮肤感觉障碍等体征。

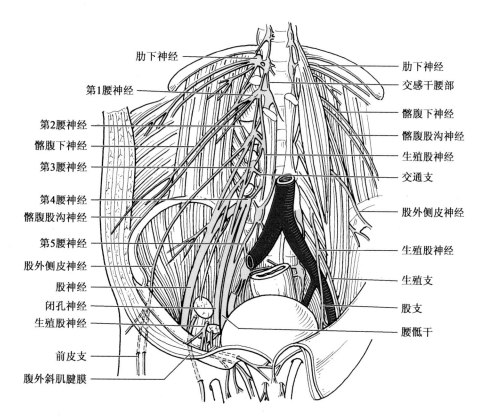

肋下神经
第1腰神经
第2腰神经
髂腹下神经
第3腰神经
第4腰神经
髂腹股沟神经
第5腰神经
股外侧皮神经
股神经
闭孔神经
生殖股神经
前皮支
腹外斜肌腱膜

肋下神经
交感干腰部
髂腹下神经
髂腹股沟神经
生殖股神经
交通支
股外侧皮神经
生殖股神经
生殖支
股支
腰骶干

图 15-15　腰、骶丛及其分支

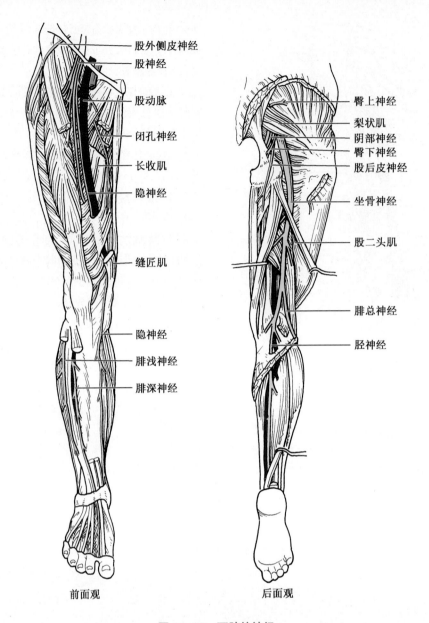

图 15-16 下肢的神经

前面观   后面观

股外侧皮神经
股神经
股动脉
闭孔神经
长收肌
隐神经
缝匠肌
隐神经
腓浅神经
腓深神经

臀上神经
梨状肌
阴部神经
臀下神经
股后皮神经
坐骨神经
股二头肌
腓总神经
胫神经

5. 闭孔神经 obturator nerve（L$_{2-4}$）（图 15-16）自腰丛发出后，从腰大肌内侧缘穿出，沿小骨盆内侧壁前行，伴闭孔血管穿闭膜管出小骨盆，分前、后两支，分别从短收肌前、后面进入大腿内侧部。其皮支分布于大腿内侧面的皮肤，肌支支配闭孔外肌、大腿内侧肌群。闭孔神经也发出细支分布于髋、膝关节。闭孔神经前支发出支配股薄肌的分支，穿经长收肌后，约在股中部进入股薄肌。临床上在用股薄肌替代肛门外括约肌的手术中，应注意保留此支。

6. 生殖股神经 genitofemoral nerve（L$_{1,2}$）（图 15-15）自腰大肌前面穿出后，在该肌浅面下降。在腹股沟韧带上方分成生殖支和股支。**生殖支**分布于阴囊（大阴唇）和提睾肌。

股支则分布于股三角的皮肤。

在盲肠后位的阑尾手术或腹股沟疝修补术时，应注意避免伤及髂腹下神经、髂腹股沟神经和生殖股神经。

六、骶丛

（一）骶丛的组成和位置

骶丛 sacral plexus（图 15-14，图 15-15）由腰骶干（L$_{4,5}$）及全部骶神经和尾神经的前支组成，是全身最大的神经丛。位于盆腔内，在骶骨及梨状肌的前面，髂血管的后方。

（二）骶丛的分支

骶丛分支分布于盆壁、臀部、会阴、股后部、小腿及足部的肌和皮肤。骶丛在盆壁直接发出许多短小的肌支支配梨状肌、闭孔内肌、股方肌等，另外发出以下分支。

1. **臀上神经** superior gluteal nerve（$L_{4,5}$，S_1）（图 15-16） 从骶丛发出后伴臀上动、静脉经梨状肌上孔出盆腔，行于臀中、小肌间，支配臀中、小肌和阔筋膜张肌。

2. **臀下神经** inferior gluteal nerve（L_5，$S_{1,2}$）（图 15-16） 从骶丛发出后伴臀下动、静脉经梨状肌下孔出盆腔，行于臀大肌深面，支配臀大肌。

3. **股后皮神经** posterior femoral cutaneous nerve（S_{1-3}）（图 15-16） 从骶丛发出后出梨状肌下孔，至臀大肌下缘浅出并分支至臀下部称**臀下皮神经**，分布于臀区下部皮肤。本干下行分布于股后部和腘窝的皮肤。

4. **阴部神经** pudendal nerve（S_{2-4}）（图 15-16，图 15-17） 从骶丛发出后伴阴部内动、静脉出梨状肌下孔，绕坐骨棘穿坐骨小孔入坐骨肛门窝，贴此窝外侧壁向前，分支分布于会阴部和外生殖器的肌和皮肤。其主要分支有：①肛（直肠下）神经 anal nerve：分布于肛门外括约肌及肛门部的皮肤；②会阴神经 perineal nerve：分布于会阴诸肌和阴囊或大阴唇的皮肤；③阴茎（阴蒂）背神经 dorsal nerve of penis（clitoris）：行于阴茎（阴蒂）的背侧，主要分布于阴茎（阴蒂）的海绵体和皮肤。

5. **坐骨神经** sciatic nerve（$L_{4,5}$，S_{1-3}）（图 15-16）是全身最粗大的神经，穿梨状肌下孔出盆腔，在臀大肌深面、股方肌浅面，经坐骨结节与股骨大转子之间（稍内侧）入股后区，沿中线经股二头肌长头和大收肌之间下降，一般在腘窝上角处分为胫神经和腓总神经。在股后部发出肌支支配大腿后群肌。自坐骨结节与大转子之间的中点稍内侧到股骨内、外侧髁之间中点连线的上 2/3 段为坐骨神经在股部的体表投影。坐骨神经痛时，常在此投影线上出现压痛。

坐骨神经的变异主要有：①分支平面差异较大，有的分支平面很高，甚至在盆腔内就分为胫神经和腓总神经两支。②与梨状肌的位置关系有个体差异。根据中国人统计资料，坐骨神经以单干出梨状肌下孔者占 66.3%；而以单干穿梨状肌或以两根夹持梨状肌，一支出梨状肌下孔，另一支穿梨状肌，或经梨状肌上孔，或分出多股出盆腔等变异型者占 33.7%。

【临床意义】
根据坐骨神经出坐骨大孔后在臀部的走行部位，可将臀部分为内、外侧两个区域，外上

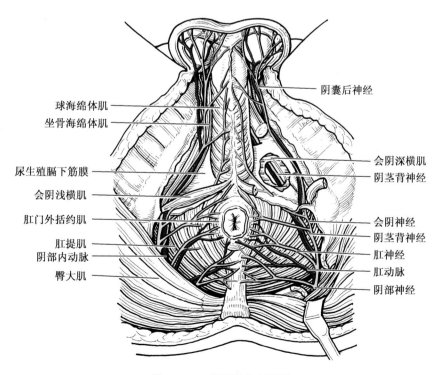

图 15-17 阴部神经（男性）

左侧标注（从上到下）：
球海绵体肌
坐骨海绵体肌
尿生殖膈下筋膜
会阴浅横肌
肛门外括约肌
肛提肌
阴部内动脉
臀大肌

右侧标注（从上到下）：
阴囊后神经
会阴深横肌
阴茎背神经
会阴神经
阴茎背神经
肛神经
肛动脉
阴部神经

部称为安全区,内下部分称为危险区。临床上在臀部安全区内行肌内注射,此处由于远离坐骨神经且肌层厚实,既可以避开坐骨神经又利于药物的吸收。在臀部内下部进行手术,或者是该区的外伤,都有可能损伤坐骨神经或该神经至半腱肌的分支。

坐骨神经痛是用来描述坐骨神经分布范围疼痛的临床词汇。疼痛经常发生在臀区,尤其是坐骨大孔下缘、大腿后面、小腿的后外侧面和足的外侧缘。尽管坐骨神经痛可以由坐骨神经炎症的刺激引起,但是由于组成坐骨神经的脊神经前根或后根受压而导致的疼痛更多见。坐骨神经由来自 L_4、L_5、S_1、S_2 和 S_3 的脊神经前支所组成,因此,患者感觉到的疼痛部位多与受累的脊神经有关。例如 L_5 与 S_1 之间的椎间盘突出压迫 S_1 脊神经的神经根,就会出现大腿后面及小腿后外侧面的疼痛。另外,盆腔、臀区和大腿后区的压迫也有可能导致坐骨神经痛。

(1) **胫神经** tibial nerve($L_{4,5}$,S_{1-3})(图 15-16,图 15-18):是坐骨神经本干的直接延续。于股后区沿中线下行入腘窝,在腘窝内与深部的腘血管伴行向下,在小腿后区比目鱼肌深面伴胫后血管下降,经内踝后方,在屈肌支持带深面分为**足底内侧神经**

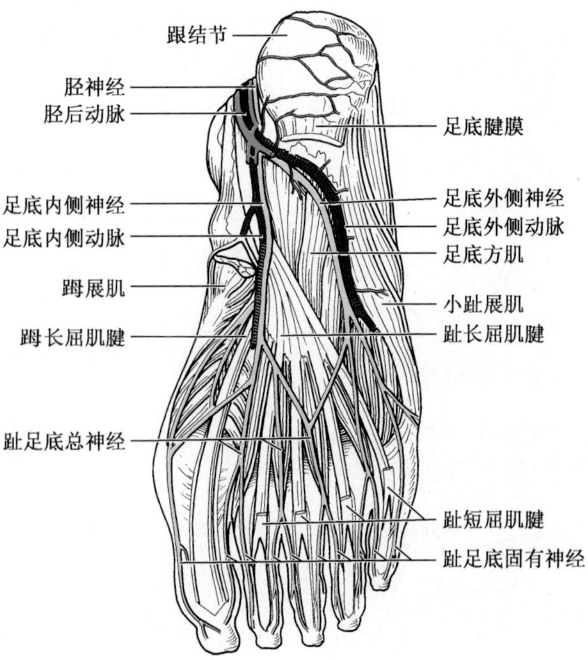

图 15-18 足底的神经

跟结节
胫神经
胫后动脉
足底内侧神经
足底内侧动脉
蹈展肌
蹈长屈肌腱
趾足底总神经
趾短屈肌腱
趾足底固有神经
足底腱膜
足底外侧神经
足底外侧动脉
足底方肌
小趾展肌
趾长屈肌腱

medial plantar nerve 和**足底外侧神经** lateral plantar nerve 两终支行向足底。胫神经在腘窝及小腿部沿途发出肌支,支配小腿肌后群。

在腘窝,胫神经还发出腓肠内侧皮神经,伴小隐静脉下行,在小腿下部与腓肠外侧皮神经(发自腓总神经)吻合成腓肠神经,经外踝后方呈弓形向前。分布于小腿后面下部、足背外侧缘和小趾外侧缘的皮肤。

足底内侧神经经蹈展肌深面,至趾短屈肌内侧前行,分布于足底肌内侧群及足底内侧和内侧 3 个半趾跖面皮肤。足底外侧神经经蹈展肌及趾短屈肌深面,至足底外侧向前,分布于足底肌中间群和外侧群,以及足底外侧和外侧 1 个半趾跖面皮肤。

胫神经损伤后的主要运动障碍是足内翻力弱,不能跖屈,不能以足尖站立。由于小腿前外侧群肌过度牵拉,致使足呈背屈、外翻位,出现"钩状足"畸形。感觉障碍区以足底面皮肤明显(图 15-19)。

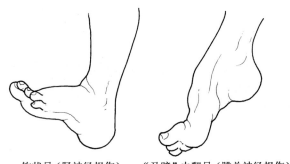

钩状足(胫神经损伤)　　"马蹄"内翻足(腓总神经损伤)

图 15-19　胫神经、腓总神经损伤时足的畸形

(2) **腓总神经** common peroneal nerve($L_{4,5}$,$S_{1,2}$)(图 15-16):与胫神经分离后沿股二头肌内侧缘行向下外,绕腓骨头后方至腓骨颈外侧向前,穿腓骨长肌分为腓浅神经和腓深神经。腓总神经的分布范围包括小腿前、外侧群肌和小腿外侧、足背和趾背的皮肤。在腘窝腓总神经还发出关节支分布于膝关节。

1) **腓浅神经** superficial peroneal nerve:自腓总神经分出后,在腓骨长、短肌与趾长伸肌之间下行,其肌支支配腓骨长、短肌,至小腿中、下 1/3 交界处穿深筋膜浅出为皮支,分布于小腿外侧、足背和第 2~5 趾背的皮肤(图 15-16)。

【临床意义】

腓总神经是小腿所有神经中最容易受损的神经,因为其绕过腓骨颈的位置非常表浅。

当腓骨颈处骨折时,有可能割伤或切断腓总神经,另外,腓骨颈处的骨科固定夹板如果太紧也有可能损伤该神经。在大腿后区股二头肌腱附近进行手术时,一定要注意腓总神经与股二头肌腱内侧缘的伴行关系,不能损伤该神经。

2) **腓深神经** deep peroneal nerve:自腓总神经分出后,经腓骨颈与腓骨长肌间斜向前行,伴行胫前血管,先在胫骨前肌和趾长伸肌间,后在胫骨前肌与跗长伸肌之间下行至足背。分布于小腿肌前群、足背肌及第1、2趾背面的相对缘皮肤(图15-16)。

腓肠外侧皮神经:在腘窝处自腓总神经分出,穿出深筋膜,分支分布于小腿外侧面皮肤,并与**腓肠内侧皮神经**(发自胫神经)吻合成**腓肠神经**。

【临床意义】

腓肠神经在临床上经常作为神经移植的供体,因此,了解腓肠神经的正常走行和变异就显得十分重要。大多数情况下,腓肠内侧皮神经在小腿下部与腓总神经发出的腓肠外侧皮神经吻合形成腓肠神经,但有时腓肠内侧皮神经不与腓肠外侧皮神经吻合,而单独下行。在选取该神经为供体时尤其要注意这一点。

腓总神经在绕经腓骨颈处位置表浅,最易受损伤。受损伤后,足不能背屈,趾不能伸,足

下垂且内翻,成"马蹄"内翻足畸形,行走呈"跨阈步态"。感觉障碍主要在小腿外侧面和足背较为明显(图15-19)。

(首都医科大学　高　艳　房东亮)

第二节　脑　神　经

脑神经 cranial nerves 是指与脑相连的周围神经,共12对(图15-20),其排列顺序通常用罗马数字表示,见表15-1、表15-2。

脑神经的纤维成分比脊神经复杂,含有7种纤维:

感觉
1. **一般躯体感觉纤维**:分布于皮肤、肌、肌腱和大部分口腔、鼻腔黏膜
2. **特殊躯体感觉纤维**:分布于由外胚层分化形成的视器和前庭蜗器等特殊感觉器官
3. **一般内脏感觉纤维**:分布于头、颈、胸、腹部的脏器
4. **特殊内脏感觉纤维**:分布于味蕾和嗅器

运动
5. **一般躯体运动纤维**:支配眼球外肌和舌肌
6. **一般内脏运动纤维**:支配平滑肌、心肌和腺体
7. **特殊内脏运动纤维**:支配由鳃弓衍化而来的横纹肌,如咀嚼肌、面肌、咽喉肌、胸锁乳突肌和斜方肌等

脑神经与脊神经的特点类似,但也存在一些差别,主要包括:①脑神经有感觉性、运动性和混合

表 15-1　脑神经名称、性质、连接脑部位及进出颅腔部位

顺序和名称	性质	连接脑部位	进出颅腔部位
Ⅰ. 嗅神经	感觉性	端脑	筛孔
Ⅱ. 视神经	感觉性	间脑	视神经管
Ⅲ. 动眼神经	运动性	中脑	眶上裂
Ⅳ. 滑车神经	运动性	中脑	眶上裂
Ⅴ. 三叉神经	混合性	脑桥	第1支眼神经经眶上裂 第2支上颌神经经圆孔 第3支下颌神经经卵圆孔
Ⅵ. 展神经	运动性	脑桥	眶上裂
Ⅶ. 面神经	混合性	脑桥	内耳门→茎乳孔
Ⅷ. 前庭蜗神经	感觉性	脑桥	内耳门
Ⅸ. 舌咽神经	混合性	延髓	颈静脉孔
Ⅹ. 迷走神经	混合性	延髓	颈静脉孔
Ⅺ. 副神经	运动性	延髓	颈静脉孔
Ⅻ. 舌下神经	运动性	延髓	舌下神经管

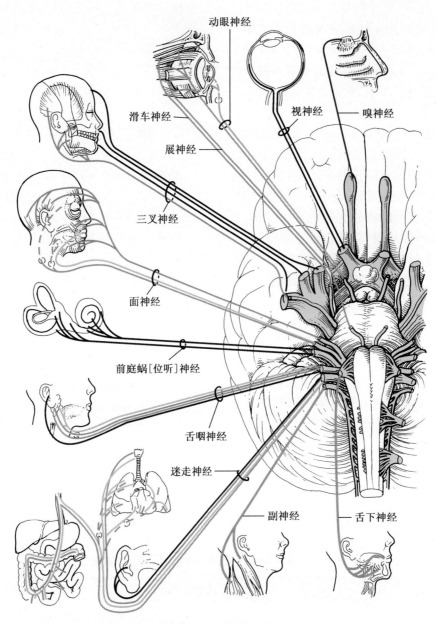

动眼神经

滑车神经

展神经

三叉神经

面神经

前庭蜗[位听]神经

舌咽神经

迷走神经

视神经 嗅神经

副神经 舌下神经

图 15-20 脑神经概况

红色:躯体运动纤维 黄色:副交感纤维 蓝色:躯体感觉纤维

表 15-2 脑神经简表

顺序和名称	成分	起核	终核	分布	损伤症状
Ⅰ. 嗅神经	特殊内脏感觉		嗅球	鼻腔嗅黏膜	嗅觉障碍
Ⅱ. 视神经	特殊躯体感觉		外侧膝状体	眼球视网膜	视觉障碍
Ⅲ. 动眼神经	一般躯体运动	动眼神经核		上、下、内直肌,下斜肌,上睑提肌	眼外斜视,上睑下垂
	一般内脏运动(副交感)	动眼神经副核		瞳孔括约肌,睫状肌	对光及调节反射消失
Ⅳ. 滑车神经	一般躯体运动	滑车神经核		上斜肌	眼球不能转向外下方,轻微内斜视

顺序和名称	成分	起核	终核	分布	损伤症状
V. 三叉神经	一般躯体感觉		三叉神经脊束核、三叉神经脑桥核、三叉神经中脑核	头面部皮肤,口腔、鼻腔黏膜,牙及牙龈,眼球,硬脑膜	感觉障碍
	特殊内脏运动	三叉神经运动核		咀嚼肌、鼓膜张肌、腭帆张肌	咀嚼肌瘫痪
VI. 展神经	一般躯体运动	展神经核		外直肌	眼内斜视
VII. 面神经	一般躯体感觉		三叉神经脊束核	耳部皮肤	感觉障碍
	特殊内脏运动	面神经核		面部表情肌、颈阔肌、茎突舌骨肌、二腹肌后腹	额纹消失,眼不能闭合,口角歪向健侧,鼻唇沟变浅
	一般内脏运动	上泌涎核		泪腺、下颌下腺、舌下腺及鼻腔和腭的腺体	分泌障碍
	特殊内脏感觉		孤束核	舌前 2/3 味蕾	味觉障碍
VIII. 前庭蜗神经	特殊躯体感觉		前庭神经核群	平衡器的半规管、壶腹嵴、球囊斑和椭圆囊斑	眩晕、眼球震颤等
	特殊躯体感觉		蜗神经核	耳蜗螺旋器	听力障碍
IX. 舌咽神经	特殊内脏运动	疑核		茎突咽肌	
	一般内脏运动(副交感)	下泌涎核		腮腺	分泌障碍
	一般内脏感觉		孤束核	咽、鼓室、咽鼓管、软腭、舌后 1/3 黏膜、颈动脉窦、颈动脉小球	咽后和舌后 1/3 感觉障碍,咽反射消失
	特殊内脏感觉		孤束核上部	舌后 1/3 味蕾	舌后 1/3 味觉丧失
	一般躯体感觉		三叉神经脊束核	耳后皮肤	
X. 迷走神经	一般内脏运动(副交感)	迷走神经背核		胸腹腔内脏平滑肌、心肌、腺体	心动过速、内脏活动障碍
	特殊内脏运动	疑核		咽喉肌	发音困难、声音嘶哑、发呛、吞咽障碍
	一般内脏感觉		孤束核	胸腹腔脏器、咽喉黏膜	
	一般躯体感觉		三叉神经脊束核	硬脑膜、耳廓及外耳道皮肤	
XI. 副神经	特殊内脏运动	疑核(延髓部)、副神经核(脊髓部)		咽喉肌、胸锁乳突肌、斜方肌	一侧胸锁乳突肌瘫痪,头无力转向对侧;斜方肌瘫痪,肩下垂、提肩无力
XII. 舌下神经	躯体运动	舌下神经核		舌内肌和部分舌外肌	舌肌瘫痪、萎缩,伸舌时舌尖偏向患侧

性3种,而每对脊神经都是混合性的。②头部分化出特殊的感觉器,随之出现了相联系的Ⅰ、Ⅱ、Ⅷ对脑神经。③脑神经中的一般内脏运动纤维均属副交感成分,且仅存在于Ⅲ、Ⅶ、Ⅸ、Ⅹ 4对脑神经中。脊神经中的内脏运动纤维主要是交感成分,且每对脊神经中都有,仅在第2~4骶神经中含有副交感成分。

Ⅲ、Ⅶ、Ⅸ对脑神经中的一般内脏运动纤维自中枢发出后,先终止于相应的副交感神经节(有4对),节内的神经元再发出纤维分布于平滑肌和腺体。与Ⅹ对脑神经内脏运动纤维相连属的副交感神经节多位于所支配器官的近旁或壁内。

脑神经中的躯体感觉和内脏感觉纤维的胞体绝大多数是假单极神经元,在脑外集聚成感觉神经节,有**三叉神经节(Ⅴ)、膝神经节(Ⅶ)、上神经节、下神经节(Ⅸ和Ⅹ)**,其性质与脊神经节相同。由双极神经元胞体集聚形成的**前庭神经节和蜗神经节(Ⅷ)**是与平衡觉、听觉传入相关的神经节。

一、嗅神经

Ⅰ. **嗅神经** olfactory nerve 为特殊内脏感觉纤维,由上鼻甲以上和鼻中隔上部黏膜内的嗅上皮细胞中枢突聚集成20多条嗅丝(即嗅神经),穿筛孔入颅,进入嗅球传导嗅觉。颅前窝骨折累及筛板时,可撕脱嗅丝和脑膜,造成嗅觉障碍,同时脑脊液也可流入鼻腔。

二、视神经

Ⅱ. **视神经** optic nerve 为传导视觉冲动的特殊躯体感觉纤维,由视网膜节细胞的轴突在视神经盘处会聚穿过巩膜构成。视神经在眶内行向后内,穿视神经管入颅中窝,于垂体前方连于视交叉,再经视束连于间脑外侧膝状体。由于视神经是胚胎发生时间脑向外突出形成视器过程中的一部分,故视神经外面包有由脑膜延续而来的3层被膜,蛛网膜下隙也随之延伸至视神经周围(图15-21)。所以颅内压增高时,常出现视神经盘水肿。

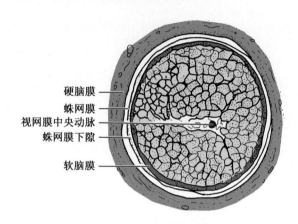

硬脑膜
蛛网膜
视网膜中央动脉
蛛网膜下隙
软脑膜

图15-21 视神经横断面

三、动眼神经

Ⅲ. **动眼神经** oculomotor nerve(图15-22,图15-23)为运动性神经,含有一般躯体运动和一般内脏运动两种纤维。一般躯体运动纤维起于中脑**动眼神经核**,一般内脏运动纤维起于**动眼神经副核**。动眼神经自中脑腹侧脚间窝出脑,紧贴小脑幕切迹缘及后床突侧方前行,进入海绵窦外侧壁上部,再经眶上裂入眶,立即分成上、下两支。**上支**细小,支配上睑提肌和上直肌。**下支**粗大,支配下直肌、内直肌和下斜肌。下斜肌支分出一小支称睫状

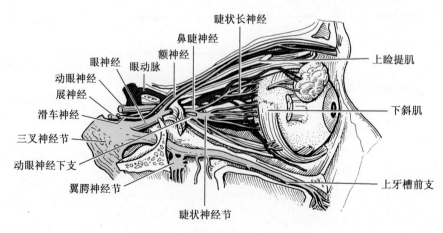

睫状长神经
鼻睫神经
额神经
眼神经
眼动脉
动眼神经
展神经
滑车神经
三叉神经节
动眼神经下支
翼腭神经节
睫状神经节
上睑提肌
下斜肌
上牙槽前支

图15-22 眶内的神经(外侧面观)

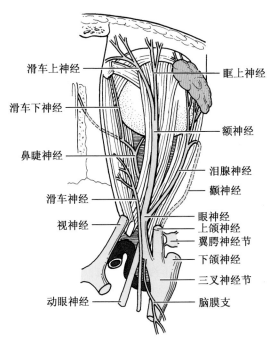

滑车上神经
眶上神经
滑车下神经
额神经
鼻睫神经
泪腺神经
额神经
滑车神经
眼神经
上颌神经
视神经
翼腭神经节
下颌神经
三叉神经节
动眼神经
脑膜支

图 15-23　眶内的神经(右上面观)

神经节短根,由一般内脏运动纤维(副交感)组成,进入睫状神经节交换神经元后,分布于眼球内的睫状肌和瞳孔括约肌,参与视力调节反射和瞳孔对光反射。

睫状神经节 ciliary ganglion 为副交感神经节,位于视神经与外直肌之间,有副交感、交感、感觉

3 个根进入此节。①**副交感根**:即睫状神经节短根,来自动眼神经,在此节交换神经元。节后纤维加入睫状短神经进入眼球。②**交感根**:来自颈内动脉交感丛,穿经神经节加入睫状短神经。③**感觉根**:来自鼻睫神经,穿经神经节加入睫状短神经。**睫状短神经**一般有 6~10 条,向前进入眼球。其副交感纤维支配睫状肌和瞳孔括约肌,交感纤维支配瞳孔开大肌和眼的血管,感觉纤维传导眼球的一般感觉。

动眼神经损伤可导致上睑提肌、上直肌、下直肌、内直肌和下斜肌瘫痪,出现上睑下垂、瞳孔斜向外下方及瞳孔扩大、对光反射消失等症状。

四、滑车神经

Ⅳ. **滑车神经** trochlear nerve(图 15-23)为运动性脑神经。起于中脑**滑车神经核**,自中脑的下丘下方出脑后,绕大脑脚外侧前行,穿经海绵窦外侧壁,经眶上裂入眶,越过上直肌和上睑提肌向前内走行,支配上斜肌。

五、三叉神经

Ⅴ. **三叉神经** trigeminal nerve(图 15-22 至图 15-24)为混合性脑神经,含有一般躯体感觉和特殊内脏运动两种纤维。特殊内脏运动纤维始于脑桥

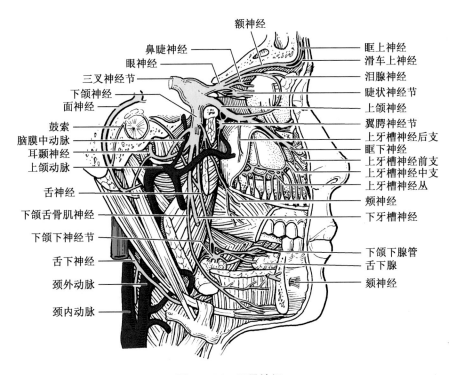

额神经
鼻睫神经
眼神经
三叉神经节
下颌神经
面神经
鼓索
脑膜中动脉
耳颞神经
上颌动脉
舌神经
下颌舌骨肌神经
下颌下神经节
舌下神经
颈外动脉
颈内动脉
眶上神经
滑车上神经
泪腺神经
睫状神经节
上颌神经
翼腭神经节
上牙槽神经后支
眶下神经
上牙槽神经前支
上牙槽神经中支
上牙槽神经丛
颊神经
下牙槽神经
下颌下腺管
舌下腺
颏神经

图 15-24　三叉神经

三叉神经运动核,组成三叉神经运动根,由脑桥基底部与小脑中脚交界处出脑,位于感觉根下内侧,后进入下颌神经,经卵圆孔出颅,分布于咀嚼肌等。运动根内尚含有三叉神经中脑核有关的纤维,传导咀嚼肌和眼球外肌的本体感觉。躯体感觉纤维的胞体位于**三叉神经节(半月节)**trigeminal ganglion内。该节由假单极神经元组成,位于颞骨岩部尖端的三叉神经压迹处,为硬脑膜所包裹;其中枢突聚集成粗大的三叉神经感觉根,由脑桥基底部与小脑中脚交界处入脑,止于**三叉神经脑桥核**和**三叉神经脊束核**,其周围突组成三叉神经3大分支,即眼神经、上颌神经和下颌神经,分布于面部皮肤、眼、口腔、鼻腔、鼻旁窦的黏膜、牙齿和脑膜等,传导痛、温和触觉等多种感觉。

(一)眼神经

眼神经ophthalmic nerve(图15-22至图15-24)为感觉性神经。自三叉神经节发出后,穿经海绵窦外侧壁,在动眼神经和滑车神经下方经眶上裂入眶,分支分布于眼眶、眼球、泪腺、结膜、硬脑膜和部分鼻黏膜及额顶部、上睑、鼻背的皮肤。

1. **泪腺神经**lacrimal nerve 细小,沿眶外侧壁、外直肌上方行向前外,分布于泪腺和上睑。泪腺神经与颧神经有交通支,副交感纤维经此导入控制泪腺分泌。

2. **额神经**frontal nerve 较粗大,在上睑提肌上方前行,分2~3支,其中**眶上神经**supraorbital nerve经眶上切迹分布于额顶和上睑皮肤,**滑车上神经**supratrochlear nerve经滑车上分布于鼻背及内眦皮肤。

3. **鼻睫神经**nasociliary nerve 在上直肌和视神经之间前行达眶内侧壁,发出多个分支分布于鼻腔黏膜、筛窦、硬脑膜、眼球、泪囊及眼睑、鼻背的皮肤等。

(二)上颌神经

上颌神经maxillary nerve(图15-23,图15-24)为感觉性神经。自三叉神经节发出后,穿经海绵窦外侧壁,经圆孔出颅入翼腭窝,再经眶下裂入眶,延续为眶下神经。上颌神经分布于硬脑膜、眼裂和口裂间的皮肤、上颌牙齿及鼻腔、口腔黏膜。其主要分支有:

1. **眶下神经**infraorbital nerve(图15-24) 为上颌神经主干的终末支,经眶下裂入眶,经眶下沟、眶下管,出眶下孔分成数支,分布于下睑、鼻翼、上唇的皮肤和黏膜。上颌部手术常在眶下孔进行麻醉。

2. **颧神经**zygomatic nerve 细小,在翼腭窝处分出后经眶下裂入眶,分两支穿眶外侧壁,分布于颧、颞部皮肤。来自面神经的副交感节前纤维在翼腭神经节换元后,节后纤维经颧神经和交通支导入泪腺神经,控制泪腺分泌。

3. **翼腭神经**pterygopalatine nerve 为2~3支细小神经,始于翼腭窝,连于翼腭神经节(副交感神经节),分布于腭和鼻腔的黏膜及腭扁桃体。

4. **上牙槽神经**superior alveolar nerves(图15-24) 分为上牙槽后、中、前3支,其中**上牙槽神经后支**在翼腭窝内自上颌神经本干发出,在上颌骨体后方穿入骨质;**上牙槽神经中、前支**分别在眶下沟及眶下管内发自眶下神经,3支相互吻合形成上牙槽神经丛,分支分布于上颌牙齿、牙龈及上颌窦黏膜。

(三)下颌神经

下颌神经mandibular nerve(图15-23至图15-25)是3支中最粗大的1支,为混合性神经。自卵圆孔出颅后,在翼外肌深面分为前、后两干。前干细小,除发肌支支配咀嚼肌、鼓膜张肌和腭帆张肌外,还分出1支颊神经。后干粗大,除分布于硬脑膜、下颌牙及牙龈、舌前2/3及口腔底的黏膜、耳颞区和口裂以下的皮肤外,尚有分支支配下颌舌骨肌和二腹肌前腹。其主要分支有:

1. **耳颞神经**auriculotemporal nerve 以两根起于后干,其间夹持脑膜中动脉,向后合成一干,经下颌颈内侧与颞浅血管伴行,穿过腮腺上行,分布于颞区皮肤,并分支至腮腺,此支含有来自舌咽神经的副交感纤维,支配腮腺分泌。

2. **颊神经**buccal nerve 沿颊肌外面向前下行,分布于颊部皮肤和黏膜。

3. **舌神经**lingual nerve 在下颌支内侧下降,沿舌骨舌肌外侧,呈弓形越过下颌下腺上方,向前达口腔黏膜深面,分布于口腔底及舌前2/3的黏膜。舌神经行程中有来自面神经的鼓索(含有副交感纤维和味觉纤维)加入,后者的味觉纤维,接受舌前2/3的味觉,副交感纤维至下颌下神经节换元后,支配下颌下腺和舌下腺的分泌。

4. **下牙槽神经**inferior alveolar nerve 为混合性神经,在舌神经后方,沿翼内肌外侧下行,经下颌孔入下颌管,在管内分支组成下牙槽神经丛,分支分布于下颌牙和牙龈。其终支自颏孔浅出称**颏神经**,分布于颏部及下唇的皮肤和黏膜。下牙槽神经

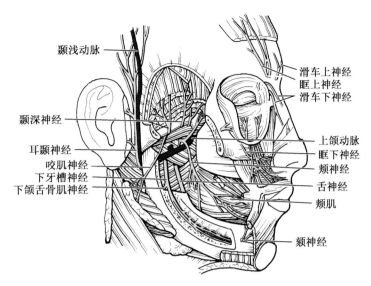

图 15-25 下颌神经

中的运动纤维支配下颌舌骨肌和二腹肌前腹。

5. 咀嚼肌神经 属运动性神经,分支有咬肌神经、颞深神经等,支配所有 4 块咀嚼肌。

【临床意义】

一侧三叉神经损伤时出现同侧面部皮肤及眼、口和鼻腔黏膜感觉丧失;角膜反射消失;患侧咀嚼肌瘫痪和萎缩,张口时下颌偏向患侧。临床上常见的三叉神经痛可波及三叉神经全部分支或某一分支,疼痛的部位与三叉神经 3 个分支在面部的分布区(图 15-26)相一致,当压迫眶上孔、眶下孔或颏孔时,可诱发患支分布区的疼痛。

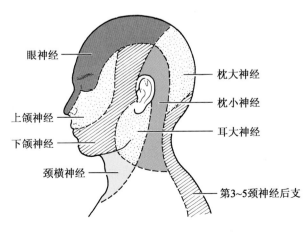

图 15-26 三叉神经皮支分布示意图

六、展神经

VI. 展神经 abducent nerve(图 15-22,图 15-27)属运动性脑神经,起自脑桥**展神经核**,自延髓脑桥沟中部出脑,前行至颞骨岩部尖端穿入海绵窦,经眶上裂入眶,分布于外直肌。展神经损伤可引起外直肌瘫痪,产生内斜视。

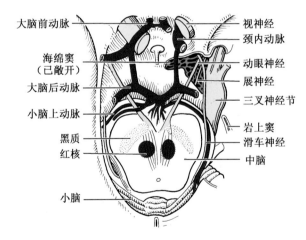

图 15-27 支配眼球外肌的神经在海绵窦内的走行

七、面神经

VII. 面神经 facial nerve(图 15-24,图 15-28,图 15-29)为混合性脑神经,含有 4 种纤维成分。①**特殊内脏运动纤维**:起于脑桥被盖部**面神经核**,主要支配面肌的运动。②**一般内脏运动纤维**:起于脑桥**上泌涎核**,属副交感节前纤维,换元后的节后纤维

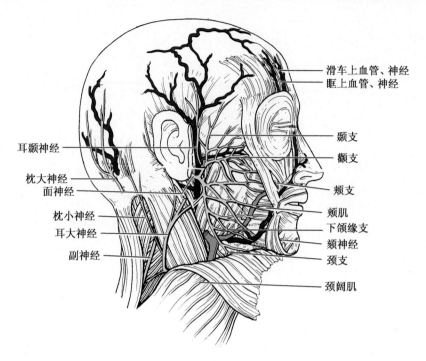

滑车上血管、神经
眶上血管、神经
颞支
颧支
颊支
颊肌
下颌缘支
颏神经
颈支
颈阔肌

耳颞神经
枕大神经
面神经
枕小神经
耳大神经
副神经

图 15-28　面神经

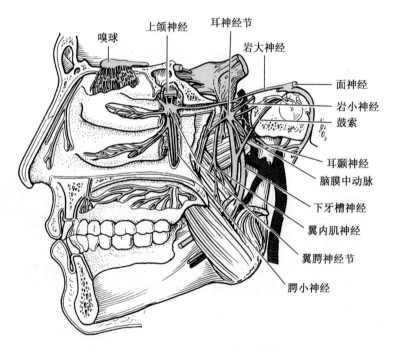

嗅球
上颌神经
耳神经节
岩大神经
面神经
岩小神经
鼓索
耳颞神经
脑膜中动脉
下牙槽神经
翼内肌神经
翼腭神经节
腭小神经

图 15-29　鼓索、翼腭神经节与耳神经节

分布于泪腺、下颌下腺、舌下腺及鼻和腭的黏膜，支配腺体的分泌。③**特殊内脏感觉纤维**：味觉纤维，其胞体位于**膝神经节** geniculate ganglion，周围突分布于舌前 2/3 黏膜的味蕾，中枢突止于脑干内的**孤束核**上部。④**一般躯体感觉纤维**：传导耳部皮肤的躯体感觉和表情肌的本体感觉。

面神经由两个根组成，一是较大的运动根，另一个是较小的混合根（感觉和副交感纤维），称**中间神经**，自小脑中脚下缘出脑，进入内耳门后两根合成一干，穿内耳道底进入面神经管，由茎乳孔出颅，向前穿过腮腺到达面部。在面神经管起始部有膨大的膝神经节。

（一）面神经管内的分支

1. **鼓索** chorda tympani（图 15-24，图 15-29）

在面神经出茎乳孔前约 6 mm 处发出,向前上行进入鼓室,继而穿岩鼓裂出鼓室至颞下窝,行向前下并入舌神经。鼓索含两种纤维:味觉纤维随舌神经分布于舌前 2/3 的味蕾,传导味觉;副交感纤维进入下颌下神经节,换元后节后纤维分布于下颌下腺和舌下腺,支配腺体分泌。

2. 岩大神经 greater petrosal nerve 也称**岩浅大神经**,含副交感纤维,自膝神经节分出,出岩大神经裂孔前行,穿破裂孔至颅底,与来自颈内动脉交感丛的**岩深神经**合成**翼管神经**,穿翼管至翼腭窝,进入翼腭神经节,副交感纤维在节内换元后,支配泪腺、腭及鼻黏膜的腺体分泌。

3. 镫骨肌神经 stapedial nerve 支配镫骨肌。

(二)颅外的分支

面神经出茎乳孔后即发出 3 个小支,支配枕肌、耳周围肌、二腹肌后腹和茎突舌骨肌。面神经主干前行进入腮腺实质,在腮腺内分支组成**腮腺内丛**,由丛发出分支从腮腺前缘呈辐射状分布,支配面部表情肌(图 15-28)。

1. 颞支 temporal branches 常为 3 支,支配额肌和眼轮匝肌等。

2. 颧支 zygomatic branches 3~4 支,支配眼轮匝肌和颧肌。

3. 颊支 buccal branches 3~4 支,支配颊肌、口轮匝肌及其他口周围肌。

4. 下颌缘支 marginal mandibular branch 沿下颌下缘向前,支配下唇诸肌。

5. 颈支 cervical branch 在颈阔肌深面向前下,支配该肌。

与面神经相联系的副交感神经节有以下两对:

翼腭神经节 pterygopalatine ganglion(**蝶腭神经节**)(图 15-24,图 15-29,图 15-31):为副交感神经节,位于翼腭窝上部,上颌神经下方,为一不规则的扁平小结,有 3 个根。①**副交感根**:来自面神经的岩大神经,在节内换元;②**交感根**:来自颈内动脉交感丛;③**感觉根**:来自上颌神经的翼腭神经。由翼腭神经节发出一些分支,分布于泪腺、腭和鼻的黏膜,传导黏膜的一般感觉和支配腺体的分泌。

下颌下神经节 submandibular ganglion(图 15-24,图 15-31):为副交感神经节,位于下颌下腺和舌神经之间,有 3 个根。①**副交感根**:来自鼓索,随舌神经到达此节,在节内交换神经元;②**交感根**:来自面动脉的交感丛;③**感觉根**:来自舌神经。自节发出分支分布于下颌下腺和舌下腺,支配腺体分泌和传导一般感觉。

【临床意义】

面神经损伤后的主要临床表现为面肌瘫痪。具体表现有:①患侧额纹消失,闭眼困难,鼻唇沟变平坦;②笑时口角偏向健侧,不能鼓腮,说话时唾液从口角流出;③因眼轮匝肌瘫痪闭眼困难,故角膜反射消失;④听觉过敏;⑤舌前 2/3 味觉丧失;⑥泌泪障碍引起角膜干燥;⑦泌涎障碍等。

八、前庭蜗(位听)神经

Ⅷ. **前庭蜗神经** vestibulocochlear nerve 由前庭神经和蜗神经组成,属特殊躯体感觉性脑神经。

(一)前庭神经

前庭神经 vestibular nerve 传导平衡觉。其双极神经元的胞体在内耳道底聚集成**前庭神经节** vestibular ganglion,周围突穿内耳道底分布于内耳球囊斑、椭圆囊斑和壶腹嵴中的毛细胞,中枢突组成前庭神经,经内耳门入颅,终于脑干的前庭神经核群和小脑等部。

(二)蜗神经

蜗神经 cochlear nerve 传导听觉。其双极神经元的胞体在内耳蜗轴内聚集成**蜗神经节**(**螺旋神经节**)cochlear ganglion,其周围突分布于内耳螺旋器上的毛细胞,中枢突组成蜗神经,经内耳门入颅,经脑桥延髓沟入脑,终于脑干的**蜗神经前、后核**。

现已证明,螺旋器、球囊斑、椭圆囊斑和壶腹嵴还有传出纤维分布。这些纤维是抑制性的,可能对传入的信息起负反馈作用。

【临床意义】

前庭蜗神经损伤后表现为伤侧耳聋和平衡功能障碍;如果仅有部分损伤,可出现眩晕和眼球震颤,并多伴有自主神经功能障碍的症状,如呕吐等。这与前庭网状结构——自主神经中枢的联系有关。

九、舌咽神经

Ⅸ. **舌咽神经** glossopharyngeal nerve(图 15-30,

图 15-31,图 15-33)为混合性脑神经,含 5 种纤维成分。①特殊内脏运动纤维:起于**疑核**,支配茎突咽肌;②**副交感纤维**:起于**下泌涎核**,在耳神经节交换神经元后分布于腮腺,支配腺体分泌;③**一般内脏感觉纤维**:其胞体位于颈静脉孔处的舌咽神经下神经节内,中枢突止于脑干**孤束核下部**,周围突分布于咽、舌后 1/3、咽鼓管、鼓室等处的黏膜及颈动脉窦和颈动脉小球;④**特殊内脏感觉纤维**:胞体位于下神经节内,中枢突止于**孤束核上部**,周围突分布于舌后 1/3 的味蕾;⑤**一般躯体感觉纤维**:胞体

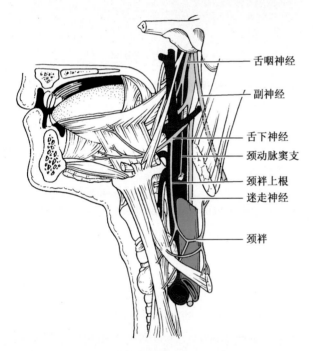

图 15-30　舌咽神经与舌下神经

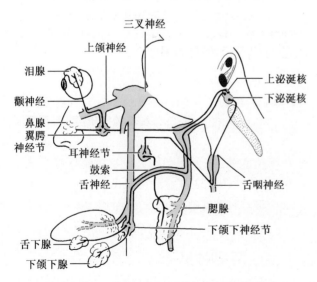

图 15-31　头部腺体的副交感纤维来源模式图

位于舌咽神经上神经节内,中枢突止于**三叉神经脊束核**,周围突分布于耳后皮肤。

舌咽神经根丝,自延髓橄榄后沟前部出脑,与迷走神经和副神经同穿颈静脉孔出颅。在孔内神经干上有膨大的**上神经节** superior ganglion,出孔时又形成一稍大的**下神经节** inferior ganglion。舌咽神经出颅后先在颈内动、静脉间下降,继而呈弓形向前,经舌骨舌肌内侧达舌根。主要分支如下:

（一）鼓室神经

鼓室神经 tympanic nerve 发自舌咽神经下神经节,进入鼓室,在鼓室内侧壁黏膜内与交感神经纤维共同形成**鼓室丛**,发数小支分布于鼓室、乳突小房和咽鼓管黏膜,传导一般内脏感觉。鼓室神经的终支为**岩小神经**,含来自下泌涎核的副交感纤维,出鼓室达耳神经节换元后,节后纤维随耳颞神经分布于腮腺,支配其分泌(图 15-31)。

（二）颈动脉窦支

颈动脉窦支 carotid sinus branch 有 1~2 支,在颈静脉孔下方发出,沿颈内动脉下行,分布于颈动脉窦和颈动脉小球,分别感受血压和血液中二氧化碳浓度的变化,反射性地调节血压和呼吸(图 15-33)。

（三）舌支

舌支 lingual branch 为舌咽神经的终支,经舌骨舌肌深面分布于舌后 1/3 黏膜和味蕾,传导一般感觉和味觉。

此外,舌咽神经还发出**咽支**、**扁桃体支**和**茎突咽肌支**等。

耳神经节 otic ganglion(图 15-29,图 15-31)为副交感神经节,位于卵圆孔下方,贴附于下颌神经的内侧。有 4 个根。①**副交感根**:来自岩小神经,在节内换元后,节后纤维随耳颞神经至腮腺,支配腮腺的分泌;②**交感根**:来自脑膜中动脉交感丛;③**运动根**:来自下颌神经,支配鼓膜张肌和腭帆张肌;④**感觉根**:来自耳颞神经,分布于腮腺,传导腮腺的一般感觉。

十、迷走神经

X.**迷走神经** vagus nerve(图 15-32 至图 15-35)为混合性神经,是行程最长、分布最广的脑神经。含有 4 种纤维成分。①**副交感纤维**(节前纤维):起于延髓**迷走神经背核**,分布于颈、胸和腹部的多种脏器,在器官旁或器官内节换元后,节后纤维支

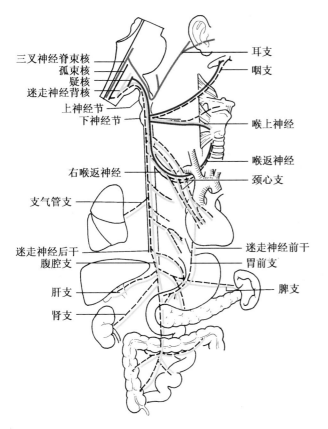

图 15-32　迷走神经纤维成分及分布模式图
红色:躯体运动纤维　黄色:内脏运动纤维
蓝色:躯体感觉纤维　黑色:内脏感觉纤维

配平滑肌、心肌和腺体的活动;②一般内脏感觉纤维:其胞体位于迷走神经**下神经节**(结状神经节) inferior ganglion 内,中枢突止于**孤束核**,周围突分布于颈、胸和腹部的脏器;③一般躯体感觉纤维:其胞体位于迷走神经**上神经节** superior ganglion 内,其中枢突止于**三叉神经脊束核**,周围突分布于耳廓、外耳道的皮肤和硬脑膜;④特殊内脏运动纤维:起于延髓**疑核**,支配咽喉肌。

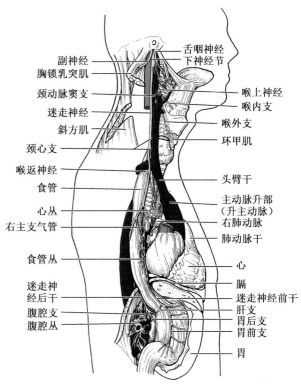

图 15-33　舌咽神经、迷走神经、副神经

迷走神经以多条根丝自橄榄后沟中部出延髓,经颈静脉孔出颅,在此处有膨大的迷走神经上、下神经节。迷走神经主干在颈部位于颈动脉鞘内,在颈内静脉与颈内动脉或颈总动脉之间的后方下行至颈根部,由此向下,左、右迷走神经的行程略有不同。**左迷走神经**在左颈总动脉与左锁骨下动脉之间下行,越过主动脉弓的前方,经左肺根的后方至食管前面分成许多细支,构成**左肺丛**和**食管前丛**,在食管下端又集中延续为**迷走神经前干** anterior vagal trunk。**右迷走神经**过右锁骨下动脉前方,沿气管右侧下行,经右肺根后方达食管后面,分支构

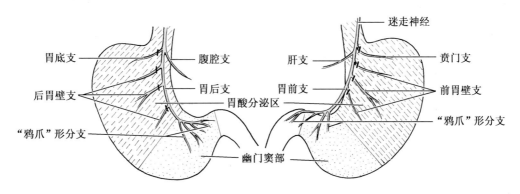

图 15-34　迷走神经胃部分支
黑短线表示高选择性迷走神经切断部位

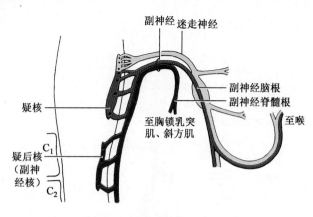

图 15-35　副神经两根示意图

成**右肺丛**和**食管后丛**，向下集中延续为**迷走神经后干** posterior vagal trunk。迷走神经前、后干向下与食管一起穿膈肌食管裂孔进入腹腔，分布于胃前、后壁，其终支为肝支和腹腔支，参与构成肝丛和腹腔丛。迷走神经沿途发出许多分支，其中较重要的分支有：

（一）颈部的分支

1. **喉上神经** superior laryngeal nerve（图 15-32，图 15-33）　起自迷走下神经节，在颈内动脉内侧下行，于舌骨大角水平分成内、外两支。**外支**支配环甲肌。**内支**为感觉支，伴喉上动脉一同穿甲状舌骨膜入喉腔，分布于咽、会厌、舌根及声门裂以上的喉黏膜。

2. **颈心支**　有**上**、**下两支**，下行入胸腔与交感神经交织构成**心丛**。上支有一分支称主动脉神经或减压神经，分布于主动脉弓壁内，感受血压变化和化学刺激。

3. **耳支**　发自迷走神经上神经节，向后外分布于耳廓后面及外耳道的皮肤。

4. **咽支**　起自迷走神经下神经节，与舌咽神经和交感神经咽支共同构成咽丛，分布于咽缩肌、软腭的肌肉及咽部黏膜。

5. **脑膜支**　发自迷走神经上神经节，分布于颅后窝硬脑膜。

（二）胸部的分支

1. **喉返神经** recurrent laryngeal nerve（图 15-32，图 15-33）　**右喉返神经**在右迷走神经经右锁骨下动脉前方处发出，并勾绕此动脉，上行返回至颈部。**左喉返神经**在左迷走神经经过主动脉弓前方处发出，并勾绕主动脉弓返回至颈部。在颈部，两侧的喉返神经均上行于气管食管间沟内，至甲状腺

侧叶深面、环甲关节后方进入喉内，终支称**喉下神经** inferior laryngeal nerve，分数支分布于喉。其特殊内脏运动纤维支配除环甲肌以外的所有喉肌，一般内脏感觉纤维分布于声门裂以下的喉黏膜。喉返神经在行程中还发出**心支**、**支气管支**和**食管支**，分别参与形成**心丛**、**肺丛**和**食管丛**。

【临床意义】

　　喉返神经是大多数喉肌的运动神经，在其入喉前与甲状腺下动脉的终支相互交叉。在甲状腺手术结扎或钳夹动脉时，应注意避免损伤此神经而导致声音嘶哑。若两侧神经同时受损，可引起失声、呼吸困难，甚至窒息。

2. **支气管支**和**食管支**　是左、右迷走神经在胸部发出的一些小支，与交感神经的分支共同构成**肺丛**和**食管丛**，自丛发细支至气管、支气管、肺和食管。包含内脏运动和内脏感觉纤维，除支配平滑肌和腺体外，还传导脏器和胸膜的感觉。

（三）腹部的分支

1. **胃前支** anterior gastric branches 和**肝支** hepatic branches（图 15-32 至图 15-34）　在贲门附近发自迷走神经前干。胃前支沿胃小弯向右，沿途发出 4~6 个小支，分布于胃前壁，其终支以"鸦爪"形的分支分布于幽门部前壁。肝支有 1~3 条，参与构成肝丛，分支分布于肝、胆囊等处。

2. **胃后支** posterior gastric branches　在贲门附近发自迷走神经后干，在胃小弯深部走行，沿途发支至胃后壁。终支与胃前支同样以"鸦爪"形分支，分布于幽门窦及幽门管后壁。

3. **腹腔支** celiac branches　发自迷走神经后干，向右行与交感神经一起构成腹腔丛，伴腹腔干、肠系膜上动脉和肾动脉等分支，分布于肝、胆、胰、脾、肾和结肠左曲以上的腹部消化管（图 15-32 至图 15-34）。

【临床意义】

　　迷走神经主干损伤所致内脏活动障碍的主要表现为脉速、心悸、恶心、呕吐、呼吸深慢和窒息等。由于咽喉感觉障碍和喉肌瘫痪，可出现声音嘶哑、语言和吞咽困难，腭垂偏向患侧等症状。

十一、副神经

XI. **副神经** accessory nerve（图 15-35）包括脑根和脊髓根两部分。**脑根**由**特殊内脏运动纤维**组成，起自延髓**疑核**，自迷走神经根下方出脑后与脊髓根同行，经颈静脉孔出颅，加入迷走神经内，支配咽喉肌。**脊髓根**也由特殊内脏运动纤维组成，起自脊髓颈部和延髓的**副神经核**，自脊神经前、后根之间出脊髓后，在椎管内上行，经枕骨大孔入颅腔，与颅根汇合一起经颈静脉孔出颅后，又与颅根分开，绕颈内静脉行向外下方，经胸锁乳突肌深面继续向外下斜行进入斜方肌深面，分支支配此两肌。

十二、舌下神经

XII. **舌下神经** hypoglossal nerve（图 15-30）由**一般躯体运动纤维**组成。由延髓**舌下神经核**发出后，自延髓前外侧沟出脑，经舌下神经管出颅，下行于颈内动、静脉之间，呈弓形向前达舌骨舌肌浅面，在舌神经和下颌下腺管下方穿颏舌肌入舌，支配全部舌内肌和大部分舌外肌。

【临床意义】

一侧舌下神经完全损伤时，患侧半舌肌瘫痪，伸舌时，由于患侧颏舌肌瘫痪，健侧颏舌肌收缩使健侧半舌伸出，舌尖偏向患侧。

（兰州大学　景玉宏）

第三节　内脏神经系统

内脏神经系统 visceral nervous system 是神经系统中分布于内脏、心血管和腺体的部分，包含感觉和运动两种纤维成分。其中内脏运动神经的主要功能是调节内脏、心血管的运动及腺体的分泌，这种调节是人的意志难以控制的，故而又称为**自主神经系统** autonomic nervous system；同时由于它影响的主要是物质代谢活动，这是动、植物共有的，而并不参与控制动物所特有的骨骼肌运动，所以也称为**植物神经系统** vegetative nervous system。内脏感觉神经的末梢分布于内脏及心血管各处的内感受器，其初级神经元位于脑神经节和脊神经节内。由此，内感受器可将感受到的各种刺激通过内脏神经传递到各级内脏感觉中枢，中枢整合后作出反应，通过内脏运动神经调节相应器官的活动，以维持机体内、外环境的动态平衡，这对于保持机体生命活动的正常进行是非常重要的。

一、内脏运动神经

内脏运动神经无论在形态上还是在结构上，与躯体运动神经都有着许多不同之处。就形态而言，其差异主要表现在以下几个方面：

（1）支配对象不同：躯体运动神经支配骨骼肌，而内脏运动神经支配的则是平滑肌、心肌和腺体。

（2）纤维成分不同：躯体运动神经为单一纤维成分；而内脏运动神经则包括两种纤维成分：交感神经纤维与副交感神经纤维，并且多数内脏器官同时接受这两种纤维的共同支配。

（3）从低级中枢到效应器所经过的神经元数目不同：躯体运动神经在到达骨骼肌前只经过一个神经元。而内脏运动神经在到达平滑肌、心肌或腺体前则多经过两个神经元（肾上腺髓质只需经过一个神经元）。第一个神经元的胞体位于脑干和（或）脊髓内，称为**节前神经元**，其轴突称为**节前纤维**；第二个神经元的胞体位于周围部的自主性神经节内，称之为**节后神经元**，其轴突称为**节后纤维**。节后神经元的数目较多，一个节前神经元可与多个节后神经元构成突触（图 15-36，图 15-37）。

（4）分布形式不同：躯体运动神经以神经干的形式分布于效应器；而内脏运动神经的节后纤维则通常先在效应器周围形成神经丛，再由神经丛分支至效应器（图 15-37）。

内脏运动神经的效应器，通常是指平滑肌、心肌和外分泌腺，但也有一些内分泌腺受内脏运动神经支配，如肾上腺髓质、甲状腺和松果体等。内脏运动神经节后纤维的终末与效应器的连接，通常是以纤细神经丛的形式分布于肌纤维和腺细胞的周围，而非躯体运动神经那样形成单独的末梢装置。所以从内脏运动神经末梢释放出来的递质可能是以扩散方式作用于邻近的多个肌纤维和腺细胞的。

（5）神经纤维的种类不同：躯体运动神经通常是较粗的有髓纤维，而内脏运动神经则常为薄髓（节前纤维）和无髓（节后纤维）的细纤维。

（6）接受机体意志控制的程度不同：躯体运动神经一般是在意志控制下对效应器进行支配，而内脏运动神经在一定程度上是不受意志控制的。

综合形态、功能和药理学的特点，可将内脏运动神经分为交感神经和副交感神经。

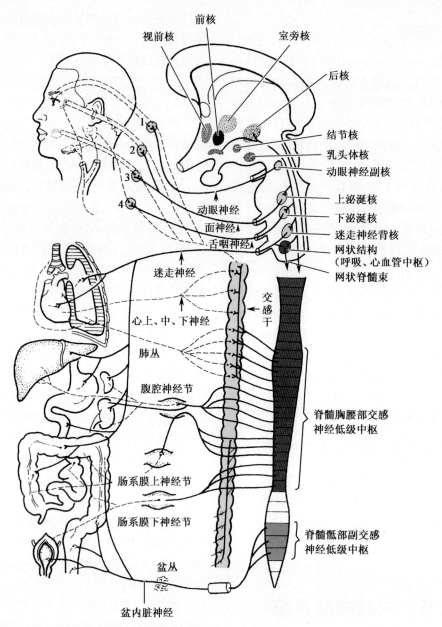

前核

视前核

室旁核

后核

结节核

乳头体核

动眼神经副核

上泌涎核

下泌涎核

迷走神经背核

网状结构
（呼吸、心血管中枢）

网状脊髓束

动眼神经

面神经

舌咽神经

迷走神经

心上、中、下神经

肺丛

腹腔神经节

肠系膜上神经节

肠系膜下神经节

盆丛

盆内脏神经

交感干

脊髓胸腰部交感
神经低级中枢

脊髓骶部副交感
神经低级中枢

1. 睫状神经节　2. 翼腭神经节　3. 下颌下神经节　4. 耳神经节

——节前纤维　----节后纤维

图 15-36　内脏运动神经概况

（一）交感神经

1. 交感神经概观　**交感神经** sympathetic nerve 的低级中枢（即节前神经元胞体所在部位）位于脊髓 $T_1 \sim L_3$ 节段，由灰质侧角的中间外侧核组成，并由此发出节前纤维（图 15-36，图 15-37）。交感神经的周围部包括从节前神经元胞体发出的节前纤维、交感神经节（即节后神经元胞体所在部位）及从节后神经元胞体发出的节后纤维。根据所处的位置，可将交感神经节分为椎前节和椎旁节两大类。

（1）**椎前节**：位于脊柱前方，腹主动脉脏支的根部，呈不规则的节状团块，包括**腹腔神经节** celiac ganglion、**肠系膜上神经节** superior mesenteric ganglion 和**肠系膜下神经节** inferior mesenteric ganglion 等（图 15-38）。

（2）**椎旁节**：位于脊柱两旁，共有 19~24 对，由多极神经元组成。根据所处的部位，椎旁节可分为颈、胸、腰、骶、尾 5 部，其中颈部 3~4 对，胸部 10~12 对，腰部 4 对，骶部 2~3 对，最后，两侧尾部

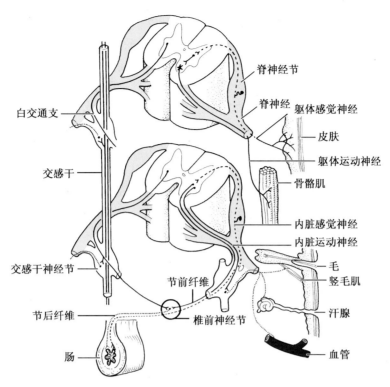

图 15-37　交感神经纤维走行模式图

的椎旁节合成 1 个奇神经节。同侧相邻椎旁节之间借**节间支**相连成上至颅底、下至尾骨的**交感干** sympathetic trunk，故椎旁节又称为**交感干神经节** sympathetic ganglion，左、右交感干在尾骨前方合并（图 15-38）。

交感干与相应的脊神经之间借**交通支** communicating branch 相连。交通支按形态可分为白交通支和灰交通支。**白交通支** white ramus communicans 主要由有髓鞘的纤维组成，呈白色，故称白交通支；**灰交通支** gray ramus communicans 则多由无髓鞘的纤维组成，颜色灰暗，故称灰交通支。交感神经的节前纤维由脊髓 $T_1 \sim L_3$ 节段的中间外侧核发出，经脊神经前根、脊神经干、白交通支进入交感干，所以白交通支主要由节前纤维组成，并且只存在于 $T_1 \sim L_3$ 这共 15 对脊神经与相应的交感干之间。节前纤维在椎旁节换元后，其发出的节后纤维经灰交通支返回脊神经，所以灰交通支由节后纤维组成，并且连于交感干与全部 31 对脊神经前支之间（图 15-37，图 15-38）。

交感神经节前纤维经白交通支进入交感干后，通常有 3 种去向：①终止于相应的椎旁节并在其内换元。②在交感干内上升或下降，然后终止于上方或下方的椎旁节并在其内换元。一般来自脊髓上胸段（$T_{1\sim6}$）中间外侧核的节前纤维，在交感干内上升至颈部，在颈部椎旁节换元；中胸段（$T_{6\sim10}$）中间外侧核的节前纤维，在交感干内上升或下降，至其他胸部椎旁节换元；下胸段和腰段（$T_{11}\sim L_3$）中间外侧核的节前纤维，在交感干内下降，在腰骶部椎旁节换元。③穿经椎旁节，至椎前节换元。

交感神经节前纤维在椎旁节、椎前节换元后，节后纤维的分布也有 3 种去向：①经灰交通支返回脊神经，随脊神经分布于头颈部、躯干和四肢的血管、汗腺和竖毛肌等。31 对脊神经与交感干之间都有灰交通支联系，故脊神经的分支一般都含有交感神经节后纤维。②攀附动脉走行，在动脉外膜处形成相应的神经丛，并随动脉分布到所支配的器官。各丛的名称依所攀附的动脉来命名（如颈内、外动脉丛等）。③由交感神经节直接分布到所支配的器官。

2. 交感神经的分布　可按颈、胸、腰、盆部概述如下。

（1）颈部：包括 3~4 对椎旁节，分别称颈上、中、下神经节，颈交感干位于颈动脉鞘后方，颈椎横突的前方（图 15-38，图 15-41）。①**颈上神经节** superior cervical ganglion：位于第 1~3 颈椎横突前方,颈内动脉后方;②**颈中神经节** middle cervical ganglion:位于第 6 颈椎横突处;③**颈下神经节** inferior cervical ganglion:位于第 7 颈椎横突处,椎动脉起始部后方。颈部椎旁节中,颈上神经节最大,呈梭形;颈中神经节最小,有时甚至缺如;颈下神经节常与第 1 胸神经节合并,称为**颈胸神经节** cervicothoracic ganglion 或**星状神经节** stellate ganglion。

颈部椎旁节发出的节后纤维的分布,可概括如下:①经灰交通支返回 8 对颈神经,随之分布于头颈和上肢的血管、汗腺、竖毛肌等。②攀附邻近的动脉,形成**颈内动脉丛**、**颈外动脉丛**、**锁骨下动脉丛**和**椎动脉丛**等,伴随动脉的分支至头颈部的腺体(泪腺、唾液腺、口腔和鼻腔黏膜内腺体、甲状腺等)、竖毛肌、血管、瞳孔开大肌。③发出咽支,直接进入咽壁,与迷走神经、舌咽神经的咽支共同组成**咽丛**。④3 对颈神经节分别发出颈上、中和下心神经,进入胸腔,加入**心丛**(图 15-38,图 15-39,图 15-41)。

(2)胸部:包括 10~12 对(以 11 对最为多见)椎旁节,称胸神经节 thoracic ganglion,胸交感干位于肋头的前方(图 15-38,图 15-39)。

胸部椎旁节发出的节后纤维的分布,可概括如下:①经灰交通支返回 12 对胸神经,随之分布于胸腹壁的血管、汗腺、竖毛肌等。②上 5 对胸神经节可发出许多分支,参与组成**胸主动脉丛**、**食管丛**、**肺丛及心丛**等。③穿经第 5 或第 6~9 胸神经节的节前纤维组成**内脏大神经** greater splanchnic nerve,向下合成一干,沿椎体前面倾斜下降,穿膈脚,主要终于腹腔神经节;穿经第 10~12 胸神经节的节前纤维组成**内脏小神经** lesser splanchnic nerve,下行穿过膈脚,主要终于主动脉肾神经节。从腹腔神经节、主动脉肾神经节等发出节后纤维,分布于肝、脾、肾等实质性脏器和结肠左曲以上的消化管(图 15-38,图 15-39)。

(3)腰部:包括 4 对椎旁节,称腰神经节 lumbar ganglion,腰交感干位于腰椎体前外侧与腰大肌内

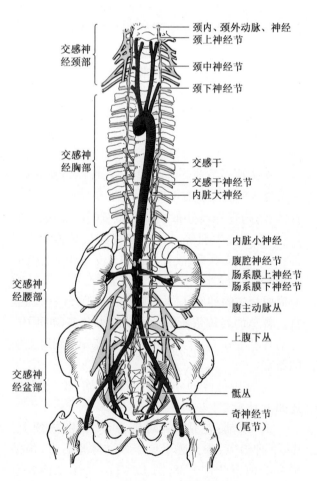

图 15-38　交感干和交感神经节

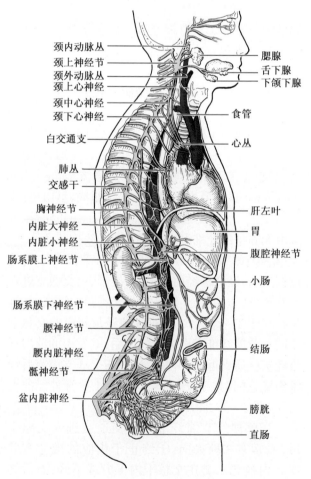

图 15-39　右交感干与内脏神经丛的联系

侧缘之间(图 15-40)。

腰部椎旁节发出的节后纤维的分布,可概括如下:①经灰交通支返回 5 对腰神经,随之分布。②穿经腰神经节的节前纤维组成**腰内脏神经** lumbar splanchnic nerve,在肠系膜下神经节等椎前神经节换元。节后纤维分布至结肠左曲以下的消化管及盆腔脏器,部分纤维还伴随血管分布至下肢。因此当下肢血管出现痉挛时,可手术切除腰交感干以获得缓解。

(4) 盆部:包括 2~3 对**骶神经节** sacral ganglion 和 1 个**奇神经节** ganglion impar,骶交感干位于骶骨前面,骶前孔内侧(图 15-40,图 15-42)。

盆部椎旁节发出的节后纤维的分布,可概括如下:①经灰交通支,返回骶、尾神经,随之分布于下肢及会阴部的血管、汗腺和竖毛肌。②一些小支加入**盆丛**,分布于盆腔器官。

综上所述,交感神经节前、节后纤维的分布具有一定的规律:①来自脊髓上胸段(1~5 节段)中间外侧核的节前纤维,换元后,节后纤维支配头、颈、胸腔脏器,头、颈、胸壁和上肢的血管、汗腺和竖毛肌;②来自脊髓中、下胸段(6~12 节段)中间外侧核的节前纤维,换元后,节后纤维支配肝、脾、肾等实质性器官,结肠左曲以上的消化管,胸、腹壁的血管、汗腺和竖毛肌;③来自脊髓上腰段(1~3 节段)中间外侧核的节前纤维,换元后,节后纤维支配结肠左曲以下的消化管,腹、盆壁和盆腔脏器,腹、盆壁和下肢的血管、汗腺和竖毛肌。关于交感神经节段支配的情况,详见表 15-4 器官的内脏神经支配。

(二)副交感神经

副交感神经 parasympathetic nerve 的低级中枢(即节前神经元胞体所在部位)由脑干的副交感神经核(即一般内脏运动核)和脊髓 S_{2-4} 节段灰质的骶副交感核组成,并由此发出节前纤维。副交感神经的周围部包括从节前神经元胞体发出的节前纤维、副交感神经节(即节后神经元胞体所在部位)及从节后神经元胞体发出的节后纤维。副交感神经节多位于脏器附近或脏器壁内,分别称为器官旁节和器官内节。其中,位于颅部的副交感神经节体积较大,肉眼可见,如睫状神经节、下颌下神经节、翼腭神经节和耳神经节等。这些神经节内除了有副交感神经通过外,尚有交感神经和内脏感觉神经纤维通过。副交感纤维在节内换元,发出的节后纤维随相应脑神经到达所支配的器官;而交感神经及内脏感觉神经纤维不在节内换元,分别称为副交感神经节的交感根及感觉根。除颅部以外,身体其他部位的副交感神经节体积很小,肉眼难以辨别,需借助显微镜才能看到。例如,位于心丛、肺丛、膀胱丛和子宫阴道丛内的器官旁节,以及位于支气管和消化管壁内的器官内节等。

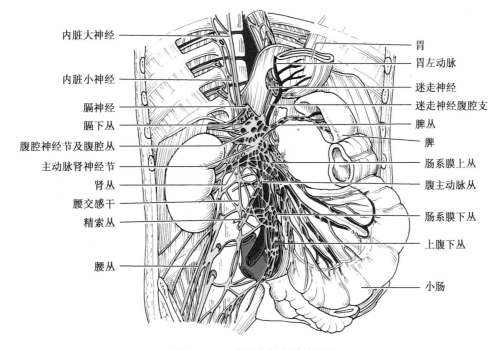

图 15-40　腹腔内的内脏神经丛

左侧标注(从上至下):内脏大神经、内脏小神经、膈神经、膈下丛、腹腔神经节及腹腔丛、主动脉肾神经节、肾丛、腰交感干、精索丛、腰丛

右侧标注(从上至下):胃、胃左动脉、迷走神经、迷走神经腹腔支、脾丛、脾、肠系膜上丛、腹主动脉丛、肠系膜下丛、上腹下丛、小肠

1. 颅部副交感神经　节前神经元胞体位于脑干的**副交感神经核**，发出的节前纤维参与组成第Ⅲ、Ⅶ、Ⅸ、Ⅹ对脑神经(已于本章第二节中详述)，现概括介绍如下(图 15-41)。

(1) **动眼神经副核**发出的节前纤维随眼神经走行，到达眼眶内的睫状神经节换元，其节后纤维进入眼球壁，分布于瞳孔括约肌和睫状肌。

(2) **上泌涎核**发出的节前纤维随面神经走行，一部分经岩大神经至翼腭窝内的翼腭神经节换元，节后纤维分布于泪腺、鼻腔、口腔及腭黏膜的腺体；另一部分经鼓索，加入舌神经(三叉神经中下颌神经的分支)，再到下颌下神经节换元，节后纤维分布于下颌下腺和舌下腺。

(3) **下泌涎核**发出的节前纤维随舌咽神经走行，先经鼓室神经至鼓室丛，继而随鼓室丛发出的岩小神经走行，至卵圆孔下方的耳神经节换元，节后纤维随耳颞神经(三叉神经中下颌神经的分支)分布于腮腺。

(4) **迷走神经背核**发出的节前纤维随迷走神经走行，并随其分支到达颈、胸、腹腔脏器附近或壁内的副交感神经节换元，节后纤维分布于颈、胸、腹腔脏器(肝、脾、肾实质性器官和结肠左曲以上的消化管)。

2. 骶部副交感神经　由脊髓 S_{2-4} 节段灰质的**骶副交感核**发出节前纤维，先随骶神经出骶前孔，继而从骶神经中分出，组成**盆内脏神经** pelvic splanchnic nerves 加入盆丛，随盆丛分支到达盆部脏器附近或在壁内的副交感神经节换元后，

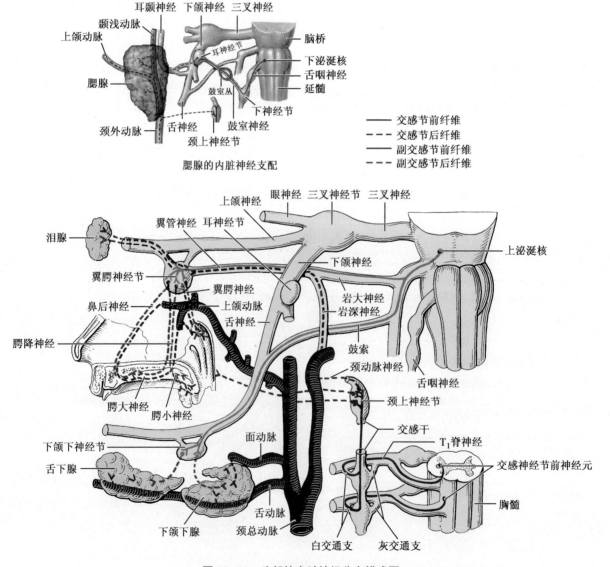

图 15-41　头部的内脏神经分布模式图

节后纤维支配结肠左曲以下的消化管和盆腔脏器（图 15-42）。

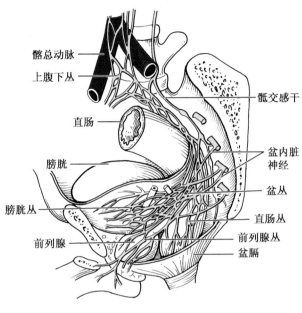

髂总动脉
上腹下丛
直肠
膀胱
膀胱丛
前列腺

骶交感干
盆内脏神经
盆丛
直肠丛
前列腺丛
盆膈

图 15-42　盆部内脏神经丛

（三）交感神经与副交感神经的主要区别

内脏运动神经包括交感神经和副交感神经，多数器官常同时接受这两种神经的双重支配。但在来源、形态结构、分布范围和功能上，交感与副交感神经又不完全相同，现概述如下。

1. 低级中枢不同　交感神经低级中枢由脊髓胸腰部灰质的中间外侧核组成，而副交感神经的低级中枢则由脑干和脊髓骶部灰质的副交感核组成。

2. 周围部神经节的位置不同　交感神经节包括椎旁节和椎前节，位于脊柱两旁和脊柱前方；副交感神经节为器官旁节和器官内节，位于所支配的器官附近或器官壁内。因此，副交感神经节前纤维比交感神经长，而其节后纤维则较短。

3. 节前神经元与节后神经元的比例不同　一个交感神经节前神经元的轴突可与许多节后神经元组成突触，而一个副交感神经节前神经元的轴突则与较少的节后神经元组成突触。所以交感神经的作用范围较广泛，而副交感神经则较局限。

4. 分布范围不同　交感神经除分布于头颈、胸、腹腔脏器外，尚遍及全身血管、腺体、竖毛肌等，故其分布范围较广。而副交感神经，一般认为大部分血管、汗腺、竖毛肌、肾上腺髓质不受其支配，故其分布不如交感神经广泛。

5. 对同一器官所起的作用不同　交感神经与副交感神经对同一器官的作用既是互相拮抗又是互相统一的。

交感神经和副交感神经的活动，是在脑的较高级中枢，特别是在大脑边缘叶和下丘脑的调控下进行的。例如，当机体运动加强时，交感神经兴奋，而副交感神经受到抑制，此时心跳加快、血压升高、支气管扩张、瞳孔开大、消化活动受抑制，这些现象表明，机体的代谢加强，能量消耗加快，以适应环境的剧烈变化。反之，机体处于安静或睡眠状态时，副交感神经兴奋，而交感神经却受到抑制，出现心跳减慢、血压下降、支气管收缩、瞳孔缩小、消化活动增强等现象，这有利于体力的恢复和能量的储存。可见交感神经和副交感神经的作用是既互相拮抗又互相统一的，如此机体才得以更好地随环境的变化而变化，才能在复杂多变的环境中生存。

（四）内脏神经丛

内脏神经在分布于脏器的过程中，往往会形成内脏神经丛，并由丛发出分支支配相应器官（图 15-40，图 15-42）。这些神经丛主要攀附于头、颈部和胸、腹、盆腔内动脉的周围，或者分布于脏器附近和器官之内。多数内脏神经丛由交感神经、副交感神经和内脏感觉神经的纤维交织构成。少数内脏神经丛没有副交感神经参加，如颈内动脉丛、颈外动脉丛、锁骨下动脉丛和椎动脉丛。

现将胸、腹、盆部重要的神经丛叙述如下。

1. 心丛 cardiac plexus　交感纤维来自交感干的颈上、中、下神经节和胸 1~4 或 5 节发出的心支，副交感纤维来自迷走神经的心支。按位置可分为两部分，位于主动脉弓下方的为心浅丛，位于主动脉弓和气管杈之间的为心深丛。心丛内的心神经节为副交感神经节，来自迷走神经的副交感神经节前纤维在此交换神经元。心丛的分支又组成心房丛和左、右冠状动脉丛，随动脉分支分布于心肌（图 15-39）。

2. 肺丛 pulmonary plexus　交感纤维来自交感干的胸 2~5 节的分支，副交感纤维来自迷走神经的支气管支。肺丛位于肺根的前、后方，丛内亦有小的神经节。其分支随支气管和肺血管的分支入肺。

3. 腹腔丛 celiac plexus　是最大的内脏神经丛，交感成分主要由腹腔神经节、肠系膜上神经节、主动脉肾神经节等及来自胸交感干的内脏大、小神经构成，副交感纤维则来自迷走神经后干的腹腔支。来自内脏大、小神经的交感神经节前纤维在丛内神经节交换神经元，来自迷走神经的副交感神经节前纤维则到所分布的器官附近或壁内交换神经元。腹腔丛位于腹腔干和肠系膜上动脉根部周围，伴随动脉的分支可分为许多副丛，如肝丛、胃丛、脾丛、肾丛及肠系膜上丛等，各副丛则分别沿同名血管分支到达各脏器。

4. 腹主动脉丛 abdominal aortic plexus　由腹腔丛在腹主动脉表面向下延续形成，同时还接受第1~2腰交感神经节的分支。腹主动脉丛的一部分纤维进入盆腔，参加腹下丛的组成；另一部分纤维攀附髂总动脉和髂外动脉，组成同名的神经丛，随动脉分布于下肢血管、汗腺、竖毛肌。此外，腹主动脉丛还分出肠系膜下丛，沿同名动脉分支分布于结肠左曲以下至直肠上段的消化管。

5. 腹下丛 hypogastric plexus　可分为上腹下丛和下腹下丛。**上腹下丛**位于第5腰椎椎体前面，左、右髂总动脉之间，是腹主动脉丛向下的延续部分，从两侧接受下两个腰神经节发出的腰内脏神经，在肠系膜下神经节换元。**下腹下丛即盆丛** pelvic plexus，由上腹下丛延续到直肠两侧，并接受骶交感干的节后纤维和第2~4骶神经的副交感节前纤维。此丛伴随髂内动脉的分支组成直肠丛、膀胱丛、前列腺丛、子宫阴道丛等，并随动脉分支分布于盆腔各脏器。

二、内脏感觉神经

内脏神经系统不仅有交感神经和副交感神经两种运动纤维成分，还具有感觉纤维成分，即内脏感觉神经。内脏感觉神经元为假单极神经元，胞体位于脑神经节和脊神经节内，其周围突是粗细不等的有髓或无髓纤维，随同交感神经、面神经、舌咽神经、迷走神经和骶部副交感神经分布于内脏器官；其中枢突一部分随同面神经、舌咽神经、迷走神经入脑干，终于孤束核；另一部分随同交感神经及盆内脏神经进入脊髓，终于灰质后角。机体内感受器感受来自内脏的刺激，经内脏感觉神经传到中枢。中枢可直接通过内脏运动神经调节各内脏器官的活动，也可以间接通过体液调节起作用。在中枢内，内脏感觉纤维一方面经过一定的传导途径，将冲动传导到大脑皮质，产生内脏感觉；另一方面，直接或经中间神经元与内脏运动神经元联系，以完

成内脏－内脏反射；或与躯体运动神经元联系，形成内脏－躯体反射。

内脏感觉神经虽然在形态结构上与躯体感觉神经大致相同，但仍有某些固有的特点。

与躯体感觉神经相比，内脏感觉纤维的数目较少，多数为细纤维，且痛阈较高，对于一般强度的刺激难以产生主观感觉。例如，在外科手术切割或烧灼内脏时，病人并不感觉疼痛。但在脏器活动比较强烈时，则可产生内脏感觉，传递这些感觉的纤维，一般认为多与副交感神经伴行进入脑干，如胃的饥饿收缩，直肠、膀胱的充盈等。此外，在病理条件下或极强烈刺激下，也可产生痛觉，一般认为内脏痛觉纤维多与交感神经伴行进入脊髓。例如，内脏器官因过度膨胀而受到牵张，或平滑肌发生痉挛，以及由于缺血而代谢产物积聚等，皆可因刺激神经末梢而产生内脏痛。部分盆腔脏器的痛觉冲动可通过盆内脏神经（副交感神经）到达脊髓。气管和食管的痛觉纤维可能经迷走神经传入脑干。

其次，与躯体感觉神经相比，内脏感觉的传入途径比较分散，即一个脏器的感觉纤维经过多个节段的脊神经进入中枢，而一条脊神经又包含来自几个脏器的感觉纤维。因此，内脏痛往往是弥散的，而且定位亦不准确。例如，心脏的痛觉纤维伴随交感神经（主要是颈中、下心神经），主要经第1~5胸神经进入脊髓。

有关内脏神经的中枢及其传导路径的叙述，参见第十四章中枢神经系统的有关内容。

三、牵涉痛

牵涉痛是指当某些内脏器官发生病变时，常在体表一定区域产生感觉过敏或疼痛感觉的现象。牵涉痛可发生在患病内脏邻近的皮肤区，也可以发生在距患病内脏较远的皮肤区。例如，心绞痛时，常在胸前区和左臂内侧皮肤感到疼痛（图15-43，图15-44）；肝胆疾患时，常在右肩部感到疼痛等（表15-3）。

内脏器官发生病变时，除一定区域感觉过敏外，还可以伴有该区的骨骼肌反射性僵硬，血管运动、汗腺分泌障碍等症状，临床上将这些体征发生的部位称为海德带（Head zone），它有助于内脏疾病的定位诊断。

表 15-3 内脏牵涉痛与脊髓节段的关系

内脏器官	产生疼痛和感觉过敏区的脊髓节段
膈	C_4
心脏	$C_8 \sim T_5$
胃	$T_{6 \sim 10}$
小肠	$T_{7 \sim 10}$
阑尾	$T_{(8,9)10} \sim L_1$（右）
肝、胆囊	$T_{7 \sim 10}$，也有沿膈神经至 C_{3-4}
胰	T_8（左）
肾、输尿管	$T_{11} \sim L_1$
膀胱	S_{2-4}（沿骶副交感）及 $T_{11} \sim L_2$
睾丸、附睾	$T_{12} \sim L_3$
卵巢及附件	L_{1-3}
子宫体部	$T_{10} \sim L_1$
子宫颈部	S_{1-4}（沿骶副交感）
直肠	S_{1-4}

【临床意义】

牵涉痛的发生机制，虽然生理学上有种种推论，目前仍不十分清楚。根据临床观察分析，发生牵涉痛的体表部位与病变器官往往受同一节段脊神经的支配，因此推想传导患病内脏感觉的神经与牵涉痛区皮肤的感觉神经进入同一脊髓节段，两者在脊髓后角内密切联系。因此，从患病内脏传来的冲动可以扩散或影响到邻近的躯体感觉神经元，从而产生牵涉痛。近年来神经解剖学研究表明，一个脊神经节神经元的周围突既分支到躯体部，又分支到内脏器官（分支投射），并认为这是牵涉痛机制的形态学基础。

四、某些重要器官的神经支配

在系统学习内脏神经系统的基础上，对人体一些重要器官的神经支配进行总结概括，这不仅有利于对其生理功能的领会，对临床诊断和治疗也有一定的实际意义。下面以眼球和心的神经支配为例加以叙述，后面附以脏器的神经支配简表（表 15-4），以供参考。

（一）眼球

1. 感觉神经　眼球的感觉冲动沿睫状神经、眼神经及三叉神经进入脑干。

2. 交感神经　由脊髓胸 1~2 节段侧角发出节前纤维，经胸及颈交感干上升至颈上神经节，交换神经元后，节后纤维经颈内动脉丛、海绵丛，再穿经睫状神经节分布于瞳孔开

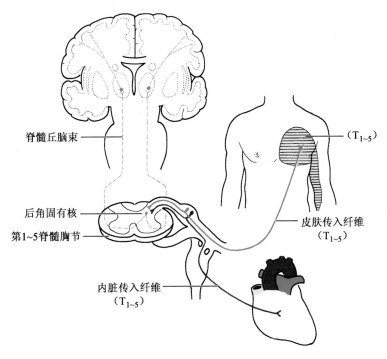

图 15-43 心传入神经与皮肤传入神经的中枢投射联系

脊髓丘脑束

后角固有核

第1~5脊髓胸节

内脏传入纤维
（$T_{1 \sim 5}$）

（$T_{1 \sim 5}$）

皮肤传入纤维
（$T_{1 \sim 5}$）

317

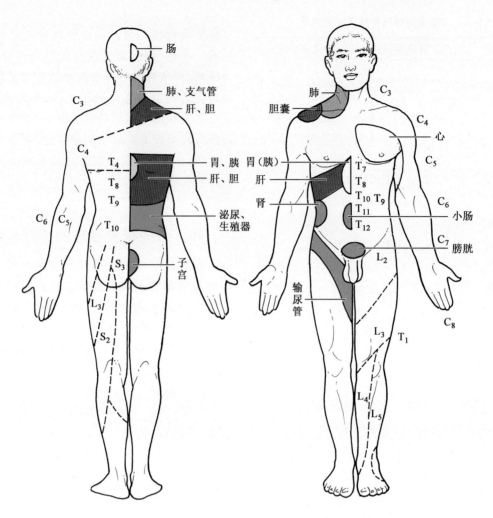

图 15-44　内脏器官疾病时的牵涉痛区

大肌和血管,另有部分交感纤维经睫状长神经到达瞳孔开大肌。

3. 副交感神经　由中脑动眼神经副核发出节前纤维,随动眼神经到达眼眶,在睫状神经节交换神经元后,节后纤维经睫状短神经分布于瞳孔括约肌和睫状肌。

刺激支配眼球的交感神经纤维,引起瞳孔开大,虹膜血管收缩。切断这些纤维则出现瞳孔缩小。损伤脊髓颈段和延髓及脑桥的外侧部亦可产生同样结果,认为这是因为交感神经的中枢下行束经过上述部位。临床上所见病例除有瞳孔缩小外,还可出现眼睑下垂及同侧头部汗腺分泌障碍等症状(称 Horner 综合征)。这是因为交感神经除管理瞳孔外,也管理眼睑平滑肌(Müller 肌)和头部汗腺的分泌。

刺激副交感神经纤维,瞳孔缩小,睫状肌收缩。切断这些纤维,则出现瞳孔散大及调节视力的功能障碍。临床上损伤动眼神经,除有副交感神经损伤症状外,还出现大部

分眼球外肌瘫痪症状。

(二)心脏

1. 感觉神经　传导心脏痛觉的纤维,沿交感神经走行至脊髓胸 1~4、5 节段(颈上心神经除外)。与心脏反射有关的感觉纤维,则沿迷走神经走行,进入脑干。

2. 交感神经　由脊髓胸 1~4、5 节段的侧角发出节前纤维,至交感干颈上、中、下神经节和上胸节交换神经元,自神经节发出颈上、中、下心支及胸心支,到主动脉弓后方和下方,与来自迷走神经的副交感纤维共同构成心丛,再由心丛分支分布于心脏。

3. 副交感神经　由迷走神经背核和疑核发出节前纤维,沿迷走神经心支走行入心丛,在心神经节交换神经元后,分布于心脏(图 15-45)。

支配心脏的交感神经纤维兴奋,可导致心动过速、冠状血管舒张;而迷走神经(副交感纤维)兴奋,则导致心动过缓、冠状血管收缩。

表 15-4　器官的内脏神经支配

器官	神经	沿内脏神经的传入纤维路径	节 前 纤 维		节 后 纤 维		功能
			起源	路径	起源	路径	
眼球	交感		胸 1~2 脊髓侧角	经白交通支→交感干,在干内上升	颈上神经节、颈内动脉丛内神经节	经颈内动脉丛→眼神经、睫状神经节→眼球	瞳孔开大,血管收缩
	副交感		动眼神经副核	动眼神经→睫状神经节的短根或睫状长神经	睫状神经节	睫状短神经→瞳孔括约肌、睫状肌	瞳孔缩小,睫状肌收缩
心脏	交感	经颈中、下心神经和胸心支→胸 1~4(5) 脊髓后角	胸 2~5(6) 脊髓侧角	经白交通支→交感干,在干内上升或不上升	颈上、中、下神经节和第 1~5 胸节	颈上、中、下支和胸心支→心丛→冠状丛→心房和心室	心跳加快,心室收缩力加强,冠状动脉扩张
	副交感	迷走神经→延髓孤束核	迷走神经背核,疑核	迷走神经→颈上、下心支,喉返神经心支→心丛、冠状丛→心房	心神经节,心房壁内的神经节	到心房、心室	心跳减慢,心室收缩力减弱,冠状动脉收缩
支气管和肺	交感	来自脏胸膜的传入纤维经交感神经肺支→胸 2~5 脊髓后角	胸 2~5 脊髓侧角	经白交通支→交感干,在干内上升或不上升	颈下神经节和第 1~5 胸交感节	肺支→肺前、后丛→肺	支气管扩张,抑制腺体分泌,血管收缩
	副交感	来自支气管和肺的传入纤维→迷走神经→延髓孤束核	迷走神经背核	迷走神经支气管支→肺丛→肺	肺丛内的神经节和支气管壁内的神经节	到支气管平滑肌和腺体	支气管收缩,促进腺体分泌
胃、小肠、升结肠和横结肠	交感	经腹腔神经丛→内脏大、小神经→胸 6~12 脊髓后角	胸 6~12 脊髓侧角	经白交通支→交感干→内脏大、小神经	腹腔神经节、主动脉肾神经节、肠系膜上神经节	沿各部分血管周围的神经丛分布	减少蠕动,降低肠壁张力,减少分泌,增加括约肌张力,血管收缩
	副交感	迷走神经→延髓孤束核	迷走神经背核	迷走神经→食管丛→胃丛→腹腔丛→肠系膜上丛→胃肠壁	肠肌间丛和黏膜下丛内的神经节	到平滑肌和腺体	促进肠蠕动,增加肠壁张力,增加分泌,减少括约肌张力
降结肠到直肠	交感	腰内脏神经和交感干骶部的分支→腰 1~3 脊髓后角	胸 12~ 腰 3 脊髓侧角	经白交通支→交感干→腰内脏神经、骶内脏神经→腹主动脉丛→肠系膜下丛、腹下丛	肠系膜下丛和腹下丛内神经节,少量在腰交感神经节	随各部分血管周围的神经丛分布	抑制肠蠕动,肛门内括约肌收缩
	副交感	经肠系膜下丛、盆丛→盆内脏神经,到骶 2~4 脊髓后角	骶 2~4 脊髓骶部副交感核	经第 2~4 骶神经→盆内脏神经→盆丛→降结肠、直肠	肠肌间丛和黏膜下丛内的神经节	到平滑肌和腺体	促进肠蠕动,肛门内括约肌松弛

续表

器官	神经	沿内脏神经的传入纤维路径	节 前 纤 维		节 后 纤 维		功能
			起源	路径	起源	路径	
肝、胆囊、胰腺	交感	经腹腔神经丛→内脏大、小神经→胸4~10脊髓后角	胸4~10脊髓侧角	经内脏大、小神经→腹腔丛	腹腔神经节、主动脉肾神经节	沿肝、胆、胰血管周围神经丛分布	抑制腺体分泌
	副交感	迷走神经→延髓孤束核	迷走神经背核	迷走神经→腹腔丛	器官内神经节	沿肝、胆囊、胰腺血管周围神经丛分布	加强腺体分泌
肾	交感	经主动脉肾丛→内脏大、小神经→胸6~12脊髓后角	胸6~12脊髓侧角	经内脏大、小神经和腰内脏神经→腹腔神经丛、主动脉肾丛	腹腔神经节、主动脉肾神经节	沿肾血管周围神经丛分布	血管收缩
	副交感	迷走神经→延髓孤束核	迷走神经背核	迷走神经→腹腔丛、肾丛	主动脉肾神经节	沿肾血管分布	血管舒张，肾盂收缩
输尿管	交感	胸11~腰2脊髓后角	胸11~腰2脊髓侧角	经内脏小神经、腰内脏神经→腹腔丛→肠系膜上、下丛，肾丛	主动脉肾神经节、肠系膜下神经节	输尿管丛	抑制输尿管蠕动
	副交感	盆内脏神经→骶2~4脊髓后角	脊髓骶部副交感核	经盆内脏神经→输尿管丛	输尿管壁内神经节	沿血管分布	加强输尿管蠕动
膀胱	交感	盆丛→腹下丛→腰内脏神经到达腰1~2脊髓后角	腰1~2脊髓侧角	经白交通支→交感干→腰内脏神经、腹主动脉丛、肠系膜下丛、腹下丛、盆丛	肠系膜下丛和腹下丛内的神经节，少量在腰交感神经节	经膀胱丛到膀胱	血管收缩，膀胱三角肌收缩、尿道内口关闭，对膀胱逼尿肌的作用很小或无作用
	副交感	盆丛→盆内脏神经，到达骶2~4脊髓后角	骶2~4脊髓的骶副交感核	经第2~4骶神经→盆内脏神经→盆丛→膀胱丛	膀胱丛和膀胱壁内的神经节	到膀胱平滑肌	逼尿肌收缩，内括约肌松弛
男性生殖器	交感	盆丛→交感干，到达胸11~腰3脊髓后角	胸11~腰3脊髓侧角	经白交通支→交感干→腹腔丛→腹下丛→盆丛，或在交感干下行至骶交感干	腰骶交感神经节和肠系膜下神经节	经盆丛→前列腺丛→盆部生殖器，或从腰神经节发支沿精索内动脉到睾丸	盆部生殖器平滑肌收缩配合射精；膀胱三角肌同时收缩，关闭尿道内口，防止精液反流，血管收缩

续表

器官	神经	沿内脏神经的传入纤维路径	节前纤维		节后纤维		功能
			起源	路径	起源	路径	
男性生殖器	副交感		骶2~4脊髓骶副交感核	经骶神经→盆内脏神经→盆丛、前列腺丛	盆丛和前列腺丛的神经节	到前列腺和海绵体的血管	促进海绵体血管舒张,与会阴神经配合使阴茎勃起
子宫	交感	来自子宫底和体的痛觉纤维→子宫阴道丛→腹下丛→腰内脏神经和内脏最小神经,到达胸12~腰2脊髓后角	胸12~腰2脊髓侧角	经白交通支→交感干→内脏最小神经和腰内脏神经→腹主动脉丛→腹下丛→盆丛→子宫阴道丛或在交感下行至骶交感干	腹下丛内的神经,骶交感神经节	随子宫阴道丛至子宫壁	血管收缩,妊娠子宫收缩,非妊娠子宫舒张
	副交感	来自子宫颈的痛觉纤维到达骶2~4脊髓后角	骶2~4脊髓骶部副交感核	经骶神经→盆内脏神经→腹下丛→盆丛→子宫阴道丛	子宫阴道丛内的子宫颈神经及沿子宫血管的神经节	到子宫壁内	舒张血管,对子宫肌作用不明
肾上腺	交感		胸10~腰1(2)脊髓侧角	经白交通支→交感干→内脏小神经、内脏最小神经、肾上腺髓质	没有		分泌肾上腺素
松果体	交感		脊髓的交感神经中枢	经白交通支→交感干	颈上神经节	随颈内动脉及其分支至松果体	促进5-HT转化为黑色素紧张素,间接抑制性腺活动
上肢的血管和皮肤	交感	经血管周围丛和脊神经到胸2~8脊髓后角	胸2~8脊髓侧角	经白交通支→交感干	颈中神经节、颈胸神经节和上部胸神经节	经灰交通支→脊神经→血管和皮肤	皮肤和肌血管收缩(胆碱能纤维使血管舒张),汗腺分泌,竖毛
下肢的血管和皮肤	交感	经血管周围丛和脊神经到胸10~腰3脊髓后角	胸10~腰3脊髓侧角	经白交通支→交感干	腰神经节和骶神经节	经灰交通支→脊神经→血管和皮肤	皮肤和肌血管收缩,汗腺分泌,竖毛(胆碱能纤维使血管舒张)

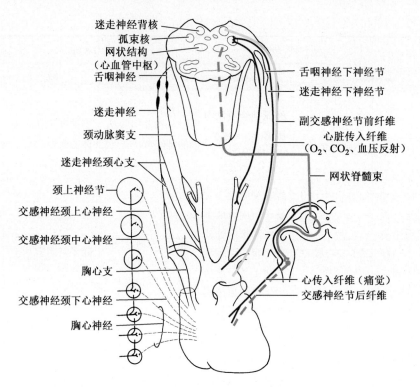

迷走神经背核
孤束核
网状结构
（心血管中枢）
舌咽神经
迷走神经
颈动脉窦支
迷走神经颈心支
颈上神经节
交感神经颈上心神经
交感神经颈中心神经
胸心支
交感神经颈下心神经
胸心神经

舌咽神经下神经节
迷走神经下神经节
副交感神经节前纤维
心脏传入纤维
（O_2、CO_2、血压反射）
网状脊髓束
心传入纤维（痛觉）
交感神经节后纤维

图 15-45　心的神经支配和血压调节

[复习思考题]

1. 试述膈神经的起源、走行和分布。

2. 试述臂丛的组成、位置和主要分支。

3. 试述正中神经的起源、走行和分布范围。

4. 试述尺神经的起源、走行和分布范围。

5. 肱骨中段骨折时，可能损伤哪条神经？会出现何种临床症状？

6. 试述肌皮神经的起源和分布范围。

7. 肱骨外科颈骨折时可能损伤哪条神经？会出现何种临床症状？

8. 试述手掌和手背皮肤感觉神经的分布形式。

9. 试述股神经的起源、走行和分布范围。

10. 试述闭孔神经的分布及损伤后的临床表现。

11. 试述坐骨神经的起源、走行及各主要分支的分布范围。

12. 试述动眼神经的纤维成分及各分支的分布范围。

13. 试述三叉神经的纤维成分及感觉纤维的分布范围。

14. 试述面神经的纤维成分及各种纤维成分的分布范围。

15. 试述迷走神经的纤维成分、走行特征及各主要分支的分布范围。

16. 试述舌下神经的分布范围及损伤后的临床症状。

17. 综合分析与视器有关的神经分布。

18. 综合分析与舌有关的神经分布。

19. 试述属于脑神经的副交感神经节及节后纤维的分布范围。

20. 试述交感神经的低级中枢及交感神经节的类型和位置。

21. 试述副交感神经的低级中枢及副交感神经节的类型和位置。

22. 试述交感神经椎旁节内节后纤维的去向及分布。

23. 试述交感神经与副交感神经的主要差别。

Peripheral Nervous System

【**Summary**】Peripheral nervous system attaches to the brain and spinal cord of central nervous system at one end, and connects with the structures and organs all over the body at the other end. The part of peripheral nervous system which connects with brain is termed cranial nerves (12 pairs of them); the part

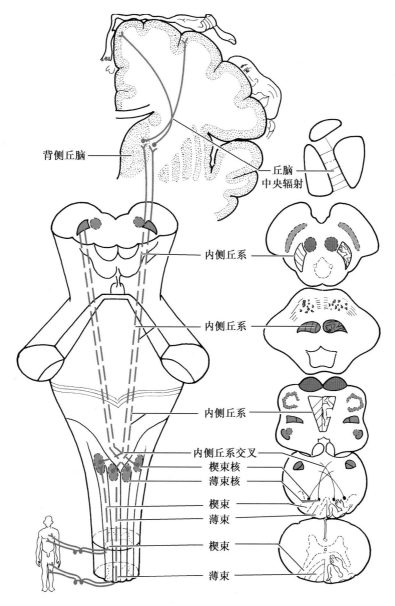

背侧丘脑

丘脑
中央辐射

内侧丘系

内侧丘系

内侧丘系

内侧丘系交叉
楔束核
薄束核

楔束
薄束

楔束

薄束

图 16-1　意识性本体感觉和精细触觉传导通路

细触觉感受器;中枢突经脊神经后根的内侧部进入脊髓后索,分为长的升支和短的降支。其中,来自第 5 胸节以下的升支进入后索的内侧部,形成**薄束**;来自第 4 胸节以上的升支行于后索的外侧部,形成**楔束**。两束上行,分别止于延髓的薄束核和楔束核,即第 2 级神经元。第 2 级神经元发出纤维向前绕过中央灰质的腹侧,在中线上与对侧的交叉,称**内侧丘系交叉**,交叉后的纤维转折向上,呈前后排列行于延髓中线两侧、锥体束的背侧,称**内侧丘系**。内侧丘系在脑桥居被盖的前缘,在中脑被盖则居红核的外侧,最后止于背侧丘脑的腹后外侧核,即第 3 级神经元。第 3 级神经元发出纤维组成**丘脑中央辐射** central thalamic radiation,经内囊后肢

主要投射至中央后回的中、上部和中央旁小叶后部,部分纤维投射至中央前回。

【临床意义】

　　本体感觉传导通路分为意识性本体感觉传导通路和非意识性本体感觉传导通路两部分,前者较后者更有临床意义。此通路在不同部位(脊髓或脑干)损伤,则患者在闭眼时不能确定相应部位各关节的位置和运动方向,即闭目难立,以及无法辨别两点间的距离。若内侧丘系或以上部分受损,感觉障碍表现在损伤对侧;若内侧丘系以下受损,则表现在同侧。

2. **非意识性本体感觉传导通路**　实际上是反射通路的上行部分，是向小脑传入深部感觉的传导通路，由两级神经元组成（图16-2）。第1级神经元为脊神经节内假单极神经元，其周围突分布于肌、腱、关节、骨膜等处的本体感受器；中枢突经脊神经后根的内侧部进入脊髓，终止于C_8~L_2的胸核和腰骶膨大第Ⅴ~Ⅶ层外侧部，即第2级神经元。由胸核发出的第2级纤维在同侧外侧索组成**脊髓小脑后束**，向上经小脑下脚进入旧小脑皮质；由腰骶膨大第Ⅴ~Ⅶ层外侧部发出的第2级纤维，大部分经白质前连合交叉，小部分未交叉，组成对侧和同侧的**脊髓小脑前束**，经小脑上脚止于旧小脑皮质。以上第2级神经元传导躯干（除颈部外）和下肢的本体感觉。传导上肢和颈部的本体感觉的第2级神经元胞体在颈膨大第Ⅵ、Ⅶ层和延髓的楔束副核，这两处神经元发出的第2级纤维也经小脑下脚进入小脑皮质。

（二）痛、温觉和粗略触觉传导通路

痛、温觉和粗略触觉传导通路又称**浅感觉传导**通路，传导皮肤、黏膜的痛、温觉和粗略触觉冲动，由3级神经元组成（图16-3）。

1. **躯干、四肢的痛、温觉和粗略触觉传导通路**　其第1级神经元为脊神经节内假单极神经元，周围突经脊神经分布于躯干、四肢皮肤内的外感受器；传导痛、温觉的中枢突经脊神经后根的外侧部进入**脊髓背外侧束**（Lissauer束），传导粗略触觉的中枢突经后根的内侧部进入脊髓后索，在脊髓内上升1~2节段后终止于第2级神经元。第2级神经元胞体主要位于后角固有核（第Ⅰ、Ⅳ、Ⅴ层），发出纤维经白质前连合交叉到对侧的外侧索（传导痛、温觉）和前索（传导触、压觉）上升，组成**脊髓丘脑侧束**和**脊髓丘脑前束**。两束进入脑干后合并上行又称脊髓丘脑束，经延髓下橄榄核的背外侧，脑桥和中脑内侧丘系的外侧，终止于背侧丘脑的腹后外侧核，即第3级神经元。由背侧丘脑腹后外侧核发出纤维组成**丘脑中央辐射**，经内囊后肢投射到中央后回中、上部和中央旁小叶后部。

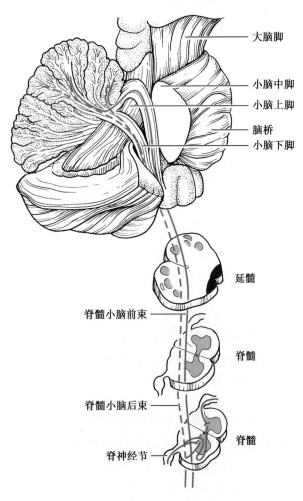

图16-2　非意识性本体感觉传导通路

（图中标注）
大脑脚
小脑中脚
小脑上脚
脑桥
小脑下脚
延髓
脊髓小脑前束
脊髓
脊髓小脑后束
脊髓
脊神经节

【临床意义】

脊髓内，脊髓丘脑束的纤维排列有一定的次序，即自外向内、由浅入深，依次排列着来自骶、腰、胸、颈部的纤维。当脊髓内肿瘤压迫一侧脊髓丘脑束时，痛、温觉障碍首先出现在身体对侧上半部，随着瘤体的生长逐渐波及下半部。若受到脊髓外肿瘤压迫，则发生感觉障碍的次序相反。此束传导粗略触压觉，与体表触点的定位有关。精细触压觉纤维（两点辨别觉、实体感觉）沿后索上升至延髓，在薄束核和楔束核交换神经元。故脊髓丘脑前束损伤时，若后索未损伤，则只是触点定位不准确，实体感觉完好。

2. **头面部的痛、温觉和触觉传导通路**　第1级神经元为三叉神经节内假单极神经元，其周围突组成三叉神经3大分支，分布于头面部皮肤及口鼻腔黏膜的有关感受器；中枢突经三叉神经根入脑桥，传导痛、温觉的纤维再下降为三叉神经脊束，止于三叉神经脊束核；传导触、压觉的纤维终止于三叉神经脑桥核。第2级神经元胞体位于三叉神经脊束核和三叉神经脑桥核内，两核发出纤维交叉到对侧，组成**三叉丘系**，在脑干内上行于内侧丘系的背外侧，止于背侧丘脑腹后内侧核，即第3级神经元。

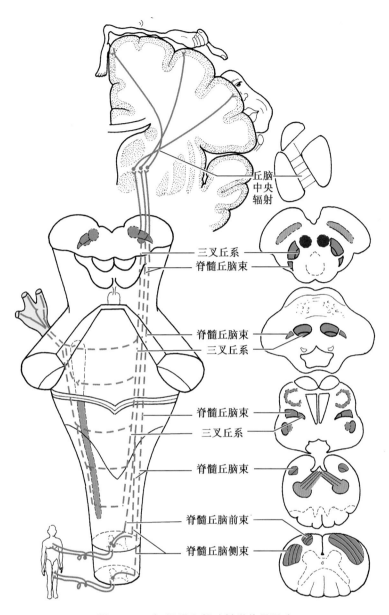

丘脑
中央
辐射

三叉丘系
脊髓丘脑束

脊髓丘脑束
三叉丘系

脊髓丘脑束
三叉丘系

脊髓丘脑束

脊髓丘脑前束

脊髓丘脑侧束

图 16-3　痛、温觉和粗略触觉传导通路

背侧丘脑腹后内侧核发出纤维组成丘脑中央辐射，经内囊后肢，投射到中央后回下部。在此通路中，若三叉丘系或以上部分受损，导致对侧头面部痛、温觉和触觉障碍；若三叉丘系以下受损，则感觉障碍在同侧。

（三）视觉传导通路和瞳孔对光反射通路

1. 视觉传导通路　由 3 级神经元组成（图 16-4）。第 1 级神经元为视网膜内的双极细胞，其周围突至光感受器（视锥细胞和视杆细胞），中枢突至视网膜内的节细胞，即第 2 级神经元。节细胞的轴突在视神经盘处集合成**视神经**，经视神经管入颅腔，形成视交叉后延续为**视束**。在视交叉中，来自两眼视网膜鼻侧半的纤维交叉，交叉后加入对侧视束；

来自视网膜颞侧半的纤维不交叉，进入同侧视束。因此，左侧视束内含有来自两眼视网膜左侧半的纤维，右侧视束内含有来自两眼视网膜右侧半的纤维。视束绕大脑脚向后，主要终止于后丘脑的外侧膝状体，即第 3 级神经元。由外侧膝状体核发出纤维组成**视辐射** optic radiation，经内囊后肢投射到枕叶内侧面距状沟两侧的**视区皮质**，产生视觉。

在视束中，少数纤维经上丘臂止于上丘和顶盖前区。上丘发出的纤维组成**顶盖脊髓束**，下行至脊髓，完成视觉反射。顶盖前区与瞳孔对光反射通路有关。

视野是指眼球固定向前平视时所能看到的空间范围。由于眼球屈光装置对光线的折射作用，鼻侧半视野的物象投射到颞侧半视网膜,颞侧半视野的物象投射到鼻侧半视网膜,上半视野的物象投射到下半视网膜,下半视野的物象投射到上半视网膜。

2. 瞳孔对光反射通路 光照一侧瞳孔时,引起两眼瞳孔缩小的反应称为**瞳孔对光反射**(图16-4)。光照侧的反应称直接对光反射,未照射侧的反应称间接对光反射。瞳孔对光反射的通路如下:视网膜→视神经→视交叉→两侧视束→上丘臂→顶盖前区→两侧动眼神经副核→动眼神经→睫状神经节→节后纤维→瞳孔括约肌收缩→两侧瞳孔缩小。

【临床意义】
视觉传导通路在不同部位受损时,可引起不同的视野缺损:①一侧视神经损伤,可致患侧视野全盲;②视交叉中央部(交叉纤维)损伤(如垂体瘤),可致双眼视野颞侧半偏盲;③一侧视交叉外侧部的不交叉纤维损伤(如颈内动脉

瘤),则患侧视野的鼻侧半偏盲;④一侧视束及以后的部位(视辐射、视区皮质)受损,可致双眼视野对侧同向性偏盲(如右侧受损则右眼视野鼻侧半和左眼视野颞侧半偏盲)。

瞳孔对光反射有着十分重要的临床意义,反射消失,可能预示病危。但视神经或动眼神经受损,也能引起瞳孔对光反射的变化。例如,一侧视神经受损时,传入信息中断,光照患侧瞳孔,两侧瞳孔均不缩小;但光照健侧瞳孔,则两眼对光反射均存在(此即患侧直接对光反射消失,间接对光反射存在)。又如,一侧动眼神经受损时,由于传出信息中断,无论光照哪一侧眼球,患侧对光反射都消失(患侧直接及间接对光反射消失),但健侧直接、间接对光反射存在。

(四) 听觉传导通路
听觉传导的第1级神经元为蜗神经节内的双极细胞,其周围突分布于内耳的螺旋器(Corti 器);

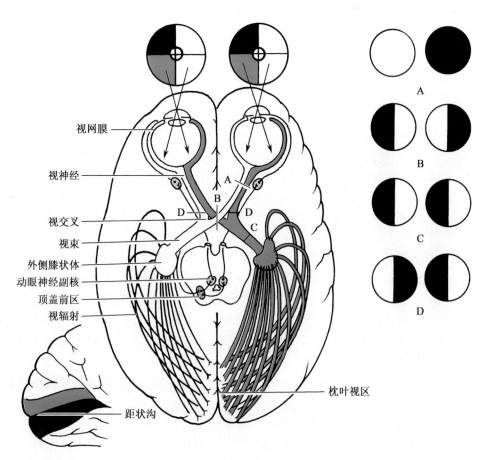

图16-4 视觉传导通路和瞳孔对光反射通路

中枢突构成蜗神经,与前庭神经一起组成前庭蜗神经,经内耳道入颅腔,在延髓脑桥沟处入脑,止于蜗神经前核和后核(图 16-5)。第 2 级神经元胞体在蜗神经前核和后核,发出纤维大部分在脑桥内经斜方体交叉至对侧,在上橄榄核外侧折向上行,称**外侧丘系**,少数不交叉纤维加入同侧外侧丘系。然后外侧丘系上行于内侧丘系的外侧,经中脑被盖的背外侧部,大多数纤维止于下丘。第 3 级神经元胞体在下丘,其纤维经下丘臂止于内侧膝状体。第 4 级神经元胞体在内侧膝状体,发出纤维组成**听辐射** acoustic radiation,经内囊后肢,投射到大脑皮质的听区,即颞横回。少数蜗神经前、后核的纤维不交叉,进入同侧外侧丘系;也有少数外侧丘系的纤维直接止于内侧膝状体;还有一些蜗神经核发出的纤维在上橄榄核交换神经元,然后加入同侧或对侧的外侧丘系。

因此,听觉冲动是双侧传导的。若一侧传导通路在外侧丘系及以上受损,不会产生明显症状;但若损伤了蜗神经、内耳或中耳,将导致听觉障碍。

听觉反射中枢在下丘。下丘神经元发出纤维到上丘,再由上丘神经元发出纤维组成顶盖脊髓束下行至脊髓,经前角运动细胞完成听觉反射。

此外,大脑皮质听区还可发出下行纤维,经听觉传导通路上的各级神经元中继,影响内耳螺旋器的感受功能,形成听觉传导通路上的抑制性或异化性反馈调节。

(五)平衡觉传导通路

传导平衡觉的第 1 级神经元是前庭神经节内的双极细胞,其周围突分布于内耳膜迷路的壶腹嵴、球囊斑和椭圆囊斑;中枢突组成前庭神经,与蜗神经一道入脑干,止于前庭神经核群(内侧核、外侧核、上核、下核)(图 16-6)。第 2 级神经元为前

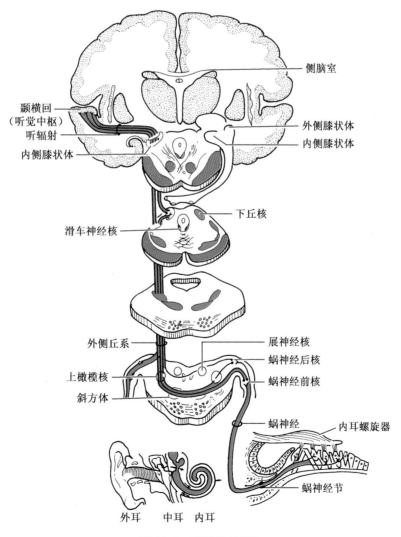

图 16-5　听觉传导通路

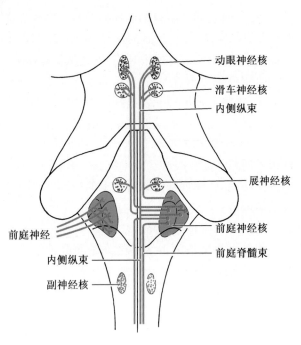

动眼神经核
滑车神经核
内侧纵束
展神经核
前庭神经
前庭神经核
内侧纵束
前庭脊髓束
副神经核

图 16-6 平衡觉传导通路

庭神经核群,发出纤维止于双侧背侧丘脑腹后外侧核,即第 3 级神经元。由背侧丘脑腹后外侧核发出纤维投射到中央后回下部的头面部代表区。此外,前庭神经核还发出纤维:①在中线两侧组成**内侧纵束**,其中,上升纤维止于动眼神经核、滑车神经核和展神经核,完成眼球外肌前庭反射(如眼球震颤);下降纤维至副神经核和上段颈髓前角细胞,完成转眼、转头的协调运动。②组成**前庭脊髓束**,在前索中下行,止于脊髓前角运动细胞,完成躯干、四肢的姿势反射(伸肌兴奋、屈肌抑制)。③与来自前庭神经的部分纤维组成**前庭小脑束**,经小脑下脚进入古小脑,参与平衡调节。④通过脑干网状结构,与迷走神经背核和疑核联系,完成前庭自主神经反射,故当平衡觉传导通路或前庭器受刺激时,可引起眩晕、恶心、呕吐等症状。

(六)内脏感觉传导通路

1. 一般内脏感觉传导通路 有两条,一条经脑神经传导,另一条经脊神经传导。经脑神经传导的第 1 级神经元的胞体位于脑神经节(舌咽神经、迷走神经的下神经节)内,其中枢突随舌咽神经、迷走神经入脑干后止于**孤束核**,即第 2 级神经元;孤束核发出纤维上行,可能经臂旁核至背侧丘脑腹后内侧核或下丘脑外侧区中继,再传向大脑皮质岛叶。经脊神经传导的第 1 级神经元的胞体位于脊神经节,其中枢突经脊神经后根入脊髓后终止于中

央管背外侧的后连合核,即第 2 级神经元;后连合核发出纤维上行,经臂旁核中继,再传向大脑皮质。

2. 内脏痛觉传导通路 一般认为有两条:一条是传导快痛的,另一条是传导慢痛的。传导快痛的第 1 级神经元的胞体位于脊神经节内,其周围突伴随交感神经或骶部副交感神经分布于各器官(内脏、心、血管、腺体),其中枢突经脊神经后根入脊髓后终止于后角灰质,即第 2 级神经元。后角灰质发出纤维在同侧和对侧脊髓前外侧索上升,与脊髓丘脑束伴行至背侧丘脑腹后外侧核,即第 3 级神经元。第 3 级神经元发出的纤维经过内囊后肢,到达大脑皮质中央后回和大脑外侧沟的上壁皮质。也有人认为此条通路也行经脊髓后索,并在薄束核和楔束核内交换神经元。传导慢痛的第 1 级神经元也是脊神经节内假单极神经元,其中枢突进入脊髓后可能在固有束内上行,在脊髓和脑干网状结构内经过多次交换神经元,再经背侧丘脑的背内侧核中继,传向大脑皮质边缘叶。

3. 特殊内脏感觉传导通路 传导嗅觉的第 1 级神经元为鼻腔嗅黏膜内的嗅细胞(双极神经元),其周围突分布于嗅黏膜;中枢突形成嗅丝(即嗅神经),穿筛骨的筛板(筛孔)入颅腔,止于**嗅球**,即第 2 级神经。由嗅球发出二级纤维组成**嗅束**,向后延为**嗅三角**,再经外侧嗅纹将嗅觉冲动传至颞叶海马旁回的钩及附近皮质,产生嗅觉。

传导味觉的第 1 级神经元位于面神经的膝状神经节、舌咽神经的下神经节和迷走神经的下神经节内,它们的周围突随面神经、舌咽神经和迷走神经分布于舌和会厌的味蕾;中枢突进入脑干后止于**孤束核**上端,即第 2 级神经元。孤束核发出纤维通过中央被盖束上行至同侧背侧丘脑腹后内侧核,即第 3 级神经元。背侧丘脑腹后内侧核发出纤维投射到中央后回下端的岛盖皮质。

二、运动传导通路

运动传导通路是指从大脑皮质至躯体运动效应器的神经联系,主要管理骨骼肌运动,它包括锥体系和锥体外系两部分。

(一)锥体系

锥体系 pyramidal system 由上、下两级运动神经元组成。**上运动神经元** upper motor neuron 为大脑皮质运动神经元,即位于中央前回和中央旁小叶前部的巨型锥体细胞(Betz 细胞)和其他类型的锥

体细胞,以及位于额、顶叶部分区域的锥体细胞。该神经元的轴突组成**锥体束**,其中,下行止于脊髓灰质前角运动神经元的纤维束称**皮质脊髓束**(图 16-7),止于脑干脑神经运动核的纤维束称**皮质核束**(图 16-8)。**下运动神经元** lower motor neuron 为脊髓灰质前角运动神经元和脑干脑神经运动核(躯体运动核和特殊内脏运动核)。脊髓前角运动神经元的轴突组成脊神经躯体运动纤维,支配躯干、四肢的骨骼肌;脑神经运动核的轴突组成脑神经相应的运动纤维,支配头面部骨骼肌(眼外肌、舌肌及由鳃弓演化的骨骼肌)。下运动神经元的胞体和轴突构成传导运动冲动的**最后公路** final common pathway。

1. **皮质脊髓束** corticospinal tract 由中央前回上、中部和中央旁小叶前部等处皮质的锥体细胞轴突集中而成,下行经内囊后肢的前部、大脑脚底中 3/5 的外侧部、脑桥基底部至延髓锥体。在锥体下端,75%~90% 的纤维交叉至对侧,形成**锥体交叉**,交叉后的纤维下行于对侧脊髓外侧索内,称**皮质脊**

髓侧束,此束沿途发出侧支,逐节终止于脊髓前角运动细胞(可达骶节),支配四肢肌。在延髓锥体,小部分未交叉的纤维在同侧脊髓前索内下行,称**皮质脊髓前束**(仅达胸节),该束的大部分纤维经白质前连合逐节交叉至对侧,终于前角运动细胞,主要支配躯干肌。皮质脊髓前束中有一部分纤维始终不交叉,止于同侧脊髓前角运动细胞,支配躯干肌。所以,躯干肌受两侧大脑皮质支配。若一侧皮质脊髓束在锥体交叉以上受损,主要引起对侧肢体瘫痪,躯干肌运动不受明显影响。

实际上,皮质脊髓束只有 10%~20% 的纤维直接终止于前角运动细胞,大部分纤维经中间神经元与前角运动细胞联系。

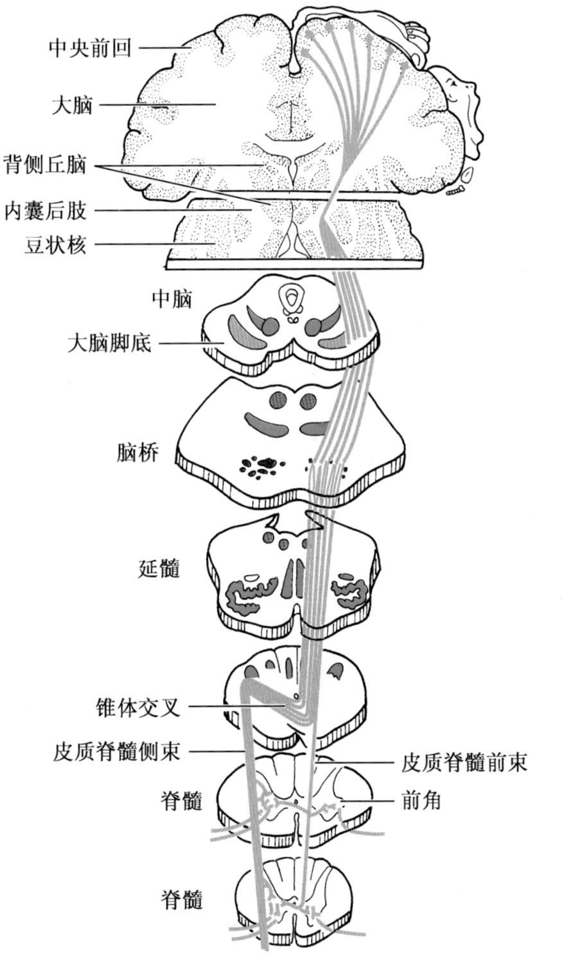

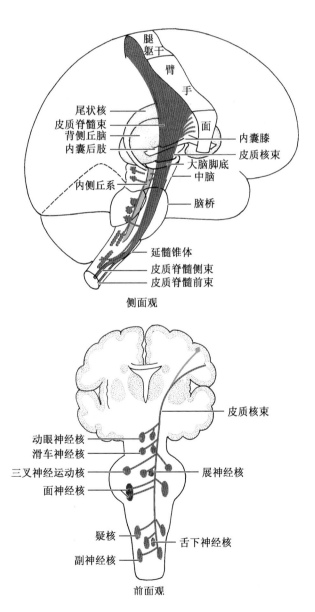

图 16-7 锥体系中的皮质脊髓束

图 16-8 皮质核束与脑神经运动核的关系

2. **皮质核束** corticonuclear tract 又称**皮质脑干束**,主要由中央前回下部皮质的锥体细胞轴突集合而成,下行经内囊膝至大脑脚底中 3/5 的内侧部,由此向下,陆续分出纤维,大部分终止于双侧脑神经运动核(动眼神经核、滑车神经核、展神经核、三叉神经运动核、面神经核上部、疑核和副神经核),支配眼球外肌、咀嚼肌、面上部(眼裂以上)表情肌、咽喉肌和胸锁乳突肌、斜方肌;小部分纤维完全交叉到对侧,止于面神经核下部和舌下神经核,支配面下部表情肌和舌肌。因此,除面神经核下部和舌下神经核为单侧(对侧)支配外,其他脑神经运动核均接受双侧皮质核束的纤维(图 16-8)。一侧皮质核束(上运动神经元)受损,对侧眼裂以下的面肌和对侧舌肌瘫痪,表现为病灶对侧鼻唇沟消失,口角低垂并向病灶侧偏斜,流涎,不能做鼓腮、露齿等动作,伸舌时舌尖偏向病灶对侧。一侧面神经核或面神经(下运动神经元)受损,可致病灶侧所有面肌瘫痪,表现为额纹消失,眼不能闭,鼻唇沟消失,口角下垂等。一侧舌下神经核或舌下神经(下运动神经元)受损,可致病灶侧全部舌肌瘫痪,表现为伸舌时舌尖偏向病灶侧(图 16-9)。

锥体系的任何部位损伤都可引起其支配区的随意运动障碍——瘫痪。瘫痪可分为两类,其中上运动神经元损伤引起的瘫痪称核上瘫,下运动神经元损伤引起的瘫痪称核下瘫。通常,上运动神经元对下运动神经元具有一定的抑制作用,所以不同神经元受损时,临床表现有所不同(表 16-1)。① **上运动神经元损伤(核上瘫)**:系指脊髓灰质前角运动细胞和脑神经运动核以上的锥体系(大脑皮质或锥体束)损伤,表现为随意运动障碍,肌张力增高,故称**痉挛性瘫痪(硬瘫)**,这是由于上运动神经元对下运动神经元的抑制被取消的缘故(脑神经核上瘫时肌张力增高不明显),但肌不萎缩(因其未失去直接的神经支配)。此外,还有深反射亢进(因失去高级控

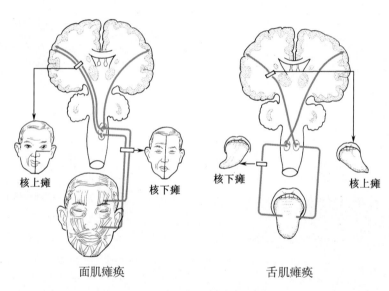

核上瘫　　　　　核下瘫　　　　　核下瘫　　　　　核上瘫

面肌瘫痪　　　　　　　　　　舌肌瘫痪

图 16-9　核上瘫与核下瘫

表 16-1　上、下运动神经元损伤表现比较

损伤表现	上运动神经元损伤	下运动神经元损伤
瘫痪特点	痉挛性瘫痪(硬瘫、中枢性瘫)	弛缓性瘫痪(软瘫、周围性瘫)
肌张力	增高	减低
腱反射	亢进	消失
浅反射	减弱或消失	消失
病理反射	阳性	阴性
肌萎缩	不明显(晚期为失用性萎缩)	明显
瘫痪范围	较广泛	较局限

制),浅反射(如腹壁反射、提睾反射等)减弱或消失(因锥体束的完整性被破坏),出现锥体束功能受到破坏的特征表现——病理反射(如 Babinski 征)等。2 岁以下幼儿,因为锥体束尚未发育完善,可出现病理反射;成人在深睡、全身麻醉、深度昏迷时,锥体束功能受到抑制,也能出现该反射。②**下运动神经元损伤(核下瘫)**:系指脊髓灰质前角运动细胞和脑神经运动核及其以下的锥体系损伤,表现为因失去神经直接支配所致的随意运动障碍,肌张力降低,又称**弛缓性瘫痪(软瘫)**。由于神经营养障碍,导致肌萎缩。因所有反射弧均中断,浅反射和深反射都消失,也不出现病理反射。

【临床意义】

锥体系损伤:临床上只损伤锥体系者很少见。特别是中央前回和锥体束上部受损害的更为少见。锥体系不同部位损伤常见的表现有:

1. 中央前回的血管病变 多出现单瘫,如大脑前动脉病变,则患者出现对侧下肢瘫;若大脑中动脉病变,则出现臂部和面部瘫,但肌张力和深反射的增强不如内囊损伤出现的偏瘫显著。

2. 内囊出血 患者对侧上、下肢出现痉挛性瘫痪,肌张力和腱反射增强;伸舌时舌尖偏向对侧,对侧眼裂以下面肌瘫痪;对侧半身感觉障碍,本体感觉消失,触觉比温度觉受损害重,痛觉正常;由于视辐射受损伤,出现双眼对侧视野同向性偏盲。

3. 大脑脚底损伤 损伤侧出现动眼神经支配的眼肌弛缓性瘫痪,对侧上、下肢痉挛性瘫痪。另外,还可能有面肌、舌肌的痉挛性瘫痪。

4. 脑桥基底部损伤 损伤侧出现展神经及面神经所支配肌的弛缓性瘫痪,对侧上、下肢痉挛性瘫痪。若损伤内侧丘系,则出现对侧深感觉障碍。

5. 延髓损伤 小脑下后动脉栓塞所致损伤,可能出现病侧舌咽神经、迷走神经、副神经、舌下神经支配肌的弛缓性瘫痪,病侧面部浅感觉消失(损伤三叉神经脊束),对侧半身浅感觉消失(损害脊髓丘脑束),对侧上、下肢运动失调(损害脊髓小脑前、后束)。若脊髓前动脉栓塞,对侧可出现痉挛性瘫痪和本体感觉消失,同侧舌肌出现弛缓性瘫痪。

(二)锥体外系

锥体外系 extrapyramidal system 是指锥体系以外影响和控制躯体运动的所有传导通路。在结构上,它包括大脑皮质、纹状体、背侧丘脑、底丘脑、红核、黑质、脑桥核、前庭核、小脑、脑干网状结构等及它们的纤维联系,其结构十分复杂,纤维联系广泛,为多级神经元传导,形成许多反馈回路。锥体外系的纤维最后经红核脊髓束、网状脊髓束等中继,止于脑神经运动核和脊髓灰质前角运动细胞。在种系发生上,锥体外系是较古老的部分,从鱼类开始出现,在鸟类以下是控制躯体运动的主要系统。但到了哺乳类,尤其是人类,由于大脑皮质和锥体系的高度发展,锥体外系逐渐处于从属地位。在功能上,锥体系和锥体外系是不可分割的统一整体,互相协调、互相依赖,共同完成各种复杂的随意运动。锥体系主要管理各种随意运动;锥体外系主要协调锥体系的活动,包括调节肌张力、协调肌群活动、维持身体平衡、保持体态姿势、进行习惯性或节律性动作(如走路时双臂自然协调的摆动)等。锥体外系的活动是在锥体系的主导下完成的,而锥体外系又给锥体系的活动提供了最适宜的条件,只有在锥体外系保持肌张力稳定协调的前提下,锥体系才能完成一些精确的随意运动,如写字、刺绣等;另外,锥体外系对锥体系也有一定的依赖性,有些习惯性动作开始是由锥体系发起的,然后才处于锥体外系的管理之下,如游泳、骑车等。下面简单介绍主要的锥体外系通路。

1. **新纹状体—苍白球系** 纹状体是控制运动的一个重要调节中枢,纤维联系复杂,形成多条环路,其中主要环路为:

(1)**皮质—纹状体—背侧丘脑—皮质环路**:由大脑皮质(主要为额、顶叶)发出纤维,经内囊进入新纹状体(尾状核和豆状核的壳),后者发出纤维止于苍白球,再由苍白球发出纤维止于背侧丘脑腹前核、腹外侧核,此两核发出纤维投射到大脑皮质运动区。该环路对发出锥体束的皮质躯体运动区活动有重要反馈调节作用。

由苍白球发出的部分纤维下行止于红核、网状结构等处,经红核脊髓束、网状脊髓束影响脊髓前角运动细胞。

(2)**新纹状体—黑质环路**:自尾状核和壳发出纤维止于黑质,再由黑质发出纤维返回尾状核和壳。黑质细胞产生和释放多巴胺,当黑质变性

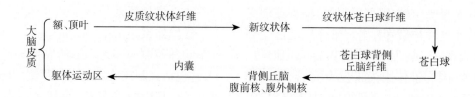

后,输送到纹状体内的多巴胺含量降低,是造成Parkinson病(震颤麻痹)的主要原因。

(3) **苍白球—底丘脑核环路**:苍白球发出纤维终于底丘脑核,后者发出纤维返回苍白球。底丘脑核对苍白球有抑制性影响,因此,底丘脑核受损后,对侧肢体出现大幅度的颤搐。

2. 皮质—脑桥—小脑系

皮质—脑桥—小脑—背侧丘脑—皮质环路(图16-10):起始于额叶皮质的纤维组成额桥束,起始于顶、枕、颞叶皮质的纤维组成顶枕颞桥束,这些纤维束经内囊下行继而经大脑脚底(内侧1/5、外侧1/5),止于脑桥核。自脑桥核发出纤维越过中线,经对侧小脑中脚进入小脑,主要止于新小脑皮质。新小脑皮质发出纤维至齿状核,齿状核再发出纤维经小脑上脚、

小脑上脚交叉后上行止于背侧丘脑腹前核、腹外侧核,此两核发出纤维投射到皮质躯体运动区。

可见,通过皮质—纹状体—背侧丘脑—皮质环路及皮质—脑桥—小脑—背侧丘脑—皮质环路,大脑皮质广泛区域可分别作用于纹状体、小脑,纹状体、小脑又通过背侧丘脑反馈调节皮质躯体运动区活动,修正锥体束起始神经元的活动,调节随意运动(使运动协调、圆滑、精细和准确)。

小脑还有下行通路影响下运动神经元的活动。新小脑的冲动经齿状核中继后,除止于背侧丘脑腹前核、腹外侧核外,也终于红核,然后经红核脊髓束影响脊髓前角运动细胞。旧小脑的冲动传至球状核、栓状核,此两核的传出纤维经小脑上脚、小脑上脚交叉,终于红核和脑干网状结构,然后经红核脊

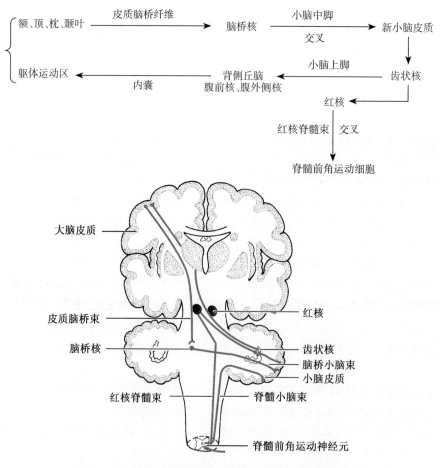

图16-10　锥体外系的皮质—脑桥—小脑—皮质环路

髓束、网状脊髓束影响脊髓前角运动细胞，下达的神经冲动最终经脊神经达躯干、四肢骨骼肌，调节肌张力，维持体态姿势。古小脑和部分旧小脑的传出纤维经顶核中继，经小脑下脚终于前庭神经核和脑干网状结构，由此发出的前庭脊髓束、网状脊髓束下行达脊髓，影响前角运动细胞的活动，维持身体平衡。上述环路的任何部位损伤都会导致共济失调、平衡障碍，如行走蹒跚和醉汉步态等。

【临床意义】

临床上锥体外系病变常表现为两种基本综合征，即肌张力紊乱和运动障碍。肌张力过强时许多运动受抑制，以致患者处于痉挛状态，形如瘫痪，这是由于前角运动细胞过度易化的结果。肌张力紊乱最常见的是肌张力增强。伸肌张力和深反射增强，常见于锥体外系至延髓抑制区的纤维被阻断，也可见于额叶皮质大面积损伤。临床所谓强直，即广泛肌张力紊乱，牵张反射增强。基底核的病变也出现强直，但其特点是深反射不改变。有些锥体外系病所引起的肌张力减弱，是由于易化作用消失而抑制作用增强的结果。运动障碍包括震颤、舞蹈病、手足徐动症、颤搐等。

1. **震颤** 是主动肌和对抗肌交替收缩的不随意运动。临床把震颤分为两种：静时震颤即休息时颤动，上述现象在随意运动时减轻；动作震颤常见于小脑病，于随意运动时产生，休息时则消失。

2. **舞蹈病** 是一种不规则而无节律的连续活动，患肢多有肌张力减弱，见于基底核损害。

3. **手足徐动症** 是一种缓慢而复杂的不随意运动，多发生于手指，徐动时肌张力增强，而静止时则肌张力减弱。

4. **颤搐** 是突然而有力的投抛运动，首先出现于肢带肌。

各种运动障碍和肌张力过强与基底核病变有关。一般认为，基底核病变有两类症状：一是阳性症状（即震颤、舞蹈、手足徐动、颤搐），可能是损害了控制纹状体的结构所形成的一种释放现象，如底丘脑核损害，出现颤搐；二是阴性症状，多半关系到姿势固定、平衡、发音等失常，可能由于破坏纹状体所致。

［复习思考题］

1. 一位 50 岁的搬运工人被一重物砸在后背，当时四肢不能运动，感觉两上肢有放射性的疼痛。检查发现：左臂力量减弱，左侧肱二头肌腱、肱三头肌腱、膝腱反射亢进。左下肢痉挛性瘫痪，Babinski 征阳性。右侧自锁骨以下痛觉丧失，但位置觉和震动觉正常。试讨论上述症状的原因，可能损伤的位置。

2. 一位 26 岁的战士背部被子弹打中。检查发现：右下肢不能随意运动，呈痉挛性瘫痪，位置觉也丧失。而且不能感觉到放在他右脚趾、右膝关节和右髂嵴上振动的音叉。右手指的运动也有中等程度的减弱。在身体左侧胸骨角平面以下的痛、温觉丧失。试讨论上述症状的原因，可能损伤的位置。

3. 一位 40 岁的妇女主诉 1 年多来右手麻木，麻木感逐渐加重，首先是出现在手指，而后扩展到整个右手及前臂。3 周前她的右手被火烧伤，但没有感觉到疼痛。检查发现：右手肌明显萎缩，肱二头肌腱和肱三头肌腱反射消失。两下肢，尤其是右侧膝腱反射亢进，右侧 Babinski 征阳性。两侧腹壁反射消失。右侧的手、前臂和肩部及左肩痛、温觉丧失，但触觉、位置觉和震动觉正常。试讨论上述症状及原因，疾病可能发生的位置。

4. 一位 18 岁的年轻人骑摩托车，拐弯时摔倒，不省人事。不久，意识恢复，感觉头晕、头痛。检查发现：瞳孔大小正常，瞳孔对光反射存在，视神经盘没有水肿。血压为 120/80 mmHg，心率 77 次/min，呼吸为 18 次/min。几个小时后，患者昏迷，左侧瞳孔散大，血压升为 152/90 mmHg，心率为 50 次/min，呼吸为 12 次/min。试讨论上述症状及原因。

5. 一位 76 岁的妇女下楼时摔倒，当时不省人事。被送往医院，检查发现：血压为 180/105 mmHg。两侧视神经盘水肿，两眼视野左侧半缺失，瞳孔对光反射正常。伸舌时舌头偏向左侧。左侧眼睑以下面部和左上肢肌瘫痪。左下肢无力，无随意运动，深反射亢进，Babinski 征阳性，左半身体对痛、温觉反应减弱。试讨论上述症状的原因。

6. 一位 65 岁的男子主诉右手写字变慢并且不稳，字迹变得潦草难认。检查发现：患者说话速度变慢，面部表情减少。起始运动时很困难，一旦坐下,就难以活动。上身弯曲,走路时,小步往前冲,双臂摆动减少。右手指常常有轻微性的震颤,每秒4~5次。两上肢肌张力增高,没有肌萎缩现象。试讨论上述症状的原因。

7. 试述蚊子在你右手大拇指叮咬产生的痛痒觉及用左手打蚊子这一反应的传导通路。

8. 试述站在高空看地面产生害怕感时导致心搏加快反应的神经传导途径。

答案:

1. 不典型的 Brown-Sequard 综合征(损伤左侧 C_7)。

2. Brown-Sequard 综合征(损伤右侧 T_2)。

3. 脊髓空洞症($C_4 \sim C_7$)。

4. 硬膜外血肿。

5. 右侧大脑中动脉栓塞。

6. Parkinson 病(锥体外系的疾病)。

Neural Pathway

【**Summary**】Neural pathways are the routes formed by chains of neurons, through which sensory awareness reaches the cerebral cortex and the motor response is initiated. For convenience of study, the neural pathways are commonly classified into: sensory (ascending) pathways and motor (descending) pathways.

The sensory pathways carry afferent impulses from peripheral sensory receptors to the brain. In most sensory pathways there are three orders of neurons involved: ①the lower sensory neurons in the ganglia; ②the intermediate neurons in the spinal cord (or brain stem) and their processes; ③the upper sensory neurons in the thalamus and the fibers passing from them to cerebral cortex. All of the ascending pathways cross to the other side of the central nervous system. As a result, sensory information that is received by receptors on the right side of the body is interpreted in the left cerebral cortex. The main function of the sensory pathways are to convey different sensory informations from different parts of the body to various centers of the brain, such as touch, pressure, proprioception, pain, temperature, and so on.

The motor pathways are concerned with motor function including pyramidal and extrapyramidal systems. The pyramidal system is concerned with the voluntary movement of the skeletal muscles and is composed of two orders of neurons: the upper and lower motor neurons. The upper motor neurons are composed of the giant pyramidal cells (Betz cells) and other pyramidal cells of various sized which are located in the precentral gyrus and paracentral lobule. Their axons form the descending pyramidal tract, among which, the fibers ending in the cranial motor nuclei are designated as the corticonuclear tract (or corticobulbar tract) and those terminating in the anterior horn of the spinal cord as corticospinal tract. The lower motor neurons include the cranial motor cells of the brain stem and spinal motor cells of the spinal cord. The extrapyramidal system is a common name for the descending pathways except the pyramidal system. The main functions of the extrapyramidal system are to regulate the tonicity of the muscles, coordinate the muscular activities, maintain the normal body posture and produce habitual and rhythmic movements. The skeletal movements are controlled by the cortex of the hemisphere by way of the pyramidal and extrapyramidal systems to produce coordinated, precise motions. The two systems have the coordinated and dependent functions with each other.

(大理大学　张本斯)

数字课程学习……

 教学 PPT ｜ 自测题 ｜ 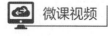 微课视频 ｜ 标本图片 ｜ 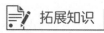 拓展知识 ｜

脑和脊髓的被膜、血管及脑脊液循环

脑和脊髓呈半胶状软组织,位于颅腔和椎管内。脑和脊髓的表面均有3层被膜包裹,具有保护和支持的作用。外层为坚韧的结缔组织形成的**硬膜**,中层为半透明的薄膜称**蛛网膜**,最内层为薄而富有血管的**软膜**。

第一节 脑和脊髓的被膜

一、脊髓的被膜

脊髓的被膜自外向内为硬脊膜、脊髓蛛网膜和软脊膜(图17-1)。

(一)硬脊膜

硬脊膜 spinal dura mater由致密结缔组织构成,厚而坚韧,包裹脊髓及两侧的脊神经根,在椎间孔处与脊神经外膜相续。上端附于枕骨大孔边缘,与硬脑膜相延续。下部在第2骶椎水平逐渐变细,包裹终丝,末端附于尾骨。硬脊膜与椎管内面骨膜之间的间隙为**硬膜外隙** epidural space,内含疏松结缔组织、淋巴管和椎内静脉丛,并有脊神经根通过,此隙略呈负压。由于硬脊膜在枕骨大孔边缘与骨膜紧密愈着,故硬膜外隙不与颅内相通。

椎内静脉丛接受椎骨和脊髓的静脉血,汇入椎间静脉,并有小支与椎外静脉丛吻合。椎间静脉在颈部注入椎静脉,在胸部注入奇静脉和半奇静脉,在腰部注入腰静脉。因此,椎内静脉丛是上、下腔静脉间的交通途径之一。椎内静脉丛无静脉瓣,且向上与颅内静脉相通,故腹、盆部的感染或肿瘤细胞偶可不经肺循环而直接扩散或转移至颅内。

(二)脊髓蛛网膜

脊髓蛛网膜 spinal arachnoid mater 为半透明的薄膜,位于硬脊膜与软脊膜之间,与脑蛛网膜直接延续。它与软脊膜之间的间隙称**蛛网膜下隙** subarachnoid space,两层间有许多结缔组织小梁相连,隙内充满脑脊液。此隙下部,自脊髓下端至第2骶椎水平扩大为**终池** terminal cistern,内有马尾。

(三)软脊膜

软脊膜 spinal pia mater薄而富有血管,紧贴脊髓表面,并深入脊髓的沟裂中,至脊髓下端形成终丝。软脊膜在脊髓两侧脊神经前、后根之间形成**齿状韧带**,呈锯齿状,尖端附于硬脊膜上。脊髓借齿状韧带和神经根固定于椎管内并浸泡于脑脊液中,再加上硬膜外隙内的脂肪组织及椎内静脉丛的弹

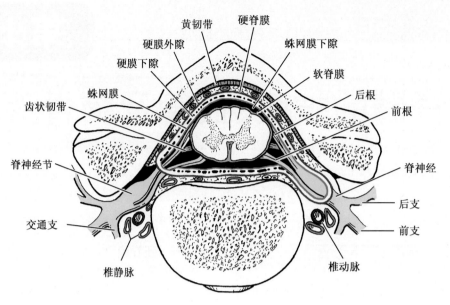

图 17-1　脊髓的被膜(横切面)

性垫作用,使脊髓不易受到外界震荡的损伤。齿状韧带还可作为椎管内手术脊神经前、后根鉴别的标志。

【临床意义】

　　脊髓的 3 层被膜与邻近的结构形成了几个具有临床意义的间隙,硬脊膜与椎管内的骨膜之间为**硬膜外隙**,硬膜外麻醉即是将药物注入此间隙,以阻滞脊神经根的传导。硬脊膜与蛛网膜间为**硬膜下隙**。而蛛网膜与软脊膜间为**蛛网膜下隙**,该间隙向上与脑蛛网膜下隙相通,下端扩大为终池。临床上常在第 3、4 或第 4、5

腰椎间进行穿刺(腰椎穿刺),以抽取蛛网膜下隙中脑脊液或注入药物而不伤及脊髓。

二、脑的被膜

　　脑的被膜自外向内依次为硬脑膜、脑蛛网膜和软脑膜。

（一）硬脑膜

　　硬脑膜 cerebral dura mater(图 17-2)坚韧而有光泽,与硬脊膜不同,硬脑膜由两层构成:外层,即**颅骨内膜层**,兼具颅骨内骨膜的作用;内层,为**脑**

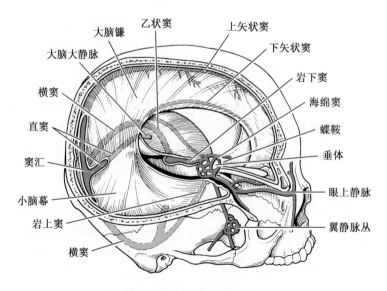

图 17-2　硬脑膜及静脉窦

膜层,较外层坚厚。在某些部位,硬脑膜两层之间形成静脉窦。硬脑膜不仅呈套状包被脑,而且形成若干板状突起,伸入各脑部之间,使脑不致移位而更好地得到保护。这些由硬脑膜形成的特殊结构如下:

1. **大脑镰** cerebral falx 呈镰刀形,伸入两侧大脑半球之间,前端附于鸡冠,后端连于小脑幕上面的正中线上,下缘游离于胼胝体上方。

2. **小脑幕** tentorium of cerebellum 形似幕帐,作为颅后窝的顶,伸入大脑与小脑之间。它附于枕骨横窦沟和颞骨岩部上缘,上面中线处连于大脑镰。幕的前内侧缘游离形成**小脑幕切迹**。切迹与鞍背形成一环形孔,内有中脑通过。

3. **小脑镰** cerebellar falx 位于枕骨大孔后上方,自小脑幕下面正中伸入小脑两半球之间,为一短小的膜襞。

4. **鞍隔** diaphragma sellae 位于蝶鞍上方,紧张于鞍背上缘和鞍结节之间,封闭垂体窝,中部有一小孔,容漏斗通过,连于鞍隔下面的垂体。

5. **硬脑膜窦** sinus of dura mater 由分开的两层硬脑膜衬以内皮细胞构成,窦壁无平滑肌,不能收缩,故损伤时出血难止,易形成颅内血肿。主要的硬脑膜窦有:①**上矢状窦** superior sagittal sinus:位于大脑镰的上缘,前方起自盲孔,向后流入窦汇。窦汇是上矢状窦后端的扩大,位于枕内隆凸附近,向两侧与横窦相通。②**下矢状窦** inferior sagittal sinus:位于大脑镰下缘,其走向与上矢状窦一致,向后开口于直窦。③**直窦** straight sinus:在小脑幕与大脑镰相接处,由大脑大静脉和下矢状窦汇合而成,向后通**窦汇** confluence of sinus。④**横窦** transverse sinus:成对,位于小脑幕后外侧缘附着处的枕骨横窦沟内,连于窦汇与乙状窦之间。⑤**乙状窦** sigmoid sinus:成对,位于乙状窦沟处,为横窦的延续,向前内于颈静脉孔处延续为颈内静脉。⑥**海绵窦** cavernous sinus:位于蝶鞍两侧,为硬脑膜两层间的不规则腔隙,形似海绵而得名(图17-3)。两侧海绵窦借横支相连。在窦内有颈内动脉和展神经穿过;在窦的外侧壁内,自上而下有动眼神经、滑车神经、眼神经和上颌神经通过。岩上窦和岩下窦分别位于颞骨岩部的上缘和后缘处,将海绵窦的血液分别引向横窦和颈内静脉。硬脑膜窦内的血液流向归纳如下:

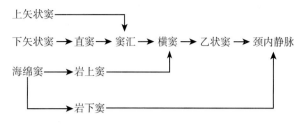

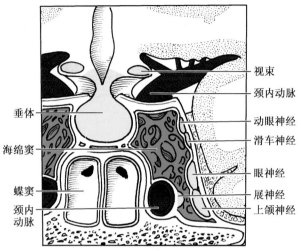

图17-3 海绵窦

（二）脑蛛网膜

脑蛛网膜 cerebral arachnoid mater 薄而透明,无血管和神经,与硬脑膜之间有硬膜下隙;与软脑膜间有**蛛网膜下隙** subarachnoid space,内含脑脊液和较大血管。脑和脊髓的蛛网膜下隙互相交通。脑蛛网膜除在大脑纵裂和大脑横裂处外,均跨越脑的沟裂,故蛛网膜下隙的大小不一,较扩大处称**蛛网膜下池** subarachnoid cistern。在小脑与延髓间有**小脑延髓池** cerebellomedullary cistern,临床上可在此进行蛛网膜下隙穿刺。此外,在两侧大脑脚之间有脚间池,视交叉前方有交叉池,中脑周围有环池,脑桥腹侧有桥池。蛛网膜可呈绒毛状或颗粒状突入硬脑膜窦,分别称蛛网膜绒毛 arachnoid villus 和**蛛网膜粒** arachnoid granulation,常在上矢状窦外侧隐窝和横窦两侧集中存在。脑脊液通过这些蛛网膜绒毛和蛛网膜粒渗入硬脑膜窦内,回流入静脉(图17-4)。

（三）软脑膜

软脑膜 cerebral pia mater 薄而富有血管,紧贴脑的表面并深入其沟裂中。在脑室的一定部位,软脑膜及其血管与该部位脑室壁的室管膜上皮共同构成**脉络组织**。在某些部位,脉络组织中的血管反复分支成丛,连同其表面的软脑膜和室管膜上皮突入脑室,形成脉络丛。

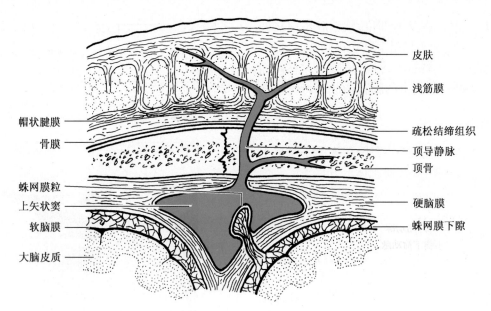

图 17-4 脑的被膜、蛛网膜粒和硬脑膜窦

左侧标注（从上到下）：帽状腱膜、骨膜、蛛网膜粒、上矢状窦、软脑膜、大脑皮质

右侧标注（从上到下）：皮肤、浅筋膜、疏松结缔组织、顶导静脉、顶骨、硬脑膜、蛛网膜下隙

【临床意义】

1. **硬脑膜** 在颅盖，硬脑膜与颅骨结合疏松，外伤时，常因硬脑膜血管损伤而在硬脑膜与颅骨之间形成硬膜外血肿。硬脑膜与颅底结合紧密，颅底骨折时，易将硬脑膜与脑蛛网膜同时撕裂，使脑脊液外漏。例如，颅前窝骨折时，脑脊液可流入鼻腔，形成鼻漏。

2. **小脑幕** 小脑幕将颅腔不完全地分隔成上、下两部。当小脑幕上发生颅脑病变引起颅内压增高时，位于小脑幕切迹上方的海马旁回和钩可能被挤入小脑幕切迹，形成小脑幕切迹疝而压迫动眼神经和大脑脚。

3. **海绵窦** 海绵窦前端借眼静脉与面部浅静脉交通，向下借卵圆孔静脉丛和破裂孔导血管与翼静脉丛相通，故面部感染可蔓延至海绵窦。蝶窦与海绵窦之间仅借薄骨板相隔，故蝶窦炎可致海绵窦炎或血栓形成。若通过海绵窦内和窦壁的神经受损，则出现神经痛、眼肌瘫痪、眼睑下垂等症状。海绵窦向后与斜坡上的基底静脉丛相通，基底静脉丛向下与椎内静脉丛相通，而椎内静脉丛又与腔静脉系交通，故腹、盆部的感染（如直肠的血吸虫卵）可经此途径进入颅内。

第二节 脑和脊髓的血管

中枢神经是体内代谢最旺盛的器官，血液供应非常丰富，脑血流量约占心脏每搏输出量的 1/6。人的脑重仅占体重的 2%，但脑的耗氧量却占全身总耗氧量的 20%，脑血流减少或中断可导致脑细胞缺氧损伤，造成严重的神经精神障碍。

一、脑的血管

（一）脑的动脉

脑的动脉来自颈内动脉和椎动脉（图 17-5）。以顶枕沟为界，大脑半球的前 2/3 和部分间脑由颈内动脉及其分支供应，大脑半球后 1/3 及部分间脑、脑干和小脑由椎动脉及其分支供应。故可将脑的动脉归纳为**颈内动脉系**和**椎-基底动脉系**。此两系动脉的分支可分为**皮质支**和**中央支**，前者营养大脑皮质及其深面的髓质，后者供应基底核、内囊及间脑等。

1. **颈内动脉** internal carotid artery 起自颈总动脉，经颈部向上至颅底，穿颞骨岩部的颈动脉管入海绵窦，紧贴海绵窦的内侧壁向前上，至前床突的内侧又向上后弯转并穿出硬脑膜而分支。故可将颈内动脉的行程分为 4 段：颈部、岩部、海绵窦部和前床突上部。其中，**海绵窦部**和**前床突上部**合称**虹吸部**，常呈"U"形或"V"形弯曲，是动脉硬化的好发部位。颈内动脉的主要分支有：

（1）**后交通动脉** posterior communicating artery：在视束下面往后行，与大脑后动脉吻合，是颈内动脉系与椎-基底动脉系的吻合支。

（2）**脉络丛前动脉**：沿视束下面向后行，经大脑

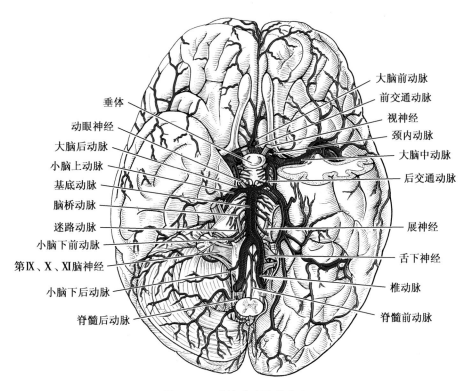

图 17-5　脑的动脉及其分支

脚与海马旁回钩之间向后进入侧脑室下角,终止于脉络丛。沿途发出分支供应外侧膝状体、内囊后肢的后下部、大脑脚底的中 1/3 及苍白球等结构。因该动脉细小,行程较长,易被血栓阻塞。

(3) **大脑前动脉** anterior cerebral artery:在视神经上方,向前内行,进入大脑纵裂,与对侧的同名动脉借**前交通动脉** anterior communicating artery 相连,然后沿胼胝体上方向后行。皮质支分布于顶枕沟以前的大脑半球内侧面和额叶底面的一部分,以及额、顶两叶上外侧面的上部;中央支自大脑前动脉的近侧段发出,经前穿质进入脑实质,供应尾状核、

豆状核前部和内囊前肢(图 17-6)。

(4) **大脑中动脉** middle cerebral artery:是颈内动脉的直接延续,向外侧进入外侧沟内,分成数条皮质支,营养大脑半球上外侧面的大部分和岛叶(顶枕沟以前),其中包括躯体运动、躯体感觉和语言中枢(图 17-7),故该动脉若发生阻塞,将产生严重的功能障碍。大脑中动脉途经前穿质时,发出一些细小的**中央支**,又称**豆纹动脉**(图 17-8),垂直向上穿入脑实质,供应尾状核、豆状核、内囊膝和内囊后肢的前上部。其中,沿豆状核外侧上行至内囊的豆状核纹状体动脉较粗大,在动脉硬化和高血压时容

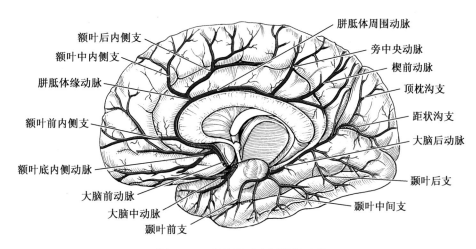

图 17-6　大脑半球内侧面的动脉

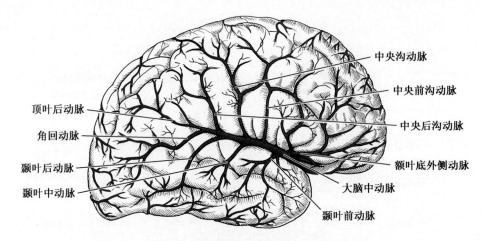

中央沟动脉
中央前沟动脉
中央后沟动脉
额叶底外侧动脉
大脑中动脉
颞叶前动脉

顶叶后动脉
角回动脉
颞叶后动脉
颞叶中动脉

图 17-7　大脑半球上外侧面的动脉

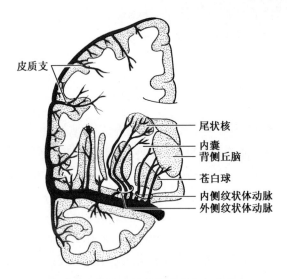

皮质支

尾状核
内囊
背侧丘脑
苍白球
内侧纹状体动脉
外侧纹状体动脉

图 17-8　大脑中动脉的皮质支和中央支

易破裂(故又名**出血动脉**)而导致脑出血(脑卒中)，出现严重功能障碍。

2. **椎动脉** vertebral artery　起自锁骨下动脉，穿第 6 至第 1 颈椎横突孔，经枕骨大孔入颅腔。在脑桥与延髓交界处，左、右椎动脉汇合成一条**基底动脉** basilar artery，沿脑桥腹侧面的基底沟上行，至脑桥上缘分为两大终支——**左、右大脑后动脉**。

(1) 椎动脉的主要分支

1) **脊髓前、后动脉**：见脊髓的动脉。

2) **小脑下后动脉**：为椎动脉颅内段最大的分支，在两侧椎动脉汇合成基底动脉之前发出。供应小脑下面后部和延髓后外侧部(图 17-5)。该动脉行程弯曲，较易发生栓塞，而出现同侧面部浅感觉障碍、对侧躯体浅感觉障碍(交叉性麻痹)、小脑共济失调及眩晕、恶心、呕吐等。

(2) 基底动脉的主要分支

1) **小脑下前动脉**：自基底动脉始段发出(图 17-5)，供应小脑下面的前部。

2) **迷路动脉**：又名**内听动脉**，很细，皮质支伴随面神经和前庭蜗神经进入内耳门，供应内耳迷路。

3) **脑桥动脉**：为一些细小分支，供应脑桥基底部。

4) **小脑上动脉**：近基底动脉的末端分出，绕大脑脚向后，供应小脑上部。

5) **大脑后动脉** posterior cerebral artery：在脑桥上缘附近发出，在小脑上动脉的上方并与之平行向外，绕大脑脚向后，沿海马旁回钩转至颞叶和枕叶内侧面。皮质支分布于颞叶的内侧面、底面及枕叶。中央支由根部发出，经脚间窝底(后穿质)穿入脑实质，供应背侧丘脑，内、外侧膝状体，下丘脑、底丘脑等。大脑后动脉借后交通动脉与颈内动脉末端交通。大脑后动脉与小脑上动脉根部之间夹有动眼神经，当颅内压增高时，颞叶海马旁回钩移至小脑幕切迹下方，使大脑后动脉移位，压迫、牵拉动眼神经，可致动眼神经麻痹(图 17-5，图 17-6)。

3. **大脑动脉环** cerebral arterial circle　又称 **Willis 环**，由前交通动脉、两侧大脑前动脉起始段、两侧颈内动脉末端、两侧后交通动脉和两侧大脑后动脉起始段共同形成，位于脑底下方、蝶鞍上方、视交叉、灰结节及乳头体周围(图 17-5)。此环使两侧颈内动脉系与椎 - 基底动脉系互相交通。当构成此环的某一动脉血流减少或被阻断时，可在一定程度上通过大脑动脉环使血液重新分配，以维持脑的营养供应和功能活动。

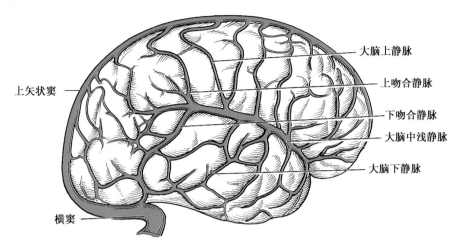

图 17-9 大脑浅静脉

（二）脑的静脉

脑的静脉不与动脉伴行，可分为浅、深两组，两组之间互相吻合。**浅静脉**（图 17-9）收集皮质及皮质下髓质的静脉血，直接注入邻近的静脉窦（如上矢状窦、海绵窦、岩上窦、横窦等）。

深静脉收集大脑深部的髓质、基底核、间脑、脑室脉络丛等处的静脉血，最后汇成一条**大脑大静脉**，又称 Galen 静脉（图 17-10），于胼胝体压部的后下方向后注入直窦。

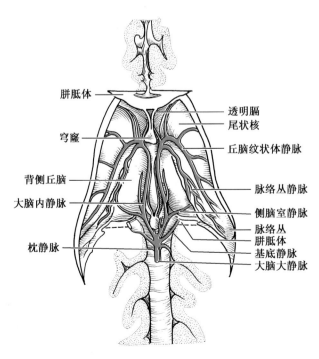

图 17-10 大脑大静脉及其属支

【临床意义】

脑血管的特点：①脑动脉的壁很薄，其内弹力膜只有一些弹力纤维，平滑肌稀少。②静脉壁也较薄，且缺乏平滑肌。③静脉和静脉窦内没有瓣膜。④静脉不和动脉伴行。⑤硬脑膜窦是独特的结构。⑥动脉分支在脑表面有丰富的吻合，但由此发出进入神经组织的穿支，是终动脉。⑦血流与神经元间的物质交换，不是通过组织液的弥散，而是通过对物质有选择性的血脑屏障。

动脉与神经组织的关系：在蛛网膜下隙内的动脉网发出皮质支，一般称为终动脉，因为每一皮质支发生阻塞时，就有小部分皮质发生软化，虽然邻近皮质支的毛细血管床与该皮质支毛细血管床之间有广泛的交通，但只能缩小皮质变性的范围，故而皮质支仍应认为是终动脉。

小血管进入脑实质时，周围有由软膜形成的管状套伴随着，其间的间隙与蛛网膜下隙相通，也含有脑脊液，即血管周围间隙。此间隙随血管可能延伸至毛细血管，软膜套移行于毛细血管的神经胶质膜。此胶质膜是神经胶质的终足形成的，是一层致密而坚韧的薄膜，包绕着毛细血管的内皮，可能两者共同构成血脑屏障。此屏障的组织结构也有差异，有的只由内皮组成，而在脉络丛则由立方上皮和内皮组成。

毛细血管床的分布因部位而异。如灰质

343

毛细血管床特别丰富,网状结构则较少,在白质处相对稀少。灰质内毛细血管床的多少,似乎与神经胞体的多少关系不大,而与突触的多少有关系。此外,在皮质深层和基底核,毛细血管床与神经元的关系特别密切,这也是病毒易侵害运动神经元的因素之一。

大脑动脉环:为不规则的七边形的动脉环,位于脚间池内,环绕视交叉和脚间窝内的结构。据统计,国人闭锁型动脉环发生率为97%,开放型的比较少见,闭锁型中的不对称者为多见,例如组成动脉环中的一支很细或缺少,两侧大脑前、后动脉不等大。不正常的动脉环容易出现动脉瘤。4条动脉的血液进入大脑动脉环内很少混合。如来自颈内动脉的血液,几乎全部进入大脑前、中动脉。临床脑血管造影可以证实这一点,注射造影剂于颈内动脉时,只有大脑前、中动脉显影。但是当结扎颈内动脉时,大脑动脉环则起到侧支循环的作用。

二、脊髓的血管

(一)脊髓的动脉

脊髓的动脉有两个来源:①来自椎动脉发出的**脊髓前动脉** anterior spinal artery 和**脊髓后动脉** posterior spinal artery。②来自一些节段性动脉的**根动脉**,如肋间后动脉、腰动脉、骶外侧动脉等的脊髓支(图 17-11)。脊髓前、后动脉在下行过程中,不断得到节段性动脉的增补,以营养脊髓。脊髓前动脉自椎动脉发出后,沿延髓腹侧下降,并向中线靠拢,

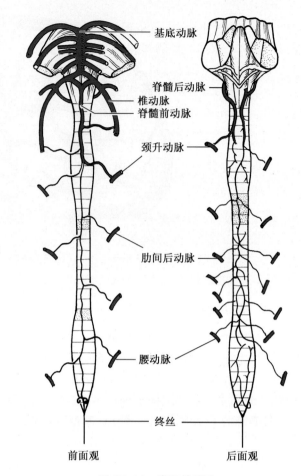

图 17-11　脊髓的动脉

在枕骨大孔上方汇成一干,沿前正中裂下行至脊髓末端。脊髓后动脉自椎动脉发出后,两条动脉向后走行,沿脊神经后根内侧平行下降,直至脊髓末端。脊髓前、后动脉之间借横行的吻合支互相交通(图 17-12),形成**动脉冠**,由动脉冠再分支进入脊髓内部。脊髓前动脉的分支主要分布于脊髓前角、侧角、

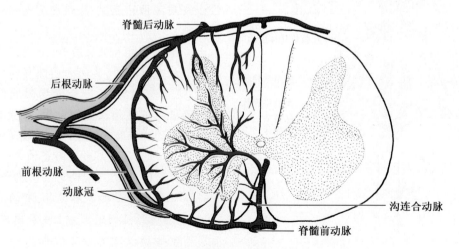

图 17-12　脊髓内部的动脉分布

灰质连合、后角基部、前索和侧索。脊髓后动脉的分支则分布于脊髓后角的其余部分和后索。

(二)脊髓的静脉

脊髓的静脉较动脉多而粗,收集脊髓内的小静脉,最后汇合成**脊髓前、后静脉**,通过前、后根静脉注入硬膜外隙的椎内静脉丛。

【临床意义】

脊髓的动脉:一是来自椎动脉的脊髓前、后动脉,二是来自颈深动脉、肋间后动脉、腰动脉和骶动脉的脊髓支。这些脊髓支,各随相应脊神经进入椎间孔,称为根动脉。根动脉分为前、后根动脉,沿脊神经前、后根至脊髓。在两个来源不同的血管分布区的移行带部分,称为危险区。例如颈髓主要由椎动脉的分支供应,只有一小部分由颈升动脉的脊髓支供应。而胸髓上段,是靠肋间后动脉的根动脉供应。假若一条或数条相关肋间后动脉受伤和结扎,脊髓前动脉就不能供给第1~4胸节以足够的血液。因此,第1~4胸节(特别是第4胸节)就是危险区。第1~4胸节的背侧面、第1腰节的腹侧面

也属危险区。这些血管受损伤,可引起全节段脊髓的缺血坏死。

第三节　脑脊液及其循环

脑脊液 cerebral spinal fluid(CSF)是充满于脑室系统、脊髓中央管和蛛网膜下隙内的无色透明液体。内含无机离子、葡萄糖和少量蛋白质,细胞很少,主要为单核细胞和淋巴细胞,其功能相当于外周组织中的淋巴,对中枢神经系统起缓冲、保护、营养、运输代谢产物及维持正常颅内压的作用。

脑脊液总量在成人约150 mL,它处于不断地产生、循环和回流的平衡状态,其途径如下(图17-13)。

脑脊液由侧脑室脉络丛产生,经室间孔流至第三脑室,与第三脑室脉络丛产生的脑脊液一道,经中脑导水管流入第四脑室,再汇合第四脑室脉络丛产生的脑脊液,经第四脑室正中孔和外侧孔流入蛛网膜下隙,流向大脑背面,经蛛网膜粒渗透到硬脑膜窦(主要是上矢状窦)内,回流入血液中。如在脑脊液循环途径中发生阻塞,可导致脑积水和颅内

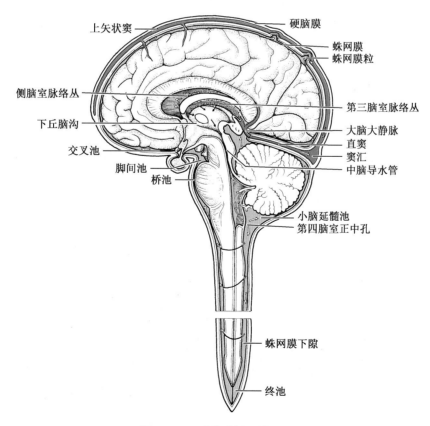

图 17-13　脑脊液循环模式图

压升高,进而使脑组织受压移位,甚至形成脑疝。

第四节 脑屏障

神经系统(尤其是中枢神经系统)内神经细胞功能活动的正常进行,要求其周围的微环境保持一定的稳定性。与此相适应,在结构上表现为血液和脑脊液中的物质在进入脑组织时要受到一定的限制(或选择),这就是脑屏障,脑屏障由3部分组成(图17-14)。

(一)血-脑屏障

血-脑屏障 blood-brain barrier(BBB) 位于血液与脑、脊髓的神经细胞之间,其结构基础是:①脑和脊髓内毛细血管内皮细胞,其无窗孔,内皮细胞之间为紧密连接,使大分子不能通过,但水和某些离子仍能通过;②毛细血管基膜;③毛细血管基膜外的星形胶质细胞终足。

(二)血-脑脊液屏障

血-脑脊液屏障 blood-CSF barrier 位于脑室脉络丛的血液与脑脊液之间,其结构基础主要是脉络丛上皮细胞之间的闭锁小带(属紧密连接)。但脉络丛的毛细血管内皮细胞上有窗孔,故仍具有一定的通透性。

(三)脑脊液-脑屏障

脑脊液-脑屏障 CSF-brain barrier 位于脑室

和蛛网膜下隙的脑脊液与脑、脊髓的神经细胞之间,其结构基础为室管膜上皮、软脑膜和软膜下胶质膜。但室管膜上皮之间主要为缝隙连接,不能有效地限制大分子通过,软脑膜的屏障作用也很低。因此,脑脊液的化学成分与脑组织细胞外液的成分大致相同。

【临床意义】

脑脊液(CSF) 近年研究表明,存在着接触脑脊液的**神经元系统** CSF-contacting neuronal system,这些神经细胞的胞体位于脑室腔内、室管膜内或脑实质中,借胞体、树突或轴突直接与脑脊液接触,并能接受脑脊液中化学和物理因素的刺激和释放神经活性物质(如肽类、胺类和氨基酸类物质)至脑脊液中,执行感受、分泌和调整的功能。因此,在脑脊液与脑组织之间存在着交流信息的神经-体液回路。在神经系统疾病时,临床上往往抽取脑脊液进行检测和诊断,或将脑室内给药作为一种有效的治疗途径。

在中枢神经系统的某些部位缺乏血-脑屏障,它们是:松果体、神经垂体、正中隆起、穹窿下器(在穹窿柱后方)、连合下器(在后连合下方)、终板血管器(在终板处)和最后区(在延髓)。在上述部位的毛细血管内皮细胞有窗孔,内皮

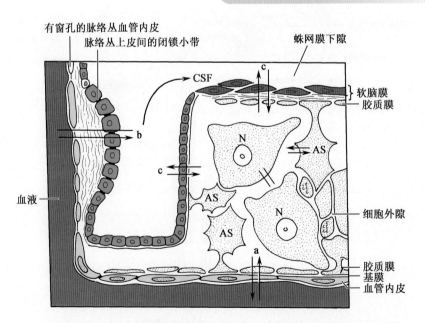

a. 血-脑屏障;b. 血-脑脊液屏障;c. 脑脊液-脑屏障;AS. 星形胶质细胞;
N. 神经元;CSF. 脑脊液
图17-14　脑屏障的结构和位置关系模式图

细胞之间为缝隙连接,使蛋白质和大分子可自由通过。

　　脑屏障的功能意义表现在两个方面:在正常情况下,使脑和脊髓不致受到内、外环境各种物理、化学因素的影响而维持相对稳定的状态。在脑屏障受到损伤(如外伤、炎症、血管病)时,脑屏障的通透性增高或降低,使脑和脊髓的神经细胞直接受到各种致病因素的攻击,将导致脑水肿、脑出血、免疫异常和使原有病情加重等严重后果。然而,无论从结构上或功能上看,脑屏障都是相对的。这不仅因为脑的某些部位缺乏血-脑屏障,而且由于在脑屏障的3个组成部分中,脑-脑脊液屏障最不完善,使脑脊液和脑内神经元的细胞外液能互相交通。即使是真正存在血-脑屏障的部位,也并非"天衣无缝"。已有报道,T淋巴细胞在被抗原激活后,能产生和分泌内皮糖苷酶,降解内皮细胞周围的基膜,并以变形的方式自内皮细胞之间逸出毛细血管至脑组织中,起免疫监视作用。脑屏障的相对性使人体内3大调节系统(神经、内分泌、免疫)的物质之间的交流在中枢神经系内也同样存在,此即**神经-内分泌-免疫网络** neuro-endocrine-immune network,它在全面调节人体的各种功能活动中起着重要作用。

［复习思考题］

　　1. 简述硬脊膜和硬脑膜的特点及其临床意义。

　　2. 简述第四脑室的构成及其交通关系。

　　3. 试述脑脊液的产生、循环途径及其功能。

　　4. 简述大脑动脉环的组成及其位置。

　　5. 腰椎穿刺的最佳部位是何处?

The Meninges and Blood Vessels of Brain and Spinal Cord and the Circulation of Cerebrospinal Fluid

【**Summary**】The brain and spinal cord are enclosed by three layers of membranes: ①the dura mater, an outer tough and dense protective membrane; ②the arachnoid, an intermediate spiderweb-like delicate one; and ③the pia mater, an innermost thin translucent, more delicate and fibrous membrane, which is rich in blood vessels and is adherent to the surface of the brain and spinal cord. The three membranes of the brain and spinal cord are continuous at the foramen magnum.

The brain receives the blood from the vertebral artery and the internal carotid artery. The vertebral artery arises from the subclavian artery and runs upward through foramina of the transverse processes of the sixth to the first cervical vertebrae to enter cranial cavity via the foramen magnum. At the inferior border of the pons, it joins the vertebral artery on the opposite side to form the basilar artery, which runs forward along the ventral surface of the pons. At the upper border of the pons, the basilar artery divides into two posterior cerebral arteries, which supply most parts of the occipital and temporal lobes. The vertebral artery as well as the basilar artery sends the anterior and posterior spinal arteries, the posterior inferior cerebellar artery and anterior inferior cerebellar artery, the superior cerebellar artery and the pontine artery to supply the medulla oblongata, pons and the cerebellum. The internal carotid artery arises from the common carotid artery, passes upward through the carotid canal to enter the cranial cavity and passes through the cavernous sinus to the brain after giving off the ophthalmic artery. Its branches are the anterior cerebral, middle cerebral, and posterior communicating arteries.

Cerebrospinal fluid, a watery fluid with a composition similar to that of blood plasma and interstitial fluid, serves as a cushion for the entire central nervous system, protecting the soft tissue from jolts and blows. The cerebrospinal fluid circulates slowly from the lateral ventricles into the third and then the fourth ventricles. From the fourth ventricle, some cerebrospinal fluid flows into the central canal of the spinal cord, but most of it passes through the foramina in the roof of the fourth ventricle and enters the subarachnoid space of the meninges.

The normal functional capacity of the neurons in the central nervous system is dependent upon the stability of the environment surrounding the neurons, the structure keeping the stability is called the brain barriers which selectively permit the substance passing through them. The brain barriers are composed of the following three parts: blood-brain barrier, blood-cerebrospinal fluid barrier and cerebrospinal fluid brain barrier.

（广西医科大学　黄绍明）

数字课程学习……

 教学PPT　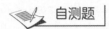 自测题　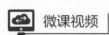 微课视频　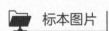 标本图片　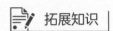 拓展知识

内分泌系统

内分泌系统 endocrine system 是神经系统以外的另一重要的调节系统，由内分泌腺和内分泌组织构成，对机体的新陈代谢、生长发育和生殖活动等进行体液调节。**内分泌腺** endocrine gland 没有排泄管，故又称**无管腺** ductless gland。其分泌的物质称**激素**，直接渗透进入血液或淋巴，随血液循环运送到全身，影响靶器官的活动。**内分泌腺**的体积和质量都很小，最大的甲状腺不过几十克；而**内分泌组织**仅为一些细胞团，分散存在于某些器官之内，如胰内的胰岛、睾丸内的间质细胞、卵巢内的卵泡和黄体等。此外，内分泌腺有着丰富的血液供应和自主神经分布，其结构和功能活动有显著的年龄差异。

内分泌系统与神经系统关系密切。神经系统的某些结构（如下丘脑）同时具有内分泌功能。而内分泌系统的功能紊乱，可导致神经系统功能的失调，如影响机体的行为、情绪、记忆和睡眠等。但是内分泌系统的活动仍然是在中枢神经系统的调控之下进行的，称为神经－体液调节。

内分泌系统

1. 掌握甲状腺、甲状旁腺、肾上腺、垂体、松果体、胰岛和性腺的形态结构和位置。
2. 了解内分泌腺的功能。

人体的内分泌腺和内分泌组织有甲状腺、甲状旁腺、肾上腺、垂体、松果体、胸腺及胰内的胰岛和生殖腺及消化道和呼吸道内的内分泌组织。本章仅对一些重要内分泌腺的形态和位置进行简要描述(图18-1)。

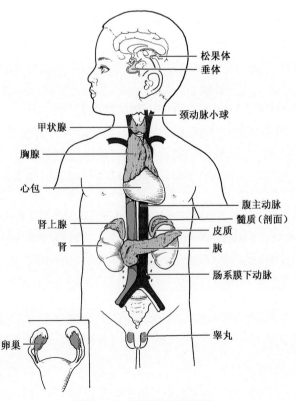

图 18-1　内分泌系统概况

一、甲状腺

甲状腺 thyroid gland(图 18-2，图 18-3)形如"H"，分为左、右两个侧叶，中间以峡部相连。**侧叶**贴附在喉下部和气管颈部的前外侧面，上达甲状软骨中部，下抵第 6 气管软骨环。**峡部**多位于第 2~4 气管软骨环的前方。有时自峡部向上伸出一个锥状叶，长者可向上到达舌骨平面。甲状腺外有**纤维囊**包裹。此囊伸入腺组织，将腺分为大小不等的小叶。囊外还有颈深筋膜形成的**甲状腺鞘**包绕，且甲状腺侧叶与环状软骨之间常有韧带样结缔组织相连，故吞咽时，甲状腺可随喉向上、下移动。

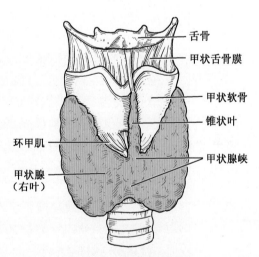

图 18-2　甲状腺(前面观)

甲状腺分泌甲状腺素 thyroxine 和降钙素，可调节机体的基础代谢并影响机体的生长发育。甲状腺素分泌过剩时，可引起突眼性甲状腺肿，患者常有心搏加速、神经过敏、体重减轻及眼球突出等症状。分泌不足时，成人患黏液性水肿，患者皮肤变厚，并有性功能减退、毛发脱落等现象;小儿则患呆小症,患儿身材异常矮小,智力低下。碘对甲状腺的活动有调节作用。缺碘时可引起甲状腺组织增生而导致腺体增大。在某些地区,土壤或饮水中缺碘,如不能得到适当的补充,可引起地方性甲状腺肿。

二、甲状旁腺

甲状旁腺 parathyroid gland(图 18-3)是两对扁椭圆形小体,呈棕黄色,形状大小似黄豆,表面有光泽。腺体大小存在个体和年龄差异。在小儿时期体积较大。甲状旁腺通常有上、下两对,均贴附在甲状腺侧叶的后面。上一对多在甲状腺侧叶后面的上、中 1/3 交界处;下一对常位于甲状腺下动脉进入腺体的附近。有时甲状旁腺可埋于甲状腺组织内,而使手术时寻找困难。

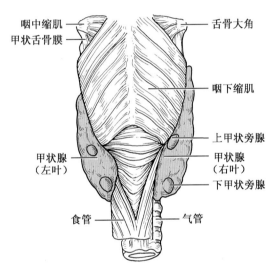

咽中缩肌　　舌骨大角
甲状舌骨膜　　
　　　　　咽下缩肌
甲状腺　　上甲状旁腺
(左叶)　　甲状腺
　　　　　(右叶)
　　　　　下甲状旁腺
食管　　气管

图 18-3　甲状旁腺和甲状腺(后面观)

甲状旁腺分泌的甲状旁腺素能调节体内钙的代谢,维持血钙平衡。分泌不足或因手术致甲状旁腺被切除过多时,可产生钙代谢失常,导致手足搐溺症,甚至死亡。功能亢进时,可引起骨质过度吸收,容易发生骨折。

三、肾上腺

肾上腺 suprarenal gland(图 18-1)是人体的重要内分泌腺之一,位于腹膜之后,肾的上内方,与肾共同包在肾筋膜内。肾上腺左、右各一,左侧近似半月形,右侧呈三角形。腺的前面有不明显的肾上腺门(suprarenal hilum),是血管、神经和淋巴管出入处。肾上腺外包被膜,其实质可分为皮质和髓质两部分。皮质在外呈浅黄色,由中胚层演化而成。髓质在内呈棕色,与交感神经节细胞一样,由外胚层

演化而成。

肾上腺皮质可分泌多种激素,根据其作用分为 3 类:①调节体内水电解质代谢的盐皮质激素;②调节糖类代谢的糖皮质激素;③影响性行为及副性特征的性激素。肾上腺髓质分泌的激素称肾上腺素和去甲肾上腺素,能使心搏加快,心脏收缩力加强,小动脉收缩,维持血压和调节内脏平滑肌活动,对机体代谢也起一定作用。

四、垂体

垂体 hypophysis(图 18-4)是人体内最复杂的内分泌腺,所产生的激素不但与身体骨骼和软组织的生长有关,且可影响其他内分泌腺(甲状腺、肾上腺、性腺)的活动。垂体借漏斗连于下丘脑,呈椭圆形,位于颅中窝、蝶骨体上面的垂体窝内,外包以坚韧的硬脑膜。根据发生和结构特点,垂体可分为**腺垂体**和**神经垂体**两部分。位于前方的腺垂体来自胚胎口凹顶的上皮囊(Rathke 囊);位于后方的神经垂体较小,由第三脑室底向下突出形成。

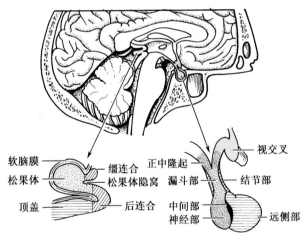

软脑膜　　　　　　　　　　　　视交叉
松果体　　缰连合　正中隆起
　　　　　松果体隐窝　漏斗部　结节部
顶盖　　后连合　　中间部
　　　　　　　　　神经部　　远侧部

图 18-4　垂体和松果体

垂体各部的名称和关系如下:

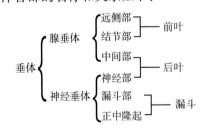

垂体前叶以远侧部为主,还包括极小的结节部。分泌的激素可分 4 类。①生长激素:主要促进骨和软组织的生长。该类激素如分泌过盛,则形成巨人症(骨骼发育成熟前)和肢端肥大症(骨骼发育成熟后)。如幼年时分泌不足则形成侏儒症。②催乳素:使已发育而具备泌乳条件的乳腺(分

娩后)分泌乳汁。③黑素细胞刺激素:使皮肤黑色素细胞合成黑色素。④促激素:即各种促进其他内分泌腺分泌活动的激素,包括促肾上腺皮质激素、促甲状腺激素和促性腺激素等。

垂体后叶则以神经部为主,其释放的抗利尿激素和催产素分别由下丘脑的视上核和室旁核分泌,并储存于神经部,需要时再由垂体后叶释放入血液。抗利尿激素可使血压上升,分泌减少时,可导致尿崩症;催产素能使子宫平滑肌收缩。

【临床意义】

血管升压素(vasopressin,VP)也称抗利尿激素(antidiuretic hormone,ADH),是一种九肽激素。在人和某些哺乳动物,其第八位氨基酸残基为精氨酸,故又称精氨酸血管升压素(arginine vasopressin,AVP)。它由位于下丘脑视上核和室旁核的神经内分泌细胞所合成。人体大量出汗、严重腹泻、呕吐、高热等导致机体失水多于溶质的丢失,血浆晶体渗透压升高,抗利尿激素分泌增多,水的重吸收增多,尿液浓缩,尿量减少。当大量饮清水后,血液被稀释,血浆晶体渗透压降低,抗利尿激素分泌减少,尿液稀释,尿量增加。当抗利尿激素严重缺乏或部分缺乏,或肾对 ADH 不敏感时,可引起以多尿、烦渴、多饮与低比重尿和低渗尿为特征的一组综合征,称为尿崩症。

五、松果体

松果体 pineal body(图 18-1,图 18-4)位于背侧丘脑的后上方,两上丘间的浅凹内,以柄附于第三脑室顶的后部,为一椭圆形小体,形似松果而得名,颜色灰红。松果体在儿童期比较发达,一般自 7 岁后开始退化。成年后松果体部分钙化形成钙斑,可在 X 线片上见到。临床上可根据其位置的改变,作为颅内占位病变诊断的参考。

松果体可以合成和分泌**褪黑激素** melatonin 等多种活性物质,这些激素的生理作用并不十分清楚。已有实验证明,这些激素可以影响机体的代谢活动、性腺发育和月经周期等。松果体因病变破坏而功能不足时,可出现性早熟或生殖器官的过度发育;相反,若分泌功能过盛,则可导致青春期延迟。松果体的内分泌活动与环境的光照有密切关系,呈明显的昼夜周期变化。

六、胰岛

胰岛 pancreatic islet(Langerhans)是胰的内分泌部分,是许多大小不等和形状不定的细胞团,散在分布于胰的各处,以胰尾为最多。胰岛 A 细胞分泌胰高血糖素,胰岛 B 细胞分泌胰岛素,可控制糖类的代谢。如胰岛素分泌不足时,糖代谢发生障碍,则出现糖尿病。

【临床意义】

成人胰腺有(1~2)×10^6 个胰岛,胰岛内分泌细胞主要分泌两种激素,胰岛 A 细胞分泌胰高血糖素(glucagon),胰岛 B 细胞分泌胰岛素(insulin)。当人体血糖升高时,胰岛 B 细胞分泌胰岛素可降低血糖;当人体血糖降低时,胰岛 A 细胞分泌胰高血糖素可升高血糖。当胰岛 B 细胞破坏时,可导致胰岛素绝对缺乏,称为 1 型糖尿病,绝大多数为自身免疫病。以胰岛素抵抗为主伴胰岛 B 细胞进行性分泌不足,称为 2 型糖尿病。

七、胸腺

胸腺 thymus(图 18-5)作为淋巴器官已在第十一章中描述。研究证实,胸腺的功能较为复杂,除可产生参与机体细胞免疫反应的 T 淋巴细胞外,还具有内分泌功能,可分泌**胸腺素**(thymosin)和**促胸腺生长素**(thymopoietin)等具有激素作用的活性物质。胸腺产生的胸腺素能使骨髓干细胞在胸腺内分化发育为成熟的 T 淋巴细胞,再经血液循环迁移到周围淋巴器官,参与机体的免疫反应。促胸腺生长素可促使包括胸腺本身在内的淋巴细胞分化为参与免疫反应的

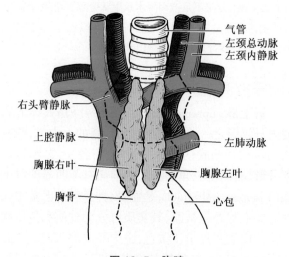

气管
左颈总动脉
左颈内静脉
右头臂静脉
上腔静脉
左肺动脉
胸腺右叶
胸腺左叶
胸骨
心包

图 18-5 胸腺

细胞成分。此外,胸腺还分泌产生其他一些具有生物活性的激素样体液因子。

八、性腺

性腺 gonad 的内分泌组织有性别差异。男性睾丸的间质细胞分泌雄性激素——睾酮,促进男性生殖器官和男性性征的正常发育。女性卵巢内的卵泡细胞和黄体分泌雌激素和孕激素。卵泡细胞分泌的雌激素可刺激子宫、阴道和乳腺发育及出现女性第二性征。孕激素能使子宫内膜增厚,为受精卵的植入做好准备,同时使乳腺逐渐发育,以备授乳。

[复习思考题]

1. 一位 65 岁的男子主诉 1 年来体重减少 15 kg,身体无力,走路不稳,上肢运动笨拙,人易激动,易出汗。在医院检查发现:两上肢有粗大的震颤,步态有些失调。四肢反射迟钝,运动幅度较大。眼睑退缩。试分析上述症状的原因。

2. 一位 20 岁的矿工主诉 1 年来下肢无力。在医院检查发现:脑神经正常,两上肢肌无力且广泛性消瘦。下肢深反射亢进,Babinski 征阳性。但无肌束震颤现象,无感觉丧失。10 年后,神经症状没有变化,人易疲劳。在医院检查发现:皮肤干燥,面部、腋窝、会阴区无毛。睾丸偏小。神经系统检查仍是:下肢深反射亢进,Babinski 征阳性。腹壁反射阴性。试分析上述症状及原因。

The Endocrine System

【**Summary**】 The endocrine system consists of groups of endocrine tissues and glands which have different structures and functions scattered through the body. It plays a very important role in the metabolism, development, growth and reproduction, et al. Unlike the exocrine glands, the endocrine glands have no ducts, termed as the ductless glands. Their secretions are called hormones, which diffuse into blood or lymph fluid, reach to the whole body via blood circulation and act on the organs at which they combine. Their volumes and weights are small. The endocrine tissues are isolated or clustered cells, which distribute in some organs, such as pancreatic islets in the pancreas, interstitial cells in the testis, ovarian follicle and corpus luteum in the ovary.

The endocrine system has a close interrelationship with the nervous system. Some structures of the nervous system have endocrine function, such as the hypothalamus. The functional disorder of the endocrine system may induce the disorder of the nervous system, such as the behavior of the body, emotion, memory and sleeping. However, the activity of the endocrine system is controlled under the nervous system, that is neurohumoral regulation.

The endocrine glands and tissues of the human body contain the thyroid gland, parathyroid glands, adrenal (suprarenal) glands, the hypophysis (pituitary gland), the pineal body, the thymus, the pancreatic islets in the pancreas and the endocrine tissues in the sexual glands, respiratory and digestive canals.

(中国科学院深圳先进技术研究院 杨 琳)

数字课程学习……

 教学 PPT   自测题   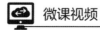 微课视频   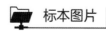 标本图片   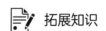 拓展知识

参 考 文 献

[1] 廖华. 系统解剖学 [M]. 4 版. 北京:高等教育出版社,2018.

[2] 徐达传. 系统解剖学 [M]. 3 版. 北京:高等教育出版社,2012.

[3] 丁文龙. 系统解剖学 [M]. 9 版. 北京:人民卫生出版社,2018.

[4] 张朝佑. 人体解剖学 [M]. 3 版. 北京:人民卫生出版社,2009.

[5] 钟世镇. 临床解剖学图谱全集 [M]. 济南:山东科技出版社,2005.

[6] 钟世镇. 临床应用解剖学 [M]. 北京:人民军医出版社,1997.

[7] 欧阳钧. 局部解剖学 [M]. 3 版. 北京:高等教育出版社,2019.

[8] Standring S. Gray's Anatomy [M]. 42th ed. Amsterdam:Elsevier, 2020.

[9] Netter FH. Atlas of Human Anatomy [M]. 6th ed. Teterboro,New Jersey:Icon Learning System,2015.

专业词汇中英文对照

郑重声明

高等教育出版社依法对本书享有专有出版权。任何未经许可的复制、销售行为均违反《中华人民共和国著作权法》，其行为人将承担相应的民事责任和行政责任；构成犯罪的，将被依法追究刑事责任。为了维护市场秩序，保护读者的合法权益，避免读者误用盗版书造成不良后果，我社将配合行政执法部门和司法机关对违法犯罪的单位和个人进行严厉打击。社会各界人士如发现上述侵权行为，希望及时举报，我社将奖励举报有功人员。

反盗版举报电话　　（010）58581999　58582371
反盗版举报邮箱　　dd@hep.com.cn
通信地址　北京市西城区德外大街4号　高等教育出版社法律事务部
邮政编码　100120

读者意见反馈

为收集对教材的意见建议，进一步完善教材编写并做好服务工作，读者可将对本教材的意见建议通过如下渠道反馈至我社。

咨询电话　400-810-0598
反馈邮箱　gjdzfwb@pub.hep.cn
通信地址　北京市朝阳区惠新东街4号富盛大厦1座　高等教育出版社总编辑办公室
邮政编码　100029

防伪查询说明

用户购书后刮开封底防伪涂层，使用手机微信等软件扫描二维码，会跳转至防伪查询网页，获得所购图书详细信息。

防伪客服电话　　（010）58582300